张锡纯 ◎ 著

張錫純醫學全書

第二辑 临证经验谈

◆ 精编增补版

學苑出版社

图书在版编目（CIP）数据

张锡纯医学全书/张锡纯著. —北京：学苑出版社，
2019.5（2021.1 重印）
ISBN 978-7-5077-5684-5

Ⅰ.①张…　Ⅱ.①张…　Ⅲ.①中国医药学-中国-
民国　Ⅳ.①R2-52

中国版本图书馆 CIP 数据核字（2019）第 079976 号

责任编辑：付国英
出版发行：学苑出版社
社　　址：北京市丰台区南方庄 2 号院 1 号楼
邮政编码：100079
网　　址：www.book001.com
电子信箱：xueyuanpress@163.com
电　　话：010-67603091（总编室）、010-67601101（销售部）
印 刷 厂：山东百润本色印刷有限公司
开本尺寸：890×1240　1/32
印　　张：48
字　　数：1200 千字
版　　次：2019 年 6 月第 1 版
印　　次：2021 年 1 月第 2 次印刷
定　　价：216.00 元（全三辑）

目 录

第一章

张锡纯讲伤寒

一、六经总论

伤寒治法以六经分篇，然手足各有六经，实则十二经也。手足之经既有十二，而《伤寒论》但分为六经者何也？

按：《内经》之论十二经也，凡言"某经"而不明言其为手经、足经者，皆系足经。至言手经，则必明言其为手某经。盖人之足经长、手经短，足经大、手经小，足经原可以统手经。但言足经而手经亦恒寓其中矣。

《伤寒论》之以六经分篇，此遵《内经》定例，寓手经于足经中也。彼解《伤寒论》者，谓其所言之六经皆系足经，是犹未明仲景著《伤寒》之深意也。

经者，气血流通之处也。人之脏腑与某经相通，即为某经之府。其流通之气血原由府发出，而外感之内侵遂多以府为归宿。

今将手、足十二经及手、足十二经之府详列下。

手、足虽有十二经，其名则分为六经，因手、足经之名原相同也。其经有阴有阳：其阳经分太阳、阳明、少阳，其阴经分太阴、少阴、厥阴。

其阴阳之经原互相表里，太阳与少阴为表里，阳明与太阴为表里，少阳与厥阴为表里。凡互为表里者，因其阴阳之经并行，其阳行于表，阴行于里也。

至于经之分属于府者，足太阳经之府在膀胱，足少阴经之府在肾，足阳明经之府在胃，足太阴经之府在脾，足少阳经之府在胆，足厥阴经之府在肝。此足之三阴三阳经与府也。

手之太阳经，其府在小肠；手之少阴经，其府在心；手之阳明经，其府在大肠；手之太阴经，其府在肺；手之少阳经，其府在三焦；手之厥阴经，其府在心胞。此手之三阴三阳经与府也。

阳经为阴经之表，而太阳经又为表中之表。其经之大都会在背，而实则为周身之外廓。周身之营血卫气皆赖其卫护保合，且具有充分之热力，为营卫御外感之内侵。是以《内经》名之为巨阳。推原其热力之由来，不外君相二火：君火生于心之血脉，与肺相循环，而散热于胸中大气（一名宗气），以外通于营卫，此如日丽中天，有阳光下济之热也，是以其经名为太阳；相火生于肾中命门，肾原属水，中藏相火，其水火蒸热之气，由膀胱连三焦之脂膜以透达于身之外表，此犹地心水火之气（地中心有水火之气），应春令上透地面以生热也。为其热力发于水中，故太阳之经又名太阳寒水之经也。为太阳经之热力生于君相二火，是以其经不但以膀胱为府，而亦以胸中为府。观《伤寒论》陷胸诸汤丸及泻心诸汤，皆列于太阳篇中可知也。

至于人病伤寒，其六经相传之次第，详于《内经》。《素问·热论》篇谓："人之伤于寒也，则为病热，一日巨阳受之，故头项痛，腰脊强；二日阳明受之。阳明主肌肉，其脉侠（同夹）鼻、络于目，故身热目疼，而鼻干不得卧也；三日少阳受之。少阳主胆，其脉循胁络于耳，故胸胁痛而耳聋，三阳经络皆受其病而未入于藏者，故可汗而已；四日太阴受之。太阴脉布胃中、络于嗌（咽喉），故腹满而嗌干；五日少阴受之。少阴脉贯肾络于肺，系舌本，故口燥舌干而渴；六日厥阴受之。厥阴之脉循阴器而络于肝，故烦满而囊缩。经络受病入于府者，故可下而已。"此《内经》论六经相传之次第也。至《伤寒论》六经之次序，皆以《内经》为法，而未明言其日传一经。

至愚生平临证之实验，见有伤寒至旬日，病犹在太阳之府者，至他经相传之日期，亦无一定。盖《内经》言其常，而病情之变化恒有出于常例之外者。至传至某经，即现某经之病状，此又不尽然。推原其所以然之故，且加以生平临证之实验，知传至某经即现某经之病状者，多系因其经先有内伤也。若无内伤，则传至某经恒有不即现某经之病时，此在临证者细心体察耳。

至于六经之命名，手足皆同，然有因手经发源之府而命名者，有因足经发源之府而命名者。如太阳经名为太阳寒水之经，此原因足太阳之府命名。而手太阳亦名太阳寒水之经者，是以足经而连带其手经也。他如阳明经名为阳明燥金之经，是因手阳明之府命名（手阳明府大肠属金，其互为表里之肺亦属金）。而足阳明经亦名阳明燥金之经者，是以手经而连带其足经也。少阳经名为少阳相火之经，此因足少阳之府命名（胆中寄有相火）。而手少阳经亦名为少阳相火之经者，是以足经而连带其手经也。太阴经名为太阴湿土之经，此因足太阴之府命名（脾为湿土）。而手太阴经亦名太阴湿土之经者，是以足经而连带其手经也。少阴经名为少阴君火之经，此因手少阴之府命名（心为君火）。而足少阴经亦名少阴君火之经者，是以手经而连带其足经也。厥阴经名为厥阴风木之经，此因足厥阴之府命名（肝属木而主风）。而手厥阴经亦名厥阴风木之经者，是以足经而连带其手经也。此手足十二经可并为六经之义也。

附表（注：此表为点校者后加）

阳	太阳	阳明	少阳
阴	少阴	太阴	厥阴
表	太阳（寒水之经）	阳明（燥金之经）	少阳（相火之经）
里	少阴（君火之经）	太阴（湿土之经）	厥阴（风木之经）
足经（府）	足太阳经（膀胱/胸中）	足阳明经（胃）	足少阳经（胆）
	足少阴经（肾）	足太阴经（脾）	足厥阴经（肝）
手经（府）	手太阳经（小肠）	手阳明经（大肠）	手少阳经（三焦）
	手少阴经（心）	手太阴经（肺）	手厥阴经（心胞）
	太阴	中焦脂膜团聚之处	脾居其中
	少阴	下焦脂膜团聚之处	肾居其中

二、太阳病

太阳病桂枝汤证

病名伤寒，而太阳篇之开端，实中风、伤寒、风温并列。盖寒气多随风至。是中风者，伤寒之诱起也。无论中风、伤寒，入阳明后皆化为温。是温病者，伤寒之归宿也。惟其初得之时，中风、伤寒、温病，当分三种治法耳。为中风为伤寒之诱起，是以太阳篇开始之第一方为桂枝汤，其方原为治中风而设也。

《伤寒论》原文云：**太阳病，发热，汗出，恶风，脉缓者**（缓脉与迟脉不同，脉搏以一息四至为准，脉迟者不足四至，若缓脉则至数不改似有懒动之意），**名为中风。**

太阳中风，阳浮而阴弱（脉法关前为阳，关后为阴，其浮脉见于关前，弱脉见于关后，浮者着手即得，弱者不任重按）。**阳浮者热自发，阴弱者汗自出。啬啬恶寒**（单弱不胜寒之意），**淅淅恶风**（为风所伤恒畏风声之意），**翕翕发热**（其热蕴而不散之意），**鼻鸣干呕者，桂枝汤主之。**

【桂枝汤方】

桂枝三两去皮　　**芍药**三两　　**炙甘草**二两　　**生姜**三两
大枣十二枚擘

上五味㕮咀，以水七升，微火煮取三升，去滓，适寒温，服一升。服已须臾，啜热稀粥一升余，以助药力。温覆令一时许，遍体漐漐微似有汗者益佳，不可令如水流漓，病必不除。若一服汗出病瘥（愈也），停后服，不必尽剂。若不汗，更服，依前法。又不汗，后服当小促其间，半日许，令三服尽。若病重者，一日一夜服，周时观之。服一剂尽，病证犹在者，更作服。若不汗出者，乃服至二三剂。禁生冷、黏滑、肉面、五辛、酒酪、臭恶等物。

古用桂枝，但取新生枝之嫩尖，折视之皮骨不分。若见有皮骨可分者，去之不用，非去枝上之皮也。

陈古愚曰：桂枝辛、温，阳也；芍药苦、平，阴也。桂枝又得生姜之辛，同气相求，可恃之以调周身之阳气；芍药而得大枣、甘草之甘，则甘苦化合，可恃之以滋周身之阴液，即取大补阴阳之品，养其汗源，为胜邪之本。又啜粥以助之，取水谷之津以为汗，汗后毫不受伤，所谓立身有不败之地以图万全也。

人之营卫皆在太阳部位。卫主皮毛，皮毛之内有白膜一层名为腠理。腠理之内遍布微丝血管，即营也。其人若卫气充盛，可为周身之外围，即受风不能深入（此受风，不可名为中风），其人恒多汗闭不出。迨其卫气流通，其风自去，原可不药而愈也。——至桂枝汤所主之证，乃卫气虚弱，不能护卫其营分，外感之风直透卫而入营，其营为风邪所伤，又乏卫之保护，是以易于出汗。其发热者，因营分中之微丝血管原有自心传来之热，而有风以扰之，则更激发其热也。其恶风者，因卫虚无御风之力，而病之起点又由于风也。

推原其卫气不能卫护之故，实由于胸中大气之虚损。《灵枢·五味》篇曰："谷始入于胃，其精微者，先出于胃之两焦，以溉五藏，别出，两行营卫之道，其大气之抟而不行者，积于胸中，命曰气海。"由斯观之，营卫原与胸中大气息息相通，而大气实为营卫内部之大都会。愚临证实验以来，见有大气虚者，其营卫即不能护卫于外而汗出淋漓。夫大气原赖水谷之气时时培养，观服桂枝汤者当啜热粥以助药力，此不惟助其速于出汗，实兼欲助胸中大气以固营卫之本源也。

或问：桂枝汤提纲中，原谓阴弱者汗自出，未尝言阳弱者汗自出也。夫关后为阴，主血；关前为阳，主气。桂枝汤证，其弱脉惟见于关后。至关前之脉则见有浮象，未见其弱，而先生竟谓桂枝汤证之出汗，实由于胸中大气之弱，不显与提纲中之言相背乎？

答曰：凡受风之脉，多见于关前。提纲中所谓阳浮者，其关前之脉因受风而浮也；所谓阴弱者，知其未病之先其脉原弱，至病后而仍不改其弱也。由斯而论：其未病之先，不但关后之脉弱，即关前之脉亦弱。既病之后，其关前脉之弱者转为浮脉所掩，而不见其弱耳。然其脉虽浮，必不任重按，是浮中仍有弱也。特古人立言尚简，未尝细细明言耳。

孟子谓："读古人之书，不以文害辞，不以辞害志，以意逆志，是为得之。"至吾人之读古人医书，亦当遵斯道也。是以愚用桂枝汤时，恒加黄芪以补其胸中大气，加薄荷以助其速于出汗。不至若方后所云，恒服药多次始汗也。又宜加天花粉助芍药以退热（但用芍药退热之力恒不足），即以防黄芪服后能助热也（黄芪、天花粉等份并用，其凉热之力相敌，若兼用之助芍药清热，份量又宜多用）。若遇干呕过甚者，又宜加半夏以治其呕，惟此时药房所鬻之半夏，多制以矾（虽清半夏亦有矾）。若用以止呕，必须用微温之水淘净矾味，用之方效。

或疑《伤寒论》方中未有用薄荷者，想薄荷之性或于伤寒有所不宜，是以仲景于治伤寒诸方中未尝一用。不知论古人之方，当先知古人所处之世，当仲景时，论药之书惟有《神农本经》，是以仲景所用药品不外《神农本经》。而薄荷古名为苛，菜蔬中或有用者，而《本经》未载，是以仲景不用也。且薄荷之性凉而能散，能发出人之凉汗，桂枝汤证，原挟有外感之热，发出凉汗即愈矣。惟不宜过煎以存其辛凉之性，则用之必有效也。

愚治桂枝汤证，又有屡用屡效之便方，较用桂枝汤殊为省事。方用生怀山药细末两半或一两，凉水调和，煮成稀粥一碗，加白糖令适口，以之送服西药阿斯必林一瓦（合中量二分六厘四毫），得汗即愈。

山药富有蛋白质，人皆知其为补肾润肺之品，而实具有人参性质，能培养全身气化，兼能固摄全身气化。服之能补助胸中大气，使卫气外护之力顿强；阿斯必林之原质，存于杨柳皮液中，而少加硫酸制之，为洞悉其原质及制法，故敢与中药并用。杨柳皮中之津液其性原清凉，且有以皮达皮之用。又少制以硫酸，则其透表之力最速。少少用之，即可发出周身凉汗，而外感之风热可因之而顿解矣。

男荫潮按： 有服阿斯必林不能得汗者，必其人素有蕴寒，其脉之迟。阿斯必林之性原凉，故服之不能得汗。若煎生姜汤送服，其内蕴之寒得姜之辛温透表，与阿斯必林相济，必能得汗。屡用屡效，故附录之。

桂枝汤证之出汗，不过间有出汗之时，非时时皆出汗也。故必用药再发其汗，始能将外感之风邪逐出。然风邪去后，又虑其自汗之病不愈。故方中山药与阿斯必林并用，一发汗、一止汗也。至于发汗与止汗之药并用而药力两不相妨者，此中原有深义。盖药性之入人脏腑，其流行之迟速原迥异。阿斯必林之性，其发汗最速，而山药止汗之力则奏效稍迟。是以二药虽一时并用，而其药力之行则一先一后，分毫不相妨碍也。

太阳病麻黄汤证

（附：太阳与阳明合病麻黄汤证）

《伤寒论》原治伤寒之书，而首论中风者，因中风亦可名为伤寒也（《难经》曰："伤寒有五：有中风，有伤寒，有湿温，有热病，有温病"）。然究与真伤寒不同，盖中风病轻，伤寒病重。为其重也，而治之者必须用大有力之药，始能胜任。所谓大有力者，即《伤寒论》中之麻黄汤是也。今试论麻黄汤证及麻黄汤制方之义，并详论用麻黄汤时通变化裁之法。

《伤寒论》原文：太阳病，或已发热，或未发热，必恶寒。体痛，呕逆，脉阴阳俱紧者，名为伤寒。又原文：太阳病，头疼

发热，身疼腰痛，骨节疼痛，恶风，无汗而喘者，麻黄汤主之。

脉象阴阳俱紧，实为伤寒之确征。然紧脉之状，最难形容。惟深明其病理，自不难想象而得。脉生于心，心一动而外输其血，周身之脉即一动，动则如波浪之有起伏。以理言之，凡脉之力大者，其起伏之势自应愈大。至紧脉：其跳动若有力而转若无所起伏。究其所以然之故，实因太阳为外卫之阳，因为寒所袭，逼之内陷与脉相并，则脉得太阳蕴蓄之热，原当起伏有力以成反应之势；而寒气紧缩之力，又复逼压其脉道，使不能起伏。是以指下诊之似甚有力而竟直穿而过，且因其不得起伏，蓄极而有左右弹之势，此紧脉真象也。

至麻黄汤证，全体作疼痛者，以筋骨不禁寒气之紧缩也（铁条经严寒则缩短，寒气紧缩之力可知）。其发热者，身中之元阳为寒气闭塞不能宣散而增热也。其无汗恶风者，汗为寒闭，内蕴之热原欲藉汗透出，是以恶风也。其作喘者，因手太阴肺经与卫共主皮毛，寒气由皮毛入肺，闭其肺中气管，是以不纳气而作喘。然深究其作喘之由，犹不但此也：人之胸中亦太阳之部位也，其中间所积大气，原与外表之卫气息息相通，然大气即宗气。《内经》《灵枢》（《内经》中《灵枢》，《素问》各自为书）谓：宗气积于胸中，出于喉咙，以贯心脉而行呼吸。夫大气既能以贯心脉，是营血之中亦大气所流通也。伤寒之证，其营卫皆为外寒所束，则大气内郁必膨胀而上逆冲肺，此又喘之所由来也。

【麻黄汤方】

麻黄三两　　**桂枝**三两去皮　　**甘草**一两炙　　**杏仁**七十个去皮尖

上四味，以水九升，先煮麻黄减二升，去上沫，纳诸药，煮取二升半，去渣，温服八合（一升十合），覆取微似汗，不须歠粥，余如桂枝法将息。

麻黄发汗力甚猛烈，先煮之去其浮沫，因其沫中含有发表之猛力，去之所以缓麻黄发表之性也。麻黄不但善于发汗，且善利小便。外感之在太阳者，间有由经入府而留连不去者（凡太阳病多日不解者，皆是由经入府），以麻黄发其汗，则外感之在经者可解；以麻黄利其小便，则外感之由经入府者，亦可分消也。且麻黄又兼入手太阴能泻肺定喘，俾外感之由皮毛窜入肺者（肺主皮毛），亦清肃无遗。是以发太阳之汗者不但麻黄，而仲景定此方时独取麻黄也。桂枝味辛性温，亦具有发表之力。而其所发表者，惟在肌肉之间，故善托肌肉中之寒外出。且《本经》惟其主上气、咳逆、吐吸（吸气甫入即吐出）。是桂枝不但能佐麻黄发表，兼能佐麻黄入肺定喘也。杏仁味苦性温，《本经》亦谓其主咳逆上气，是亦能佐麻黄定喘可知。而其苦降之性又善通小便，能佐麻黄以除太阳病之留连于府者，故又加之以为佐使也。至于甘草之甘缓，能缓麻黄发汗之猛烈，兼能解杏仁之小毒，即以填补（甘草属土能填补）出汗后之汗腺空虚也。——药止四味，面面俱到，且又互相协助。此诚非圣手莫办也。

　　人之禀赋随大地之气化为转移，古今之气化或有不同，则今人与古人之禀赋，其强弱、厚薄、偏阴、偏阳之际，不无差池。是以古方用于今日，正不妨因时制宜而为之变通加减也。愚弱冠后，初为人治病时，用麻黄汤原方以治伤寒，有效有不效。其不效者，服麻黄汤出汗后其病恒转入阳明，后乃悟今人禀赋多阴亏。后再用麻黄汤时，遂于方中加知母（近时知母多伪，宜以天花粉代之）数钱以滋阴退热，则用之皆效。间有其人阳分虚者，又当于麻黄汤中加补气之药以助之出汗。

　　一人，年近四旬，身体素羸弱，于季冬得伤寒证。医者投以麻黄汤，汗无分毫，求为诊治。其脉似紧而不任重按。
　　遂于麻黄汤中加生黄芪、天花粉各五钱，一剂得汗而愈。
　　又一人，亦年近四旬，初得外感，经医甫治愈，即出门作事，又重受外感。内外俱觉寒凉，头疼，气息微喘，周身微形寒战。诊其脉，六部皆无，重按亦不见。愚不禁骇然。问其心中，除觉寒凉外别无所苦，知犹可治，不至有意外之虑。

遂于麻黄汤原方中为加生黄芪一两。服药后六脉皆出，周身得微汗，病遂愈。

麻黄汤证有兼咽喉疼者，宜将方中桂枝减半，加天花粉六钱，射干三钱。若其咽喉疼而且肿者，麻黄亦宜减半，去桂枝，再加生蒲黄三钱以消其肿。然如此加减，凉药重而表药轻，若服后过点半钟不出汗时，亦服西药阿斯必林瓦许以助其汗。若服后汗仍不出时，宜阿斯必林接续再服，以汗出为目的。若能遍体皆微见汗，则咽喉之疼肿皆愈矣。

麻黄汤证，若遇其人素有肺劳病者，宜于原方中加生怀山药、天门冬各八钱。

麻黄汤证，若遇其人素有吐血病者，虽时已愈，仍宜去桂枝，以防风二钱代之（吐血之证，最忌桂枝），再加生杭芍三钱。

按：古之一两，约折为今之三钱。且将一次所煎之汤分作三剂，则一剂之中当有麻黄三钱。然又宜因时、因地、因人细为斟酌，不必定以三钱为准也。如温和之时，汗易出，少用麻黄即能出汗；严寒之时，汗难出，必多用麻黄始能出汗，此因时也。又如大江以南之人，其地气候温暖。人之生于其地者，其肌肤浅薄，麻黄至一钱即可出汗，故南方所出医书有用麻黄不过一钱之语；至黄河南北，用麻黄约可以三钱为率；至东三省人，因生长于严寒之地，其肌肤颇强厚。须于三钱之外再将麻黄加重始能得汗，此因地也。至于地无论南北，时无论寒燠，凡其人之劳碌于风尘，与长居屋中者，其肌肤之厚薄强弱原自不同，即其汗之易出不易出。或宜多用麻黄，或宜少用麻黄，原不一致，此因人也。用古人之方者，岂可胶柱鼓瑟哉？

《伤寒论》原文：**太阳与阳明合病，喘而胸满者，不可下，宜麻黄汤主之。**

按：太阳与阳明合病，是太阳表证未罢，而又兼阳明之热也。其喘者，风寒由皮毛袭肺也；其胸满者，胸中大气因营卫闭塞，不能宣通而生䐜胀也；其言不可下者，因阳明仍连太阳，下之则成结胸。且其胸本发满，成结胸尤易。矧其阳明之热，仅在于经，亦断无可下之理。故谆谆以不可下示戒也。仍治以麻黄汤，是开其太阳，而使阳明初生之热随汗而解也。

按：证兼阳明，而仍用麻黄汤主治，在古人禀赋敦厚，淡泊寡欲，服之可以有效。今人则禀赋薄弱，嗜好日多，强半阴亏。若遇此等证时，宜以薄荷代方中桂枝。若其热稍剧，而大便实者，又宜酌加生石膏（宜生用不可煅用，理详白虎汤下）数钱，方能有效。

受业宝和按：阴亏则虚阳上浮，故桂枝之苦温者不宜，服之则转为汗后不解。

太阳温病麻杏甘石汤证

至于温病，在上古时，原与中风、伤寒统名之为伤寒。是以秦越人《难经》有伤寒有五之说。至仲景著《伤寒论》，知温病初得之治法，原与中风、伤寒皆不同，故于太阳篇首即明分为三项，而于温病复详细论之。此仲景之医学，较上古有进步之处也。

《伤寒论》原文：太阳病，发热而渴，不恶寒者为温病，若发汗已身灼热者，名曰风温。风温为病，脉阴阳俱浮，自汗出，身重，多眠睡，息必鼾，语言难出。

论温病之开端，亦冠以太阳病三字者，因温病亦必自太阳（此是足太阳非手太阳，彼谓温病入手经不入足经者，果何所据也）入也。然其化热最速，不过数小时即侵入阳明。是以不觉恶寒转发热而渴也。治之者不知其为温病，而误以热药发之，竟至汗出不解而转增其灼热。则即此不受热药之发表，可确定其名为风温矣。其脉阴阳俱浮者，象风之飘扬也；自汗出者，热随浮脉外透也；身重者，身体经热酸软也；多眠睡者，精神经热昏沉也；语言难出者，上焦有热而舌肿胀也。

按： 风温之外，又有湿温病与伏气化热温病。而提纲中止论风温者，因湿温及伏气化热之温病，其病之起点亦恒为风所激发，故皆可以风温统之也。

又按： 提纲中论风温之病状，详矣。而提纲之后，未列治法，后世以为憾事。及反复详细推之，乃知《伤寒论》中原有治温病之方。特因全书散佚，后经叔和编辑而错简在后耳。尝观其第六十二节云：**发汗后，不可更行桂枝汤。汗出而喘，无大热者，可与麻黄杏仁甘草石膏汤。** 今取此节与温病提纲对观：则此节之所谓发汗后，即提纲之所谓若发汗也；此节之所谓喘，即提纲之所谓息必鼾也；由口息而喘者，由鼻息即鼾矣。此节之所谓无大热，即提纲之所谓身灼热也。盖其灼热犹在外表，心中仍无大热也。将此节之文与温病提纲一一比较，皆若合符节。

夫中风、伤寒、温病特立三大提纲，已并列于篇首。至其后，则于治中风、治伤寒之方首仍加提纲。以彼例此，确知此节之文原为温病之方，另加提纲无疑。即麻杏甘石汤为治温病之方无疑也。盖当仲景时，人之治温病者，犹混温病于中风、伤寒之中。于病初得时，未细审其发热不恶寒，而以温热之药发之，是以汗后不解。或见其发热不恶寒，误认为病已传里，而竟以药下之，是以百六十三节，又有**下后不可更行桂枝汤**云云。所稍异者，一在汗后，一在下后。仲景恐人见其汗出再误认为桂枝证，故切戒其不可更行桂枝汤，而宜治以麻杏甘石汤。盖伤寒定例：凡各经病证误服他药后，其原病犹在者，仍可投以正治之原方，是以百零三节云，**凡柴胡汤病证而下之，若柴胡证不罢者复与小柴胡汤。** 以此例彼，知麻杏甘石汤为救温病误治之方，实即治温病初得之主方。

而欲用此方于今日，须将古之份量稍有变通。

【麻黄杏仁甘草石膏汤原方】

麻黄四两去节　　**杏仁**五十个去皮尖　　**甘草**二两　　**石膏**八两碎绵裹

上四味，以水七升，先煮麻黄减二升，去上沫，纳诸药，煮取二升，去渣，温服一升。

方中之义：用麻黄协杏仁以定喘，伍以石膏以退热，热退其汗自止也。复加甘草者，取其甘缓之性，能调和麻黄、石膏，使其凉热之力溶和无间以相助成功，是以奏效甚捷也。

按：此方原治温病之汗出无大热者。若其证非汗出且热稍重者，用此方时，原宜因证为之变通。是以愚用此方时，石膏之份量恒为麻黄之十倍：或麻黄一钱，石膏一两；或麻黄钱半，石膏两半。遇有不出汗者，恐麻黄少用不致汗，服药后可服西药阿斯必林瓦许以助其汗。若遇热重者，石膏又可多用。曾治白喉证及烂喉痧证（烂喉痧证必兼温病，白喉证亦多微兼外感），麻黄用一钱，石膏恒重至二两。喉证最忌麻黄，而能多用石膏以辅弼之，则不惟不忌，转能藉麻黄之力立见奇功也。

至于肺病之起点，恒有因感受风温，其风邪稽留肺中、化热铄肺，有时肺中作痒，即连连喘嗽者，亦宜投以此汤，清其久蕴之风邪。连服数剂，其肺中不作痒，嗽喘自能减轻。再徐治以润肺清火利痰之剂，而肺病可除矣。

盖此麻杏甘石汤之用处甚广，凡新受、外感作喘嗽，及头疼、齿疼，两腮肿疼，其病因由于外感风热者皆可用之。惟方中药品之份量，宜因证变通耳。

【附记】

北平大陆银行理事林农孙，年近五旬，因受风温，虽经医治愈，而肺中余热未清，致肺阴烁耗，酿成肺病，屡经医治无效。其脉一息五至，浮沉皆有力。自言喉连肺际，若觉痒则咳嗽顿发。剧时连嗽数十声，周身汗出，必吐出若干稠痰其嗽始止。问其心中，常觉发热。大便燥甚，四五日一行。

　　因悟其肺际作痒，即顿发咳嗽者，必其从前病时，风邪由皮毛袭入肺中者，至今犹未尽除也。因其肺中风热相助为虐，宜以麻黄祛其风，石膏清其热。

　　遂为开麻杏甘石汤方，麻黄用钱半，生石膏用两半，杏仁三钱，甘草二钱，煎服一剂，咳嗽顿愈。

　　诊其脉，仍有力。又为开善后之方。用生山药一两，北沙参、天花粉、天冬各五钱，川贝、射干、苏子、甘草各二钱。嘱其多服数剂，肺病可从此除根。

　　后阅旬日，愚又赴北平，林农孙又求诊视，言先生去后，余服所开善后方，肺痒咳嗽仍然反复，遂仍服第一次方，至今已连服十剂，心中热已退，仍分毫不觉药凉，肺痒咳嗽皆愈，且饮食增加，大便亦不甚干燥。

　　闻其所言，诚出愚意料之外也。再诊其脉，已不数，仍似有力。

　　遂将方中麻黄改用一钱，石膏改用一两，杏仁改用二钱，又加生怀山药六钱，俾煎汤接续服之。若服之稍觉凉时，即速停止。

　　后连服七八剂，似稍觉凉，遂停服，肺病从此竟愈。

　　按：治肺劳投以麻黄杏仁甘草石膏汤，且用至二十余剂，竟将肺劳治愈，未免令阅者生疑。然此中固有精细之理由在也。盖肺病之所以难愈者，为治者但治其目前所现之证，而不深究其病因也，如此证原以外感受风成肺劳，且其肺中作痒，犹有风邪存留肺中。且为日既久，则为锢闭难出之风邪。

　　非麻黄不能开发其锢闭之深，惟其性偏于热，于肺中蕴有实热者不宜。而重用生石膏以辅弼之，既可解麻黄之热，更可清肺中久蕴之热，以治肺热有风劳嗽者，原为正治之方。故服之立时见功。

　　至于此药，必久服始能拔除病根。且久服麻黄、石膏而无流弊者，此中又有理由在：盖深入久锢之风邪，非屡次发之不能透，而伍以多量之石膏以为之反佐，俾麻黄之力惟旋转于肺脏之中，不至直达于表而为汗。此麻黄久服无弊之原因也。至石膏，性虽寒凉，然其质重气轻。煎入汤剂，毫无汁浆（无汁浆即是无质）。其轻而且凉之气，尽随麻黄发表之力外出，不复留中而伤脾胃。此石膏久服无弊之原因也。所遇之证，非如此治法不愈，用药即不得不如此也。

太阳病大青龙汤证

（附：脉微弱汗出恶风及筋惕肉瞤治法）

有太阳中风之脉，兼见太阳伤寒之脉者，大青龙汤所主之证是也。

其三十八节原文提纲云：**太阳中风，脉浮紧，发热恶寒，身疼痛，不汗出而烦躁者，大青龙汤主之。若脉微弱，汗出恶风者，不可服之。服之则厥逆，筋惕肉瞤，此为逆也。**

【大青龙汤方】

麻黄六两去节　**桂枝**二两去皮　**甘草**二两炙　**杏仁**五十个去皮尖

生姜三两切　**大枣**十二枚擘　**石膏**如鸡子大碎（如鸡子大当有今之三两）

上七味，以水九升，先煮麻黄减二升，去上沫，纳诸药，煮取三升，去滓，温服一升，取微似汗，汗出多者，温粉扑之。一服汗者，停后服，汗多亡阳遂虚，恶风、烦躁、不得眠也。

按：此大青龙汤所主之证，原系胸中先有蕴热，又为风寒锢其外表，致其胸中之蕴热有蓄极外越之势。而其锢闭之风寒，犹恐芍药苦降酸敛之性，似于发汗不宜，而代以石膏，且多用之以厚其力。其辛散凉润之性，既能助麻、桂达表，又善化胸中蕴蓄之热为汗，随麻、桂透表而出也，为有云腾致雨之象，是以名为大青龙也。

至于脉微弱，汗出恶风者，原系胸中大气虚损，不能固摄卫气。即使有热，亦是虚阳外浮。若误投以大青龙汤，人必至虚者益虚。其人之元阳因气分虚极而欲脱，遂致肝风萌动而筋惕肉瞤也。

夫大青龙汤既不可用，遇此证者自当另有治法，拟用生黄芪、生杭芍各五钱，麻黄钱半，煎汤一次服下，此用麻黄以逐其外感，黄芪以补其气虚，芍药以清其虚热也。为方中有黄芪以补助气分，故麻黄仍可少用也。若其人已误服大青龙汤，而大汗亡阳，筋惕肉瞤者，宜去方中麻黄加净萸肉一两。

其三十九节原文云：伤寒，脉浮缓，身不疼但重，乍有轻时，无少阴证者，大青龙汤发之。

细思此节之文，知所言之证原系温病。而节首冠以伤寒二字者，因中风、温病在本书之定例，均可名为伤寒也。凡外感之脉多浮，以其多兼中风也。前节言伤寒脉浮紧，是所中者为栗烈之寒风，是中风兼伤寒也。后节言伤寒脉浮缓，知所中者非栗烈之寒风，当为柔和之温风。既中柔和之温风，则即成风温矣。

是以病为伤寒，必胸中烦躁而后可用石膏；至温病，其胸中不烦躁，亦恒可用石膏。且其身不疼但重，伤寒第六节温病提纲中，原明言身重。此明征也。况其证乍有轻时，若在伤寒，必不复重用石膏。惟温病虽有轻时，亦可重用石膏。

又，伤寒初得，有少阴证；若温病，则始终无少阴证（少阴证有寒有热，此言无少阴证，指少阴之寒证而言，少阴寒证断不可用大青龙汤，至少阴证，原为伏气化热窜入少阴，虽在初得亦可治以大青龙汤，此又不可不知）。此尤不为伤寒而为温病之明征也。——由此观之，是此节原为治温病者说法，欲其急清燥热以存真阴为先务也。至愚用此方治温病时，恒以薄荷代方中桂枝，尤为稳妥。

凡发汗所用之药，其或凉或热，贵与病适宜。其初得病寒者，宜用热药发其汗；初得病热者，宜用凉药发其汗。——如大青龙汤证，若投以麻黄汤则以热济热，恒不能出汗。即或出汗，其病不惟不解，转益增烦躁。惟于麻、桂汤中去芍药，重加石膏多于麻桂数倍，其凉润轻散之性，与胸中之烦躁化合，自能作汗。矧有麻黄之善透表者以助之，故服后覆杯之顷，即可周身得汗也。

曾治一人，冬日得伤寒证，胸中异常烦躁。医者不识为大青龙汤证，竟投以麻黄汤。服后分毫无汗，胸中烦躁益甚，自觉屋隘莫能容。诊其脉，洪滑而浮。

治以大青龙汤，为加天花粉八钱。服后五分钟，周身汗出如洗，病若失。

或问：服桂枝汤者，宜微似有汗，不可令如水流漓，病必不除；服麻黄汤者，覆取微似汗，知亦不可令汗如水流漓也。今于大青龙汤中加花粉，服汤后竟汗出如洗而病若失者何也？

答曰：善哉问也！此中原有妙理，非此问莫能发之。凡伤寒、温病，皆忌伤其阴分，桂枝汤证与麻黄汤证，禁过发汗者，恐伤其阴分也。至大青龙汤证，其胸中蕴有燥热，得重量之石膏则化合而为汗，其燥热愈深者，化合之汗愈多，非尽量透发于外，其燥热即不能彻底清肃。是以此等汗不出则已，出则如时雨沛然，莫可遏抑。盖麻黄、桂枝等汤，皆用药以祛病。得微汗则药力即能胜病，是以无事过汗，以伤阴分。至大青龙汤乃合麻、桂为一方，又去芍药之酸收，益以石膏之辛凉，其与胸中所蕴之燥热化合，犹如冶红之铁，沃之以水，其热气自然蓬勃四达，此乃调燮其阴阳，听其自汗。此中精微之理，与服桂枝、麻黄两汤不可过汗者，迥不侔也。

或问：大青龙汤证，当病之初得，何以胸中即蕴此大热？

答曰：此伤寒中伏气化热证也（温病中有伏气化热，伤寒中有伏气化热）。因从前所受外寒甚轻，不能遽病，惟伏藏于三焦脂膜之中，阻塞升降之气化，久而化热。后又因薄受外感之激动，其热陡发，窜入胸中空旷之府，不汗出而烦躁。夫胸中原为太阳之府（胸中及膀胱皆为太阳之府，其理详六经总论中）。为其犹在太阳，是以其热虽甚，而仍可汗解也。

太阳病小青龙汤证

（附：自拟从龙汤方）

《伤寒论》大青龙汤后，又有小青龙汤以辅大青龙汤所不逮。盖大青龙汤为发汗所用，如龙之乘云而致雨；小青龙汤为涤饮所用，如龙之率水以归海。故其汤皆可以青龙名。今于论大青龙汤后，更进而论小青龙汤。

《伤寒论》原文：**伤寒表不解，心下有水气。干呕，发热而咳，或渴，或利，或噎，或小便不利、少腹满，或喘者，小青龙汤主之。**

水散为气，气可复凝为水。心下不曰停水，而曰有水气，此乃饮水所化之留饮，形虽似水而有黏滞之性，又与外感互相胶漆，是以有以下种种诸病也。**干呕者**，水气黏滞于胃口也；**发热者**，水气变为寒饮，迫心肺之阳外越也；**咳者**，水气浸入肺中也；**渴者**，水气不能化津液上潮也；**利者**，水气溜入大肠作泻也；**噎者**，水气变为寒痰梗塞咽喉也；**小便不利、少腹满者**，水气凝结膨胀于下焦也；喘者，肺中分支细管皆为水气所弥漫也。

【小青龙汤原方】

麻黄三两去节　桂枝三两去皮　芍药三两　五味子半升

干姜三两切　甘草三两炙　细辛三两　半夏半升汤洗

上八味，以水一斗，先煮麻黄，减二升，去上沫，纳诸药，煮取三升，去滓，温服一升。若微利者，去麻黄，加荛花如鸡子大，熬（炒也）令赤色；若渴者，去半夏加栝蒌根三两；若噎者，去麻黄加附子一枚炮；若小便不利少腹满者，去麻黄加茯苓四两；若喘者，去麻黄加杏仁半升。

按：莞花近时无用者，《金鉴》注谓系芫花之类，攻水之力甚峻，用五分可令人下数十次，当以茯苓代之。

又，噎字，注疏家多以呃逆解之，字典中原有此讲法。然观其去麻黄加附子，似按寒痰凝结梗塞咽喉解法，方与所加之药相宜。

【后世所用小青龙汤份量】

麻黄二钱　**桂枝尖**二钱　**芍药**三钱　**五味子**钱半

干姜一钱　**甘草**钱半　**细辛**一钱　**半夏**二钱

煎一盅，作一次服。

喻嘉言曰：桂枝、麻黄无大小，而青龙汤有大小者，以桂枝、麻黄之变化多，而大青龙汤之变法不过于桂麻二汤之内施其化裁。故又立小青龙汤一法，散邪之功兼乎涤饮。取义：山泽小龙养成头角，乘雷雨而翻江搅海，直奔龙门之义，用以代大青龙而擅江河行水之力，立法诚大备也。昌昔谓膀胱之气流行，地气不升则天气常朗。其偶受外感，则仲景之小青龙汤一方，与大士水月光中大圆镜智无以异也。盖无形之感挟有形之痰，互为胶漆。其当胸窟宅，适在太阳经位。惟于麻黄、桂枝方中，加五味子、半夏以涤饮而收阴，干姜、细辛以散结而分解。合而用之，令药力适在痰饮绾结之处攻击片时，则无形之感从肌肤出，有形之痰从水道出，顷刻分解无余，而胸膺空旷矣。

小青龙汤所兼主诸病，喘居其末。而后世治外感痰喘者，实以小青龙汤为主方。是小青龙汤为外感中治痰饮之剂，实为理肺之剂也。肺主呼吸，其呼吸之机关在于肺叶之阖辟。其阖辟之机自如，喘病自愈。

是以陈修园谓：小青龙汤当以五味、干姜、细辛为主药，盖五味子以司肺之阖，干姜以司肺之辟，细辛以发动其阖辟活泼之机。故小青龙汤中诸药皆可加减，独此三味不可加减。

按：陈氏此论甚当，至其谓细辛能发动阖辟活泼之灵机，此中原有妙理。盖细辛人皆知为足少阴之药，故伤寒少阴证多用之。然其性实能引足少阴与手少阴相交。是以少阴伤寒，心肾不交而烦躁者宜用之；又有引诸药之力上达于脑。是以阴寒头疼者必用之；且其含有龙脑气味，能透发神经使之灵活，自能发动肺叶阖辟之机，使灵活也。

又邹润安谓：凡风气寒气，依于精血、津液、便溺、涕唾以为患者，并能曳而出之，使相离而不相附。——审斯，则小青龙汤中之用细辛，亦所以除水气中之风寒也。

仲景之方，用五味即用干姜。诚以外感之证皆忌五味，而兼痰嗽者尤忌之，以其酸敛之力甚大，能将外感之邪锢闭肺中，永成劳嗽。惟济之以干姜至辛之味，则无碍。诚以五行之理，辛能胜酸，《内经》有明文也。徐氏《本草百种注》中论之甚详，而愚近时临证品验，则另有心得：盖五味之皮虽酸，其仁则含有辛味。以仁之辛济皮之酸，自不至因过酸生弊。是以愚治劳嗽，恒将五味捣碎入煎，少佐以射干、牛蒡诸药，即能奏效，不必定佐以干姜也。

特是医家治外感痰喘喜用麻黄。而以小青龙汤治外感之喘，转去麻黄加杏仁，恒令用者生疑。近见有彰明登诸医报而议其非者：以为既减去麻黄，将恃何者以治外感之喘乎？不知《本经》谓桂枝主上气咳逆吐吸，是桂枝原能降气定喘也。诚以喘虽由于外感，亦恒兼因元气虚损不能固摄。麻黄虽能定喘，其得力处在于泻肺，恐于元气素虚者不宜。是以不取麻黄之泻肺，但取桂枝之降肺，更加杏仁能降肺兼能利痰祛邪之品以为之辅佐，是以能稳重建功也。

《伤寒论》小青龙汤为治外感因有水气作喘之圣方。而以治后世痰喘证，似有不尽吻合之处。诚以《伤寒论》所言之水气原属凉，而后世所言之痰喘多属热也。为其属热，则借用小青龙汤原当以凉药佐之。尝观小青龙汤后诸多加法，原无加石膏之例。

至《金匮》治肺胀作喘，则有小青龙加石膏汤矣。仲景当日先著《伤寒论》，后著《金匮要略》。《伤寒论》中小青龙汤无加石膏之例，是当其著《伤寒论》时犹无宜加石膏之证也。至《金匮》中载有小青龙加石膏汤，是其著《金匮》时已有宜加石膏之证也。夫仲景先著《伤寒论》，后著《金匮要略》，相隔不过十余年之间耳。而其病随气化之更变即迥有不同，况上下相隔千余年乎？

是以愚用小青龙汤以治外感痰喘，必加生石膏两许，或至一两强，方能奏效。盖如此多用石膏，不惟治外感之热，且以解方中药性之热也。为有石膏以监制麻黄，若遇脉之实者，仍宜用麻黄一钱，试举一案以征明之。

堂姊丈褚樾浓，体丰气虚，素多痰饮，薄受外感，即大喘不止，医治无效，旬日喘始愈。偶与愚言及，若甚恐惧。

愚曰：此甚易治，顾用药何如耳，《金匮》小青龙加石膏汤，为治外感痰喘之神方，辅以拙拟从龙汤，则其功愈显。若后再喘时，先服小青龙汤加石膏。若一剂喘定，继服从龙汤一两剂，其喘必不反复。若一剂喘未定，小青龙加石膏汤可服至两三剂。若犹未痊愈，继服从龙汤一两剂必能痊愈。若服小青龙加石膏汤，喘止旋又反复，再服不效者，继服从龙汤一两剂必效。遂录两方赠之，樾浓甚欣喜，如获异珍。

后用小青龙汤时，畏石膏不敢多加，虽效，实无捷效。偶因外感较重喘剧，连服小青龙两剂，每剂加生石膏三钱，喘不止而转增烦躁。急迎为诊视，其脉浮沉皆有力。

遂即原方加生石膏一两。煎汤服后，其喘立止，烦躁亦愈。继又服从龙汤两剂以善其后。

至所谓从龙汤者，系愚新拟之方，宜用于小青龙汤后者也。

其方生龙骨、生牡蛎各一两捣碎，生杭芍五钱，清半夏、苏子各四钱，牛蒡子三钱，热者酌加生石膏数钱或至一两。

按：小青龙汤以驱邪为主，从龙汤以敛正为主。至敛正之药，惟重用龙骨、牡蛎，以其但敛正气而不敛邪气也（观《伤寒论》中仲景用龙骨、牡蛎之方可知）。又加半夏、牛蒡以利痰，苏子以降气，芍药清热兼利小便，以为余邪之出路。

故先服小青龙汤病减去十之八九，即可急服从龙汤以收十全之功也。

龙骨、牡蛎，皆宜生用，而不可煅用者，诚以龙为天地间之元阳与元阴化合而成。迨至元阳飞去，所余元阴之质，即为龙骨（说详第四期药物学讲义龙骨条下）。牡蛎乃大海中水气结成，万亿相连，聚为蚝山。为其单片无孕育，故名为牡，实与龙骨同禀至阴之性以翕收为用者也。若煅之，则伤其所禀之阴气。虽其质因煅少增黏涩，而翕收之力全无。此所以龙骨、牡蛎宜生用而不可煅用也。

若遇脉象虚者，用小青龙汤及从龙汤时，皆宜加参。又宜酌加天冬，以调解参性之热。然如此佐以人参、天冬，仍有不足恃之时。

曾治一人，年近六旬，痰喘甚剧。脉则浮弱，不堪重按。其心中则颇觉烦躁。

投以小青龙汤，去麻黄，加杏仁，又加生石膏一两，野台参四钱，天冬六钱，俾煎汤一次服下。

然仍恐其脉虚不能胜药，预购生杭萸肉（药房中之山萸肉多用酒拌蒸熟令色黑，其酸敛之性大减，殊非所宜）三两，以备不时之需。

乃将药煎服后，气息顿平。阅三点钟，忽肢体颤动，遍身出汗，又似作喘，实则无气以息，心怔忡莫支。诊其脉，如水上浮麻，莫辨至数。

急将所备之萸肉急火煎数沸服下。汗止，精神稍定。又添水煮透，取浓汤一大盅服下，脉遂复常，怔忡喘息皆愈。

继于从龙汤中加萸肉一两，野台参三钱，天冬六钱，煎服两剂，痰喘不再反复。

按：此证为元气将脱，有危在顷刻之势。重用山萸肉即可随手奏效者，因人之脏腑，惟肝主疏泄。人之元气将脱者，恒因肝脏疏泄太过。重用萸肉以收敛之，则其疏泄之机关可使之顿停，即元气可以不脱。此愚从临证实验而得，知山萸肉救脱之力十倍于参芪也。因屡次重用之，以挽回人命于顷刻之间，因名之为回生山萸萸汤。

其人若素有肺病，常咳血者，用小青龙汤时，又当另有加减：宜去桂枝，留麻黄。又宜于加杏仁、石膏之外，再酌加天冬数钱。盖咳血及吐衄之证，最忌桂枝而不甚忌麻黄，以桂枝能助血分之热也。

忆岁在癸卯，曾设教于本县北境刘仁村，愚之外祖家也。有近族舅母刘媪，年过五旬，曾于初春感受风寒，愚为诊视。
疏方中有桂枝。服后一汗而愈。
因其方服之有效，恐其或失，粘于壁上以俟再用。
至暮春又感受风温，遂取其方自购药服之，服后遂至吐血。
治以凉血降胃之药，连服数剂始愈。

太阳病旋覆代赭石汤证

心下停有水气，可作干呕咳喘。然水气仍属无形，不至于痞硬也。乃至伤寒，或因汗吐下伤其中焦正气，致冲气，肝气皆因中气虚损而上干，迫薄于心下作痞硬，且其外呼之气必噫而后出者，则非小青龙汤所能治矣，而必须治以旋覆代赭石汤。

《伤寒论》原文：**伤寒发汗，若吐，若下，解后，心下痞硬，噫气不除者，旋覆代赭石汤主之。**

【旋覆代赭石汤方】
旋覆花三两　　人参二两　　生姜五两切　　代赭石一两

　　大枣十二枚擘　　**甘草**三两炙　　**半夏**半升洗

　　上七味，以水一斗，煮取六升，去滓，再煮取三升，温服一升，日三服。

　　人之胃气，其最重之责任在传送饮食，故以息息下行为顺。乃此证因汗吐下伤其胃气，则胃气不能下行，或更转而上逆。下焦之冲脉（为奇经八脉之一），原上隶阳明，因胃气上逆，遂至引动冲气上冲更助胃气上逆。

　　且平时肝气原能助胃消食，至此亦随之上逆，团结于心下，痞而且硬，阻塞呼吸之气不能上达，以致噫气不除。

　　噫气者，强呼其气外出之声也。此中原有痰涎与气相凝滞，故用旋覆花之逐痰水、除胁满者，降胃兼以平肝；又辅以赭石、半夏降胃即以镇冲；更伍以人参、甘草、大枣、生姜以补助胃气之虚，与平肝降胃镇冲之品相助为理，奏功自易也。

　　按：赭石之原质为铁氧化合，含有金气而兼饶重坠之力，故最善平肝、降胃、镇冲，在此方中当得健将。而只用一两，折为今之三钱，三分之则一剂中只有一钱。如此轻用，必不能见效。是以愚用此方时，轻用则六钱，重用则一两。盖如此多用，不但取其能助旋覆、半夏以平肝、降胃、镇冲也，且能助人参以辅助正气。盖人参虽善补气，而实则性兼升浮。惟藉赭石之重坠以化其升浮，则人参补益之力下行，可至涌泉。非然者但知用人参以补气，而其升浮之性转能补助逆气，而分毫不能补助正气，是用之不如不用也。

　　是以愚从屡次经验以来，知此方中之赭石，即少用亦当为人参之三倍也。夫当世出一书，一经翻印其份量即恒有差谬，况其几经口授、传写，至宋代始有印版，安知药味之份量分毫无差误乎？夫郭公、夏五、三豕渡河之类，古经史且不免差误，况医书乎？用古不至泥古。此以救人为宗旨，有罪我者亦甘受其责而不敢辞也。

再者为赭石为铁氧化合，宜生轧细用之，不宜煅用。若煅之，则铁氧分离（赭石原是铁矿，以火煅之铁即外出），即不堪用。且其质虽硬，实同铁锈（铁锈亦系铁氧化合）。即作丸散亦可生用，于脾胃固毫无伤损也。

又，旋覆花《本经》谓其味咸，主结气，胁下满，惊悸，除水。为其味咸，有似朴硝，故有软坚下行之功。是以有以上种种之功效。而药房所鬻者，其味甚苦，分毫无咸意。愚对于此等药，实不敢轻用以恃之奏功也。惟敝邑（盐山）武帝台汗，其地近渤海，所产旋覆花大于药房所鬻者几一倍。其味咸而且辛，用以平肝、降胃、开痰、利气，诚有殊效。

有姻家王姓童子，十二三岁，于晨起忽左半身手足不遂。

知其为痰瘀经络，致气血不能流通也。

时蓄有自制半夏若干，及所采武帝台旋覆花若干。先与以自制半夏，俾为末徐徐服之。服尽六两，病愈弱半。

继与以武帝台旋覆花，俾其每用二钱半，煎汤服之，日两次，旬日痊愈。

盖因其味咸而兼辛，则其利痰开瘀之力当益大，是以用之有捷效也。

夫咸而兼辛之旋覆花，原为罕有之佳品。至其味微咸而不甚苦者，药房中容或有之，用之亦可奏效。若并此种旋覆花亦无之，用此方时，宜将方中旋覆花减半，多加赭石数钱。如此变通其方，亦权可奏效也。

或问：人之呼吸惟在肺中。旋覆代赭石汤证，其痞硬在于心下，何以妨碍呼吸至噫气不除乎？

答曰：肺者发动呼吸之机关也，至呼吸气之所及，非仅在于肺也。是以肺管有分支下连于心，再下则透膈连于肝，再下则由肝连于包肾之脂膜以通于胞室（胞室男女皆有）。是以女子妊子，其脐带连于胞室，而竟能母呼子亦呼，母吸子亦吸。斯非气能下达之明征乎？由斯知心下痞硬，所阻之气虽为呼吸之气，实自肺管分支下达之气也。

太阳病大陷胸汤证

（附：自拟荡胸汤方）

又有痰气之凝结，不在心下而在胸中者。其凝结之痰气，填满于胸膈，至窒塞其肺中之呼吸几至停止者。此为结胸之险证，原非寻常药饵所能疗治。

《伤寒论》原文：太阳病，脉浮而动数。浮则为风，数则为热，动则为痛，数则为虚。头痛发热，微盗汗出，而反恶寒者，表未解也。医反下之，动数变迟，膈内巨痛。胃中空虚，客气动膈，短气烦躁，心中懊憹。阳气内陷，心下因硬，则为结胸。大陷胸汤主之。

脉浮，热犹在表，原当用辛凉之药发汗以解其表。乃误认为热已入里，而以药下之，其胸中大气因下而虚，则外表之风热即乘虚而入，与上焦痰水互相凝结于胸膺之间，以填塞其空旷之府，是以成结胸之证。不但觉胸中满闷异常，即肺中呼吸亦觉大有滞碍。

其提纲中既言其脉数则为热，而又言数则为虚者，盖人阴分不虚者，总有外感之热，其脉未必即数。今其热犹在表，脉之至数已数，故又因其脉数，而断其为虚也。

至于因结胸而脉变为迟者，非下后热变为凉也。盖人之脏腑中有实在瘀积，阻塞气化之流通者，其脉恒现迟象。是以大承气汤证，其脉亦迟也。

膈内巨痛者，胸中大气与痰水凝结之气，互相撑胀而作痛，按之则其痛益甚，是以拒按也。

胃中空虚，客气动膈者，因下后胃气伤损，气化不能息息下行（胃气所以传送饮食，故以息息下行为顺），而与胃相连之冲脉（冲脉之上

_{源与胃相连}）其气遂易于上干，至鼓动膈膜而转排挤呼吸之气，使不得上升，是以短气也。

烦躁者，因表热内陷于胸中，扰乱其心君之火，故烦躁也。

懊恼者，上干之气欲透膈而外越，故懊恼也。

【大陷胸汤方】

大黄_{六两去皮}　**芒硝**_{一升}　**甘遂**_{一钱匕}

上三味，以水六升，先煮大黄，取二升，去渣，纳芒硝，煮一两沸，纳甘遂末，温服一升，得快利，止后服。所谓一钱匕者，俾匕首作扁方形，将药末积满其上，重可至一钱耳。

结胸之证，虽填塞于胸中，异常满闷。然纯为外感之风热内陷，与胸中素蓄之水饮结成，纵有客气上干，至于动膈，然仍阻于膈而未能上达。是以若枳实、厚朴一切开气之药皆无须用，惟重用大黄、芒硝以开痰而清热。又虑大黄、芒硝之力虽猛，或难奏效于顷刻，故又少佐以甘遂，其性以攻决为用，异常迅速，与大黄、芒硝化合为方，立能清肃其空旷之府，使毫无障碍。制此方者，乃霹雳手段也。

按：甘遂之性，《本经》原谓其有毒。忆愚初学医时，曾遍尝诸药以求其实际。一日清晨，嚼服生甘遂一钱。阅一点钟，未觉瞑眩。忽作水泻，连连下行近十次。至巳时，吃饭如常。饭后又泻数次，所吃之饭皆泻出。由此悟得利痰之药，当推甘遂为第一。后以治痰迷心窍之疯狂，恒恃之成功，其极量可至一钱强。然非其脉大实，不敢轻投。为其性至猛烈。

是以大陷胸汤中所用之甘遂，折为今之分量，一次所服者只一分五厘，而能导引大黄、芒硝直透结胸病之中坚，俾大黄、芒硝得施其药力于瞬息万顷。此乃以之为向导，少用即可成功，原无需乎多也。

又按：甘遂之性，原宜作丸散。若入汤剂，下咽即吐出。是以大陷胸汤方必将药煎成，而后纳甘遂之末于其中也。

又，甘遂之性，初服之恒可不作呕吐，如连日服即易作呕吐。若此方服初次病未尽除，而需再服者，宜加生赭石细末二钱，用此汤药送服，即可不作呕吐。

用大陷胸汤治结胸原有捷效，后世治结胸证敢用此方者，实百中无二三。一畏方中甘遂有毒；一疑提纲论脉处，原明言数则为虚，恐不堪此猛烈之剂。夫人之畏其方不敢用者，愚实难以相强，然其方固可通变也。

《伤寒论》大陷胸汤之前，原有大陷胸丸，方系大黄半斤，葶苈半升熬，杏仁半升去皮尖熬黑，芒硝半升。上四味，捣筛二味，次纳杏仁、芒硝，研如脂，和散，取如弹丸一枚，另捣甘遂末一钱匕，白蜜二合，水二升，煮取一升，温顿服之。

按：此方所主之证，与大陷胸汤同。因其兼有颈强如柔痉状，故于大陷胸汤中加葶苈，杏仁，和以白蜜，连渣煮服。因其病上连颈，欲药力缓缓下行也。

今欲于大陷胸汤中减去甘遂，可将大陷胸丸中之葶苈及前治噫气不除方中之赭石，各用数钱，加于大陷胸汤中，则甘遂不用亦可奏效。

夫赭石饶有重坠之力，前已论之。至葶苈则味苦善降，性近甘遂而无毒，药力之猛烈亦远逊于甘遂。其苦降之性，能排逐溢于肺中之痰水，使之迅速下行。故可与赭石共用，以代甘遂也。

至大陷胸汤如此加减用者，若犹畏其力猛，愚又有自拟之方以代之，即拙著《医学衷中参西录》三期中之荡胸汤是也。处方：

瓜蒌仁 新炒者二两捣碎　　**生赭石** 二两轧细　　**苏子** 六钱炒捣　　**芒硝** 四钱

药共四味，将前三味用水四盅，煎汤两盅，去渣，入芒硝，融化，先温服一盅。结开、大便通下者，停后服。若其胸中结犹未开，过两点钟再温服一盅。若胸中之结已开，而大便犹未通下，且不觉转矢气者，仍可温服半盅。

按：此荡胸汤方不但无甘遂，并无大黄，用以代大陷胸汤莫不随手奏效。故敢笔之于书，以公诸医界也。

太阳病小陷胸汤证
（附：白散方）

《伤寒论》大陷胸汤后，又有小陷胸汤以治结胸之轻者。盖其证既轻，治之之方亦宜轻矣。

《伤寒论》原文：**小结胸病，正在心下。按之则痛，脉浮滑者，小陷胸汤主之。**

按："心下"之处，注疏家有谓在膈上者，有谓在膈下者。以理推之，实以膈上为对。盖膈上为太阳部位，膈下则非太阳部位。且小结胸之前（百三十九节）谓：**太阳病，重发汗，而复下之。不大便五六日，舌上燥而渴，日晡所小有潮热，从心下至少腹，硬满而痛不可近者，大陷胸汤主之。**——观此大陷胸汤所主之病，亦有从下之文，则知心下仍属胸中无疑义也。

【小陷胸汤方】
黄连一两　　**半夏**半升汤洗　　**栝蒌实**大者一枚

上三味，以水六升，先煮栝蒌，取三升。去渣，纳诸药，煮取二升。去渣，分温，三服。

此证乃心君之火炽盛，铄耗心下水饮，结为**热痰**（脉现滑象，是以知为热痰，若但有痰而不热，当现为濡象矣）。而表阳又随风内陷，与之互相胶漆，停滞于心下为痞满。以堵塞心下经络，俾不流通，是以按之作痛也。

为其病因由于心火炽盛，故用黄连以宁熄心火，兼以解火热之团结；又佐以半夏开痰兼能降气；栝蒌涤痰兼以清热。其药力虽远逊于大陷胸汤，而以分消心下之痞塞，自能胜任有余也。然用此方者，须将栝蒌细切，连其仁皆切碎，方能将药力煎出。

又，此证若但痰饮痞结于心下，而脉无滑热之象者，可治以拙拟荡胸汤。惟其药剂宜斟酌减轻耳。

小结胸之外，又有寒实结胸，与小结胸之因于热者迥然各异，其治法自当另商。《伤寒论》谓宜治以三物小陷胸汤。又谓白散亦可服。三物小陷胸汤《伤寒论》中未载，注疏家或疑即小陷胸汤，谓系从治之法，不知所谓从治者，如纯以热治凉，恐其格拒不受，而于纯热之中少用些些凉药为之作引也。若纯以凉治凉，是犹冰上积冰，其凝结不益坚乎！由斯知治寒实结胸，小陷胸汤断不可服，而白散可用也。爰录其方于下。

【白散方】

桔梗三分　　巴豆一分去皮心，熬黑、研如脂　　贝母三分

上三味，为散，纳巴豆，更于臼中杵之，以白饮和服。强人半钱匕，羸者减半；病在膈上必吐，在膈下必利。不利，进热粥一杯。利过不止，进冷粥一杯。

按：方中几分之分，当读为去声，原无分量多少。如方中桔梗、贝母各三分，巴豆一分，即桔梗、贝母之分量皆比巴豆之分量多两倍，而巴豆仅得桔梗及贝母之分量三分之一也。

巴豆味辛、性热，以攻下为用，善开冷积，是以寒实结胸当以此为主药。而佐以桔梗，贝母者，因桔梗不但能载诸药之力上行，且善开通肺中诸气管使呼吸通畅也。至贝母，为治嗽要药，而实善开胸膺之间痰气郁结。卫诗谓："陟彼阿丘，言采其虻。"朱注云：虻，贝母也。可以疗郁。是明征也。至巴豆必炒黑而后用者，因巴豆性至猛烈，炒至色黑可减其猛烈之性。然犹不敢多用。所谓半钱匕者，乃三药共和之分量，折为今之分量为一分五厘，其中巴豆之分量仅二厘强。身形羸弱者又宜少用，可谓慎之又慎也。

按：白散方中桔梗、贝母，其分量之多少无甚关系，至巴豆为方中主药，所用仅二厘强，纵是药力猛烈，亦难奏效。此盖其

分量传写有误也。——愚曾遇有寒实结胸，但用巴豆治愈一案，爰详细录出，以征明之。

一人，年近三旬，胸中素多痰饮，平时呼吸其喉间恒有痰声。时当孟春上旬，冒寒外出，受凉太过，急急还家，即卧床上歇息。移时，呼之吃饭不应，视之有似昏睡。呼吸之间，痰声漉漉，手摇之使醒，张目不能言，自以手摩胸际，呼吸大有窒碍。

延医治之，以为痰厥，概治以痰厥诸方，皆无效。及愚视之，抚其四肢冰冷，其脉沉细欲无。

因晓其家人曰：此寒实结胸证。

非用《伤寒论》白散不可。遂急购巴豆去皮及心，炒黑捣烂，纸裹数层，压去其油（药房中名为巴豆霜，恐药房制不如法，故自制之），秤准一分五厘，开水送下。

移时，胸中有开通之声，呼吸顿形顺利，可作哼声，进米汤半碗。翌晨，又服一剂，大便通下，病大轻减，脉象已起，四肢已温，可以发言。至言从前精神昏愦，似无知觉，此时觉胸中似满闷。

遂又为开干姜、桂枝尖、人参、厚朴诸药为一方，俾多服数剂，以善其后。

如畏巴豆之猛烈不敢轻用，愚又有变通之法。试再举一案以明之。

一妇人，年近四旬，素患寒饮，平素喜服干姜、桂枝等药。时当严冬，因在冷屋察点屋中家具为时甚久，忽昏仆于地。舁诸床上，自犹能言。谓：适才觉凉气上冲，遂至昏仆。今则觉呼吸十分努力，气息始通。当速用药救我。言际，忽又昏愦，气息几断。

时愚正在其村为他家治病，急求为诊视。其脉微细若无，不足四至。询知其素日禀赋及此次得病之由。

知其为寒实结胸无疑。取药无及，急用胡椒三钱捣碎，煎两三沸，徐徐灌下，顿觉呼吸顺利，不再昏厥。

遂又为疏方，干姜、生怀山药各六钱，白术、当归各四钱，桂枝尖、半夏、甘草各三钱，厚朴、陈皮各二钱。煎服两剂，病愈十之八九。又即原方略为加减，俾多服数剂，以善其后。

受业张堃谨案：有以胡椒非开结之品，何以用之而效？

为问者曰：此取其至辛之味，以救一时之急。且辛热之品，能开寒结。仲景通脉四逆汤所以加重干姜也。

又有以腹满用厚朴，胸满用枳实，此两证均系结胸，何以不用枳实而用厚朴？

为问者曰：枳实性凉，与寒实结胸不宜；厚朴性温，且能通阳，故用也。

太阳病大黄黄连泻心汤证

诸陷胸汤丸及白散之外，又有泻心汤数方。虽曰泻心，实亦治胸中之病。

盖陷胸诸方所治者，胸中有形之痰水为病；诸泻心汤所治之病，胸中无形之气化为病也。

《伤寒论》原文：心下痞，按之濡，其脉关上浮者，大黄黄连泻心汤主之。

【大黄黄连泻心汤方】
大黄二两　　**黄连**一两

上二味，以麻沸汤二升渍之须臾，绞去渣，分温再服。

人之上焦如雾。上焦者，膈上也。所谓如雾者，心阳能蒸腾上焦之湿气作云雾而化水，缘三焦脂膜以下达于膀胱也。乃今因外感之邪气深陷胸中，与心火蒸腾之气搏结于心下而作痞。

故用黄连以泻心火，用大黄以除内陷之外邪，则心下之痞者开，自能还其上焦如雾之常矣。

至于大黄、黄连不用汤煮，而俱以麻沸汤渍之者，是但取其清轻之气以治上，不欲取其重浊之汁以攻下也。

太阳病附子泻心汤证

（附：自订变通方）

心下痞病，有宜并凉热之药为一方，而后能治愈者，《伤寒论》附子泻心汤所主之病是也。试再详论之。

《伤寒论》原文：**心下痞，而复恶寒汗出者，附子泻心汤主之。**

【附子泻心汤方】

大黄_{二两}　黄连、黄芩_{各一两}　附子_{一枚炮，去皮、破，另煮取汁。}

上四味，切前三味，以麻沸汤二升渍之须臾，绞去滓，纳附子汁。分温，再服。

按：附子泻心汤所主之病，其心下之痞与大黄黄连泻心汤所主之病同。因其复恶寒，且汗出，知其外卫之阳不能固摄，且知其阳分虚弱不能抗御外寒也。

夫太阳之根底在于下焦水府，故于前方中加附子以补助水府之元阳。且以大黄、黄连治上，但渍以麻沸汤，取其清轻之气易于上行也；以附子治下，则煎取浓汤，欲其重浊之汁易于下降也。是以如此寒热殊异之药，浑和为剂，而服下热不妨寒、寒不妨热，分途施治，同时奏功。此不但用药之妙具其精心，即制方之妙亦几令人不可思议也。

按：附子泻心汤之方虽妙，然为其大寒大热并用，医者恒不敢轻试。而愚对于此方原有变通之法，似较平易易用。其方无他，即用黄芪以代附子也。

盖太阳之府原有二，一在膀胱、一在胸中（于六经总论中曾详言其理）。而胸中所积之大气，实与太阳外表之卫气有息息密切之关系。气原属阳，胸中大气一虚，不但外卫之气虚不能固摄，其外卫之阳，亦遂因之衰微而不能御寒，是以汗出而且恶寒也。

用黄芪以补助其胸中大气，则外卫之气固，而汗可不出；即外卫之阳亦因之壮旺，而不畏寒矣。盖用附子者，所以补助太阳下焦之府；用黄芪者，所以补助太阳上焦之府。二府之气化原互相流通也。

爰审定其方于下，以备采用：

大黄三钱　**黄连**二钱　**生箭芪**三钱

前二味，用麻沸汤渍取清汤多半盅。后一味，煮取浓汤少半盅，浑和作一次温服。

或问：凡人脏腑有瘀，恒忌服补药，因补之则所瘀者益锢闭也。今此证既心下瘀而作痞，何以复用黄芪以易附子乎？

答曰：凡用药开瘀，将药服下，必其脏腑之气化能运行，其破药之力始能奏效。若但知重用破药以破瘀，恒有将其气分破伤而瘀转不开者。是以人之有瘀者，固忌服补气之药。而补气之药若与开破之药同用，则补气之药转能助开破之药，俾所瘀者速消。

太阳病炙甘草汤证

陷胸、泻心诸方，大抵皆治外感之实证。乃有其证虽属外感，而其人内亏实甚者，则《伤寒论》中炙甘草汤所主之证是也。

《伤寒论》原文：伤寒，脉结代，心动悸，炙甘草汤主之。

脉之跳动，偶有止时。其止无定数者为结，言其脉结而不行，是以中止也；止有定数者曰代，言其脉至此即少一跳动，必需他脉代之也。二脉虽皆为特别病脉，然实有轻重之分。盖结脉止无定数，不过其脉偶阻于气血凝滞之处，而有时一止，是以为病犹轻；至代脉则止有定数，是脏腑中有一脏之气内亏，不能外达于脉之部位，是以为病甚重也。其心动悸者，正其结代脉之所由来也。

【炙甘草汤方】

甘草四两炙　　**生姜**三两切　　**桂枝**三两去皮　　**人参**二两

生地黄一斤　　**阿胶**二两　　**麦门冬**半升　　**麻子仁**半升

大枣三十枚擘

上九味，以清酒七升，水八升，先煮八味，取三升，去滓，纳胶，烊化消尽，温服一升，日三服。一名复脉汤。

按：炙甘草汤之用意甚深。而注疏家则谓：方中多用富有汁浆之药，为其心血亏少，是以心中动悸以致脉象结代。故重用富有汁浆之药，以滋补心血，为此方中之宗旨。——不知如此以论此方，则浅之乎视此方矣。

试观方中诸药，惟生地黄（即干地黄）重用一斤。地黄原补肾药也，惟当时无熟地黄，多用又恐其失于寒凉，故煮之以酒七升、水八升。且酒水共十五升，而煮之减去十二升，是酒性原热，而又复久煮，欲变生地黄之凉性为温性者，欲其温补肾脏也。

盖脉之跳动在心，而脉之所以跳动有力者，实赖肾气上升与心气相济。是以伤寒少阴病，因肾为病伤，遏抑肾中气化不能上与心交，无论其病为凉为热，而脉皆微弱无力，是明征也。

由斯观之，是炙甘草汤之用意，原以补助肾中之气化，俾其壮旺上升，与心中之气化相济救为要着也，至其滋补心血，则犹方中兼治之副作用也。犹此方中所缓图者也。

又，方中人参原能助心脉跳动，实为方中要药。而只用二两，折为今之六钱，再三分之一，剂中止有人参二钱，此恐分量有误。拟加倍为四钱，则奏效当速也。然人参必用党参，而不用辽参，盖辽参有热性也。

又，脉象结代而兼有阳明实热者，但治以炙甘草汤恐难奏功。宜借用白虎加人参汤，以炙甘草汤中生地黄代方中知母，生怀山药代方中粳米。

曾治一叟，年近六旬，得伤寒证，四五日间表里大热。其脉象洪而不实，现有代象。舌苔白而微黄，大便数日未行。

为疏方：用生石膏三两，大生地一两，野台参四钱，生怀山药六钱，甘草三钱，煎汤三盅，分三次温饮下，将三次服完，脉已不代，热退强半，大便犹未通下。

遂即原方减去石膏五钱，加天冬八钱，仍如从前煎服，病遂痊愈。

又，炙甘草汤虽结代之脉并治，然因结轻代重，故其制方之时注重于代，纯用补药。至结脉，恒有不宜纯用补药，宜少加开通之药，始与病相宜者。

近曾在津治一钱姓壮年，为外洋饭店经理，得伤寒证，三四日间延为诊视：其脉象洪滑甚实，或七八动一止，或十余动一止，其止皆在左部。询其得病之由，知系未病之前曾怒动肝火，继又出门感寒，遂得斯病。

因此知其左脉之结，乃肝气之不舒也，为疏方。

仍白虎加人参汤加减：生石膏细末四两，知母八钱，以生山药代粳米用六钱，野台参四钱，甘草三钱，外加生莱菔子四钱捣碎，煎汤三盅，分三次温服下。

结脉虽除，而脉象仍有余热。遂即原方将石膏减去一两，人参、莱菔子各减一钱，仍如前煎服。其大便从前四日未通，将药三次服完后，大便通下，病遂痊愈。

按：此次所用之方中不以生地黄代知母者，因地黄之性与莱菔子不相宜也。

又，愚治寒温证，不轻用降下之品。其人虽热入阳明之府，若无大便燥硬、欲下不下之实征，亦恒投以大剂白虎汤清其热。热清，大便恒自通下。是以愚日日临证，白虎汤实为常用之品，承气汤恒终岁不一用也。

又治一叟，年过六旬，大便下血。医治三十余日，病益进，日下血十余次，且多血块，精神昏愦。延为诊视：其脉洪实异常，至数不数，惟右部有止时，其止无定数，乃结脉也。其舌苔纯黑。

知系外感大实之证。从前医者但知治其便血，不知治其外感实热，可异也。

投以白虎加人参汤，方中生石膏重用四两。为其下血日久，又用生山药一两以代方中粳米，取其能滋阴补肾，兼能固元气也。煎汤三盅，分三次温服下，每次送服广三七细末一钱。

如此日服一剂，两日血止。大便犹日行数次，脉象之洪实大减，而其结益甚，且腹中觉胀。询其病因，知得于恼怒之后。

遂改用生莱菔子五钱，而佐以白芍、滑石、天药粉、甘草诸药（外用鲜白茅根切碎四两，煮三四沸，取其汤以代水煎药）。服一剂，胀消，脉之至数调匀，毫无结象而仍然有力，大便滑泻已减半。

再投以拙拟滋阴清燥汤（方系生怀山药、滑石各一两，生杭芍六钱，甘草三钱），一剂泻止，脉亦和平。

观上所录二案，知结脉现象未必皆属内亏，恒有因气分不舒，理其气即可愈者。

又有脉非结代，而若现雀啄之象者，此亦气分有所阻隔也。

　　曾治一少妇，素日多病，于孟春中旬得伤寒。四五日，表里俱壮热。其舌苔白而中心微黄，毫无津液。脉搏近六至，重按有力，或十余动之后，或二十余动之后，恒现有雀啄之象，有如雀之啄粟，恒连二三啄也。其呼吸外出之时，恒似有所龃龉而不能畅舒。

　　细问病因，知其平日司家中出入账目，其姑察账甚严。未病之先，因账有差误，曾被责斥。由此知：其气息不顺及脉象之雀啄，其原因皆由此也。问其大便，自病后未行。

　　遂仍治以前案钱姓方，将生石膏减去一两。为其津液亏损，为加天花粉八钱，亦煎汤三盅，分三次温服下。

　　脉象已近和平，至数调匀如常，呼吸亦顺，惟大便犹未通下。改用滋阴润燥清火之品，服两剂大便通下痊愈。

太阳病桃核承气汤证

　　以上所论伤寒太阳篇，诸方虽不一致，大抵皆治太阳在经之病者也。至治太阳在府之病，其方原无多。而治太阳府病之至剧者，则桃核承气汤是也。试再进而详论之。

　　《伤寒论》原文：**太阳病不解，热结膀胱，其人如狂。血自下，下者愈。其外不解者，尚未可攻，当先解其外。外解已，但少腹急结者，乃可攻之，宜桃核承气汤。**

【桃核承气汤方】

桃仁五十个去皮尖　　**桂枝**二两去皮　　**大黄**四两去皮　　**芒硝**二两
甘草二两炙

　　上五味，以水七升，煮取二升半，去滓，纳芒硝，更上火微沸，下火，先食温服五合，日三服。当微利。

　　此证乃外感之热，循三焦脂膜下降，结于膀胱。膀胱上与胞室之脂膜相连，其热上蒸，以致胞室亦蕴有实热，血蓄而不行。且其热由任脉上窜，扰乱神明，是以其人如狂也。然病机之变化无穷，若其胞室之血蓄极而自下，其热即可随血而下，是以其病可愈；若其血蓄不能自下，且有欲下不下之势，此非攻之使下不可。唯其外表未解，或因下后而外感之热复内陷，故又宜先解其外表，而后可攻下也。

大黄味苦、气香、性凉，原能开气破血，为攻下之品。然无专入血分之药以引之，则其破血之力仍不专。方中用桃仁者，取其能引大黄之力专入血分以破血也。徐灵胎云：桃花得三月春和之气以生，而花色鲜明似血，故凡血郁血结之疾，不能自调和畅达者，桃仁能入其中而和之，散之。然其生血之功少，而祛瘀之功多者，何也？盖桃核本非血类，故不能有所补益。若瘀血，皆已败之血，非生气不能流通。桃之生气在于仁，而味苦又能开泄，故能逐旧而不伤新也。至方中又用桂枝者，亦因其善引诸药入血分。且能引诸药上行，以清上焦血分之热。则神明自安，而如狂者可愈也。

特是用桃核承气汤时，又须细加斟酌。其人若素日少腹恒觉膜胀，至此因外感之激发，而膜胀益甚者，当防其素有瘀血。若误用桃核承气汤下之，则所下者，必紫色成块之血，其人血下之后，十中难救一二。若临证至不得已、必须用桃核承气汤时，须将此事说明，以免病家之误会也。

按：热结膀胱之证，不必皆累及胞室蓄血也。人有病在太阳旬余不解，午前稍轻，午后则肢体酸懒，头目昏沉，身似灼热，转畏寒凉，舌苔纯白，小便赤涩者，此但热结膀胱，而胞室未尝蓄血也。此当治以经府双解之剂。宜用鲜白茅根剉细二两，滑石一两，共煮五六沸，取清汤一大盅，送服西药阿斯必林瓦许。周身得汗，小便必然通利，而太阳之表里俱清矣。

三、阳明病

太阳、阳明合病桂枝加葛根汤证

伤寒之传经，自太阳而阳明。然二经之病恒互相连带，不能划然分为两界也。是以太阳之病有兼阳明者，此乃太阳入阳明之渐也，桂枝加葛根汤所主之病是也。

《伤寒论》原文：太阳病，项背强几几，反汗出恶风者，桂枝加葛根汤主之。

【桂枝加葛根汤方】

桂枝三两去皮　芍药三两　甘草二两炙　生姜三两切

大枣十二枚擘　葛根四两

上六味，以水七升，纳诸药，煮取三升，去滓，温服一升，不须啜粥，余如桂枝法将息及禁忌。

王和安曰：手阳明经，根于大肠，出络胃，外出肩背，合于督脉。其气由大肠、胃外之油膜吸水所化，循本经上出肩背。——葛根纯为膜丝管之组织，性善吸水，入土最深，能吸引土下黄泉之水，化气结脂，上升于长藤支络，最与阳明经性切合。气味轻清，尤善解热。故元人张元素谓为阳明仙药也。此方以桂枝汤治太阳中风之本病，加葛根以清解阳明经之兼病，使兼及阳明经之郁热化为清阳，仍以姜、桂之力引之，从太阳所司之营卫而出。至葛根之分量用之独重者，所以监制姜、桂之热，不使为弊也。不须啜粥者，以葛根养液无须谷力之助也。

伤寒之病，手经，足经皆有。因手、足之经原相毗连，不能为之分清。是以仲景著书，只浑言某经，未尝确定其为手、为足也。愚于第一课首节中，曾详论之。王氏注解此方，以手经立论，原《伤寒论》中当有之义，勿讶其为特创别说也。

张拱端曰：太阳之经连风府，上头项，挟脊，抵腰，至足，循身之背。本论论太阳经病约有三样，一头痛，二项强，三背几几。头、项、背三处，一脉相贯，故又有头项强痛，项背强几几之互词。以太阳之经脉，置行于背而上于头，故不限于一处也。读者须知上节止言头痛，是经病之轻证；此节项背强几几，则经脉所受之邪较重。《内经》云："邪入于输，腰脊乃强。"今邪入于太阳之经输，致使项背强几几。察其邪入之路，从风池而入，上不干于脑，而下干于背，故头不痛而项背强也。又据汗出，恶风证，是邪不独入经输，且入肌肉。故用桂枝汤以解肌，加葛根以达经输，而疗项背几几之病也。

愚按：太阳主皮毛，阳明主肌肉，人身之筋，络于肌肉之中。为其热在肌肉，筋被热铄，有拘挛之意。有似短羽之鸟，伸颈难于飞举之状，故以几几者状之也。

至葛根，性善醒酒（葛花尤良，古有葛花解醒汤），其凉而能散可知。且其能鼓胃中津液上潮，以止消渴。若用以治阳明之病，是藉阳明府中之气化，以逐阳明在经之邪也。是以其奏效自易也。

太阳、阳明合病葛根汤证

桂枝加葛根汤是治太阳兼阳明之有汗者。至太阳兼阳明之无汗者，《伤寒论》又另有治法矣。其方即葛根汤是也。

《伤寒论》原文：太阳病，项背强几几，无汗，恶风者，葛根汤主之。

【葛根汤方】

葛根四两　麻黄三两去节　桂枝二两去皮　芍药二两

甘草二两炙　生姜三两切　大枣十二枚擘

上七味㕮咀，以水一斗，先煮麻黄、葛根减六升，去沫。纳诸药，煎取三升，去滓，温服一升。覆取微似汗，不须啜粥。余如桂枝汤法将息及禁忌。

陈古愚曰：桂枝加葛根汤与此汤，俱治太阳经输之病。太阳之经输在背，经云："邪入于输，腰脊乃强。"师于二方皆云治项背几几。几几者，小鸟羽短，欲飞不能飞，而伸颈之象也。但前方治汗出，是邪从肌腠而入输，故主桂枝；此方治无汗，是邪从肤表而入输，故主麻黄。然邪既入输，肌腠亦病。方中取桂枝汤全方加葛根、麻黄，亦肌表两解之治，与桂枝二麻黄一汤同意而用却不同。微乎，微乎！

【附录】后世用葛根黄芩黄连汤分量

葛根四钱　　**甘草**炙一钱　　**黄芩**一钱五分　　**黄连**一钱五分

不下利者，去黄连，加知母三钱。无汗者，加薄荷叶、蝉退各钱半。

阳明病葛根黄芩黄连汤证

（附：自订滋阴宣解汤方）

上所论二方，皆治太阳与阳明合病之方也，乃有其病原属太阳，误治之后，而又纯属阳明者，葛根黄芩黄连汤所主之病是也。

《伤寒论》原文：太阳病，桂枝证，医反下之，利遂不止。脉促者，表未解也；喘而汗出者，葛根黄芩黄连汤主之。

【葛根黄芩黄连汤方】

葛根半斤　　**甘草**二两炙　　**黄芩**三两　　**黄连**三两

上四味，以水八升，先煮葛根减二升。纳诸药，煮取二升，去渣，分温再服。

促脉与结、代之脉皆不同。注疏诸家多谓：脉动速，时一止者曰促。夫促脉虽多见于速脉之中，而实非止也。譬如人之行路，行行且止，少停一步复行，是结、代也。又譬如人之奔驰，急急速走，路中偶遇不平，足下恒因有所龃龉，改其步武，而仍然奔驰不止，此促脉也。是以促脉多见于速脉中也。——凡此等脉，多因外感之热内陷，促其脉之跳动加速，致脉管有所拥挤，偶现此象，名之为促，若有人催促之使然也。

故方中重用芩、连，化其下陷之热。而即用葛根之清轻透表者，引其化而欲散之热尽达于外，则表里俱清矣。且喘为肺病，汗为心液。下陷之热既促脉之跳动改其常度，复迫心肺之阳外越，喘而且汗。由斯知方中芩、连，不但取其能清外感内陷之热，并善清心肺之热，而汗喘自愈也。况黄连性能厚肠，又为治下利之要药乎？

若服药后，又有余热利不止者，宜治以拙拟**滋阴宣解汤**（方系滑石、山药各一两，杭芍六钱，甘草三钱，连翘三钱，蝉蜕去足土三钱）。

陆九芝曰：温热之与伤寒所异者，伤寒恶寒，温热不恶寒耳。恶寒为太阳主证，不恶寒为阳明主证。仲景于此，分之最严。恶寒而无汗用麻黄，恶寒而有汗用桂枝，不恶寒而有汗且恶热者用葛根。——阳明之葛根，即太阳之桂枝也，所以达表也。葛根黄芩黄连汤中之芩、连，即桂枝汤中之芍药也，所以安里也。桂枝协麻黄治恶寒之伤寒，葛根协芩、连治不恶寒之温热。其方为伤寒、温热之分途，任后人审其病之为寒为热而分用之。尤重在芩、连之苦，不独可降可泻，且合苦以坚之之义：坚毛窍可以止汗，坚肠胃可以止利，所以葛根黄芩黄连汤又有下利不止之治。一方而表里兼清，此则药借病用，本不专为下利设也。乃后人视此方若舍下利一证外，更无他用者，何也？

按：用此方为阳明温热发表之药可为特识。然葛根发表力甚微，若遇证之无汗者，当加薄荷叶三钱，始能透表出汗。试观葛根汤治项背强几几，无汗恶风者，必佐以麻、桂可知也。

或问：薄荷、蝉退之类，既善解阳明经无汗之温热，何以《伤寒论》方中皆不用？

答曰：仲景用药多遵《本经》。薄荷《本经》不载，《别录》亦不载，当仲景时犹未列于药品可知。蚱蝉虽载于《本经》，然古人止知用蝉，不知用蜕。较之蝉退，以皮达皮之力必远不如，故仲景亦不用。至连翘古惟知用根，即麻黄连轺赤小豆汤中之连轺，其发表之力，亦必不如连翘。故身发黄证，仲景用之以宣通内热，而非用之以发表也。

究之，清轻解肌之品，最宜于阳明经病之发表，且于温病初得者，不仅薄荷，若连翘、蝉蜕，其性皆与薄荷相近。

而当仲景时，于连翘止知用其根（即连轺赤小豆汤中之连轺）以利小便，而犹不知用连翘以发表。至于古人用蝉，但知用蚱蝉，是连其全身用之，而不知用其退有皮以达皮之妙也。

盖连翘若单用一两，能于十二小时中使周身不断微汗，若止用二三钱于有薄荷剂中，亦可使薄荷发汗之力绵长。至蝉蜕，若单用三钱煎服，分毫不觉有发表之力即可周身得微汗，且与连翘又皆为清表温疹之妙品，以辅佐薄荷奏功，故因论薄荷而连类及之也。

深研白虎汤之功用

上所论有葛根诸方，皆治阳明在经之病者也。至阳明在府之病，又当另议治法，其治之主要，自当以白虎汤为称首也。

《伤寒论》原文：伤寒，脉浮滑，此表有热，里有寒，白虎汤主之（此节载太阳篇）。

按：此脉象浮而且滑。夫滑则为热入里矣。乃滑而兼浮，是其热未尽入里，半在阳明之府，半在阳明之经也。在经为表，在府为里，故曰：表有热，里有寒。《内经》谓：热病者，皆伤寒之类也。又谓：人之伤于寒也，则为病热。此所谓里有寒者，盖谓伤寒之热邪已入里也。陈氏之解原如斯，愚则亦以为然。至他注疏家有谓：此"寒热"二字，宜上下互易，当作外有寒里有热者。然其脉象既现浮滑，其外表断不至恶寒也。

有谓此"寒"字当系"痰"之误，因痰、寒二音相近，且脉滑亦为有痰之征也。然在寒温，其脉有滑象，原主阳明之热已实，且足征病者气血素充，治亦易愈。若因其脉滑，而以为有痰，则白虎汤岂为治痰之剂乎？

《伤寒论》原文：**三阳合病，腹满身重，难以转侧。口不仁，面垢，谵语，遗尿。发汗则谵语；下之则额上生汗，手足逆冷。若自汗出者，白虎汤主之** (此节载阳明篇)。

按：证为三阳合病，乃阳明外连太阳、内连少阳也。由此知三阳会合，以阳明为中间。三阳之病会合，即以阳明之病为中坚也。是以其主病之方，仍为白虎汤，势若帅师以攻敌，以全力捣其中坚，而其余者自瓦解。

《伤寒论》原文：**伤寒，脉滑而厥者，里有热，白虎汤主之** (此节载厥阴篇)。

按：脉滑者阳明之热传入厥阴也。其脉滑而四肢厥逆者，因肝主疏泄。此证乃阳明传来之热郁于肝中，致肝失其所司，而不能疏泄，是以热深厥亦深也。治以白虎汤，热消而厥自回矣。

或问：伤寒传经之次第，原自阳明而少阳，三传而后至厥阴。今言阳明之热传入厥阴，将勿与经旨有背谬乎？

答曰：白虎汤原为治阳明实热之正药，其证非阳明之实热者，仲景必不用白虎汤。此盖因阳明在经之热，不传于府 (若入府则不他传矣) 而传于少阳，由少阳而为腑脏之相传 (如由太阳传少阴，即脏腑相传，《伤寒论》少阴篇：麻黄附子细辛汤所主之病是也) 则肝中传入阳明实热矣。究之，此等证，其左右两关必皆现有实热之象。盖此阳明在经之热，虽由少阳以入厥阴，必仍有余热入于阳明之府，俾其府亦蕴有实热，故可放胆投以白虎汤，而于胃府无损也。

【白虎汤方】

知母六两　　石膏一斤打碎　　甘草二两炙　　粳米六合

上四味，以水一斗，煮米熟汤成，去滓，温服一升，日三服。

白虎者，西方之金神也。于时为溽暑既去，金风乍来。病喝之人当之，顿觉心地清凉，精神爽健。时序之宜人，莫可言喻。以比阳明实热之人，正当五心烦灼，毫无聊赖之际，而一饮此汤，亦直觉凉沁心脾，转瞬之间，已置身于清凉之域矣。

方中重用石膏为主药，取其辛凉之性，质重气轻，不但长于清热，且善排挤内蕴之热息息自毛孔达出也。用知母者，取其凉润滋阴之性，既可佐石膏以退热，更可防阳明热久者之耗真阴也。用甘草者，取其甘缓之性，能逗留石膏之寒凉不至下趋也。用粳米者，取其汁浆浓郁，能调石膏金石之药使之与胃相宜也。药止四味，而若此相助为理，俾猛悍之剂归于和平，任人放胆用之，以挽回人命于垂危之际，真无尚之良方也。何犹多畏之如虎而不敢轻用哉？

白虎汤所主之病，分载于太阳、阳明、厥阴篇中。惟阳明所载未言其脉象何如，似令人有未惬意之处。然即太阳篇之脉浮而滑及厥阴篇之脉滑而厥推之，其脉当为洪滑无疑。此当用白虎汤之正脉也。

故治伤寒者，临证时若见其脉象洪滑，知其阳明之府热已实，放胆投以白虎汤，必无差谬。其人将药服后，或出凉汗而愈，或不出汗其热亦可暗消于无形。

若其脉为浮滑，知其病犹连表。于方中加薄荷叶一钱，或加连翘、蝉蜕各一钱。服后须臾，即可由汗解而愈（此理参看寒解汤下诠解自明）。

其脉为滑而厥也，知系厥阴肝气不舒。可用白茅根煮汤，以之煎药。服后须臾，厥回，其病亦遂愈。

此愚生平经验所得，故敢确实言之，以补古书所未备也。

近世用白虎汤者，恒恪守吴氏四禁。所谓四禁者，即其所著《温病条辨》白虎汤后所列禁用白虎汤之四条也。然其四条之中，显有与经旨相反之两条。若必奉之为金科玉律，则此救颠扶危挽回人命之良方，几将置之无用之地。愚非好辩，而为救人之热肠所迫，实有不能已于言者。

吴鞠通原文：白虎汤本为达热出表，若其人脉浮弦而细者不可与也，脉沉者不可与也，不渴者不可与也，汗不出者不可与也。当须识此，勿令误也。

按：前两条之不可与，原当禁用白虎汤矣。

至其第三条谓不渴者不可与也。夫用白虎汤之定例，渴者加人参；其不渴者即服白虎汤原方，无事加参可知矣。吴氏以为不渴者不可与，显与经旨相背矣。且果遵吴氏之言，其人若渴即可与以白虎汤，而亦无事加参矣，不又显与"渴者加人参"之经旨相背乎？

至其第四条谓汗不出者不可与也。夫白虎汤三见于《伤寒论》，惟阳明篇中所主之三阳合病有汗。其太阳篇所主之病及厥阴篇所主之病，皆未见有汗也。仲圣当日未见有汗即用白虎汤，而吴氏则于未见有汗者禁用白虎汤，此不又显与经旨相背乎？——且石膏原具有发表之性，其汗不出者不正可藉以发其汗乎？且即吴氏所定之例，必其人有汗且兼渴者始可用白虎汤。然阳明实热之证，渴而兼汗出者，十人之中不过一二人，是不几将白虎汤置之无用之地乎？

夫吴氏为清季名医，而对于白虎汤竟误设禁忌若此，彼盖未知石膏之性也。及至所著医案，曾治何姓叟，手足拘挛，因误服热药所致，每剂中用生石膏八两，服近五十日始愈，计用生石膏二十余斤。又治赵姓中焦留饮，上泛作喘，每剂药中皆重用生石膏，有一剂药中用六两、八两者，有一剂中用十二两者，有一剂中用至一斤者，共服生石膏近百斤，其病始愈。以观其《温病条辨》中，所定白虎汤之分量：生石膏止用一两，犹煎汤三杯分三次温饮下者，岂不天壤悬殊哉？盖吴氏先著《温病条辨》，后著医案，当其著条辨时，因未知石膏之性，故其用白虎汤慎重若此；至其著医案时，是已知石膏之性也，故其能放胆重用石膏若此，学问与年俱进，故不失其为名医也。

按：人之所以重视白虎汤而不敢轻用者，实皆未明石膏之性也，夫自古论药之书，当以《神农本经》为称首，其次则为《名医别录》。《本经》创于开天辟地之圣神，洵堪为药性之正宗。至《别录》则成于前五代之陶弘景，乃取自汉以后及五代以前名医论药之处而集为成书，以为《本经》之辅翼（弘景曾以朱书《本经》，墨书《别录》为一书，进之梁武帝）。今即《本经》及《别录》之文而细为研究之。

《本经》石膏原文：气味辛，微寒，无毒，主治中风寒热，心下逆气，惊，喘，口干舌焦，不能息，腹中坚痛。除邪鬼，产乳，金疮。

按：后世本草，未有不以石膏为大寒者，独《本经》以为微寒，可为万古定论。为其微寒，是以白虎汤中用至一斤，至吴氏医案治痰饮上泛作喘，服石膏近百斤而脾胃不伤也。其言主中风者，夫中风必用发表之药，石膏既主之则性善发表可知。至其主寒热惊喘，口干舌焦，无事诠解。至其能治心下逆气、腹中坚痛，人或疑之，而临证细心品验，自可见诸事实也。

曾治一人，患春温，阳明府热已实，心下胀满异常。

投以生石膏二两，竹茹碎末五钱。煎服后，顿觉药有推荡之力，胀满与温病皆愈。

又尝治一人，少腹肿疼甚剧，屡经医治无效。诊其脉，沉洪有力。

投以生石膏三两，旱三七二钱（研细冲服），生蒲黄三钱，煎服两剂痊愈。

此证即西人所谓盲肠炎也，西人恒视之为危险难治之病，而放胆重用生石膏即可随手奏效。

至谓其除邪鬼者，谓能治寒温实热证之妄言妄见也。治产乳者，此"乳"字当作"生"字解（注疏家多以乳字作乳汁解者，非也）。谓妇人当生产之后，偶患寒温实热，亦不妨用石膏。即《金匮》谓：妇人乳中虚，烦乱呕逆，安中益气，竹皮大丸主之者是也（竹皮大丸中有石膏）。治金疮者，人若为刀斧所伤，掺以生石膏细末，立能止血且能消肿愈疼也。

《别录》石膏原文：石膏除时气，头疼，身热，三焦大热，肠胃中结气，解肌发汗，止消渴，烦逆，腹胀，暴气，咽痛，亦可作浴汤。

按：解肌者，其力能达表，使肌肤松畅，而内蕴之热息息自毛孔透出也。其解肌兼能发汗者，言解肌之后，其内蕴之热又可化汗而出也。特是后世之论石膏者，对于《本经》之微寒既皆改为大寒，而对于《别录》之解肌发汗，则尤不相信。即如近世所出之本草，若邹润安之《本经疏证》、周伯度之《本草思辨录》，均可为卓卓名著，而对于《别录》谓石膏能解肌发汗亦有微词，今试取两家之论说以参考之。

邹润安曰：石膏体质最重，光明润泽，乃随击即解，纷纷星散，而丝丝纵列，无一缕横陈，故其性主解横溢之热邪。此正石膏解肌之所以然。至其气味辛甘，亦兼具解肌之长，质重而大寒，则不足于发汗。乃《别录》于杏仁曰解肌，于大戟曰发汗，石膏则以解肌发汗连称，岂以仲圣尝用于发汗耶？不知石膏治伤寒阳明病之自汗，不治太阳病之无汗。若太阳表实而兼阳明热郁，则以麻黄发汗，石膏泄热，无舍麻黄而专用石膏者。白虎汤治无表证之自汗，且戒人以无汗勿与，即后世发表经验之方，亦从无用石膏者，所谓发表不远热也。然则解肌非欤？夫白虎证至表里俱热，虽尚未入血分成府实，而阳明气分之热已势成连横，非得辛甘寒解肌之石膏，由里达表以散其连横之势，热焉得除，而汗焉得止。是则石膏解肌所以止汗，非所以出汗。他如竹叶石膏汤，白虎加桂枝汤，非不用于无汗，而其证则非发表之证，学者勿过泥《别录》可耳。

无汗禁用白虎之言，《伤寒论》未见，欲自是其说，而设为古人之言以自作征据，其误古人也甚矣。至讲解肌为止汗，则尤支离，不可为训。

周伯度曰：王海藏谓石膏发汗，朱丹溪谓石膏出汗，皆以空文附和，未能实申其义。窃思方书石膏主治，如时气肌肉壮热、烦渴喘逆、中风眩晕、阳毒发斑等证，无一可以发汗而愈者。病之倚重石膏，莫如热疫。余师愚清瘟败毒散一剂用至六两、八两，而其所著《疫证一得》，则谆谆以发表致戒。顾松园以白虎汤治汪缵功阳明热证，每剂石膏用至三两，两服热顿减而遍身冷汗、肢冷发呃。群医哗然，阻勿再进。顾引仲圣热深厥深，及喻氏阳证忽变阴厥，万中无一之说与辩，勿听。迨投参附回阳之剂，而汗益多体益冷，复求顾诊。顾仍以前法用石膏三两，而二服后汗止身温。此尤可为石膏解肌不发汗明证。要之顾有定识定力，全在审证之的。而仲圣与喻氏有功后世，亦可见矣。

按：周氏之见解，与邹氏大致相同。所可异者，自不知石膏能发汗，而转笑王海藏谓石膏发汗、朱丹溪谓石膏出汗者，皆以空文附和，未能实申其义，此何异以己之昏昏訾人之昭昭也哉？——至顾松园治汪缵功之热深厥深、周身冷汗，重用生石膏三两，两服病愈，以为石膏非能发汗之明证，而不知石膏能清热即能回厥。迨厥回之后，其周身之冷汗必先变为温和之汗，其内蕴之热，藉石膏发表之力，皆息息自皮毛达出，内热随汗出尽，则汗自止而病自愈也。若认为将石膏服下，其冷汗即立止而病亦遂愈，此诚不在情理中矣。

夫邹氏之《本经疏证》及周氏之《本草思辨录》，其讲解他药莫不精细入微，迥异于后世诸家本草，而独于石膏之性未能明了。甚矣！石膏之令人难知也。

愚浮沉医界者五十余年，尝精细体验白虎汤之用法：若阳明之实热，一半在经，一半在府，或其热虽入府而犹连于经，服白虎汤后，大抵皆能出汗。斯乃石膏之凉与阳明之热化合而为汗，以达于表也。若犹虑其或不出汗，则少加连翘、蝉蜕诸药以为之引导，服后覆杯之顷，其汗即出。且汗出后其病即愈，而不复有外感之热存留矣。

若其阳明之热已尽入府，服白虎汤后，大抵出汗者少，不出汗者多。其出汗者热可由汗而解，其不出汗者其热亦可内消。盖石膏质重气轻。其质重也，可以逐热下行；其气轻也，可以逐热上出。俾胃腑之气化升降皆湛然清肃，外感之热自无存留之地矣。

石膏之发汗，原发身有实热之汗，非能发新受之风寒也。

曾治一人，年近三旬，于春初得温病。医者以温药发其汗，汗出而病益加剧。诊其脉，洪滑而浮。

投以大剂白虎汤，为加连翘、蝉蜕各钱半，服后遍体得凉汗而愈。

然愈后泄泻数次。后过旬日，又重受外感，其脉与前次相符。

乃因前次服白虎汤后作泄泻，遂改用天花粉、玄参各八钱，薄荷叶、甘草各二钱，连翘三钱，服后亦汗出遍体，而其病分毫不减。

因此次所出之汗乃热汗，非凉汗也。不得已，遂仍用前方。为防其泄泻，以生怀山药八钱代方中粳米，服后仍遍体出凉汗而愈。

由此案观之，则石膏之妙用，有真令人不可思议者矣。

重用石膏以发汗，非仅愚一人之实验也。

邑中友人刘聘卿，肺热劳喘，热令尤甚。时当季夏，病犯甚剧。

因尝见愚重用生石膏治病，自用生石膏四两，煎汤一大碗顿饮下，周身得凉汗，劳喘骤见轻。隔一日又将石膏如前煎饮，病又见轻。如此隔日一饮石膏汤，饮后必然出汗，其病亦随之递减。饮过六次，而百药难愈之痼疾竟霍然矣。

后聘卿与愚相遇，因问石膏如此凉药，何以能令人发汗？愚曰：石膏性善发汗，《别录》载有明文。脏腑蕴有实热之人，服之恒易作汗也。

此证因有伏气化热，久留肺中不去，以致肺受其伤。屡次饮石膏汤以逐之，则久留之热不能留，遂尽随汗出而消解无余矣。

用石膏以治肺病及劳热，古人早有经验之方。因后世未知石膏之性，即见古人之方亦不敢信，是以后世无用者。其方曾载于王焘《外台秘要》，今特详录于下，以备医界之采取。

《外台秘要》原文：治骨蒸劳热久嗽，用石膏纹如束针者一斤，粉甘草一两，研细如面，日以水调三四服。言其无毒有大益，乃养命上药，不可忽其贱而疑其寒。《名医别录》言陆州杨士丞女，病骨蒸，内热外寒，众医不能瘥，处州吴医用此方而体遂凉。

按： 书中所载杨氏女亦伏气化热病。凡伏气化热之病，原当治以白虎汤，脉有数象者，白虎加人参汤。医者不知如此治法，是以久不瘥。吴医治以石膏、甘草粉，实为白虎汤之变通用法。乃有其证非如此变通用之而不能愈者（必服石膏面始能愈），此愚治伏气化热临证之实验。爰录一案于下，以明用古方者，原宜因证变通也。

一人，年近四旬，身形素强壮，时当暮春，忽觉心中发热。

初未介意，后渐至大小便皆不利。屡次延医服药，病转加剧。腹中胀满，发热益甚，小便犹滴沥可通，而大便则旬余未通矣。且又觉其热上逆，无论所服何药，下咽即吐出。因此，医皆束手无策。

后延愚为诊视，其脉弦长有力，重按甚实，左右皆然，视其舌苔，厚而已黄，且多芒刺。

知为伏气化热，因谓病者曰：欲此病愈，非治以大剂白虎汤不可。

病者谓：我未受外感，何为服白虎汤？

答曰：此伏气化热证也。盖因冬日或春初感受微寒，未能即病，所受之寒伏藏于三焦脂膜之中，阻塞升降之气化，久而生热。至春令已深，而其所伏之气更随春阳而化热。于斯，二热相并，而脏腑即不胜其灼热矣。

此原与外感深入阳明者治法相同，是以宜治以白虎汤也。

病者闻愚言而颔之。遂为开白虎汤方。

方中生石膏用三两。为其呕吐，为加生赭石细末一两；为其小便不利，为加滑石六钱。至大便旬余不通，而不加通大便之药者，因赭石与石膏并用，最善通热结之大便也。

俾煎汤一大碗，徐徐温饮下。服后，将药吐出一半，小便稍通，大便未通下。

翌日，即原方将石膏改用五两，赭石改用两半，且仿白虎加人参汤之义，又加野台参三钱，复煎汤徐徐温饮下。

仍吐药一半，大便仍未通下。

于是变汤为散，用生石膏细末一两，赭石细末四钱和匀，为一日之量。鲜白茅根四两煎汤，分三次将药末送服。

服后分毫未吐，下燥粪数枚，小便则甚畅利矣。

翌日，更仿白虎加人参汤之义，又改用野党参（古之人参生于上党，今之党参即古之人参也。然此参人工种者甚多，而仍以野山自生者为贵）五钱，煎汤送服从前药末，又下燥粪数枚。

后或每日如此服药，歇息一日不服药。约计共服生石膏细末斤许，下燥粪近百枚，病始霍然痊愈。

其人愈后，饮食增加，脾胃分毫无伤。则石膏之功用及石膏之良善可知矣。

愚用石膏治大便之因热燥结者实多次矣，或单用石膏细末，或少佐以赭石细末，莫不随手奏效。为此次所用石膏末最多，故特志之。

续申白虎加人参汤之功用

白虎汤之外，又有白虎加人参汤，以辅白虎汤之所不逮。其方五见于伤寒论，今试约略录其数节以为研究之资料。

《伤寒论》原文：服桂枝汤，大汗出后，大烦渴不解，脉洪大者，白虎加人参汤主之。

【白虎加人参汤方】

知母六两　　石膏一斤碎绵裹　　甘草二两炙　　粳米六合　　人参二两

上五味，以水一斗，煮米熟汤成，去滓，温服一升，日三服。

服桂枝汤原取微似有汗，若汗出如水流漓，病必不解。此谓服桂枝汤而致大汗出，是汗出如水流漓也。因汗出过多，大伤津液，是以大烦大渴，脉洪大异常。以白虎汤解其热，加人参以复其津液，而病可愈矣。

又：伤寒，若吐若下后，七八日不解，热结在里，表里俱热，时时恶风，大渴，舌上干燥而烦，欲饮水数升者，白虎加人参汤主之。

按：所谓若吐若下者，实因治失其宜，误吐误下，是以吐下后而病不愈也。且误吐则伤其津液，误下则伤其气分。津液伤损，可令人作渴；气分伤损，不能助津液上潮更可作渴。是以欲饮水数升也。白虎汤中加人参，不但能生津液，且能补助气分以助津液上潮，是以能立建奇功也。

又：**伤寒，脉浮，发热无汗，其表不解者，不可与白虎汤；渴欲饮水，无表证者，白虎加人参汤主之。**

凡服白虎汤之脉，皆当有滑象。脉滑者，中有热也。此节之脉象但浮。虽曰发热，不过其热在表，其不可与以白虎汤之实际，实在于此。乃因节中有"无汗"及"表不解"之文，而后世之治伤寒者，或谓汗不出者，不可用白虎汤；或谓表不解者，不可用白虎汤。至引此节之文以为征据，而不能连上数句汇通读之，以重误古人。独不思太阳篇中白虎汤证，其脉浮滑，浮非连于表乎？又不思白虎汤证三见于《伤寒论》，惟阳明篇白虎汤证，明言汗出；而太阳篇与厥阴篇之所载者，皆未言有汗乎？——至于其人欲饮水数升，且无寒束之表证，是其外感之热皆入于里，灼耗津液，令人大渴，是亦宜急救以白虎加人参汤而无可迟疑也。

按：白虎加人参汤所主之证，或渴、或烦、或舌干，固由内陷之热邪所伤，实亦由其人真阴亏损也。人参补气之药，非滋阴之药，而加于白虎汤中，实能于邪火炽盛之时立复真阴，此中盖有化合之妙也。

曾治一人，患伤寒热入阳明之府，脉象有力而兼硬，时作谵语。

按此等脉原宜投以白虎加人参汤。而愚时当少年，医学未能深造，竟与以大剂白虎汤。

俾分数次温饮下。翌日视之，热已见退，而脉搏转数，谵语更甚。

乃恍然悟会。改投以白虎加人参汤。煎一大剂，分三次徐徐温饮下，尽剂而愈。

盖白虎汤证其脉宜见滑象，脉有硬象即非滑矣。此中原有阴亏之象，是以宜治以白虎加人参汤，而不可但治以白虎汤也。

自治愈此案之后，凡遇其人脉数或弦硬，或年过五旬，或在劳心劳力之余，或其人身形素羸弱，即非在汗吐下后，渴而心烦者，当用白虎汤时，皆宜加人参。此立脚于不败之地，战则必胜之师也。

同邑友人李曰纶，悬壶津门，曾治一阳明府实证，其脉虽有力而数逾六至。

曰纶先投以白虎汤不效；继因其脉数加玄参、沙参以滋其阴分仍不效。

询方于愚。答曰：此白虎加人参汤证也。

曰纶谓：此证非在汗吐下后，且又不渴不烦，何为用白虎加人参汤？

愚曰：用古人之方，当即古人立方之意而推广变通之。凡白虎汤所主之证，其渴与烦者，多因阴分虚损。而脉象数者独非阴分虚损乎？

曰纶闻愚言而心中会悟，改投以白虎加人参汤，一剂而愈。

推广白虎加人参汤之用法，不必其人身体虚弱，或有所伤损也。

忆愚年三旬时，曾病伏气化热。五心烦热，头目昏沉，舌苔白厚欲黄，且多芒刺，大便干燥。

每日用生石膏数两煮水饮之。连饮数日，热象不退。

因思：或药轻不能胜病，乃于头午用生石膏五两煮水饮下，过午又用生石膏五两煮水饮下，一日之间共服生石膏十两，而心中分毫不觉凉，大便亦未通下。

踌躇再四，精思其理，恍悟：此必伏气之所入甚深。原当补助正气，俾吾身之正气壮旺，自能逐邪外出也。

于斯欲仿白虎加人参汤之义，因无确实把握，犹不敢遽用大剂。就已所预存之药，用生石膏二两，野台参二钱，甘草钱半，适有所轧生怀山药粗渣，又加少许，煎汤两盅，分三次温饮下。

饮完，晚间即觉清爽，一夜安睡，至黎明时少腹微疼，连泻三次，自觉伏气之热全消。再自视舌苔，已退去一半，而芒刺全无矣。

夫以常理揆之，加人参于白虎汤中，必谓能减石膏之凉力。而此次之实验，乃知人参反能助石膏之凉力。其理果安在乎？盖石膏煎汤，其凉散之力皆息息由毛孔透达于外；若与人参并用，则其凉散之力，与人参补益之力互相化合，能旋转于腑脏之间，以搜剔深入之外邪使之净尽无遗。此所以白虎加人参汤，清热之力远胜于白虎汤也。

愚生平治寒温实热，用白虎加人参汤时，恒多于用白虎汤时，而又恒因证制宜，即原方少有通变。

凡遇脉过六至者，恒用生怀山药一两以代方中粳米。盖以山药含蛋白质甚多，大能滋阴补肾，而其浓郁之汁浆又能代粳米调胃也。

若遇阳明之热既实，而其人又兼下痢者，恒用生杭芍一两以代方中知母。因芍药善清肝热以除痢疾之里急后重，而其凉润滋阴之性又近于知母也。

若妇人产后患寒温实热者，亦以山药代粳米，又必以玄参八钱以代方中知母。因山药既可补产后之肾虚，而玄参主产乳余疾，《本经》原有明文也（《本经》中石膏、玄参皆主产乳，知母未言治产乳，不敢师心自用，轻以苦寒之药施于产后也）。且玄参原非苦寒之品，实验之，原甘而微苦（《本经》谓其味苦者，当系后世传写之误），是以虽在产后，可放胆用之无碍也。

有外感之实热日久不退，致其人气血两亏，危险迫于目前，

急救以白虎加人参汤，其病只愈一半，必继服他种补益之药始能
痊愈者。今试详述一案以征明之。

一幼女，年九岁，于季春上旬感受温病。医者以热药发之，
服后分毫无汗，转觉表里大热，盖已成白虎汤证也。医者不知按
方施治，迁延二十余日，身体尪羸，危险之朕兆歧出：其目睛上
窜，几至不见。筋惕肉瞤，周身颤动。时作噯声，间有喘时。精
神昏愦，毫无知觉。其肌肤甚热。启其齿，见舌缩而干，苔薄微
黄。其脉数逾六至，左部弦细而浮，不任重按；右部亦弦细，而
重诊似有力。大便旬日未行。

此久经外感之热灼耗，致气血两虚，肝风内动，真阴失守，
元气将脱之候也。

宜急治以白虎加人参汤，再辅以滋阴固气之品，庶可救愈。
特虑病状若此，汤药不能下咽耳。其家人谓：偶与以勺水或米
汤，犹知下咽。想灌以药亦下知咽也。于斯遂为疏方。

【第一方】

生石膏细末二两　　**野台参**三钱　　**生怀山药**六钱　　**生怀地黄**一两
生净萸肉一两　　**甘草**二钱

共煎汤两大盅，分三次温饮下。

按：此方即白虎加入参汤以生地黄代知母，生山药代粳米，
而又加山萸肉也。此方若不加萸肉，为愚常用之方，以治寒温证
当用白虎加人参汤而体弱阴亏者。今重加山萸肉一两者，诚以人
当元气不固之时，恒因肝脏之疏泄而上脱。此证目睛之上窜，乃
显露之朕兆（当属于肝），重用萸肉以收敛肝脏之疏泄，元气即
可不脱。且喻嘉言谓：上脱之证，若但知重用人参，转令人气高
不返。重用萸肉为之辅弼，自无斯弊。可稳重建功。

将药三次服完，目睛即不上窜。身体安稳，噯声已止。气息

已匀，精神较前明了，而仍不能言。大便犹未通下，肌肤犹热。脉数已减，不若从前之浮弦，右部重诊仍似有力。遂即原方略为加减，俾再服之。

【第二方】

生石膏细末两半　　野台参三钱　　生怀地黄一两　　生净萸肉六钱
天冬六钱　　甘草二钱

煎汤两盅，分两次温饮下。每饮一次，调入生鸡子黄一枚。

按：目睛已不上窜，而犹用萸肉者，诚以此证先有嗳气之病，是其气难于上达也。凡气之难于上达者，须防其大便通后气或下脱，故用萸肉以预防之。至于鸡子黄，化学家谓其含有副肾髓质，即善滋真阴；生用之又善润大便，是以加之。

此药日服一剂。服两日，热已全退。精神之明了似将复原，而仍不能言，大便仍未通下，间有努力欲便之状。诊其脉，热象已静且微弱。

拟用灌肠法通其大便。先用野台参三钱，萸肉、天冬各四钱，煎汤服下；然后用灌肠法以通其大便。安然通下，仍不能言。细诊其脉，微弱益甚，右部关前之脉几至不见。乃恍悟：其所以不能言者，胸中大气下陷也，升补其胸中大气，使之上达于舌本，必能言矣。

【第三方】

生箭芪三钱　　野台参三钱　　生怀山药一两　　大甘枸杞一两
北沙参一两　　天冬六钱　　寸冬带心六钱　　升麻一钱　　桔梗钱半

共煎汤一盅半，分两次温服下。此方连服两剂，遂能言语。因方中重用滋阴之药以培养其精神，而精神亦复常矣。

阳明病三承气汤证

白虎汤及白虎加人参汤两方，皆治足阳明有实热者也。至热入手阳明之府，致大便因热燥结。其燥结愈甚者，蕴蓄之热必愈深。此非开其燥结，其热固不能消也。若斯则攻下之剂，若承气汤诸方，在所必需矣。

《伤寒论》原文：阳明病，脉迟，虽汗出，不恶寒者，其身必重。短气，腹满而喘，有潮热者，此外欲解，可攻里也。手足濈然而汗出者，此大便已硬也。大承气汤主之；若汗多，微发热恶寒者，外未解也。其热不潮，未可与承气汤；若腹大满不通者，可与小承气汤微和胃气，勿令大泄下。

王和安曰：《脉诀》迟为在脏，以邪正相搏于太阴油膜中，气不上动搏脉，故脉动濡滞也。仲景论迟，有正言者，本篇十七节所言之脉迟是也；有反言者，如太阳篇一百四十五节所言之脉迟身凉，为热结血室。及此节所言之脉迟潮热，为热结油膜是也。大抵迟为在脏。而脏寒、脏热仍以脉力之虚实定之，不得以至数分寒热也。伤寒言身重，多因热灼津液，脉痿不运；杂证身重，多以阳虚气不布津，而身体倦困。或郁气凝水重，尤甚于腰际四肢。身重之原因，固随证各异也。短气因虚寒者，必气短而息微，或渐有痰饮；短气因热促者，必气短而息粗，甚则兼喘。潮热为内有结热，卫气循行，日以定时触发。杂证结热，多在血分；伤寒结热，多在油分。故仲景以潮热为用硝黄之的证，至腹大满只可治以小承气也。仲景凡言满，皆指热结脉中。此兼不通，则热结于脉而气因滞于油膜也。小承气君大黄入血治热源，佐朴、枳多泻脉血滞气，少泻膜中滞气。而不用硝、草引药入油，可因方治而知结热之先后矣。至潮热为油膜热结，仍可主以小承气；至手足濈然汗出，则为大便已硬，乃可投以大承气，又可因方治而知结热之所抵止矣。

按：此段疏解颇精细。惟于脉迟之理，仍发挥未尽。若参观前节大陷胸汤后，愚曾论大陷胸汤兼及大承气汤证脉之所以迟，并详言其脉迟形状，与他病脉迟者迥然不同，自能于提纲中之言脉迟，了然无疑义也。

【大承气汤方】

大黄四两酒洗　　**厚朴**半斤炙、去皮　　**枳实**五枚炙　　**芒硝**三合

上四味，以水一斗，先煮二物，取五升；去滓，纳大黄，煮取二升；去滓，纳芒硝，更上火微煮一两沸。分温再服。得下，余勿服。

大承气汤方，所以通肠中因热之燥结也。故以大黄之性善攻下，且善泻热者为主药。然药力之行，必恃脏腑之气化为斡旋之。故佐以朴、实以流通肠中郁塞之气化，则大黄之攻下自易为力矣。用芒硝者，取其性寒味咸，善清热又善软坚，且兼有攻下之力。则坚结之燥粪不难化为溏粪，而通下矣。方中之用意如此。药味无多，实能面面精到，而愚对于此方不无可疑之点，则在其药味分量之轻重也。

《本经》谓：大黄能推陈致新。是以有黄良之名。在阳明蕴有实热，大便燥结者，原宜多用。至厚朴不过为大黄之辅佐品，竟重用至半斤，较大黄之分量为加倍。若按一两为今之三钱折算，复分两次服之，则一次所服之药，当有厚朴一两二钱。夫厚朴气温味辛，若多用之，能损人真气，为人所共知，而其性又能横行达表，发出人之热汗。

忆愚少时，曾治一阳明实热大便燥结证。

方中用大黄三钱，服后大便未通下。

改延他医，方中重用厚朴一两。服后片时，出热汗遍体，似喘非喘，气弱不足以息，未逾半日而亡矣。

此诚可为前车之鉴也。是以愚谓此方之分量必有差误，即如今人著一书几经校对，又差误歧出。况《伤寒论》一书，其初行于世者原无定本，至晋王叔和始为之编辑厘定；后至宋成无己始为之注疏付梓。此中不知几经传写，能保其无差误乎？乃后世注疏诸家，对于此等处，不顾其方之可用不可用，而必曲为之说，以致遗误后人，此正所以深误古人也。——愚疑此方厚朴之分量，当亦如小承气汤为大黄分量之半，其原本或为厚朴之分量半大黄，大抵由此半字而误为半斤也。

【小承气汤方】

大黄四两酒洗 　**厚朴**二两炙、去皮 　**枳实**三枚大者炙

上三味，以水四升，煮取一升二合。去滓，分温二服。初服汤当更衣，不尔者尽饮之，若更衣者勿服之。

大承气汤所主之病，大肠中有燥粪，是以用芒硝软坚以化其燥粪；小承气汤所主之病，为腹大满不通，是其病在于小肠而上连于胃，是以但用大黄，朴、实以开通其小肠。小肠开通下行，大便不必通下，即通下亦不至多，而胃中之食可下输于小肠，是以胃气得和也。此大、小承气汤用法之分别也。而二承气汤之外，又有调胃承气汤，更可连类论及之。

《伤寒论》原文：**阳明病，不吐不下，心烦者，可与调胃承气汤。**

成无己曰：吐后心烦谓之内烦，下后心烦谓之虚烦，今阳明病不吐不下心烦，是胃有郁热也。故与调胃承气汤以下郁热。

喻嘉言曰：津液既不由吐下而伤，则心烦明系胃中热炽，故可与调胃承气汤。

王和安曰：从胃缓调，使和而止，殆非下比也。谓其可与，盖犹有不可与者在。当精审而慎用之。

【调胃承气汤方】

大黄四两去皮、清酒洗　**甘草**一两炙　**芒硝**半升

上二味，㕮咀，以水三升，煮取一升。去滓，纳芒硝，再上火微煮令沸，少少温服之。

大黄虽为攻下之品，原善清血分之热。心中发烦，实为血分有热也。大黄浸以清酒，可引其苦寒之性上行，以清心之热而烦可除矣。证无大便燥结而仍用芒硝者，《内经》谓：热淫于内，治以咸寒。芒硝味咸性寒，实为心家对宫之药（心属火，咸属水，故为心家对宫之药）。其善清心热，原有专长，故无大便燥结证而亦加之也。用甘草者，所以缓药力之下行，且又善调胃也。不用朴、实者，因无大便燥结及腹满之证也。

承气汤虽有三方，而小承气及调胃承气，实自大承气变化而出。《伤寒》所载三承气，主治之证不胜录。然果洞悉三方之各有用意，及三方药力轻重各有区别，且所主之病虽有上中下之分，而究之，治上可及于中，治中可及于下。分治之中，仍有连带关系。自能凡遇宜用承气汤证，斟酌其宜轻宜重，分别施治而无差谬矣。至于愚用承气汤之经过，又恒变化多端，不拘于三承气汤中之药味也。今试举数案以征明之。

大承气汤所主之证，原宜脉迟，其有脉不迟而洪实有力者，亦不妨用。惟其脉不迟而转数，若因大便燥结，而遽投以大承气汤，其脉之无力者，恒因大便通后而虚脱；其脉之有力者，下后纵不至虚脱，其病亦必不能愈，所谓降后不解也。凡遇此等脉，必设法将其脉数治愈，然后再通其大便。

曾治一叟，年近六旬，因外感之热过甚，致大便旬日未通。其脉数逾六至，心中烦热。

延医数人，皆不敢用降下之剂。然除降下外，又别无治法。

愚诊其脉象虽数，重按甚实。遂先投以大剂白虎加人参汤，每剂分三次温服下。连服两剂，壮热全消，脉已不数，大便犹未

通下。

继用净芒硝细末三钱，蜂蜜一两，开水冲服，大便通下，病遂愈。

又曾治一少年，因外感实热，致大便燥结，旬余未下。其脉亦数逾六至，且不任重按。

亦投以白虎加人参汤。以生地黄代方中知母，生山药代方中粳米，煎汤一大碗，俾分多次徐徐温饮下。初服一剂，脉数见缓，遂即原方略为减轻，俾再煎服。拟后服至脉象复常，再为通其大便。

孰意次剂服完而大便自通下矣。且大便通下后，外感之实热亦消解无余矣。

此直以白虎加人参汤代承气汤也。

自治愈此病之后，凡遇有证之可下而可缓下者，恒以白虎汤代承气，或以白虎加人参汤代承气。其凉润下达之力，恒可使大便徐化其燥结。无事用承气而自然通下，且下后又无不解之虞也。

又治一少妇，于大怒之余感冒伤寒，热传阳明，大便燥结。医者两次投以大承气皆吐出。诊其脉，弦长有力。

盖脉现弦长，无论见于何部，皆主肝火炽盛，此不受药之所以然也。

遂于大承气汤中将朴、实减轻（朴、实各用钱半），加生杭芍、生赭石各一两。临服药时，又恐药入口即吐出，先用白开水送服生赭石细末三钱（赭石质同铁锈，因铁锈为铁氧化合，赭石亦铁氧化合也，故生研为细末可服，凡吐甚者，煎汤服之，或不效，服其细末必能立止），继将药服下。阅三点钟，大便通下而病即愈矣。

又治一人，素伤烟色。平日大便七八日一行，今因受外感实热，十六七日大便犹未通下。心中烦热，腹中胀满。

用洗肠法下燥粪少许，而胀满烦热如旧。医者谓其气虚脉弱，不敢投降下之药。

及愚诊之，知其脉虽弱而火则甚实，遂用调胃承气汤加野台参四钱，生赭石、天门冬各八钱，共煎汤一大碗，分三次徐徐温饮下。

饮至两次，腹中作响，觉有开通之意。三次遂不敢服。迟两点钟，大便通下，内热全消，霍然愈矣。

有服承气汤后，大便之燥结不下，继服些许他药，而燥结始下者。试再举两案以明之。

邑中名医刘肃亭（蕴度）先生，愚初学医时，家中常延之。一日，见先生治一伤寒热入阳明，大便燥结证。

从前医者，投以大承气汤，两剂不下。

继延先生治之，单用威灵仙三钱，煎汤服后大便通下，病亦遂愈。

愚疑而问曰：威灵仙虽能通利二便，以较硝、黄攻下之力实远不如。乃从前服大承气汤两剂，大便不下，何先生只用威灵仙三钱而大便即下乎？

答曰：其中原有妙理。乃前后所用之药相藉以成功也。盖其从前所服之大承气汤两剂，犹在腹中。因其脏腑之气化偶滞，药力亦随之停顿。藉威灵仙走窜之力以触发之，则硝、黄力之停顿者，可陡呈其开通攻决之本性，是以大便遂通下也。是威灵仙之于硝、黄，犹如枪炮家导火之线也。

愚闻如此妙论，顿觉心地开通，大有会悟。后有仿此医案之时，亦随手奏效。因并录之于下，由此知医学虽贵自悟，亦必启发之有自也。邻村霍印科，愚师兄弟也。当怒动肝火之余，感受伤寒。七八日间，腹中胀满，大便燥结。

医者投以大承气汤，大便未通下，肋下转觉疼不可支。其脉左部沉弦有力。

知系肝经气郁火盛。急用柴胡三钱，生麦芽一两，煎汤服后，至半点钟，肋下已不觉疼。又迟一点余钟，大便即通下。大便下后，腹即不胀，而病脱然痊愈矣。

此案实仿前案之义，亦前后药力相借以通大便也。盖肾为二便之关，肝行肾之气，肝又主疏泄。大便之通与不通，实于肝有关系也。调其肝郁，即可以通行大便，此中原有至理。

至于调肝用柴胡而又必佐以生麦芽者，因麦芽生用亦善调肝者也。且柴胡之调肝在于升提，生麦芽之调肝在于宣通。若因肝不舒但用柴胡以升提之，恐初服下时肋下之疼将益剧。惟柴胡之升提与麦芽之宣通，相济以成调肝气之功，则肝气之郁者自开，遏者自舒，而徐还其疏泄之常矣。且柴胡之性不但善调肝气也。《本经》谓柴胡主心腹肠胃中结气，饮食积聚，寒热邪气，推陈致新。三复《本经》之文，是柴胡不但善于调肝，兼能消胀满、通大便矣。——然柴胡非降下之药也，其于大便之当通者，能助硝、黄以通之；若遇脾胃之气下溜、大便泄泻者，伍以芪、术，转能升举脾胃之气以止泄泻。柴胡诚妙药也哉！善于用柴胡者，自能深悟此中之妙理也。

至于妊妇外感热实，大便燥结者，承气汤亦不妨用。《内经》所谓"有故无殒，亦无殒也"。然此中须有斟酌：以上所列方中诸药，芒硝断不可用。至赭石则三月以前可用，三月以后不可用。其余虽皆可用，然究宜先以白虎汤或白虎加人参汤代承气，即不能完全治愈，后再用承气时亦易奏效也。

曾治一妇人，妊过五月，得伤寒证。八九日间，脉象洪实，心中热而烦躁。大便自病后未行，其脐上似有结粪，按之微疼。

因其内热过甚，先用白虎加人参汤清之。连服两剂，内热颇见轻减，而脐上似益高肿，不按亦疼。

知非服降下之药不可也。然从前服白虎加人参汤两剂，知其大便虽结不至甚燥。

治以降下之轻剂当可奏效。为疏方：用大黄、野台参各三钱，真阿胶（不炒另炖兑服）、天冬各五钱。

煎汤服下，即觉脐上开通。过一点钟，疼处即不疼矣。又迟点半钟，下结粪十余枚，后代溏粪，遂觉霍然痊愈。后其胎气亦无所损，届期举子矣。

至方中之义，大黄能下结粪，有人参以驾驭之，则不至于伤胎；又辅以阿胶，取其既善保胎，又善润肠，则大便之燥者可以不燥矣。用天冬者，取其凉润微辛之性（细嚼之实有辛味），最能下行以润燥开瘀，兼以解人参之热也。

阳明病茵陈蒿汤、栀子柏皮汤、麻黄连轺赤小豆汤诸发黄证

阳明原属燥金，其为病也多燥热。白虎、承气诸方，皆所以解阳明之燥热也。然燥热者，阳明恒有之正病；而有时间见湿热为病，此阳明之变病也。其变病果为何病，阳明篇中诸发黄之证是也。试再进而详论之。

《伤寒论》原文：**阳明病，发热汗出者，此为热越，不能发黄也；但头汗出，身无汗，剂颈而还，小便不利，渴引水浆者，此为瘀热在里，身必发黄，茵陈蒿汤主之。**

作酒曲者，湿窨以生热，热与湿化合即生黄色。以之例人，其理同也。是以阳明病发热汗出者，热外越而湿亦随之外越，即不能发黄；若其热不外越而内蕴，又兼其人小便不利，且饮水过多，其湿与热必至化合而生黄。是以周身必发黄也。主以茵陈蒿汤者，以茵陈蒿汤善除湿热也。

【茵陈蒿汤方】

茵陈蒿六两　　**栀子**十四枚擘　　**大黄**二两去皮

上三味，以水一斗二升，先煮茵陈，减六升，纳二味，煮取三升。去滓，分三服。小便当利，尿如皂荚汁状，色正赤，一宿腹减，黄从小便去也。

茵陈为青蒿之嫩者。蒿子落地，至仲秋生芽，贴地长小叶。严冬之时埋藏于冰雪之中，而其叶不枯。甫交春令，得少阳最初之气而勃然发生，其性寒味苦，具有生发之气。寒能胜热，苦能胜湿，其生发之气能逐内蕴之湿热外出，故可为湿热身黄之主药。佐以栀子、大黄者，因二药亦皆味苦性寒也。且栀子能屈曲引心火下行以利小便。大黄之色能直透小便（凡服大黄者，其小便即为大黄之色，是大黄能利小便之明征），故少用之亦善利小便。至茵陈虽具有升发之性，《别录》亦谓其能下利小便。三药并用，又能引内蕴之热自小便泻出。是以服之能随手奏效也。

又：伤寒七八日，身黄如橘子色，小便不利，腹微满者，茵陈蒿汤主之。

身黄如橘而腹满，小便不利，此因湿热成病可知，故亦治以茵陈蒿汤也。

又：伤寒，身黄，发热，栀子柏皮汤主之。

此节示人，但见其身黄发热，即无腹满小便不利诸证，亦直可以湿热成病断之也。

【栀子柏皮汤方】

肥栀子十五个擘　　**甘草**一两炙　　**黄柏**二两

上三味，以水四升，煮取一升半，去滓，分温再服。

此方之用意，欲以分消上、中、下之热也。是以方中栀子善清上焦之热，黄柏善清下焦之热。加甘草与三药并用，又能引之至中焦以清中焦之热也。且栀子、黄柏皆过于苦寒，调以甘草之甘，俾其苦寒之性味少变，而不至有伤于胃也。

又：**伤寒，瘀热在里，身必黄，麻黄连轺赤小豆汤主之。**

【麻黄连轺赤小豆汤方】

麻黄二两去节　　**赤小豆**一升　**连轺**二两　**杏仁**二十个去皮尖

大枣十二枚擘　**生梓白皮**一升切　**生姜**二两切　**甘草**二两炙

上八味，以潦水一斗，先煮麻黄，再沸，去上沫。纳诸药，煮取三升，去滓，分温三服，半日服尽。

按：连轺非连翘，乃连翘根也。其性凉能泻热，兼善利湿。后世改用连翘，则性不同矣。赤小豆，即作饭之小豆，形如绿豆而色赤者，非南来之红豆也。梓白皮，药房无鬻者，有梓树处自加之可也。陈修园云，若无梓白皮，可以茵陈代之。

唐容川曰：在里言在肌肉中，对皮毛而言，则为在里也。肌是肥肉，气分所居；肉是瘦肉，血分所藏。若热入肌肉，令气血相蒸则汗滞不行，是名瘀热。气瘀则为水，血瘀则为火，水火蒸发于肌肉中，现出土之本色，是以发黄。故用麻黄、杏仁发皮毛以散水于外，用梓白皮以利水于内。梓白皮象人之膜，人身肥肉均生于膜上，膜中通利，水不停，汗则不蒸热，故必利膜而水乃下行，此三味是祛水分之瘀热也。连翘散血分之热，赤豆疏血分之结。观仲景赤小豆当归散是疏结血，则此处亦同。此二味是祛血分之瘀热也。尤必用甘、枣、生姜宣胃气，协诸药使达于肌肉。妙在潦水，是云雨既解之水，用以解水火之蒸郁为切当也。即方观证，而义益显明。

按：身发黄与黄疸不同。**黄疸**为胆汁妄行于血中，仲景书中虽未明言，而喻嘉言《寓意草》于钱小鲁案中曾发明之。彼时西人谓胆汁溢于血中之说，犹未入中国也。至**身发黄**之病，猝成于一两日间，其非胆汁溢于血分可知矣。茵陈为治热结黄疸之要药，《本经》载有明文。仲景治身发黄亦用之者，诚以二证之成皆由于湿热；其湿热由渐而成，则为黄疸；其湿热因外感所束，仓猝而成，则为身发黄。是以皆可以茵陈蒿治之也。

身发黄之证，不必皆湿热也。阳明篇七十六节云：**伤寒发汗已，身目为黄。所以然者，以寒湿在里不解故也。以为不可下也，于寒湿中求之。**

程应旄曰：其人素有湿邪，汗后之寒与宿湿郁蒸为热，非实热也，故不可下。仍当于寒湿责其或浅或深而治之。

王和安曰：黄为油热色。油中含液而包脉孕血，液虚血燥则热甚为阳黄，身黄发热之栀子柏皮证也，油湿血热相等而交蒸，为小便不利，身黄如橘之茵陈蒿证也。油寒膜湿，郁血为热，则寒湿甚而为阴黄，即茵陈五苓证也。病有热而治从寒湿，玩《以为》二句，语气之活自可想见。盖以为不可下，明见有可下之热黄也。在于寒湿中求之，言治法求之寒湿，明见黄证不纯为寒湿也。凡一证二因者，治从其甚，可于二语见之。

上程氏、王氏之论皆精细，而愚于此节之文则又别有会悟。试引从前治愈之两案以明之。

曾治一人受感冒，恶寒无汗，周身发黄。

以麻黄汤发之，汗出而黄不退。

细诊其脉，左部弦而无力，右部濡而无力。

知其肝胆之阳不振，而脾胃又虚寒也，盖脾胃属土，土色本黄，脾胃有病，现其本色。是以其病湿热也，可现明亮之黄色；其病湿寒也，亦可现黯淡之黄色。

观此所现之黄色，虽似黯淡而不甚黯淡者，因有胆汁妄行在其中也。此盖因肝胆阳分不振，其中气化不能宣通胆汁达于小肠化食。以致胆管闭塞，胆汁遂蓄极妄行，溢于血分而透黄色。其为黄色之根源各异，竟相并以呈其象，是以其发黄似黯淡而非黯淡也。

审病既确，遂为拟分治左右之方以治之。

生箭芪六钱，桂枝尖二钱，干姜三钱，厚朴钱半，陈皮钱半，茵陈二钱。

上药六味，共煎汤一大盅，温服。

方中之义：用黄芪以助肝胆之阳气，佐以桂枝之辛温，更有开通之力也。用干姜以除脾胃之湿寒，辅以厚朴能使其热力下达。更辅以陈皮，能使其热力旁行，其热力能布护充周，脾胃之寒湿自除也。用茵陈者，为其具有升发之性，实能开启胆管之闭塞，且其性能利湿，更与姜、桂同用，虽云苦寒而亦不觉其苦寒也。况肝胆中寄有相火，肝胆虽凉，相火之寄者仍在。相火原为龙雷之火，不可纯投以辛热之剂以触发之，少加茵陈，实兼有热因寒用之义也。

又治一人，时当仲秋，寒热往来，周身发黄，心中烦热，腹中又似觉寒凉，饮食不甚消化。其脉左部弦硬，右部沉濡。

心甚疑之，问其得病之由。答云：不知。

因细问其平素之饮食起居，乃知因屋宇窄隘，六七月间皆在外露宿，且其地多潮湿，夜间雾露尤多。

乃恍悟此因脏腑久受潮湿：脾胃属土，土为太阴，湿郁久则生寒，是以饮食不能消化。肝胆属木，木为少阳，湿郁久则生热。又兼有所寄之相火为之熏蒸，以致胆管肿胀闭塞，是以胆汁妄行，溢于血中而身黄也。

舌上微有白苔，知其薄受外感，侵入三焦。三焦原为手少阳与足少阳并为游部，一气贯通，是以亦可作寒热。

原当以柴胡和解之，其寒热自已。茵陈性近柴胡，同为少阳之药，因其身发黄，遂用茵陈三钱以代柴胡。又加连翘、薄荷叶、生姜各三钱，甘草二钱。

煎汤服后，周身得汗（足少阳不宜发汗，手少阳宜发汗），寒热往来愈，而发黄如故。

于斯就其左右之脉寒热迥殊者，再拟一方治之。

茵陈三钱，栀子三钱，干姜三钱，白术三钱炒，厚朴二钱，焰硝五分研细。

上六味，将前五味煎汤一大盅，乘热纳硝末融化服之。

方中之义，用栀子、茵陈以清肝胆之热，用干姜、白术、厚朴以除脾胃之寒。药性之凉热迥然不同，而汇为一方自能分途施治也。用焰硝者，因胆管之闭塞，恒有胆石阻隔，不能输其胆汁于小肠。焰硝之性善消，即使胆管果有胆石，服之亦不难消融也。

阳明病猪苓汤证

发黄之证，多成于湿热。诸治发黄之方，皆治湿热之方也。乃有本阳明病，其人蕴有湿热而不发黄者，自当另议治法，而阳明篇中亦曾载其治方矣。

《伤寒论》原文：**阳明病，……若脉浮发热，渴欲饮水，小便不利者，猪苓汤主之。**

张拱端曰：肺脉浮，肺主皮毛，故脉浮发热为肺病。经云："饮入于胃，游溢精气，上输于脾；脾气散精，上归于肺，通调水道，下输膀胱。水精四布，五经并行。"是渴为肺不四布水精，小便不利为肺不通调水道下输膀胱，非若口干舌燥之渴热在于胃也。上节之渴关于胃，宜白虎加人参；此节之渴关于肺，宜猪苓汤。

按：此节所谓脉浮者，乃病入阳明，而犹连太阳之府也。盖太阳之病，在经脉浮，在府亦脉浮。此因太阳之府蕴有实热，以致小便不利；而热之入于阳明者，不能由太阳之府分消其热下行，转上逆而累及于肺，是以渴欲饮水也。治以猪苓汤，是仍欲由太阳之府分消其热也。

【猪苓汤方】

猪苓去皮、**茯苓、阿胶、滑石、泽泻**各一两上五味，以水四升，先煮四味取二升，去滓，纳阿胶，烊消，温服七合，日三服。

猪苓、茯苓，皆为渗淡之品。而猪苓生于枫下，得枫根阴柔之气（茯苓生于松下，松经霜则弥茂，猪苓生于枫下，枫经霜即红陨，则枫性之阴柔可知也），以其性善化阳，以治因热小便不利者尤宜，故用之为主药。用泽泻者，因其能化水气上升以止渴，而后下降以利小便也。用滑石者，其性可代石膏，以清阳明之实热，又能引其热自小便出也，用阿胶者，因太阳之府原与少阴相连，恐诸利水之药或有损于少阴，故加阿胶大滋真阴之品，以助少阴之气化也。

受业宝和谨识：西医虽未能将肾之功用发挥尽至，而谓其能溇水亦自可取，若少阴衰弱，不能作强，则失其职，即为小便不通之证，法当以渗淡通利之品治之。然专用通利诸药，亦有不能奏效者。且虑其伤肾，故加阿胶以助少阴之气化。少阴壮旺，自能助利水诸药通调水道矣。

陈古愚曰：此汤与五苓之用有天渊之别。五苓治太阳之水。太阳司寒水，故加桂以温之，是暖肾以行水也；此汤治阳明、少阴结热。二经两关津液，惟取滋阴以行水。盖伤寒表证最忌亡阳，而里热又患亡阴。亡阴者，亡肾中之阴与胃之津液也。若过于渗利，则津液反致耗竭。方中阿胶即从利水中育阴，是滋养无形以行有形也。故仲景云：汗多胃燥，虽渴而里无热者，不可与也。

《金鉴》注曰：太阳烦热无汗，小便利者，大青龙汤证也。小便不利者，小青龙去半夏加花粉、茯苓证。烦热、有汗而渴，小便利者，桂枝合白虎汤证；小便不利者，五苓散证。阳明病烦热、无汗而渴，小便利者，宜葛根汤加石膏主之；小便不利者，以五苓散加石膏、寒水石、滑石主之。阳明病烦热、有汗而渴，小便利者，宜白虎汤；小便不利者，以猪苓汤。少阳病寒热，无汗而渴，小便利者，以柴胡汤去半夏加花粉；小便不利者，当以小柴胡加茯苓。太阴无渴证，少阴阳邪烦呕，小便赤而渴者，以猪苓汤；少阴阴邪下利，小便白而渴者，以真武汤。厥阴阳邪消渴者，白虎加人参汤；厥阴阴邪转属阳明，渴欲饮水者，少少与之则愈。证既不同，法亦各异，当详审而明辨之。

阳明病四逆汤证

总计阳明篇中之病证，大抵燥而且热也。其有不燥而转湿者，此阳明之变证也。于治发黄诸方，曾发明之矣。更有不热而反寒者，此亦阳明之变证也。夫病既寒矣，必须治以热剂，方为对证之药。是则温热之剂，又宜讲求矣。

《伤寒论》原文：**脉浮而迟，表热里寒，下利清谷者，四逆汤主之。**

外感之着人，恒视人体之禀赋为转移。有如时气之流行，受病者或同室同时，而其病之偏凉偏热，或迥有不同。盖人之脏腑素有积热者，外感触动之则其热益甚；其素有积寒者，外感触动之则其寒亦益甚也。明乎此，则可与论四逆汤矣。

【四逆汤方】

甘草二两炙 **干姜**两半 **附子**一枚生用、去皮、破八片。

上三味，以水三升，煮取一升二合，去滓，分温再服，强人可大附子一枚，干姜三两。

干姜为温暖脾胃之主药。伍以甘草，能化其猛烈之性使之和平，更能留其温暖之力使之长久也。然脾胃之温暖，恒赖相火之壮旺。附子色黑入肾，其非常之热力，实能补助肾中之相火，以厚脾胃温暖之本源也。方名四逆者，诚以脾主四肢，脾胃虚寒者，其四肢常觉逆冷。服此药后，而四肢之厥逆可回也。

方中附子注明生用，非剖取即用也。

按：附子之毒甚大。种附子者，将附子剖出，先以盐水浸透。至药房中又几经泡制，然后能用。是知方中所谓附子生用者，特未用火炮熟耳。

又按：乌头，天雄、附子、侧子，原系一物。种附子于地，其当年旁生者为附子，附子外复旁生小瓣为侧子，其原种之附子本身变化为乌头。若附子经种后，其旁不长附子，惟本身长大即为天雄。天雄之热力最大，此如蒜中之独头蒜，实较他蒜倍辣也。天雄之色较他附子独黑。为其色黑，其力能下达。佐以芍药，能收敛浮越之阳下归其宅；为独头无瓣，故所切之片为圆片，其热力约大于寻常附子三分之一，方上开乌附子，药房给此；开天雄，药房亦应给此。若此药以外，复有所谓天雄者，乃假天雄也。

四、少阳病

少阳病提纲及汗吐下三禁

阳明之热已入府者，不他传矣。若犹在经，而未入于府者，仍可传于少阳。而少阳确实之部位，又须详为辨析也。夫太阳主外，阳明主里，而介于太阳、阳明之间者，少阳也。少阳外与太阳相并则寒，内与阳明相并则热，是以少阳有病而寒热往来也。由此而论，则传经之次第，当由太阳而少阳，由少阳而阳明，而《内经》竟谓："一日巨阳（即太阳）受之，二日阳明受之，三日少阳受之"者何也？盖他手、足同名之经各有界限，独少阳主膜，人身之膜无不相通。膜有连于太阳者，皮肤下腠理之白膜也；膜有连于阳明者，肥肉瘦肉间之膜也，此为手少阳经以三焦为府者也（三焦亦是膜，发源于命门，下焦为包肾络肠之膜，中焦为包脾连胃之膜，上焦为心下膈膜及心肺一系相连之膜）。又，两胁之下皆板油，包其外者亦膜也。此为足少阳之膜，以胆为府者也。由此知介于太阳、阳明之间者，手少阳也；传经在阳明之后者，足少阳也。太阳传阳明原自手少阳经过，而《伤寒论》未言及者，以其重足经不重手经也。

总之，手、足少阳之膜原相联络，即手、足少阳之气化原相贯通，是以《内经》谓少阳为游部（游部者，谓其中气化自手经至足经，自足经至手经，游行无定也）。更由此知所谓与太阳相并者，为手少阳腠理之膜也；与阳明相并者，为足少阳板油之膜也，以其相近故能相并也。能明乎此，则可与论少阳篇之病矣。

《伤寒论》原文：少阳之为病，口苦，咽干，目眩也。

唐容川曰：少阳是三焦，肾系命门之中，水中之阳，故曰少阳。从肾系达肝系而与胆通，水中之阳上生肝木，是为春生之阳，故曰少阳。寄于肝，胆秉风化而生火，故又为风火之主。若少阳三焦与胆皆不病，则风火清畅，生阳条达，人自不知不觉也。设病少阳胆木之火，则火从膜中上入胃口，而为口苦，咽干。设病少阳胆木之风，则风从膜中上走空窍，入目系合肝脉。肝脉贯脑入目，胆经与之合，则风火相煽而发目眩。眩者旋转不定，如春夏之旋风，乃风中有郁火之气也。此少阳胆经自致之病。仲景以此提纲，既见胆中风火之气化，又见三焦膜隔之道路。凡少阳与各经相通之理，欲人从此会通之矣。

《伤寒论》原文：**少阳中风，两耳无所闻，目赤，胸中满而烦者，不可吐下。吐下则悸而惊。**

张拱端曰：手、足少阳经脉均入耳中，耳内海底之鼓膜，为闻声之先受。风邪由经脉壅塞于鼓膜之下，外声不能由鼓膜传于司听神经，故两耳无所闻。又，手、足少阳经脉交会于目锐眦，故目赤。此亦少阳风火循经脉而上走空窍之病也。胸中满而烦者，则又是邪在少阳三焦之府也。上焦之膜，由膈上循腔子而为胸中，达心肺而生心包。故胸中满而烦者，满烦是火气在上焦膜孔府中，不在胃管中，故不可吐下。悸者，心包病也；惊者，肝病也。心包属手厥阴，与手少阳三焦相表里。肝属足厥阴，与足少阳胆相表里。且包络为三焦所归结，肝为胆所寄附。故少阳三焦胆有病，因误吐下，虚其里之正气，则少阳之邪，可内入于主厥阴之心包、肝而为悸惊也。

《伤寒论》原文：**伤寒，脉弦细，头痛发热者，属少阳。少阳不可发汗，发汗则谵语。此属胃，胃和则愈；胃不和，烦而悸。**

按：此节所言之证，乃少阳病之偏于热者也。弦细固为少阳之脉。观提纲中谆谆以胃和、胃不和为重要之点，想自阳明传少阳时，其外感之热仍有一半入府，而非尽传于少阳。脉虽弦细，重按必然甚实。——此原当为少阳、阳明合病也。愚遇此等证脉时，恒将柴胡汤方中药味减半（惟人参与甘草不减），外加生石膏一两，知母五钱（此为白虎加人参汤与小柴胡汤各用一半），则少阳之病可解，其胃中之热亦可尽清，而不至有胃不和之虞矣。又此节合上节，为少阳病汗吐下三禁。治少阳病者当切记之。

论小柴胡汤证

小柴胡汤本为少阳之方，而太阳、阳明、厥阴篇皆用之。诚以少阳介于太阳、阳明之间，又与厥阴脏腑相连。故三经中，亦皆有小柴胡证也。

《太阳篇》曰：太阳病，十日已去，脉浮细而嗜卧者，外已解也。设胸满胁痛者，与小柴胡汤。

陈修园注曰：十日已去，为十一日，正值少阴重主气之期。此言太少阴阳之气表里相通，而太阳又得少阴之枢以为出入也。

又曰：伤寒五六日，中风，往来寒热，胸胁苦满，默默不欲饮食，心烦喜呕，或胸中烦而不呕，或渴，或腹中痛，或胁下痞硬，或心下悸、小便不利，或不渴、身有微热，或咳者，小柴胡汤主之（此节载太阳篇）。

陈修园注曰：太阳之气不能从胸出入，逆于胸胁之间，内干动于脏气，当藉少阳之枢转而外出。伤寒五六日，经尽一周，气值厥阴，可藉其中间之少阳而枢转也。

唐容川曰：《内经》云：少阳为枢。盖实有枢之境地可指。又曰：十二经皆取决于少阳，亦实有取决之道路可指。盖决如决水，谓流行也，如管子决之则行之义。盖言十二经之流行，皆取道于少阳也。

少阳是三焦，古作膲，即人身中之膈膜油网。西医名为连网，《内经》名为三焦，宋元后谓三焦有名无象，其说非也。三焦之根发于肾系，由肾系生胁下之两大板油，中生腹内之网油，连小肠、大肠、膀胱；又上生肝膈、连胆系，由肝膈生胸前之膜膈，循肪腔内为一层白膜，上至肺系，连于心为心包络，又上而为咽喉，此三焦之府在内者也；从内透出筋骨之外，是生肥肉。肥肉内、瘦肉外，一层网膜有纹理，为营卫外来之路，名曰腠理（此与愚谓皮肤下白膜为腠理者，各有所本），乃三焦之表也。

邪在腠理，出与阳争则寒，入与阴争则热，故往来寒热。胸胁是膈膜连接之处，邪在膈膜，故胸胁苦满。少阳胆火游行三焦，内通包络。火郁不达，故默默。凡人饮水俱从胃散入膈膜，下走连网以入膀胱。凡人食物化为汁液，从肠中出走网油以达各脏。邪在膜油之中，水不下行则不欲饮，汁不消行则不欲食。心烦者，三焦之相火内合心包也。喜呕者，三焦为行水之府，水不下行，故反呕也；或但合心火为胸中烦，而水不上逆则不呕。或三焦之火能消水则渴。或肝膈中之气，迫凑于腹内网油之中则腹中痛。或邪结于胁下两大板油之中，则胁下痞满。或三焦中火弱水盛，水气逆于心下膈膜之间，则心下悸。或三焦之府不热则不消渴。而邪在三焦之表，居腠理之间，则身有微热。或从膈膜中上肺冲咽喉，为痰火犯肺则咳。

总之，是少阳三焦膜中之水火郁而为病也，统以小柴胡汤散火降水主之，各随其证之所见而加减之，无不确切。

上唐氏之疏解可谓精细。而于何者为手少阳，何者为足少阳，仍欠发明。再者，观其传经在阳明之后及少阳忌发汗，少阳行身之侧，少阳为枢之义，皆指足少阳而言，则《伤寒论》之侧重足少阳明矣。盖少阳为游部，其手经、足经原不能分，是以病在足少阳多有连带手少阳之处。提纲中所言之病本此义。以融会观之，自无难解之处也。

【小柴胡汤方】

柴胡半斤　**黄芩**三两　**人参**三两　**甘草**三两

半夏半升洗　**生姜**三两切　**大枣**十二枚擘

上七味，以水一斗二升，煮取六升。去滓，再煎，取三升。

温服一升，日三服。

若胸中烦而不呕者，去半夏、人参，加栝蒌实一枚。

若渴，去半夏，加人参，合前成四两半，栝蒌根四两。

若腹中痛者，去黄芩，加芍药三两。

若胁下痞硬，去大枣，加牡蛎四两。

若心下悸、小便不利者，去黄芩，加茯苓四两。

若不渴、外有微热者，去人参，加桂枝三两，温覆微汗愈。

若咳者，去人参、大枣、生姜，加五味子半升、干姜二两。

张令韶曰：太阳之气，不能由胸出入，逆于胸胁之间，内干，动于脏气，当借少阳之枢转而外出也。柴胡二月生苗，感一阳初生之气。香气直达云霄，又禀太阳之气。故能从少阳之枢，以达太阳之气。半夏生当夏半，感一阴之气而生，启阴气之上升者也。黄芩气味苦寒，外实而内空腐，能解形身之外热。甘草、人参、大枣，助中焦之脾土，由中而达外。生姜所以发散宣通者也。此从内达外之方也。原本列于太阳，以无论伤寒、中风，至五六日之间，经气一周，又当来复于太阳。往来寒热为少阳之枢象，此能达太阳之气从枢以外出，非解少阳也。各家俱移入少阳篇，到底是后人识见浅处。

又曰：太阳之气，不能从胸出入，逆于胸胁之间，虽不干动在内有形之脏真，而亦干动在外无形之脏气。然见一脏之证，不复更见他脏，故有七"或证"也。胸中烦者，邪气内侵君主，故去半夏之燥。不呕者，胃中和而不虚，故去人参之补；加栝蒌实之苦寒，导火热以下降也。渴者，阳明燥金气盛。故去半夏之辛，倍人参以生津，加栝蒌根引阴液以上升也。腹中痛者，邪干中土。故去黄芩之苦寒，加芍药以通脾络也。胁下痞硬者，厥阴肝气不舒。故加牡蛎之纯牡，能破肝之牝脏；其味咸能软坚，兼除胁下之痞；去大枣之甘缓，欲其行之捷也。心下悸、小便不利者，肾气上乘而积水在下。故去黄芩，恐苦寒以伤君火；加茯苓保心气，以制水邪也。不渴而外有微热者，其病仍在太阳。故不必用生液之人参，宜加解外之桂枝，复取微汗也，咳者伤肺，肺气上逆。故加干姜之热以温肺，五味之敛以降逆。凡咳皆去人参，长沙之秘旨。既有干姜之温，不用生姜之散；既用五味之敛，不用大枣之缓也。

或问：传经之次第，自太阳传阳明。因太阳主皮肤，阳明主肌肉，皮肤之内即肌肉也。至阳明传少阳，亦显有道路可指者乎？

答曰：善哉问也。欲求医学进步，原当如此研究也。子知阳明主肌肉，亦知少阳主膜乎？肌肉之中有膜，肌肉之底面亦为膜，即人身躯壳里边腔上之肉皮也。阳明之邪入府者，不复传矣。其不入府而传者，由肌肉之浅处达深。传不已，必能达于底面之膜。此膜原足少阳主之也。邪传至此，因其膜多与肉紧贴，无隙存留，遂皆聚于两胁板油之中，此乃足少阳之大都会。油质原来松缓，膜与肉相离又绰有余地，是以可容邪伏藏也。此阳明传少阳，显然可指之道路也。至《内经》谓："少阳为枢"者（《内经》谓太阳主开，阳明主阖，少阳主枢），乃自下上升之枢，即由内转外之枢也。盖板油之膜，原上与膈膜相连。外邪至此，不能透膜而出，遂缘板油之膜上升至膈，直欲透膈膜而上出，是以少阳之病多数喜呕也。此乃病机之上越也。故方中重用柴胡，正所以助少阳之枢转以引邪外出也。犹恐其枢转之力或弱，故又助以人参，以厚其上升之力。则少阳之邪直能随少阳之气透膈上出矣。用半夏者，因其生当夏半，能通阴阳和表里。且以病本喜呕，而又升以柴胡助以人参，少阳虽能上升，恐胃气亦因之上逆，则欲呕之证仍难愈。用半夏协同甘草、姜、枣，降胃兼以和胃也。用黄芩者，以其形原中空，故善清躯壳之热，且亦以解人参之偏热也。

《少阳篇》曰：本太阳病不解，转入少阳者，胁下硬满，干呕，不食，往来寒热。尚未吐下，脉沉紧者，与小柴胡汤。

唐容川注曰：此节言三焦有膜，膜上有膏。邪从太阳肌肉入于膏油，而内着胁下，居板油之内，则胁下痛满。膏油主消食，故不能食。邪从皮毛而入于膜，是为腠理，居阴阳之界，故往来寒热。膜缝内气逆于上，则为干呕。脉沉者，邪已内陷之象；脉紧者，正与邪争，尚欲外出之象。故以柴胡汤清利疏达，而膜中油中之邪，仍达出而解。此即少阳为枢之义也。

《厥阴篇》曰：呕而发热者，小柴胡汤主之。

陈修园注曰：此厥阴病，从少阳之枢转而治之也。发热应是寒热往来。

手少阳是三焦经，足少阳是胆经，从前因不知三焦为何物，并胆经亦不能确为指出，致小柴胡汤所主之病，皆不发明其理。即知为借少阳之枢转，而所以能枢转之理终渺茫。自容川悟出三焦一经，则手少阳之经明，足少阳之经亦因之能明。而《内经》太阳主开，阳明主阖，少阳为枢之理始显。本此以释小柴胡汤所主之病，触处贯通，无事烦言而解，故编中特详录之。其有剩义未尽发者，复参以管见，列数则于下。学者果尽明其理，于治伤寒一道，思过半矣。

小柴胡汤，虽兼主手、足少阳，而实注重足少阳。何以知之？因少阳提纲中明言不可发汗也。盖手少阳为水道所出，而小便与汗，皆与水道相通，是汗解为手少阳之出路。足少阳之大都会为胁下板油，此油外膜上紧连膈膜。凡小柴胡证，必胁满喜呕，是邪藏板油之中，欲借少阳上升之气缘膜透膈而出也。小柴胡汤，是因其病机而越之。

少阳提纲既戒发汗矣，而一百零二节与一百四十九节、二百三十节，皆言汗解者，因误下后，胁下所聚之邪，兼散漫于三焦包络。仍投以小柴胡汤，以和解宣通之。而邪之散漫者，遂由手少阳外达之经络，作汗而解。而其留于胁下者，亦与之同气相求，借径于手少阳而汗解。故于汗出上特加一"却"字，言非发其汗，而却由汗解。此是宣通其少阳，听其自汗，而非强发其汗也。

其汗时，必发热、蒸蒸而振者，有战而后汗之意也。盖少阳之病由汗解，原非正路，而其留于胁下之邪作汗解尤难。乃至服小柴胡汤后，本欲上透膈膜，因下后气虚，不能由上透出，而其散漫于手少阳者，且又以同类相招，遂于蓄极之时，而开旁通之路。此际几有正气不能胜邪之势，故汗之先必发热而振动。此小柴胡方中，所以有人参之助也。是以愚用此方时，于气分壮实者，恒不用人参。而于误服降药后，及气虚者，则必用人参也。

少阳经所居之部位，介太阳、阳明之间，此指手少阳而言，三焦所属之腠理也。而其传经之次第，乃在阳明之后，此指足少阳而言，胆经所属之板油也。板油与包脾之膜油相近，故从此可传太阴。小柴胡证多兼咳，其咳者咳吐黏涎也，乃太阴湿气，经少阳之热炼铄而成。是以愚验此证，常以吐黏涎为的。而方中之参、草、大枣，亦所以补助脾经，断其传太阴之路也。

小柴胡证喜呕者，不必作呕吐者，但常常有欲呕之意，即为喜呕。是以愚治伤寒，遇有觉恶心而微寒热往来者，即投以小柴胡汤，一剂而愈。此《伤寒论》所谓："伤寒中风，有柴胡证，但见一证便是，不必悉见。"

容川谓：三焦外通于腠理，其说甚确。《内经·胀论》曰："三焦胀者，气满皮肤中，轻轻然而不坚。"是明言三焦与腠理相通也。又容川欲证明三焦，即西人所谓连网，而引征于《内经》"三焦者，决渎之官"数语。然《内经》可征三焦即是连网者，不独此数语也。《灵枢·勇论》谓："勇士者三焦理横，怯士者三焦理纵。"夫理既明明可辨其横纵，则其理之大且显可知。而一身之内，理之大且显者，莫连网若也，此又三焦即连网之明征也。

小柴胡汤证，原忌发汗。其去滓重煎者，原所以减柴胡发表之力，欲其但上升而不外达也。乃太阳篇一百零三节，服小柴胡汤后，竟有发热汗出之文。读《伤寒论》者，恒至此而生疑，注疏家亦未见有详申其义者。今试录其原文细研究之。

《伤寒论》原文：**凡柴胡汤证而下之，若柴胡证不罢者，复与小柴胡汤，必蒸蒸而振，却发热汗出而解。**

小柴胡汤，以引少阳之邪透膈上出，而无事出汗，原为小柴胡汤证治法之正规。然药力之上升透膈颇难，必赖其人之正气无伤，药借正气以运行之，而后可以奏效。至误下者，足少阳之邪多散漫于手少阳三焦脂膜之中，仍投以小柴胡汤，其散漫于手少阳者，遂可藉其和解宣通之力，达于太阳而汗解矣。其留于胁下板油中者，因误降伤气，无力上达，亦遂籍径于手少阳而随之汗解。故于汗出上特加一"却"字，言非发其汗而却由汗解。此乃因误下之后而使然，以明小柴胡汤原非发汗之药也。其汗时必发热、蒸蒸而振者，有战而后汗意也。盖少阳之病由汗解，原非正路。而其留于胁下之邪作汗解尤难。乃至服小柴胡汤后，本欲上透膈膜，因下后气虚，不能由上透出。而其散漫于手少阳者，且又以同类相招，遂于蓄极之时而开旁通之路。此际几有正气不能胜邪气之势，故汗之先必发热而振动。此小柴胡汤方中所以有人参之助也。是以愚用此方时，于气分壮实者，恒不用人参，而于误服降药后及气虚者，则必用人参也。

人身之膜，原无处不相联络。女子之胞室亦膜也。其质原两膜相合，中为夹室，男女皆有。男以化精，女以通经。故女子之胞室亦曰血室。当其经水初过之时，适有外感之传经者乘虚袭入，致现少阳证病状，亦宜治以小柴胡汤。《伤寒论》中亦曾详论之矣。

《伤寒论》原文：**妇人中风七八日，续得寒热，发作有时，经水适断者，此为热入血室。其血必结，故使如疟状，发作有时，小柴胡汤主之。**

唐容川注曰：邪在表里之间，只能往来寒热而不发作有时。惟疟证邪客风府，或疟母结于胁下膜油之中，卫气一日一周，行至邪结之处欲出不得，相争为寒热，所以发作有时也。夫卫气者，发于膀胱水中，达出血分。血为营，气为卫。此证热入血室，在下焦膜网之中，其血必结，阻其卫气。至血结之处相争，则发寒热；卫气已过，则寒热止。是以发作有时，与疟无异。原文"故使"二字，明言卫气从膜中出，血结在膜中，故使卫气不得达也。用柴胡透达膜膈而愈，知热入血室在膜中，即知疟亦在膜中矣。

伤寒之病既自阳明传少阳矣，间有遵少阳之法治之，其证复转阳明者。此虽仅见之证，亦宜详考治法。

唐容川注曰：柴胡证，是表之腠理间病。腠理是赤肉外之膜油。若从外膜而入内膜，聚于膈则为陷胸。盖胸膈乃内膜之大者，为上下之界。故邪入于内，多与正气结于此间。正气不升，饮食亦停于膈，是为有形之水饮。邪气内陷，并心包之火阻于胸膈，则为有形之痰血。血生于心火，火行则血行，火阻则血阻。血与水交结，则化为痰，是为结胸实证。当夺其实，用大陷胸汤。但满而不痛，则无血与水，无凝聚成痰之实证，只水火无形之气，塞于胸膈。和其水火之气，而痞自解，不必攻下有形之物也。柴胡汤，是透膈膜而外达腠理；陷胸汤，是攻膈膜而下走大肠；泻心等汤，则和膈膜以运行之。皆主膈膜间病，而有内外虚实之分，故仲景连及言之。

《阳明篇》曰："阳明病发潮热，大便溏，小便自可，胸膈满不去者，小柴胡汤主之。

唐容川注曰：此潮热，是如疟之发作有时，以胸胁结满，冲阳之气上至结处，即相交而发热。其但热不寒者，以其为少阳阳明也。

又曰：阳明病，胁下硬满，不大便而呕，舌上白苔者，可与小柴胡汤。上焦得通，津液得下，胃气因和，身濈然而汗出解也。

唐容川注曰：凡病在三焦膜膈中，则舌色必白，现出三焦之本色。故丹田有热，亦云舌白苔。丹田是下焦之膜中也。此上病是胸前，正当胃中之水散走之路，阳明之热合于此间，则水不得入于膜中，而反呕出，是为上焦不通。必用柴胡以透达胸膜，则上焦得水道下行，是以津液得下。胃中水不留逆，则因而和平。内膜之水道既通，则外膜之气道自畅。故身濈然而汗出解也。

又曰：**阳明中风，脉弦浮大而短气，腹部满，胁下及心痛。久按之气不通，鼻干不得汗，嗜卧，一身及面目悉黄，小便难，有潮热，时时哕，耳前后肿。刺之少差，外不解。过十日，脉续浮者，与小柴胡汤。**

唐容川注曰：此节是发明首章太阳阳明、少阳阳明之义。故提出脉弦，为少阳经之眼目；提出脉浮，为太阳经之眼目。此下先言少阳阳明，谓少阳三焦膜中水不得利，则气不化而气短。三焦之膜油布于腹中，故腹部满。胁下是板油所居，心下是膈膜所在，故结而作痛。久按之气不通，则膜中之气结甚矣。此皆少阳三焦膜中病也。而阳明经脉之热，又夹鼻作干。膜与油连，膏油是阳明所司，膏油被蒸，周身困顿，故嗜卧，遂发出膏油被蒸之黄色。膜中水不利，则小便难。有潮热者，发作如疟，应正气至邪结处而热，与上条潮热同例。膜中实，胃中虚，膜中气逆入胃则哕。随少阳经上耳，则前后肿。刺之，经脉已愈，而其外各证不解。又见脉浮有欲出于表之情，故与小柴胡汤，使达于外也。

《伤寒论》原文：服柴胡汤已，渴者，属阳明也。当以法治之。

喻嘉言曰：风寒之邪，从阳明而传少阳，起先不渴，里证未具。及服小柴胡汤已，重加口渴，则邪还阳明，而当调胃以存津液矣。然不曰攻下，而曰以法治之，意味无穷。盖少阳之寒热往来，间有渴证。倘少阳未罢而恣言攻下，不自犯少阳之禁乎？故见少阳重转阳明之证，但云以法治之。其法维何？即发汗利小便已，胃中燥烦，实大便难之说也。若未利其小便，则有猪苓、五苓之法；若津液热炽，又有人参白虎之法。仲景圆机活泼，人存政举，未易言矣。

按：少阳证，不必皆传自阳明也。其人若胆中素有积热，偶受外感，即可口苦、心烦、寒热往来。于柴胡汤中加生石膏、滑石、生杭芍各六钱，从小便中分消其热，服后即愈。若其左关甚有力者，生石膏可用至一两（小柴胡汤证宜加石膏者甚多，不但此证也），自无转阳明之虞也。

按：小柴胡汤本为平和之剂，而当时医界恒畏用之，忌柴胡之升提也。即名医若叶天士，亦恒于当用柴胡之处避而不用，或以青蒿代之。诚以古今之人，禀赋实有不同：古人禀质醇厚，不忌药之升提；今人体质多上盛下虚。上焦因多有浮热，见有服柴胡而头疼目眩者，见有服柴胡而齿龈出血者，其人若素患吐血及脑充血证者，尤所忌服。至愚用小柴胡汤时，恒将原方为之变通，今试举治验之数案以明之。

同庄张月楼，少愚八岁，一方之良医也。其初习医时，曾病少阳伤寒，寒热往来，头疼发热，心中烦而喜呕。脉象弦细，重按有力。

愚为疏方调治，用柴胡四钱，黄芩、人参、甘草、半夏各三钱，大枣四枚，生姜三大片，生石膏一两，俾煎汤一大盅服之。

月楼疑而问曰：此方乃小柴胡汤外加生石膏也。

按原方中分量：柴胡半斤。以一两折为今之三钱计之，当为二两四钱，复三分之，当为今之八钱。今方中他药皆用其原分量，独柴胡减半，且又煎成一盅服之，不复去滓重煎，其故何也？弟初习医，未明医理，愿兄明以教我也？

答曰：用古人之方，原宜因证、因时，为之变通，非可胶柱鼓瑟也。此因古今气化略有不同，即人之禀赋遂略有差池。——是以愚用小柴胡汤时，其分量与药味，恒有所加减。

夫柴胡之性，不但升提，实原兼有发表之力。古法去滓重煎者，所以减其发表之力也。今于方中加生石膏一两以化其发表之力，即不去滓重煎，自无发表之虞。且因未经重煎，其升提之力亦分毫无损。是以只用一半，其力即能透膈上出也。

放心服之，自无差谬。月楼果信用愚言，煎服一剂，诸病皆愈。

又治邻村刘姓妇人，得伤寒少阳证。寒热往来无定时，心中发热，呕吐痰涎，连连不竭，脉象沉弦。

为开小柴胡汤原方，亦柴胡减半用四钱，加生石膏一两，云苓片四钱。

有知医者在座，疑而问曰：少阳经之证，未见有连连吐黏涎不竭者。今先生用小柴胡汤，又加石膏、茯苓，将勿不但为少阳经病，或又兼他经之病乎？

答曰：君之问诚然也，此乃少阳病而连太阴也。少阳之去路原为太阴之经。太阴在腹，为湿土之气。若与少阳相并，则湿热化合，即可多生黏涎。故于小柴胡汤中加石膏、茯苓，以清少阳之热，即以利太阴之湿也。

知医者闻之，甚为叹服。遂将此方煎服，两剂痊愈。

又，在辽宁曾治一妇人，寒热往来，热重寒轻，夜间恒作谵语，其脉沉弦有力。

因忆《伤寒论》谓：妇人热入血室证，昼日明了，暮则谵语，如见鬼状。遂细询之。

因知其初受外感三四日，月信忽来。至月信断后，遂变斯证。

据所云云，知确为热入血室，是以其脉沉弦有力也。

遂为开小柴胡原方，将柴胡减半，外加生黄芪二钱，川芎钱半，以升举其邪之下陷。更为加生石膏两半，以清其下陷之热。

将小柴胡如此变通用之，外感之邪虽深陷，实不难逐之使去矣。将药煎服一剂，病愈强半。又服一剂，痊愈。

按：热入血室之证，其热之甚者，又宜重用石膏二三两以清其热。血室之中，不使此外感之热稍有存留，始无他虞，愚曾治有血室溃烂脓血者数人，而究其由来，大抵皆得诸外感之余。其为热入血室之遗恙可知矣。盖当其得病之初，医者纵知治以小柴胡汤，其遇热之剧者，不知重用石膏以清血室之热，遂致酿成危险之证。此诚医者之咎也。医界有治热入血室之证者，尚其深思愚言哉！【附录】后世用小柴胡汤分量

柴胡八钱　**黄芩**三钱　**人参**三钱　**甘草**三钱　**清半夏**四钱　**生姜**三钱切　**大枣**四枚擘

陈修园曰：少阳介于两阳之间，须兼顾三经，故药不宜轻。去滓再煎者，因其方为和解之剂，再煎则药性和合，能使经气相融，不复往来出入也。古圣不但用药之妙，其煎法俱有精义。

【按】去滓再煎，此中犹有他义。盖柴胡有升提之力，兼有发表之力。去滓重煎，所以去其发表之力也。然恐煎久并升提之力亦减，故重用至八两，而其三分之一，折为今之八钱也。

唐容川曰：柴胡之力，能透胸前之膈。而仲景用柴胡以治少阳，其义尤精。少阳者，水中之阳。发于三焦，以行腠理；寄居胆中，以化水谷。必三焦之膜网通畅，肝胆之木火清和，而水中之阳乃能由内达外。柴胡茎中虚松有白瓤通气，象人身三焦之膜网。膜网有纹理与肌肤筋骨相凑，故名腠理。少阳木火郁于腠理而不达者，则作寒热，惟柴胡能达之。以其松虚象腠理，能达阳气。且味清苦，能清三焦之火与胆中之火。其兼治太阳阳明者，则是通三焦之路，以达其气。乃借治，非正治也。

又曰：柴胡须用一茎直上，色青，叶四面生，如竹叶而细，开小黄花者，乃为真柴胡。是仲景所用者。至于软柴胡、红柴胡、银柴胡，皆不堪用。

论大柴胡汤证

柴胡汤证，有但服小柴胡不能治愈，必治以大柴胡汤始能治愈者。此病欲藉少阳之枢转外出，而阻于阳明之阖。故宜于小柴胡汤中兼用开降阳明之品也。

《伤寒论》原文：太阳病，过经十余日，反二三下之。后四五日，柴胡证仍在者，先与小柴胡汤；呕不止，心下急，郁郁微烦者，为未解也。与大柴胡汤下之则愈。

【大柴胡汤方】

柴胡半斤　黄芩三两　芍药三两　半夏半升洗
生姜五两　枳实四两炙　大枣十二枚擘

上七味，以水一斗二升，煮取六升，去滓再煎，温服一升，日三服。一方加大黄二两。

陈修园曰：此方若不加大黄，恐不能为大柴胡汤。此乃少阳之枢并于阳明之阖，故用大黄以调胃。

陈古愚曰：凡太阳之气逆而内干，必藉少阳之枢转而外出者，仲景名为柴胡证。但小柴胡证心烦，或胸中烦，或心下悸，重在于胁下苦满；而大柴胡证，不在胁下，而在心下，曰心下急，郁郁微烦；曰心下痞硬，以此为别。小柴胡证，曰喜呕，曰或胸中烦而不呕；而大柴胡证，不但呕而且呕吐；不但喜呕而且呕不止，又以此为别。所以然者，太阳之气不从枢外出，反从枢内入，干于君主之分，视小柴胡证颇深也。——方用芍药、黄芩、枳实、大黄者，以病势内入，必取苦泄之品，以解在内之烦急也。又用柴胡、半夏以启一阴一阳之气，生姜、大枣以宣发中焦之气。盖病势虽已内入，而病情仍欲外达，故制此汤还藉少阳之枢而外出，非若承气之上承热气也。

愚按： 此方无大黄者非原方，即加大黄亦疑非原方。以其病当屡下之余，虽柴胡证仍在，其气分必有伤损。况又减去人参，复大黄、枳实并用，既破其血，又破其气，纵方中有柴胡，犹能治其未罢之柴胡证乎？盖大黄虽为攻下之品，然偏于血分，仍于气分无甚伤损，即与柴胡无甚龃龉。至枳实能损人胸中最高之气，其不宜与柴胡并用明矣。——愚想此方当日原但加大黄，后世用其方者，畏大黄之猛烈，遂易以枳实。迨用其方不效，不得不仍加大黄，而竟忘去枳实。此为大柴胡或有大黄，或无大黄，以致用其方者恒莫知所从也。以后凡我同人，有用此方者，当以加大黄去枳实为定方矣。究之，古今之气化不同，人身之强弱因之各异。大柴胡汤用于今日，不惟枳实不可用，即大黄亦不可轻用，试举两案以明之。

邑诸生刘干臣，愚之契友也，素非业医而喜与愚研究医学。其女公子适邑中某氏，家庭之间多不适意，于季秋感冒风寒，延其近处医者治不愈，干臣邀愚往诊。病近一旬，寒热往来。其胸中满闷、烦躁皆甚剧，时作呕吐。脉象弦长有力。

愚语干臣曰：此大柴胡汤证也，从前医者不知此证治法，是以不愈。干臣亦以愚言为然。

遂为疏方：用柴胡四钱，黄芩、芍药、半夏各三钱，生石膏两半碎，竹茹四钱，生姜四片，大枣四枚，俾煎服。

干臣疑而问曰：大柴胡汤原有大黄、枳实，今减去之，加石膏、竹茹，将勿药力薄弱难奏效乎？答曰：药之所以能愈病者，在对证与否，不在其力之强弱也。宜放胆服之，若有不效，余职其咎。病人素信愚，闻知方中有石膏，亦愿急服。遂如方煎服一剂。须臾，觉药有推荡之力，胸次顿形开朗，烦躁呕吐皆愈。

干臣疑而问曰：余疑药力薄弱不能奏效，而不意其奏效更捷，此其理将安在耶？答曰：凡人得少阳之病，其未病之先，肝胆恒有不舒。木病侮土，脾胃亦恒先受其扰。迨其阳明在经之邪，半入于府、半传于少阳，于斯阳明与少阳合病。其热之入于府中者，原有膨胀之力。复有肝胆以扰之，其膨胀之热，益逆行上干而凌心，此所以烦躁与胀满并剧也。——小柴胡汤去人参原可舒其肝胆。肝胆既舒，自不复扰及脾胃。又重用石膏，以清入府之热，俾其不复膨胀上干，则烦躁与满闷自除也。况又加竹茹之开胃止呕者以辅翼之，此所以奏效甚捷也。此诚察于天地之气化，揆诸生人之禀赋，而有不得不为变通者矣。干臣闻之，甚为叹服曰：聆此妙论，茅塞顿开，贶我良多矣。

又治一人，年逾弱冠，禀赋素羸弱。又专心医学，昕夕研究，颇费神思。偶于初夏，往邑中办事，因受感冒，病于旅邸，迎愚诊视。适愚远出，遂求他医治疗。将近一旬，病犹未愈。

时适愚自他处旋里，路经其处，闻其有病，停车视之。正值其父亦来看视，见愚喜甚。盖其人亦略识医学，素深信愚者也。

时正为病人煎药，视其方，乃系发表之剂。及为诊视，则白虎汤证也。嘱其所煎之药，千万莫服。

其父求为疏方。因思病者禀赋素弱，且又在劳心之余，若用白虎汤，原宜加人参。然其父虽信愚，而其人实小心过度。若加人参，石膏必须多用，或因此不敢径服。况病者未尝汗下，且又不渴，想但用白虎汤，不加人参，亦可奏效。遂为开白虎汤原方，酌用生石膏二两，其父犹嫌其多。

愚曰：此因君平素小心特少用耳，非多也。又因脉有数象，外加生地黄一两以滋其阴分。

嘱其煎汤两盅，分两次温饮下。且嘱其若服后热未尽退、其大便不滑泻者，可即原方仍服一剂。

迨愚旋里后，其药只服一剂，热退十之八九。虽有余热未清，不敢再服。迟旬日大便燥结不下，两腿微肿，拟再迎愚诊视。适有其友人某，稍知医学，谓其腿肿系为前次重用生石膏二两所伤。

其父信友人之言，遂改延他医。见其大便燥结，投以降下之剂，方中重用大黄八钱。将药服下，其人即不能语矣。

其父见病势垂危，急遣人迎愚。未及诊视而亡矣。

夫此证之所以便结腿肿者，因其余热未清，药即停止也。乃调养既失之于前，又误药之于后，竟至一误再误，而不及挽救。使其当时不听其友人盲论，仍迎愚为诊治，或再投以白虎汤，或投以白虎加人参汤，将石膏加重用之，其大便即可因服凉润之药而通下。大便既通，小便自利，腿之肿者不治自愈矣。

就此案观之，则知大柴胡汤中用大黄，诚不如用石膏也（重用白虎汤即可代承气，曾于前节论承气汤时详言之）。盖愚当成童时，医者多笃信吴又可，用大剂承气汤以治阳明腑实之证，莫不随手奏效。及愚业医时，从前之笃信吴又可者，竟恒多偾事，此相隔不过十余年耳。况汉季至今，千余年哉？盖愚在医界颇以善治寒温知名，然对于白虎汤或白虎加人参汤，旬日之间必用数次。而对于承气汤，恒终岁未尝一用也，非敢任意左右古方。且僭易古方。此诚为救人计而甘冒不韪之名。医界同人之览斯编者，尚其谅之。

少阳篇三阳合病之治法

少阳篇，有三阳并病之证。提纲中详其病状而未列治法，此或有所遗失欤？抑待后人遇此证自为拟方欤？愚不揣固陋，本欲拟一方以补之，犹恐所拟者未必有效。今试即其所载病状以研究其病情，再印征以生平所治之验案。或于三阳合病之法，可得其仿佛欤？

《伤寒论》原文：**三阳合病，脉浮大，上关上。但欲眠睡，目合则汗。**

唐容川曰：少阳半表半里，若从半表而外合于阳明太阳，则为三阳合病。其脉亦应三阳主外之象而浮大，上关上。则寸更浮大，皆主在表也。三阳经皆起于目，而三焦膜腠上通耳目空窍，声音从耳入，耳壅塞则聋。神魂从目出，目沉迷则但欲眠。盖邪热在里，则神魂不得入而虚烦不眠；邪热在表，则神魂不得出而但欲眠。神魂者，阳也。与卫气为一体。神魂内返，则卫气不出而卫外，故目合则汗。其汗之道路，又从膜而蒸其肌肉，从肌肉而渗出皮毛。总见少阳三焦膜网外通二阳，凡一切由外入内、由内出外之理皆可知矣。即太阳、阳明关于少阳膜间之证，亦从可知矣。少阳证所以不详者，凡二阳兼证，已具太阳、阳明篇中，故不具论，读者当会其通也。

陶华氏谓，此节所言之病，当治以小柴胡加葛根、芍药。而愚对于此证，有治验之案二则，又不拘于小柴胡汤中加葛根、芍药也。试详录二案于下，以质诸医界。

一人年过三旬，于初春患伤寒证，经医调治不愈。七八日间延为诊视：头疼，周身发热，恶心欲吐，心中时或烦躁，头即有汗而身上无汗。左右脉象皆弦，右脉尤弦而有力，重按甚实，关前且甚浮。

即此脉论：其左右皆弦者，少阳也；右脉重按甚实者，阳明也；关前之脉浮甚者，太阳也。此为三阳合病无疑。其既有少阳病而无寒热往来者，缘与太阳、阳明相并，无所为往，无所为来也。

遂为疏方：生石膏、玄参各一两，连翘三钱，茵陈、甘草各二钱，俾共煎汤一大盅顿服之。

将药服后，俄顷，汗出遍体。近一点钟，其汗始竭。从此，诸病皆愈。

其兄颇通医学，疑而问曰：此次所服药中分毫无发表之品，而服后竟由汗解而愈者何也？答曰：出汗之道，在调剂其阴阳，听其自汗，非可强发其汗也。若强发其汗，则汗后恒不能愈，且转至增剧者多矣。如此证之三阳相并，其病机本欲藉径于手太阴之络而外达于皮毛，是以右脉之关前独浮也。乃因其重按有力，知其阳明之积热，犹团结不散，故用石膏、玄参之凉润者，调剂其燥热，凉热化合，自能作汗。又少加连翘、茵陈（可代柴胡）以宣通之，遂得尽随病机之外越者，达于皮毛而为汗解矣。此其病之所以愈也。

其兄闻之，甚为叹服曰：先生之妙论，自古未有也。诚能于医学否塞之时，放异样光明者矣。

又治一人，年近三旬，因长途劳役，感冒甚重，匆匆归家，卧床不起。经医诊治半月，病益加剧。及愚视之，见其精神昏愦，谵语不休，肢体有时惕动不安。其两目直视，似无所见。其周身微热，而间有发潮热之时。心中如何，询之不能自言。其大便每日下行，皆系溏粪。其脉左右皆弦细而浮，数逾六至，重按即无。

其父泣而问曰：延医数位，皆不为出方。因此后事皆备，不知犹可救否？余生平只此一子，深望先生垂怜也。愚悯其言词恳切，慨然许为救愈。时有其同村医者在座，疑而问曰：此证之危险已至极点，人所共见。先生独慨然谓其可治，然不知此证果系何病，且用何方药治之？

答曰：此《伤寒论》少阳篇所谓三阳合病。然《伤寒论》中所言者，是三阳合病之实证。而此症乃三阳合病之虚证，且为极虚之证。凡三阳合病以病已还表，原当由汗而解。此病虽虚，亦当由汗而解也。

医者闻愚言，若深讶异曰：病虚若此，犹可发汗乎？且据何见解而知谓为三阳合病乎？答曰：此证为三阳合病，确有证据。此证之肢体惕动，两目直视，且间发潮热者，少阳也；精神昏愦，谵语不休者，阳明也；其脉弦而甚浮者，乃自少阳还太阳也。是以谓之三阳合病也。——夫病已还表，原欲作汗。特以脉数无根，真阴大亏，阳升而阴不能应，是以不能化合而为汗耳。治此证者，当先置外感于不问，而以滋培其真阴为主。连服数剂，俾阴分充足，自能与阳气化合而为汗。汗出而病即愈矣。若但知病须汗解，当其脉数无根之时，即用药强发其汗，无论其汗不易出也，即服后将汗发出，其人几何不虚脱也？

医者闻之，甚悦服曰：先生明论，迥异寻常。可急为疏方，以救此垂绝之命哉。愚遂为开生地黄、熟地黄、生山药、大枸杞各一两，玄参、沙参、净萸肉各五钱，煎汤一大碗，分两次温饮下。此药一日夜间连进两剂。翌晨，再诊其脉，不足六至，精神亦见明了。自服药后大便未行，遂于原方中去萸肉，加青连翘二钱。服后周身得汗，病若失。

五、太阴病

太阴病提纲及意义

病由少阳而愈者，藉少阳之枢转而外出也。乃有治不如法，其病不能藉少阳之枢转外出，而转由腔上之膜息息透入腹中，是由少阳而传太阴也。夫病既传于太阴，其病情必然变易，自当另议治法。是则太阴经发现之病状与其治法，又当进而研究矣。

《伤寒论》原文：**太阴之为病，腹满而吐，食不下，自利益甚，时腹自痛。若下之，必胸中结硬。**

脾为太阴之府，其处重重油脂包裹，即太阴之经也。盖论其部位，似在中焦之内。惟其处油脂独厚于他处，是太阴之经虽与三焦相连，而实不与三焦相混也。且《难经》谓脾有散膏半斤，即西人所谓甜肉汁，原系胰子团结而成，方书谓系脾之副脏。其分泌善助小肠化食，实亦太阴经之区域也。为其经居于腹之中间，是以腹满为太阴经之的病。其吐食自利者，此经病而累及于府，脾病不能运化饮食，是以吐利交作也。其腹痛者，因病在太阴，中焦郁满而气化不通也。下之必胸中结硬者，因下后脾气下陷，不能散精以达于肺（《内经》谓脾气散精，以达于肺），遂致郁于胸中而为结硬也。

按：此节提纲甚详，而未言治法，及下节汇通观之，可自得其治法矣。

又原文：太阴中风，四肢烦疼。阳微阴涩而长者，为欲愈。

唐容川曰：此节言太阴中风，脉若阳大而阴滑，则邪盛内陷矣。今阳不大而微，阴涩而又见长者，乃知微涩是邪不盛，不是正气虚；长是正气足，不嫌其微涩。故为欲愈也。

一人，年甫弱冠，当仲春之时，因伏气化热窜入太阴，腹中胀满，心中烦躁，两手肿疼。其脉大而濡，两尺重按颇实。

因思：腹中者，太阴之部位也。腹中胀满，乃太阴受病也。太阴之府为脾，脾主四肢。因伏气化热窜入太阴，是以两手肿疼也。其两足无恙者，因窜入太阴者，原系热邪，热之性喜上行，是以手病而足不病。为其所受者热邪，是以觉烦躁也。

因忆《伤寒论》太阴篇有谓：太阴中风，四肢烦疼，阳微阴涩而长者，为欲愈。今此证所现之脉，正与欲愈之脉相反，是不得不细商治法也。

为疏方，用生莱菔子、生鸡内金各三钱以开其胀满，滑石、生杭芍各六钱以清其烦躁，青连翘、生蒲黄各四钱以愈其两手肿疼。按方煎服两剂，诸病皆愈。

诚以太阴之病原属湿热。其湿热之郁蒸于上者，服此汤后得微汗而解；其湿热之陷溺于下者，服此汤后亦可由小便分利而解矣。

若执此案之方以治前节所言之病，于方中加法半夏三钱，则在上之吐可止；再加生山药八钱，下焦之利亦可愈。至方中之连翘、蒲黄，不但能治手肿疼，即腹中作痛服之亦能奏效。将方中药味，略为增加以治前节之病，亦可随手治愈也。

太阴病桂枝汤证

太阴之病，有时可由汗解者，然必须病机有外越之势，原非强发其汗也。

《伤寒论》原文：**太阴病，脉浮者，可发汗，宜桂枝汤。**

脉浮者，乃太阴之病机外越，原可因其势而导之，故可服桂枝汤以发其汗也。

若其脉之浮而有力者，宜将桂枝减半（用半钱），加连翘三钱。

盖凡脉有浮热之象者，过用桂枝，恒有失血之虞。而连翘之性凉而宣散，凡遇脉象之浮而有力者，恒得之即可出汗。故减桂枝之半而加之以发汗也。恐其汗不出者，服药后亦可啜粥。

若间有太阴腹满之本病者，可加生莱菔子三钱。盖莱菔子生用，其辛辣之味不但可以消胀满，又可助连翘发汗也。

太阴病宜四逆辈诸寒证

太阴自少阳传来，原无寒证。乃有其脏本素有寒积，经外感传入而触发之，致太阴外感之证不显，而惟显其内蓄之寒凉以为病者。是则不当治外感，惟宜治内伤矣。

《伤寒论》原文：**自利不渴者，属太阴，以其脏有寒故也。当温之，宜四逆辈。**

陈修园曰：自利者，不因下而利也。凡利，则津液下注，多见口渴，惟太阴湿土之为病不渴。至于下利者，当温之。而浑言四逆辈，所包括之方原甚广。

王和安谓：温其中、兼温其下宜四逆，但温其中宜理中、吴茱萸，寒结宜大建中汤，湿宜真武汤，渴者宜五苓散，不渴而滑宜赤石脂禹余粮汤。而愚则谓甘草干姜汤、干姜附子汤、茯苓四逆汤诸方，皆可因证选用也。

太阴病坏证桂枝加芍药汤
及桂枝加大黄汤证

太阴之证，不必皆由少阳传来也，又间有自太阳传来者。然自少阳传来，为传经次第之正传；自太阳传来，则为误治之坏证矣。

《伤寒论》原文：**本太阳病，医反下之，因而腹满时痛者，**

属太阴也，桂枝加芍药汤主之；大实痛者，桂枝加大黄汤主之。

张拱端曰：太阴脾脏，通体连于油网之上。网中之膏油，脾所主也。油网布腹中。邪入太阴之网油，故腹满时痛。网油透出躯壳，是生肥肉称肌肉。肌肉与太阳之营卫相接于外，故太阳之邪热可由肌肉而入太阴脾也。用桂枝加芍药汤，以太阳营卫之陷邪可举者，有姜、桂调而举之；不可举者，重加芍药之苦以降之，则满痛可愈。若大实痛者，是膏油受邪过甚，实于其中胰脂化膏之力不足以胜之。故用桂枝加大黄汤，倍芍药苦降之外，更加大黄助胰脂滑利之性以去膏油之实也。——然太阴标阴本湿，只有温汗两法，原无下法。以太阴主湿，湿能濡，无燥结之可下也。今用下行之大黄者何耶？盖大黄虽能下行，亦视所用之轻重为变迁耳。考夫阳明与太阴，俱有满痛证。观阳明之承气汤重用大黄，此处轻用大黄，不独见药之轻重有变迁，更可见阳明与太阴之满痛，其界限又不同。阳明是胃管，胃管内之糟粕，得阳明之燥气，能使结实，不大便而满痛。故承气重大黄以通地道。太阴是脾，脾连油网，在胃管之外网膜膏油中，只能壅水与血而为满痛。理中汤用白术、干姜，燥水湿以散寒也。桂枝加芍药汤、桂枝加大黄汤，均重用芍药泄血分之热也。而桂枝加大黄，虽用大黄，然份量轻于诸药，当从诸药入于太阴脾之网油，不得由大肠径过而下也。例如茵陈蒿汤虽用大黄，其茵陈独多，而大黄随茵陈利湿热由小便出。其理可求矣。

张氏此段疏解颇精细。惟于桂枝汤中倍用芍药之理似欠发挥。盖当误下之后，外感之邪固可乘虚而入太阴。究之，脾土骤为降下所伤，肝木即乘虚而侮脾土。腹中之满而且痛，实由肝脾之相龃龉也。桂枝原为平肝（木得桂则枯，且其味辛属金，金能制木也）和脾（气香能醒脾，辛温之性，又善开脾瘀）之圣药。而辅以芍药、甘草、姜、枣，又皆为柔肝扶脾之品。是桂枝汤一方，若免去啜粥，即可为治太阴病之正药也。

至于本太阳证，因误下病陷太阴、腹满时痛，而独将方中芍药加倍者，因芍药善治腹痛也。试观仲景用小柴胡汤，腹痛者去黄芩加芍药；通脉四逆汤腹痛者，去葱加芍药，此明征也。——若与甘草等分同用，为芍药甘草汤，原为仲景复阴之方。愚尝用之以治外感杂证，骤然腹痛（须审其腹痛非凉者），莫不随手奏效。惟其所用之分量，芍药倍于甘草是为适宜。盖二药同用，原有化合之妙。此中精微固不易窥测也。且二药如此并用，大有开通之力。则不惟能治腹痛，且能除腹满也。

　　惟此方中芍药加倍为六两，甘草仍为二两，似嫌甘草之力薄弱，服后或难速效。拟将甘草亦加重为三两，应无药性偏重之弊欤。

【桂枝加芍药汤方】

桂枝三两去皮　　**芍药**六两　　**甘草**二两炙　　**生姜**三两切
大枣十二枚擘

上五味，以水七升，煮取三升，去滓，分温三服。

【桂枝加大黄汤方】

即前方加大黄二两。

六、少阴病

少阴病提纲及意义

中焦脂膜团聚之处，脾居其中，斯为太阴，前已言之。而下焦脂膜团聚之处，肾居其中，故名少阴。少阴之府在肾，少阴之经即团聚之脂膜也。为其与中焦团聚之处相连，是以外感之传递，可由太阴而传入少阴也。

《伤寒论》原文：**少阴之为病，脉微细，但欲寐也。**

少阴之病，有凉有热。说者谓：若自太阴传来，是阳明、少阳之邪顺序传入少阴，则为热证；若外感之邪直中真阴，则为寒证者。而愚临证实验以来，知少阴病之凉者原非直中。乃自太阳传来，为表里之相传，亦为腑脏之相传（膀胱）。因太阳之府相连之脂膜，原与包肾之脂膜相通也。其间有直中者，或因少阴骤虚之时，饮食寒凉而得。此不过百中之一二，其治法原当另商也。

至少阴病之热者，非必自传经而来，多由伏气化热入少阴也。所谓伏气者，因其素受外寒甚轻，不能即病。其所受之寒气伏于三焦脂膜之中，阻塞气化之升降而化热（气化因阻塞而生热，伏气即可与之相合而化热）。恒因少阴之虚损，伏气乘虚而窜入少阴，此乃少阴之热病初得即宜用凉药者也。

至无论其病之或凉或热而脉皆微细者，诚以脉之跳动发于心，而脉之所以跳动有力者，又关于肾。心肾者，水火之根源也。心肾之气相济，则身中之气化自然壮旺；心肾之气若相离，身中之气化遽形衰惫。少阴有病者，其肾气为外邪遏抑，不能上升以济心。是以无论病之为凉为热，其脉象皆微细无力也。其但欲寐者，因心肾之气不交，身中之气化衰惫，精神必然倦懒，是以常常闭目以静自休息。又因肾气不能上达以吸引心阳下潜，是以虽闭目休息不能成寐，而为但欲寐之状也。——从前西人之论肾者，惟知为溺水之器。后乃知论肾当取广义，遂谓副肾髓质（命门督脉）及副肾皮质（胞室）之分泌素，皆于心之跳动有至切之关系，此诚西人之医学有进步也。然必实征诸其所分泌者而后知之，是仍囿于迹象，而不知肾中有无形之气化与心息息相关者尤切也。

《伤寒论》原文：少阴病，欲吐不吐，心烦，但欲寐，五六日自利而渴者，属少阴也。虚故引水自救。若小便色白者，少阴病形悉具。小便白者，以下焦虚有寒，不能制水，故令色白也。

张拱端曰：少阳为阳枢，少阴为阴枢。少阴欲吐不吐者，以少阴有水复有火，水火之气循环上下不利，故欲吐不吐也。少阳喜呕者，以内外之气由焦膜中行，焦膜不利则气难于出入，是以逆于胃而为呕。呕则气少畅，故喜呕，此少阴欲吐，少阳喜呕之所以然也。又太阴、少阴俱有自利证。少阴自利而渴，从少阴本热之化也；太阴自利不渴，从太阴本湿之化也。若治少阴上焦口渴之实热，不顾及下焦下利之虚寒，则下利不止矣。故凡对于水火分病，则当用寒热之药分治之；对于水火合病，无妨用寒热之药合治之。本论用方有纯于寒、有纯于热，复有寒热并用者，即此理也。

高崇勋谨按：本节未列治法。张氏谓上有实热、下有虚寒，宜用寒热之药。函问，师答曰：宜用生地一两，生杭芍五钱，附子二钱，干姜二钱，细辛一钱。计五味。不宜用石膏。

《伤寒论》原文：少阴病，脉紧。至七八日，自下利，脉暴微，手足反温，脉紧反去者，为欲解也。虽烦，下利必自愈。

少阴之中有水有火。肾左右两枚，水也；肾系命门所生之相火，少阴中之火也。外寒自太阳透入少阴，与少阴中之水气相并，以阻遏其元阳，是以脉现紧象。紧者寒也，乃阴盛阳衰逼阳不得宣布之象也。迨阳气蓄之既久，至七八日又重值太阳、阳明主气之候，命门之火因蓄极而暴发，遂迫阴寒自下利外出，脉之紧者亦暴微。

盖脉紧原阳为阴迫，致现弦而有力之象；至暴微是由紧而变为和缓，未必甚微，与紧相较则见其微矣。且其手足反温，此为元阳已回之兆无疑。

治少阴中之寒病者，原以保护其元阳为主。此时或有心烦之病，实因相火暴发，偶有浮越于上者，此益足征无阳之来复也。是以知其必愈也。

陈修园曰：此言少阴得阳热之气而解也。余自行医以来，每遇将死之证，必以大药救之。忽而发烦下利，病家怨而更医，医家亦诋前医之误，以搔不著疼痒之药居功，余反因热肠受谤。甚矣，名医之不可为也！

愚年少时，初阅《伤寒论浅注》至此，疑修园之言，似近自为掩饰，迨医学研究既久，又加以临证实验，乃知修园之言诚不诬也。后又见常德张拱端所著《伤寒论会参》，亦谓修园之言诚然。且谓：余治一人，服药后下利苦烦，又喜哈哈，似癫非癫，数时病愈，亦与此节烦利自愈一例也。而愚则谓：若遇少阴阴寒险证，欲用药以回其阳时，不妨预告病家，阳回之后恒现下利心烦之象，自能免病家之生疑也。

【荫潮按】数年前，余在里处，曾治一少阴寒证，服药后下利、发烦而愈。

民国二十二年腊月，在津又治敦庆隆布庄阎载临先生少阴寒证，服茴香、干姜等药久不愈，乃询方于余。俾单服生硫黄如枣大，食前服，每日三次。至五六日，忽下利，日二三次，骇而问余。余曰：此寒结得硫黄之热而开，《伤寒论》所谓"虽烦下利必自愈"者是也。后数日，利果止，其病亦愈。

即此例彼，益知修园、拱端之言不我欺也。

《伤寒论》原文：少阴病，下利。若利自止，恶寒而蜷卧，

手足温者，可治。

唐容川曰：少阴肾中之阳下根于足，上达于手，而充塞于膏膜之中。膏即脾所司也，脾膏阳足则熏吸水谷，不致水谷从肠中直泻而出。若肾阳不充于脾，而脾土所司之膏油失职，水谷不分，气陷而崩注，是为下利。其肠中水谷泄尽，利止后恶寒蜷卧。若生阳已竭者，则手足厥冷而死，设手足温者，是肾中生阳尚在，故为可治。白通汤等方是矣。

张拱端曰：以上三节，俱少阴阴寒之病。前两节手足温，第三节自烦欲去衣被，均为阳回之候，均为自愈可治之证。可见治少阴伤寒以阳为主，不特阴证见阳脉者生，即阴病见阳证亦为易愈。论中恶寒而蜷之蜷字，足供阴寒在内之考察。何也？大凡阴寒之病，俱有屈曲身体之形。其屈曲之理，实关系于督任二脉。盖以督统诸阳，行于背脊；任统诸阴，行于胸腹。阴寒在内屈曲身体者，伸背之阳以抑阴也；阳热在内直腰张胸者，伸腹之阴以济阳也。如天气热人必张胸，天气寒人必拘急。观其伸阳以自救，则蜷之属于阴寒，其理可得矣。故阳盛则作痉，阴盛则蜷卧，理所必然也。至于自烦欲去衣被，是阴得阳化，故为可治。

张氏论督任相助之理，以释本节中之蜷卧颇为精细。而愚于张氏所论之外，则更别有会心也。推坎离相济、阴阳互根之理：人之心肾相交，即能生热（心肾相交能补助元阳故能生热），而心肾之相交每在呼气外出之时也。盖当呼气外出之时，其心必然下降，其肾必然上升（此可默自体验）。此际之一升一降而心肾交矣。是乃呼吸间自然之利益，以为人身热力之补助也（试观睡时恒畏冷，以入睡时则呼吸慢，热力即顿形不足，是明征也）。——人之畏冷身蜷卧者，是其心肾欲相交以生热也（此中有无思无虑自然而然之天机）。至于病热，其身恒后挺，是心肾欲相远，防其相交以助热也。

果参透此中消息，以后天补助先天，不但由此悟却病之理，更可由此悟养生之理，寿命之悠久固可在把握中也。

《伤寒论》原文：少阴病，吐利，手足不逆冷，反发热者，

不死；脉不至者，灸少阴七壮。

　　陈修园谓：宜灸太溪二穴。张拱端谓：亦可灸复溜二穴。而愚则谓：若先灸太溪二穴，脉仍不应，可再灸复溜二穴。灸时宜两腿一时同灸。太溪二穴，在足内踝后五分，跟骨上动脉中，复溜二穴，在内踝上二寸，大骨后侧陷中，此与太溪同为少阴生脉之源。

少阴病麻黄附子细辛汤证

　　《伤寒论》原文：少阴病，始得之，反发热，脉沉者，麻黄附子细辛汤主之。

【麻黄附子细辛汤方】

麻黄_{二两去节}细辛_{二两}　附子_{一枚炮、去皮、破八片}

　　上三味，以水一斗，先煮麻黄减二升，去上沫，纳诸药，煮取三升，去滓，温服一升，日三服。

　　此外感之寒凉，由太阳直透少阴，乃太阳与少阴合病也。为少阴与太阳合病，是以少阴已为寒凉所伤，而外表纵有发热之时，然此非外表之壮热，乃恶寒中之发热耳。是以其脉不浮而沉。盖少阴之脉微细，微细原近于沉也。故用附子以解里寒，用麻黄以解外寒，而复佐以辛温香窜之细辛，既能助附子以解里寒，更能助麻黄以解外寒，俾其自太阳透入之寒，仍由太阳作汗而解。此麻黄附子细辛汤之妙用也。

　　按：方中细辛二两，折为今之六钱，复三分之一，剂中仍有二钱。而后世对于细辛有服不过钱之说。张隐庵曾明辩其非。二钱非不可用，而欲免病家之疑，用一钱亦可奏效。盖凡宜发汗之病，其脉皆浮。此独脉沉，而欲发其汗，故宜用细辛辅之。至谓用一钱亦可奏效者，因细辛之性原甚猛烈，一钱亦不为少矣。

　　按：此方若少阴病初得之，但恶寒不发热者，亦可用。

曾治一少年，时当夏季，午间恣食西瓜，因夜间失眠，遂于食余当窗酣睡。值东风骤至，天气忽变寒凉，因而冻醒。其未醒之先，又复梦中遗精。醒后遂觉周身寒凉抖战，腹中隐隐作疼，须臾觉疼浸加剧。

急迎为诊治。其脉微细若无。为疏方：用麻黄二钱，乌附子三钱，细辛一钱，熟地黄一两，生山药、净萸肉各五钱，干姜三钱，公丁香十粒，共煎汤服之。

服后温覆，周身得微汗，抖战与腹疼皆愈。

此于麻黄附子细辛汤外而复加药数味者，为其少阴暴虚，腹中疼痛也。

少阴病黄连阿胶汤证

（附：自订坎离互根汤方）

《伤寒论》原文：少阴病，得之二三日以上，心中烦，不得卧，黄连阿胶汤主之。

二三日以上，即一日也，合一二三日而浑言之，即初得也。细绎其文，是初得即为少阴病，非自他经传来也。

其病既非自他经来，而初得即有热象者，此前所谓伏气化热而窜入少阴者也。盖凡伏气化热之后，恒因薄受外感而猝然发动。至其窜入之处，又恒因其脏腑素有虚损，伏气即乘虚而入。

由斯而论，则此节之所谓少阴病，乃少阴病中之肾虚兼热者也。夫大易之象，坎上离下为既济。坎为肾而在上者，此言肾当上济以镇心也；离为心而在下者，此言心当下济以暖肾也。至肾素虚者，其真阴之气不能上济以镇心，心火原有摇摇欲动之机。是以少阴之病初得，肾气为伏气所阻，欲上升以济心尤难，故他病之现象犹未呈露，而心中已不胜热象之烦扰，而不能安卧矣。是以当治以黄连阿胶汤也。

【黄连阿胶汤】

黄连四两　黄芩一两　芍药二两　鸡子黄二枚　阿胶三两

上五味，以水五升，先煮三味，取二升。去滓，纳胶烊尽，小冷，纳鸡子黄，搅令相得，温取七合，日三服。

黄连味苦入心，性凉解热，故重用之以解心中发烦。辅以黄芩，恐心中之热扰及于肺也。又，肺为肾之上源，清肺亦所以清肾也。

芍药味兼苦酸。其苦也善降，其酸也善收，能收降浮越之阳，使之下归其宅。而性凉又能滋阴，兼能利便，故善滋补肾阴，更能引肾中外感之热自小便出也。

阿胶为济水之伏流通于阿井，取其水以煎黑色之驴皮成胶。其性善滋阴，又善潜伏，能直入肾中以生肾水。鸡子黄中含有副肾髓质之分泌素。推以同气相求之理，更能直入肾中以益肾水。肾水充足，自能胜热逐邪以上镇心火之妄动，而心中发烦自愈矣。

或问： 提纲明言心中烦而不能卧。夫心与肾共为少阴，使其心之本体热而生烦，其人亦恒不能安卧。此虽为手少阴，亦可名为少阴病也。何先生独推本于肾，由肾病而累及于心乎？

答曰： 凡曰少阴病者，必脉象微细，开端提纲中已明言之矣。若谓其病发于心，因心本体过热而发烦，则其脉必现浮洪之象。今其心虽有热，而脉象仍然微细（若脉非微细而有变更者，本节提纲中必言明此定例也），则知其病之源不在于心而在于肾可知。其心中发烦不得卧，实因肾病而累及于心，更可知也。

按： 此节所言之病，原系少阴病初得，无大热者，故治以黄连阿胶汤已足清其热也。若其为日既久，而热浸加增，或其肾经素有蕴热，因有伏气之热激发之，则其热益甚。以致心肾皆热，其壮热充实于上下，又非此汤所能胜任矣。愚遇此等证，则恒用白虎加人参汤，以玄参代知母、山药代粳米，又加鲜茅根、生鸡子黄，莫不随手奏效，用之救人多矣。因名之为坎离互根汤，详录其方之分量及煎法于下。

生石膏细末三两　　**玄参**一两　　**生怀山药**八钱　　**甘草**三钱

野台参四钱　　**鲜白茅根**洗净切碎六两　　**生鸡子黄**三枚

上共六味，先将茅根煎三四沸，去滓。纳余药五味，煎汤三盅，分三次温服，每服一次调入鸡子黄一枚。

方中之意：石膏、人参并用，不但能解少阴之实热，并能于邪热炽盛之时立复真阴。辅以茅根，更能助肾气上升、与心火相济也。至于玄参，性凉多液，其质轻松，原善清浮游之热，而心之烦躁可除；其色黑入肾，又能协同鸡子黄以滋肾补阴，俾少阴之气化壮旺，自能逐邪外出也。

或问：外感之伏气，恒受于冬日。至春日阳生，随春日之阳而化热，是以温病多有成于伏气化热者。至伤寒约皆在于冬日，何亦有伏气化热者乎？

答曰：伏气化热，原有两种化法。伏气冬日受之，伏于三焦脂膜之中，迟至春日，随春日之阳生而化热，此伏气化热之常也。乃有伏气受于冬日，其所伏之处，阻塞腹内升降之气化，其气化因阻塞而生热，伏气亦可随之化热，此伏气化热之变也。迨其化热之后，或又微受外感而触发之。其触发之后，又恒因某经素有虚损，乘虚而窜入其经，此所以伤寒病中亦有伏气化热者也。注疏诸家，因不知伤寒中亦有伏气化热，故对于少阴病之热者，而释之终涉影响也。

少阴病当灸及附子汤证

《伤寒论》原文：少阴病，得之一二日，口中和，其背恶寒者，当灸之，附子汤主之。

陈修园曰：此宜灸膈关二穴，以救太阳之寒；再灸关元一穴，以助元阳之气。

王和安曰：肾阳以先天元阳藏于丹田，吸引卫阳内返者为体；以后天水谷津液于水府，被心火下交、蒸发外出者为用。兹言**口中和**而不燥渴，则心阳已衰于上，**背恶寒**则太阳气循脊、入命门、下丹田者亦衰。治宜引天阳由背脊入命门、下丹田，温肾破寒以为之根。故膈关二穴，在脊七椎下各旁开三寸，为足太阳气脉所发。灸七壮，由太阳外部引天阳循脊下胞室矣。关元一穴，在脐下三寸，足三阴任脉之会。可灸百壮，从任脉引心阳以下胞室也。

王氏于此节疏解甚精细，而犹未指出下焦之元阳存于何处。盖人身有两气海，《内经》谓膈上为气海，此后天之气海，所藏者宗气也（即胸中大气）。哲学家以脐下为气海，此先天之气海，所藏者祖气，即元气也。

人身之元阳，以元气为体质，元气即以元阳为主宰。诚以其能斡旋全身则为元气，能温暖全身则为元阳。此元阳本于先天，原为先天之君火，以命门之相火为之辅佐者也（此与以心火为君火，以肝中所寄之少阳相火为相火者，有先天后天之分）。

至下焦气海之形质，原为脂膜及胰子，团结而中空，《医林改错》所谓，形如倒提鸡冠花者是也。人生结胎之始，先生此物，由此而下生督脉，上生任脉，以生全身，故其处最为重要之处，实人生性命之根也。

有谓人之元气、元阳藏贮于胞室者。不知胞室若在女子，其中生疮溃烂，原可割而去之。若果为藏元气元阳之处，岂敢为之割去乎？

又，原文：**少阴病，身体痛，手足寒，骨节痛，脉沉者，附子汤主之。**

【附子汤方】

附子二枚炮、去皮、破八片　　**茯苓**二两　　**人参**二两　　**白术**四两

芍药三两

上五味，以水八升，煮取三升，去滓，温服一升，日三服。

陈古愚曰：论云少阴病得之一二日，口中和，其背恶寒者，当灸之，宜此汤，此治太阳之阳虚，不能与少阴之君火相合也。又云少阴病，身体疼，手足寒，骨节痛，脉沉者，宜此汤，此治少阴君火内虚，神机不转也。方中君以生附子二枚，益下焦水中之生阳以达于上焦之君火也。臣以白术者，以心肾藉中土之气而交合也。佐以人参者，取其甘润以济生附子之大辛。又佐以芍药者，取其苦降以泄生附子之大毒也。然参、芍皆阴分之药，虽能化生附子之暴，又恐其掣生附子之肘。当此阳气欲脱之顷，杂一点阴柔之品，便足害事，故又佐以茯苓之淡渗，使参、芍成功之后，从小便而退于无用之地，不遗余阴之气以妨阳药也。师用此方，一以治阳虚，一以治阴虚。时医开口辄言此四字，其亦知阳指太阳、阴指少阴，一方统治之理乎？

张拱端曰：此方中最妙是人参一味，生于阴林湿地，味甘苦而质润，本于阴也。而发出之苗叶三丫五加，悉为阳数。可知此物从阴出阳，宛如肾水中生阳，用于附子汤中，一则济附子之热，一则助附子以生阳。圣方奇妙，不可思议也。前辈将人参或只解为化附子之大辛，或解为补中土，此皆未知仲师用药之妙义也。

按：古之人参，即今之党参。其性原温，而《本经》谓其微寒者，因神农尝百草时原采取其鲜者尝之，含有自然之鲜浆汁，是以其性微寒，至蒸熟晒干则变为温矣。此犹如鲜地黄、熟地黄之性各殊也。即古时用人参，亦恒多剖取鲜者用之。是以古方中之用人参，亦多取其微寒之性，与他药配合。而后世之笃信《本经》者，犹以人参为微寒，岂未尝单用人参以试其性之寒热乎？夫人参原为救颠扶危、挽回人命之大药，医界同人尚其于人参之性细研究之。

少阴病桃花汤证

《伤寒论》原文：少阴病，下利，便脓血者，桃花汤主之。

王和安曰：凡下利，皆油膜寒水返注入肠。油寒而脉血之热力不旺，则为洞泻；油寒锢蔽脉血，郁热冲突于油膜中，则为腹痛下坠。《要略》云：阳证内热则溢出鲜血，阴证内寒则下紫血如豚肝。盖油寒感及脉血，寒瘀而胀裂脉管，则下死瘀之黑血；血热素盛，被油寒郁积，热血胀裂脉管，则下鲜血也。油寒而谷精不能化血，随水下注，则便中挟有白津油中还流之液，或谷精已化之油，被脉血热迫，奔注入肠，则便中挟有油汁。油汁白血球应化赤血球者，不得纯热之融化，反以暴热之迫激，杂油血下则为脓血。而知此，则桃花汤之微义可解矣。

【桃花汤方】

赤石脂一斤，一半全用、一半筛末　　**干姜**一两　　**粳米**一升

上三味，以水七升，煮米令熟，去滓，温服七合，纳赤石脂末方寸匕，日三服，若一服愈，余勿服。

石脂原为土质，其性微温，故善温养脾胃；为其具有土质，颇有黏涩之力，故又善治肠澼下脓血；又因其生于两石相并之夹缝，原为山脉行气之处，其质虽黏涩，实兼能流通气血之瘀滞。故方中重用之以为主药。至于一半煎汤一半未服者，因凡治下利之药，丸散优于汤剂。且其性和平，虽重用一斤犹恐不能胜病，故又用一半筛其细末，纳汤药中服之也。且服其末，又善护肠中之膜，不至为脓血凝滞所伤损也。

用干姜者，因此证其气血因寒而瘀，是以化为脓血。干姜之热既善祛寒，干姜之辛又善开瘀也。

用粳米者，以其能和脾胃，兼能利小便，亦可为治下利不止

者之辅佐品也。

或问：大便下脓血之证，多因于热。此证即为少阴中寒证，何亦下脓血乎？

答曰：提纲之后，曾引王氏一段疏解。君所问之理，中已言明。若心中仍复游移不敢确信者，可举愚平素治验之案以征实之。

辽宁陆军连长何阁臣，年三十许，因初夏在郑州驻防，多受潮湿，下痢脓血相杂，屡治不愈。后所下者渐变紫色，有似烂炙，杂以脂膜，腹中切痛。医者谓此因肠中腐败，故所下如此，若不能急为治愈，则肠将断矣。阁臣闻之惧甚，遂乘火车急还辽宁。长途辛苦，至家病益剧，下痢无度，而一日只食稀粥少许。

时愚应辽宁军政两界之聘，在所建立达医院中施诊，阁臣遂来院求为诊治。其脉微弱而沉，左三部几不见。问其，心中自觉饮食不能消化，且觉上有浮热，诸般饮食皆懒下咽。下痢一昼夜二十余次，每欲痢时，先觉腹中坠而且疼。

细审病因，确系寒痢无疑。其所下看如烂炙，杂以脂膜者，是其肠中之膜，诚然腐败随痢而下也。西人谓此证为肠溃疡，乃赤痢之坏证，最为危险。所用之药有水银基制品，而用于此证实有不宜。即愚平素所遇肠溃疡证，亦恒治以金银花、旱三七、鸦胆子诸药，对于此证亦不宜。

盖肠溃疡证多属于热，而此证独属于寒，此诚肠溃疡证之仅见者也。

遂俾用生硫黄细末，掺熟面少许为小丸，又重用生山药、熟地黄、龙眼肉，煎浓汤送服。连服十余剂，共服生硫黄二两半（日服药一剂，头煎次煎约各送服生硫黄八许），其痢始愈。

按： 此证脉微弱而沉，少阴之脉也。下者如烂炙兼脂膜，较下脓血为尤甚矣。使其初得下脓血时，投以桃花汤，不即随手可愈乎。乃至病危已至极点，非桃花汤所能胜任。——故仍本桃花汤之义，以硫黄代干姜（上焦有浮热者忌干姜不忌硫磺），用生山药、熟地黄、龙眼肉以代石脂（病人阴虚，石脂能固下不能滋阴，山药诸药能固下兼能滋阴）。此变通，仍不失桃花汤之本义，是以多服十余剂亦能奏效也。

至此节之下节，下利不止，下脓血，又添腹痛，小便不利证，亦桃花汤主之。盖小便不利因寒者亦恒有之，故投以桃花汤亦能愈也。

少阴病吴茱萸汤证

《伤寒论》原文：少阴病，吐利，手足厥冷，烦躁欲死者，吴茱萸汤主之。

柯韵伯曰：少阴病，吐利烦躁四逆者死。四逆者，四肢厥冷，兼臂胫而言也。此云"手足"，是指掌而言。四肢之阳犹在也。

【吴茱萸汤】

吴茱萸一升洗　　**人参**三两　　**生姜**六两切　　**大枣**十二枚擘

上四味，以水七升，煮取二升，去滓，温服七合，日三服。

陈古愚曰：师于不治之证，不忍坐视，专求阳明，是得绝处逢生之妙，所以与通脉四逆汤、白通加猪胆汁汤三方鼎峙也。论云：食谷欲呕者，属阳明也，吴茱萸汤主之。又云：干呕吐涎沫，头痛者，吴茱萸汤主之。此阳明之正方也。或谓：吴茱萸降浊阴之气，为厥阴专药。然温中散寒，又为三阴并用之药。而佐以人参、姜、枣，又为胃阳衰败之神方也。

周伯度曰：吴茱萸树高丈余，皮青绿色，结实梢头。其气臊，故得木气多而用在于肝。叶紫、花紫，实紫，紫乃水火相乱之色。实熟于季秋，气味苦辛而温性且烈。是于水火相乱之中，操转旋拨乱之权。故能入肝伸阳戡阴而辟寒邪。味辛则升，苦则降，辛能散、苦能坚，亦升亦降，亦散亦坚。故上不至极上、下不至极下，第为辟肝中之邪而已。食谷欲呕者，肝受寒邪，上攻其胃。不食谷则肝气犹舒，食谷则肝不能容而欲呕，与胃虚之有反胃迥殊，故非吴茱萸汤不治。夫肝邪上攻则胃病，为木乘土；下迫则肾病，为子传母。迨子传母则吐利交作，而不只一吐矣。少阴自病，下利已耳，未必兼吐；吐而利矣，未必兼逆冷、烦躁、吐利，而且手足逆冷烦躁欲死，非肝邪盛极而何！此时疗之，舍吴茱萸汤亦别无他法也。

按：上两节之议论，一主胃，一主肝。究之，吴茱萸汤之实用，乃肝胃同治之剂也。至于此证烦躁欲死，非必因肝邪盛极，实因寒邪阻塞而心肾不交。盖人心肾之气果分毫不交，其人即危不旋踵。至于烦躁欲死，其心肾几分毫不交矣。夫心肾之所以相交者，实赖脾胃之气上下通行。是以内炼家以肾为婴儿，心为姹女。婴儿姹女相会，必赖黄婆为媒。黄婆者，脾胃也。

是以少阴他方中皆用干姜，而吴茱萸汤中则重用生姜至六两。取其温通之性，能升能降（生姜善发汗，是其能升，善止呕吐，是其能降），以开脾胃凝滞之寒邪，使脾胃之气上下通行，则心肾自能随脾胃气化之升降，而息息相通矣。

少阴病苦酒汤证

《伤寒论》原文：少阴病，咽中伤，生疮，不能语言，声不出者，苦酒汤主之。

王和安曰：此西人所谓扁桃炎也。扁桃在咽喉两旁，中有缩筋。食物入咽，即以收缩作用，压迫食物下咽，同时收提气管，免食物窜入。扁桃体内有分泌腺，由少阴经从心系上夹咽之脉下通心肾，平人肾脏真气含液循经达咽，由扁桃腺分泌而出。咽润食管滑利易于下食，咽润则声带得其滋养而发声清彻。今少阴心热上迫，则扁桃体肿大而喉塞，气不得出，扁桃之分泌失职，声带枯梗，不能语言。久则瘀血结合热力，胀裂脉管腺管，腐化脓臭，则成喉痈。其因误食渣滓而刺伤者，亦与喉痈同例。

【苦酒汤】

半夏洗、破如枣核大，十四枚　**鸡子**一枚去黄，纳上苦酒，著鸡子壳中

上两味，纳半夏苦酒中，以鸡子壳置刀环中。安火上，令三沸，去滓，少少含咽之。不差，更作三剂。

按：苦酒即醋也，《论语》又名为醯。又，方中枣核当作枣仁。不然，破半夏如核大十四枚，即鸡子空壳亦不能容，况鸡子壳中犹有鸡子清与苦酒乎？

又按：古用半夏皆用生者，汤洗七次即用，此方中半夏宜用生半夏先破之，后用汤洗，始能洗出毒涎。

唐容川曰：此节所言生疮，即今之喉痈、喉蛾，肿塞不得出声。今有用刀针破之者，有用巴豆烧焦烙之者，皆是攻破之，使不壅塞也。仲景用生半夏正是破之也。余亲见治重舌敷生半夏立即消破，即知咽喉肿闭亦能消而破之矣。且半夏为降痰要药。凡喉肿则痰塞，此仲景用半夏之妙，正是破之又能祛痰，与后世刀针、巴豆等方较见精密。况兼蛋清之润、苦酒之泻，真妙法也。

少阴病白通汤证及白通加猪胆汁汤证

《伤寒论》原文：少阴病，下痢，白通汤主之。

【白通汤方】

葱白四茎　**干姜**一两　**附子**一枚生用、去皮、破八片

上三味，以水三升，煮取一升。去滓，分温再服。

下利固系少阴有寒，然实与脾胃及心脏有关。故方中用附子

以暖肾，用干姜以暖脾胃，用葱白以通心肾之气，即引心君之火下济（天道下济而光明），以消肾中之寒也。

《伤寒论》原文：少阴病，下利，脉微者，与白通汤；利不止，厥逆无脉，干呕烦者，白通加猪胆汁汤主之。服汤，脉暴出者死，微续者生。

【白通加猪胆汁汤方】

葱白四茎　干姜一两　附子一枚生用、去皮、破八片
人尿五合　猪胆汁一合

以上五味，以水三升，煮取一升。去滓，纳胆汁、人尿，和令相得，分温再服。若无胆汁，亦可用。

张令韶曰：脉始于足少阴肾，主于手少阴心，生于足阳明胃，少阴下利脉微者，肾中之生阳不升也。与白通汤以启下陷之阳，若利不止，厥逆无脉，干呕烦者，心无所主、胃无所生、肾无所始也。白通汤三面俱到，加猪胆汁、人尿，调和后入，生气俱在，为效倍速。苦咸合为一家，入咽之顷，苦先入心，即随咸味而直交于肾。肾得心君之助，则生阳之气升。又有附子在下以启之，干姜从中以接之，葱白在上以通之，利止厥回，不烦不呕，脉可微续，危证必仗此大力也。若服此汤后，脉不微续而暴出，灯光回焰，药亦无如之何矣。

按：此节较前节所言之病为又重矣。而于白通汤中加人尿、猪胆汁，即可挽回者，此中原有精微之理在也。人尿原含有脏腑自然之生气。

愚友毛仙阁之侄病霍乱，六脉皆闭、两目已瞑，气息已无，舁诸床上，仙阁以手掩其口鼻，觉仿佛仍有呼吸，灌水少许，似犹知下咽。

乃急用现接之童便，和朱砂细末数分灌之。须臾顿醒，则人尿之功效可知矣。

至于猪胆汁，以人之生理推之，原少阳相火之所寄生，故其味甚苦，此与命门相火原有先后天之分。当此元阳衰微、命门相火将绝之时，而以后天助其先天，西人所谓脏器疗法也。且人尿与猪胆汁之性皆凉，加于热药之中以为引导，则寒凉凝聚之处自无格拒，此又从治之法也。

其脉暴出者，提纲中以为不治，以其将脱之脉象已现也。而愚临证数十年，于屡次实验中，得一救脱之圣药，其功效远过于参芪，而自古至今未有发明。其善治脱者其药非他，即山萸肉一味大剂煎服也。盖无论上脱、下脱、阴脱、阳脱，奄奄一息，危在目前者，急用生净萸肉（药房中恒有将酒浸萸肉蒸熟者，用之无效）三两，急火煎浓汁一大碗，连连温饮之，其脱即止。脱回之后，再用萸肉二两，生怀山药一两，真野台参五钱煎汤一大碗，复徐徐温饮之，暴脱之证约皆可救愈。想此节所谓脉暴出者用之亦可愈也。夫以愚之管窥蠡测，较之仲师，何异萤火之比皓月！然吾人生古人之后，贵发古人所未发，不可以古人之才智囿我，实贵以古人之才智启我，然后能于医学有进步也。

少阴病真武汤证

《伤寒论》原文：少阴病，二三日不已。至四五日，腹痛，小便不利，四肢沉重疼痛，自下利者，此为有水气。其人或咳，或小便利，或下利，或呕者，真武汤主之。

【真武汤方】

茯苓、芍药、生姜切各三两　　白术二两

附子一枚炮、去皮、破八片

上五味，以水八升，煮取三升，去滓，温服七合，日三服。若咳者，加五味子半升，细辛、干姜各一两；若小便利者，去茯苓；若下利者，去芍药加干姜二两；若呕者，去附子加生姜足前成半斤。

罗东逸曰：真武者，北方司水之神也，以之名汤者，藉以镇水之义也。夫人一身，制水者脾，主水者肾也。肾为胃关，聚水而从其类。倘肾中无阳，则脾之枢机虽运，而肾之关门不开，水即欲行以无主制，故泛溢妄行而有是证也。

用附子之辛温，壮肾之元阳，则水有所主矣。

白术之温燥，建立中土，则水有所制矣。

生姜之辛散，佐附子以补阳，于补水中寓散水之意。

茯苓之渗淡，佐白术以建土，于制水中寓利水之道焉。

而尤重在芍药之苦降，其旨甚微。盖人身阳根于阴，若徒以辛热补阳，不少佐以苦降之品，恐真阳飞越矣。芍药为春花之殿，交夏而枯，用之以亟收散漫之阳气而归根。下利减芍药者，以其苦降涌泻也。

加干姜者，以其温中胜寒也。水寒伤肺则咳，加细辛、干姜者，胜水寒也；加五味子者，收肺气也。

小便利者，去茯苓，恐其过利伤肾也。

呕者，去附子，倍生姜，以其病非下焦，水停于胃，所以不须温肾以行水，只当温胃以散水。且生姜功能止呕也。

少阴病通脉四逆汤证

《伤寒论》原文：少阴病，下利清谷，里寒外热，手足厥逆，脉微欲绝，身反不恶寒，其人面赤色，腹痛，或干呕，或咽痛，或利止脉不出者，通脉四逆汤主之。

【通脉四逆汤】

甘草二两炙　　附子大者一枚生用、去皮、破八片

干姜三两、强人可四两

　　上三味，以水三升，煮取一升二合，去滓，分温再服，其脉即渐而出者愈（非若暴出者之自无而忽有、既有而仍无，如灯火之回焰也）。面赤色者，加葱九茎。腹中痛者，去葱、加芍药二两。呕者，加生姜二两。咽痛者，去芍药、加桔梗一两。利止脉不出者，去桔梗、加人参二两。病皆与方相应者，乃服之。

　　按：太阳篇四逆汤中干姜两半，以治汗多亡阳之证。至通脉四逆汤，药味同前，惟将干姜加倍。盖因寒盛脉闭，欲藉辛热之力开凝寒以通脉也。面赤者加葱九茎（权用粗葱白切上九寸即可），盖面赤乃阴寒在下，逼阳上浮，即所谓戴阳证也。加葱以通其上下之气，且多用同于老阳之数，则阳可下归其宅矣。而愚遇此等证，又恒加芍药数钱。盖芍药与附子并用，最善收敛浮越之元阳下降也。

　　《金鉴》注曰：论中扶阳抑阴之剂，中寒阳微，不能外达，主以四逆；中外俱寒，阳气虚甚，主以附子；阴盛于下，格阳于上，主以白通；阴盛于内，格阳于外，主以通脉。是可知：四逆，运行阳气者也；附子，温补阳气者也；白通，宣通上下之阳者也；通脉，通达内外之阳者也。

　　今脉微欲绝，里寒外热，是肾中阴盛、格阳于外，故主之也。倍干姜、加甘草、佐附子，易名通脉四逆汤者，以其能大壮元阳，主持中外，共招外热，返之于内。盖此时生气已离，亡在俄顷。若仍以柔缓之甘草为君，何能疾招外阳？故易以干姜。然必加甘草、干姜等分者，恐涣漫之余，姜附之猛不能安养元气，所谓有制之师也。若面赤加葱，以通格上之阳；腹痛加芍药，以和在里之阴；呕逆加生姜，以宣胃；咽痛加桔梗，以利经；利不止、脉不出、气少者，加参以生元气而复脉也。

　　按：通脉四逆汤，方中甘草亦有作三两者，故鉴注云云。

少阴病大承气汤证

《伤寒论》原文：**少阴病，自利清水，色纯青。心下必痛，口干燥者，急下之，宜大承气汤。**

按：此证乃伏气之热，窜入肝肾二经也。盖以肾主闭藏，肝主疏泄，肾为二便之关，肝又为肾行气。兹因伏气之热，窜入肾兼窜入肝，则肝为热助，疏泄之力太过，即为肾行气之力太过，致肾关失其闭藏之用，而**下利清水**。且因肝热而波及于胆，致胆汁因热妄行，随肝气之疏泄而下**纯青色**之水。

于斯，肾水因疏泄太过而将竭，不能上济以镇心火，且肝木不得水气之涵濡。则在下既过于疏泄，在上益肆其横恣。是以**心下作痛、口中干燥**也。——此宜急下之，泻以止泻，则肾中之真阴可回，自能上济以愈口中干燥、心下作痛也。

张拱端曰：民国十五年秋季，发生痢疾。见有一男子得痢，利时极其闭迫后重，惟利下清水，色青，无脓血。医者均作痢疾，治之不效，余治亦不效，数日即死。——后阅至此条，始知为少阴急下之证，最为恶候，非秋痢也。其于秋时常痢中，单现一少阴急下之特别下利甚矣，医之难于知病也！

按：少阴病纯下青色之水，愚亦未见。然观张氏所遇之证，治以他药皆不愈，则宜以大承气汤下之无疑矣。且此节之前有"少阴病得之二三日，口燥咽干者，急下之，宜大承气汤"。及后节"少阴病六七日，腹胀不大便者急下之，宜大承气汤"。想此二节，仲师亦皆言急下，若不急下，当亦若纯下青水者，其危险即在目前。若仲师者，宜其为医中之圣也。

按：方书有奇恒痢。张隐庵谓：系三阳并至，三阴莫当。九窍皆塞，阳气旁溢，咽干喉塞，痛并于阴，则上下无常，薄为肠澼。其脉缓小迟涩，血温身热者死，热见七日者死。盖因阳气偏盛，阴气受伤，是以脉小迟涩。此证宜急用大承气汤泻阳养阴，缓则无效。夫奇恒痢病，未知所下者奚似。而第即其脉象缓小迟涩，固与少阴病之脉微细者同也。其咽干喉塞，痛并于阴，又与此节之心下痛、口中干燥者同也。隐庵谓：宜急服大承气汤，又与此节之"急下之，宜大承气"者同也。是奇恒痢者，不外少阴下利之范围，名之为奇恒痢可也，名之为少阴下利亦无不可也。

《伤寒论》原文：**少阴病，下利，脉微涩，呕而汗出，必数更衣，反少者，当温其上，灸之**（注家谓宜灸百会穴）。

张拱端曰：此节言少阴为阴阳气血所资生，其生由下而上，以结少阴全篇之义。经云：少阴为枢。是言少阴之阴阳水火循环相生，以少阴为枢纽也。其阴中潜阳，阳中潜阴。上火下水是其体，水火相衔是其用。于卦为坎离，于人身属先天后天，造化寄在坎离，故又为阴阳所资始，气血所资生。而其资始资生，悉由下而上，犹水气腾而为云，云行雨施，而后品物流行也。仲师以下利反少，为阳复于下，取"灸之，引生气上行"以结全篇之义。此理放之则弥六合，卷之则退藏于密，非常人所易窥测也。

七、厥阴病

厥阴病提纲及意义

传经之次第，由少阴而厥阴。厥阴者，肝也。肝为厥阴之府，而肝膈之下垂，与包肾之脂膜相连者，即厥阴之经也。为其经与少阴经之脂膜相连，是以由少阴可传于厥阴。

厥者，逆也。又，尽也。少阴自少阳、太阴传来，而复逆行，上传于肝。且经中气化之相传至此，又复阴尽而阳生也，是以名为厥阴也。

《伤寒论》原文：**厥阴之为病，消渴，气上撞心，心中疼热，饥而不欲食，食则吐蛔。下之，利不止。**

《内经》谓：厥阴之上，风气主之，中见少阳。少阳者，肝中所寄之少阳相火也。为肝中寄有相火，因外感之激发而暴动，是以消渴。相火挟肝气上冲，是以觉气上撞心，心中疼且热也。凡人之肝热者，胃中亦恒有热。胃中有热能化食，肝中有热又恒欲呕，是以饥而不欲食。至于肠中，感风木兼少阳之气化，原能生蛔。因病后懒食，肠中空虚，蛔无所养。偶食少许，蛔闻食味则上来，是以吐蛔也。至误下之利不止者，因肝受外感正在不能疏泄之时（经谓肝主疏泄），适有降下之药为向导，遂至为肾过于行气（肝行肾之气）而疏泄不已。

厥阴病乌梅丸证

《伤寒论》原文：**伤寒，脉微而厥。至七八日，肤冷，其人躁、无暂安时者，此为藏厥，非为蛔厥也。蛔厥者，其人当吐**

蛔。今病者静而复时烦，此为藏寒，蛔上入其膈，故烦。须臾复止，得食而呕又烦者，蛔闻食臭出，其人当自吐蛔。蛔厥者，乌梅丸主之。又主久利。

陈修园曰：此借少阴之藏厥托出厥阴之蛔厥，是明托法。节末补出"又主久利"四字，言外见本经厥利相因。取乌梅丸为主，分之为蛔厥一证之专方，合之为厥阴各证之总方；以主久利，而托出厥阴之全体，是暗托法。以厥阴证非厥即利，此方不特可以治厥，而并可以治利。凡阴阳不相顺接、厥而下利之证，亦不能舍此而求方。

又，凡厥阴之变证不一，无论见虫不见虫，辨其气化不拘形迹，皆可统以乌梅丸主之。

【乌梅丸方】

乌梅三百个　细辛六两　干姜十两　黄连一斤　当归四两

附子六两炮、去皮　蜀椒四两炒出汗　人参六两　黄柏六两

桂枝六两

上十味，异捣筛，合治之。以苦酒渍乌梅一宿，去核，蒸之五升米下，饭熟，捣成泥。和药，令相得，纳臼中，与蜜杵二千下，丸如梧桐子大。先食饮服十丸，日三服。稍加至二十丸。禁生冷、滑物、臭食等。

陈元犀曰：通篇之眼目，在"此为脏寒"四字。言见证虽有风木为病，相火上攻，而其脏则为寒，何也？厥阴为三阴，阴之尽也。《周易》震卦，一阳居二阴之下，为厥阴本象。病则阳逆于上，阴陷于下。饥不欲食，下之，利不止，是下寒之确征也；消渴，气上撞心，心中疼热，吐蛔，是上热之确征也。

方用乌梅，渍以苦酒，顺曲直作酸之本性，逆者顺之，还其所固有，去其所本无，治之所以臻于上理也。桂、椒、辛、附辛温之品，导逆上之火，以还震卦下一画之奇；黄连、黄柏苦寒之品，泻心胸之热，以还震卦上四画之偶。又佐以人参之甘寒，当

归之甘温，干姜之辛温，三物合用，能令中焦受气取汁。而乌梅蒸于米下，服丸送以米饮，无非养中焦之法。所谓"厥阴不治，求之阳明"者，此也。此为厥阴证之总方。——注家第谓蛔得酸则静，得辛则伏，得苦则下，犹浅乎测乌梅丸也。

按：厥阴一篇，病理深邃，最难疏解。注家以经文中有阴阳之气不相顺接之语，遂以经解经，于四肢之厥逆，即以阴阳之气不相顺接解之，而未有深究其不相顺接之故，何独在厥阴一经者。

盖肝主疏泄，原为风木之脏，于时应春，实为发生之始。肝膈之下垂者，又与气海相连。故能宣通先天之元气，以敷布于周身，而周身之气化，遂无处不流通也。至肝为外感所侵，其疏泄之力顿失，致脏腑中之气化不能传达于外。是以内虽蕴有实热，而四肢反逆冷，此所谓阴阳之气不相顺接也。

至于病多呕吐者，亦因其疏泄之力外无所泻，遂至蓄极而上冲胃口。此多呕吐之所以然也。

又，胃为肝冲激不已，土为木伤，中气易漓，是以间有除中之病。除中者，脾胃之气已伤尽，而危在目前也。

至于下利，亦未必皆因脏寒。其因伏气化热，窜入肝经，遏抑肝气太过，能激动其疏泄之力上冲，亦可激动其疏泄之力下注以成下利，然所利者必觉热而不觉凉也。试举一治验之案以明之。

辽宁刘允卿，寓居天津河东，年近四旬，于孟秋得吐泻证，六日之间勺饮不存，一昼夜间下利二十余次，病势危急莫支。

延为诊治。其脉象微细，重按又似弦长。四肢甚凉，周身肌肤亦近于凉，而心中则甚觉发热。所下利者亦觉发热。

断为系厥阴温病，在《伤寒论》中即为厥阴伤寒（《伤寒论》开端处，曾提出温病，后则浑名之为伤寒）。

惟其呕吐殊甚，无论何药，入口即吐出，分毫不能下咽，实足令医者束手耳。因问之曰：心中既如此发热，亦想冰吃否？答曰：想甚。但家中人驳阻，不令食耳。

愚曰：此病已近垂危，再如此吐泻一昼夜，即仙丹不能挽回，惟用冰膏掺生石膏细末服之，可以止吐。吐止后，泻亦不难治矣。

遂立主买冰搅凌若干，掺生石膏细末两许服之。服后病见愈，可服稀粥少许，下利亦见少。翌日，复为诊视，四肢已不发凉，身亦微温，其脉大于从前，心中犹觉发热，有时仍复呕吐。

俾再用生石膏细末一两，掺西瓜中服之，呕吐从此遂愈。翌日，再诊其脉，热犹未清，心中虽不若从前之大热，犹思食凉物，懒于饮食，其下利较前已愈强半。

遂为开白虎加人参汤。方中生石膏用二两，野台参三钱，用生杭芍六钱以代知母，生山药六钱以代粳米，甘草则多用至四钱，又加滑石六钱。方中如此加减替代者，实欲以之清热，又欲以之止利也。

俾煎汤两盅，分两次温饮下，病遂痊愈。

此于厥阴温病如此治法。若在冬令，遇厥阴伤寒之有实热者，亦可如此治法。

盖厥阴一经，于五行属木，其性原温，而有少阳相火寄生其间，则温而热矣。若再有伏气化热窜入，以激动其相火，原可成极热之病也。夫石膏与冰膏、西瓜并用，似近猛浪。然以愚之目见耳闻，因呕吐不止而废命者多矣，况此证又兼下利乎？此为救人之热肠所迫，于万难挽救之中，而拟此挽救之奇方，实不暇计其方之猛浪也。若无冰膏、西瓜时，或用鲜梨切片、蘸生石膏细末服之，当亦不难下咽而止呕吐也。

厥阴病白虎汤证

《伤寒论》原文：**伤寒，脉滑而厥者，里有热也，白虎汤主之。**

太阳篇白虎汤证，脉浮滑是表里皆有热也。此节之白虎汤证，脉滑而厥，是里有热、表有寒也。此所谓热深厥深也。

愚遇此等证，恒先用鲜白茅根半斤切碎，煮四五沸，取汤一大碗，温饮下。厥回身热，然后投以白虎汤，可免病家之疑，病人亦敢放胆服药。若无鲜茅根时，可以药房中干茅根四两代之。若不用茅根时，愚恒治以白虎加人参汤，盖取人参能助人生发之气，以宣通内热外出也。

厥阴病当归四逆汤及加吴茱萸生姜汤证

《伤寒论》原文：**手足厥寒，脉细欲绝者，当归四逆汤主之；若其人内有久寒者，宜当归四逆加吴茱萸生姜汤主之。**

沈尧封曰：叔和释脉法，细极谓之微，即此之脉细欲绝，即与脉微相浑。不知微者，薄也，属阳气虚；细者，小也，属阴血虚。薄者未必小，小者未必薄也。盖荣行脉中，阴血虚则实其中者少，脉故小；卫行脉外，阳气虚则约乎外者怯，脉故薄。况前人用微字，多取薄字意。试问"微云淡河汉"，薄乎？细乎？故少阴论中脉微欲绝，用通脉四逆主治，回阳之剂也；此之脉细欲绝，用当归四逆主治，补血之剂也。两脉阴阳各异，岂堪混释。

【当归四逆汤方】

当归三两　**桂枝**去皮三两　**芍药**三两　**细辛**三两

大枣二十五枚擘　**甘草**二两炙　**通草**二两

上七味，以水八升，煮取三升，去滓，温服一升，日三服。

【当归四逆加吴茱萸生姜汤方】

即前方加吴茱萸半升　　**生姜**三两

以水六升、清酒六升，和煮取五升，去滓，分温五服。

王和安曰：厥阴经气来自足少阴经，宣于手太阴经，成循环不息之常度。若以血寒自郁于脏，脉象应有弦凝之征。今脉细欲绝，可知少阴经气来源先虚，及复本经受脏寒之感，则虚寒转甚，细而欲绝也。治以当归四逆汤，意在温肝通郁。而必以桂枝、白芍疏浚经气之源，细辛、通草畅达经气之流。内有凝寒，重加吴萸、生姜，温经通气，仍加入原方以全其用。解此，则治经气之定义可三反矣。

厥阴病白头翁汤证

《伤寒论》原文：热利下重者，白头翁汤主之。

【白头翁汤方】

白头翁二两　　**黄连、黄柏，秦皮**各三两

上四味，以水七升，煮取二升，去滓，温服一升。不愈，更服一升。

陈古愚曰：下重者，即《内经》所谓"暴注下迫，皆属于热"之旨也。白头翁临风偏静，特立不挠，用以为君者，欲平走窍之火，必先定摇动之风也。秦皮浸水青蓝色，得厥阴风木之化，故用为臣；以黄连、黄柏为佐使者，其性寒能除热，其味苦又能坚也。总使风木遂其上行之性，则热利下重自除；风火不相煽而燎原，则热渴饮水自止。

《金鉴》注曰：三阴俱有下利证，自利不渴属太阴，自利渴属少阴。惟厥阴下利属寒者，厥而不渴，下利清谷；属热者消渴，下利后重，便利脓血。此热利下重，乃郁热奔逼广肠、魄

门，重滞难出。初痢用此法以寒治热，久痢则宜用乌梅丸，随所利而从治之，调其气使之平也。

按：白头翁一名独摇草。后世本草谓其无风自摇，有风反安然不动。愚初甚疑之，草木之中，何曾见有有风不动，无风反自摇者乎？乃后登本邑古城址墓，见其背阴多长白头翁，细察其状，乃恍悟其亦名独摇草之所以然也：盖此物茎粗如箸，而高不盈尺。其茎四面生叶与艾叶相似，而其蒂则细而且软，微有风吹，他草未动而其叶已动，此其无风自摇也；若有大风，其茎因粗而且短，是以不动，而其叶因蒂细软，顺风溜于一边，无自反之力，亦似不动，此所谓有风不动也。事非亲见，又安知本草之误哉？

盖此物生冈阜之阴而性凉，原禀有阴性，而感初春少阳之气即突然发生，正与肝为厥阴，而具有升发之气者同也。为其与肝为同气，故能升达肝气，清散肝火，不使肝气挟热下迫以成下重也。且其头生白茸，叶上亦微有白毛，原兼禀西方之金气，故又善镇肝而不使肝木过于横恣也，至于又加连、柏、秦皮为之佐使，陈氏论中已详言其义，无庸愚之赘语也。

又按：白头翁汤所主之热利下重，当自少阴传来。不然，则为伏气化热窜入厥阴。其证虽热，而仍非外感大实热，故白头翁汤可以胜任。乃有病在阳明之时，其病一半入府，一半由经而传于少阳，即由少阳入厥阴而为腑脏之相传。则在厥阴者既可成厥阴热利之下重，而阳明府中稽留之热，更与之相助而为虐。此非但用白头翁汤所能胜任矣。愚遇此等证，恒将白头翁、秦皮加于白虎加人参汤中，则莫不随手奏效也。

曾治一中年妇人，于孟春感冒风寒，四五日间，延为诊治。其左脉弦而有力，右脉洪而有力，舌苔白而微黄，心中热而且渴，下利脓血相杂，里急后重，一昼夜二十余次。

即其左右之脉象论之，断为阳明厥阴合并病。有一医者在座，疑而问曰：凡病涉厥阴，手足多厥逆。此证则手足甚温何也？

答曰：此其所以与阳明并病也，阳明主肌肉，阳明府中有热，是以周身皆热，而四肢之厥逆自不能于周身皆热时外现也。况厥阴之病，即非杂以阳明，亦未必四肢皆厥逆乎！医者深韪愚言，与病家皆求速为疏方。遂为立方如下：

生石膏捣细三两　　生杭芍八钱　　生怀山药八钱　　野台参四钱

白头翁八钱　　秦皮六钱　　天花粉八钱　　甘草三钱

上药八味，共煎三盅，分三次温饮下。

方中之义，是合白虎加入参汤与白头翁汤为一方，而又因证加他药也。

白虎汤中无知母者，方中芍药可代知母也。盖芍药既能若知母之退热滋阴，而又善治下痢者之后重也。

无粳米者，方中生山药可代粳米也。盖山药汁浆浓郁，既可代粳米和胃，而其温补之性，又能助人参固下也。

至于白头翁汤中无黄连、黄柏者，因与白虎汤并用，有石膏之寒凉，可省去连、柏也。又外加天花粉者，因其病兼渴，天花粉偕同人参最善生津止渴。

将此药三次服完，诸病皆减三分之二。再诊其脉，仍有实热未清。

遂于原方中加滑石五钱，利其小便，正所以止其大便。

俾仍如从前煎服。于服汤药之外，又用鲜白茅根半斤煎汤当茶，病遂痊愈。

八、不分经

不分经之病烧裈散证、理中丸证、竹叶石膏汤证

　　伤寒病六经分治之外，又有不分经之病，附载于伤寒分经之后者，又宜择其紧要者，详为诠解，而后学治伤寒者，自能应变无穷也。

　　《伤寒论》原文：**伤寒阴阳易之为病，其人身体重，少气，少腹里急，或引阴中拘挛，热上冲胸，头重不欲举，眼中生花，膝胫拘急者，烧裈散主之。**

　　【烧裈散方】
　　妇人中裈近阴处，取烧作灰。

　　上一味，水服方寸匕，日三服，小便即利，阴头微肿，此为愈矣。妇人病，取男子裈，烧灰服。

　　张隐庵曰：裈裆，乃阴吹注精之的，盖取彼之余气，却彼之余邪。邪毒原从阴入，复使之从阴以出。故曰：小便利，阴头微肿即愈。

　　王和安曰：人身正阳充满，气血盈溢，对于外邪富有抵抗力，诸邪莫入。交媾时冲任督三脉气血之一部顿虚，则有受邪之余地矣。伤寒新瘥，人病菌在气血者，虽多从表里汗下除去，而潜于骨髓者无由发泄。必俟正气充盈，以白血球捕菌之力，久久搜捕而排泄之，菌邪乃尽。新瘥之人，骨髓中未泄之菌欲泄不能，必乘交媾时以灵能作用，随精发泄。此时乘彼交媾，人三脉顿虚，注射而入。——其人虚气被郁，自身重少气。膜中寒燥，

自少腹里急，牵引阴筋为之拘挛。脉中郁热积盛上浮，循冲由前上胸，为热上冲胸，循督由后上脑，为头重不举，眼中生花。其循任脉由内上心为烦，上口为疮者较少。以任脉血下行稍资敌御，不如冲督之精血上行之势顺也。但以邪集少腹，郁阻任脉，血不能下行温足，必渐至膝胫拘急。

此时治法，应审三脉：菌集孰多，郁热孰甚。谅以鹿角治督、黄柏治冲、龟板通任，阴挛加荔核、川楝，筋结加羚羊、犀角、膝胫拘急、眼中生花加牛膝、杏仁。于清热解郁中，加苁蓉、车前、土茯苓等利窍，引毒从前阴去。——此云烧裈散主之，以裈近阴处，常有余精流著，取之以烧灰入药，可引药力直达精所，泄菌出自前阴，犹治血热用尿，可引药力直达血分，引热泄于尿窍也。陈修园谓：治此证以大剂加入烧裈散易效，诚善读圣书也。

按：王氏之论甚精细，其论用药处亦佳。然愚对于此证，又另有作引之药，可与烧裈散并用。——其药非他，血余炭是也。盖血余原心血所生，为炭服之能自还原化。此证以之作引，有以心济肾之义也。且其性又善利小便，更可引阴中所受之邪自小便出也。

《伤寒论》原文：**大病瘥后，喜唾，久不了了，胸上有寒，当以丸药温之，宜理中丸。**

【理中丸方】
人参、甘草炙、白术、干姜各三两

上四味，捣筛，蜜和为丸，如鸡子黄许大，以沸汤数合和一丸，研碎，温服之，日三夜二服。腹中未热，益至三四丸。然不及汤。

汤法：以四物依两数切，用水八升，煮取三升，去滓，温服一升，日三服。

若脐上筑者，肾气动也，去术加桂四两。

吐多者，去术加生姜三两，下多者，还用术。

悸者，加茯苓二两。

渴欲饮水者，加术足前成四两半。

腹中痛者，加人参足前成四两半。

寒者，加干姜足前成四两半。

腹中满者，去术加附子一枚。

服汤后如食顷，饮热粥一升许。微自温，勿发揭衣被。

此病时服凉药太过，伤其胃中之阳，致胃阳虚损，不能运化脾脏之湿，是以痰饮上溢而喜唾，久不了了也。

故方中用人参以回胃中之阳，其补益之力，且能助胃之眴动加数，自能运化脾中之湿使之下行。而又辅以白术，能健脾又能渗湿。干姜以能暖胃又能助相火以生土。且又加甘草以调和诸药，使药力之猛者，得甘草之缓而猛力悉化；使药性之热者，得甘草之甘而热力愈长也。——至于方后诸多加减，又皆各具精义。随诸证之变化，而遵其加减诸法，用之自能奏效无误也。

《伤寒论》原文：**伤寒解后，虚羸少气，气逆欲吐者，竹叶石膏汤主之。**

【竹时石膏汤方】

竹叶二把　　**石膏**一斤　　**半夏**半升洗　　**麦门冬**一升去心

人参三两　　**甘草**二两炙　　**粳米**半升

上七味，以水一斗，煮取六升。去滓，纳粳米，煮米熟汤成。去米，温服一升，日三服。

前节是病时过用凉药、伤其阳分；此节是病时不能急用凉药以清外感之热，致耗阴分。且其大热虽退，仍有余热未清，是以虚羸少气、气逆欲吐。——此乃阴虚不能恋阳之象又兼有外感之余热为之助虐也。

故方中用竹叶、石膏以清外感之热，又加人参、麦冬协同石膏以滋阴分之亏。盖石膏与人参并用，原有化合之妙，能于余热未清之际立复真阴也。用半夏者，降逆气以止吐也。用甘草、粳米者，调和胃气以缓石药下侵也。自常情观之，伤寒解后之余热，何必重用石膏，以生地、玄参、天冬、麦冬诸药亦可胜任。然而甘寒留邪，可默酿劳瘵之基础，此又不可不知也。

九、伤寒经方加减变通法

论伤寒脉紧及用麻黄汤之变通法

《伤寒论》之开卷，谓伤风脉浮，伤寒脉紧。夫脉浮易辨矣，惟脉紧则殊难形容。论者多谓形如转索，而转索之形指下又如何摸寻也。盖此脉但凭空形容，学者卒无由会解。惟讲明其所以紧之理，自能由理想而得紧脉之实际矣。

凡脉之紧者必有力。夫脉之跳动，心脏主之。而其跳动之有力，不但心主之也，诸脏腑有热皆可助脉之跳动有力，营卫中有热亦可助脉之跳动有力。特是脉之有力者，恒若水之有浪，大有起伏之势。而紧脉虽有力，转若无所起伏。诚以严寒束其外表，其收缩之力能逼营卫之热内陷与脉相并，以助其有力；而其收缩之力又能遏抑脉之跳动，使无起伏。是紧脉之真相，原于平行中见其有力也。至于紧脉或左右弹者，亦蓄极而旁溢之象也。

仲师治以麻黄汤，所以解外表所束之寒也。特是用麻黄汤以解其外寒，服后遍体汗出，恶寒既愈，有其病从此遂愈者；间有从此仍不愈，后浸发热而转为阳明证者，其故何也？愚初为人诊病时，亦未解其故。后乃知服麻黄汤汗出后，其营卫内陷之热，若还表随汗消散，则其病既愈。若其热不复还表而内陷益深，其热必将日增，此即太阳转阳明之病也。

悟得此理后，再用麻黄汤时，必加知母数钱以解其内陷之热，服后未有不愈者矣。"伤寒门"中载有麻黄加知母汤，方后另有发明，可参观也。——上所论者，麻黄汤原宜加知母矣。而间有不宜加者，此又不得不斟酌也。

己巳腊底，曾治天津鼓楼东万德永面庄理事张金铎，年近四旬，先得伤寒证，延医治愈。继出门作事，又冒寒，其表里俱觉寒凉，头疼，气息微喘，身体微形寒战。诊其脉，六部皆无，不禁愕然。问其心中，犹平稳。

知犹可治。盖此证属重感，气体虚弱，寒邪侵入甚深，阻其经络之流通，故六脉皆闭也。

投以麻黄汤加生黄芪一两，服后周身得汗，其脉即出，病亦遂愈。

又曾治一人，年过三旬，身形素羸弱，又喜吸鸦片，于冬令得伤寒证。

因粗通医学，自服麻黄汤，分毫无汗，求为诊视。脉甚微细，无紧象。

遂即所用原方，为加生黄芪五钱，服后得汗而愈。

此二证皆用麻黄汤是不宜加知母，宜加黄芪者也。

又尝治一少年，于季冬得伤寒证。其人阴分素亏，脉近六至，且甚弦细。身冷恶寒，舌苔淡白。

延医诊视，医者谓脉数而弱，伤寒虽在初得，恐不可用麻黄强发其汗。

此时愚应其近邻之聘，因邀愚至其家，与所延之医相商。愚曰："麻黄发汗之力虽猛，然少用则无妨，再辅之补正之品，自能稳妥奏功矣。"遂为疏方：

麻黄钱半　**桂枝尖**一钱　　**杏仁、甘草**各钱半

又为加生怀山药、北沙参各六钱。嘱其煎汤服后，若至两点钟不出汗，宜服西药阿斯必林二分许，以助其出汗。后果如法服之，周身得汗而愈矣。

又曾治邻村李姓少年，得伤寒证。已过旬日，表证未罢，时或恶寒，头犹微疼，舌苔犹白，心中微觉发热，小便色黄，脉象浮弦，重按似有力。

此热入太阳之府（膀胱）也。

投以麻黄汤，为加知母八钱，滑石六钱。服后一汗而愈。

按： 此证虽在太阳之表与府，实已连阳明矣。故方中重用知母以清阳明之热，而仍用麻黄解其表，俾其余热之未尽清者，仍可由汗而消散。此所以一汗而愈也。

至于《伤寒论》中载有其病重还太阳者，仍宜以麻黄汤治之，而愚遇此证，若用麻黄汤时亦必重加知母也。

至于麻黄当用之分量，又宜随地点而为之轻重。愚在籍时，用麻黄发表至多不过四钱。后南游至汉皋，用麻黄不过二钱。迨戊午北至奉天，用麻黄发表恒有用至六钱始能出汗者。此宜分其地点之寒热，视其身体之强弱，尤宜论其人或在风尘劳苦，或在屋内营生，随地随人斟酌，定其所用之多寡，临证自无差谬也。

论大青龙汤中之麻黄当以薄荷代之

古时药品少，后世药品多。如薄荷之辛凉解肌，原为治外感有热者之要药。而《神农本经》未载，《名医别录》亦未载。是以《伤寒论》诸方原有当用薄荷，而仲师不用者，因当时名薄荷为苛，间有取其苛辣之味，少用之以调和食品，犹未尝用之入药也。

曾治邻村武生夏彭龄，年过三旬，冬令感冒风寒，周身恶寒无汗，胸中则甚觉烦躁。

原是大青龙汤证。医者误投以麻黄汤，服后汗无分毫，而烦躁益甚，几至疯狂。其脉洪滑而浮。

投以大青龙汤，以薄荷叶代麻黄。且因曾误服麻黄汤方中原有桂枝，并桂枝亦权为减去。

煎服后，覆杯之顷，汗出如洗，病若失。

按：此证当系先有蕴热，因为外寒所束，则蕴热益深，是以烦躁。

方中重用石膏以化其蕴热，其热化而欲散，自有外越之机，再用辛凉解肌之薄荷以利导之，是以汗出至易也。若从前未误服麻黄汤者，用此方时不去桂枝亦可，盖大青龙之原方所用桂枝原无多也。

用小青龙汤治外感痰喘
之经过及变通之法

伤寒、温病心下蓄有水饮作喘者，后世名之为外感痰喘。此外感中极危险之证也。医者若诊治此等证自逞其私智，无论如何利痰、如何定喘，遇此证之轻者或可幸愈，至遇此证之剧者皆分毫无效。惟投以伤寒论小青龙汤则必效。

特是小青龙汤两见于《伤寒论》太阳篇，其所主之证为"表不解，心下有水气，干呕，发热而咳"。其兼证有六，亦皆小青龙汤加减主之，而喘证附于其末。因此，阅者多忽不加察。

又医者治外感之喘，多以麻黄为要药，五味子为忌药。小青龙汤中麻黄、五味并用，喘者转去麻黄加杏仁，而不忌五味之敛住外邪。此尤其心疑之点，而不敢轻用。即愚初为人诊病时，亦不知用也。

犹忆岁在乙酉，邻村武生李杏春，年三十余，得外感痰喘证，求为诊治。其人体丰，素有痰饮，偶因感冒风寒，遂致喘促不休。表里俱无大热，而精神不振，略一合目即昏昏如睡。胸膈又似满闷，不能饮食。舌苔白腻，其脉滑而濡，至数如常。

投以散风清火利痰之剂，数次无效。继延他医数人诊治，皆无效。迁延日久，势渐危险，复商治于愚。愚诒一老医皮隆伯先生，年近八旬，隐居渤海之滨，为之介绍延至。

诊视毕，曰："此易治，小青龙汤证也。"遂开小青龙汤原方，加杏仁三钱，仍用麻黄一钱。

一剂喘定。继用苓桂术甘汤加天冬、厚朴，服两剂痊愈。

愚从此知小青龙汤之神妙。

自咎看书未到，遂广阅《伤寒论》诸家注疏。至喻嘉言《尚论篇》论小青龙汤处，不觉狂喜起舞。因叹曰："使愚早见此名论，何至不知用小青龙汤也。"从此以后，凡遇外感喘证可治以小青龙汤者，莫不投以小青龙汤。——而临证细心品验，知外感痰喘之挟热者，其肺必胀，当仿《金匮》用小青龙汤之加石膏，且必重加生石膏方效。

迨至癸巳，李杏春又患外感痰喘，复求愚为诊治。其证脉大略如前，而较前热盛。

投以小青龙汤去麻黄，加杏仁三钱。为其有热，又加生石膏一两。

服后其喘立止。药力歇后而喘仍如故，连服两剂皆然。此时皮姓老医已没，无人可以质正。愚方竭力筹思，将为变通其方，其岳家沧州为送医至，愚即告退。

后经医数人，皆延自远方，服药月余，竟至不起。

愚因反复研究：此证非不可治，特用药未能吻合，是以服药终不见效。徐灵胎谓"龙骨之性，敛正气而不敛邪气"，故《伤寒论》方中，仲景于邪气未尽者，亦用之。——外感喘证服小青龙汤愈而仍反复者，正气之不敛也。

遂预拟一方：用龙骨、牡蛎（皆不煅）各一两以敛正气，苏子、清半夏各五钱以降气利痰，名之曰从龙汤，谓可用于小青龙汤之后。

甫拟成，适有愚外祖家近族舅母刘媪得外感痰喘证，迎为诊治。

投以小青龙汤去麻黄、加杏仁，为脉象有热又加生石膏一两，其喘立愈。望日，喘又反复，而较前稍轻。

又投以原方，其喘止后迟四五点钟，遂将从龙汤煎服一剂。其喘即不反复，而脱然痊愈矣。

因将其方向医界同人述之。

有毛仙阁者，邑中宿医，与愚最相契，闻愚言医学，莫不确信。闻此方后，旋为邑中卢姓延去。其处为疫气传染，患痰喘者四人已死其三，卢叟年过六旬，得病两日，其喘甚剧。

仙阁投以小青龙汤去麻黄，加杏仁、生石膏，服后喘定。

追药力歇后，似又欲作喘，急将从龙汤煎服，其病遂愈。

由斯用二方治外感痰喘，诚觉确有把握。而临证品验既久，益知从龙汤方若遇脉虚弱者，宜加净萸肉、生山药，或更加人参、赭石；其脉有热者，宜加生石膏、知母；若热而且虚者，更宜将人参、生石膏并加于方中。或于服小青龙汤之先，即将诸药备用，以防服小青龙汤喘止后转现虚脱之象，或汗出不止，或息微欲无，或脉形散乱如水上浮麻，莫辨至数（若此者皆愚临证经验所遇，不早备药恐取药无及）。至于小青龙汤除遵例加杏仁、石膏之外，若人参、萸肉诸补药之加于从龙汤者，犹不敢加于其中。诚以其时外感未净，里饮未清，不敢参以补药以留邪也。

孰意愚不敢用者，而阅历未深者转敢用之，为治斯证者别开捷径，亦云奇哉。爰详录之于下。

门人高如璧曾治一外感痰喘，其喘剧脉虚，医皆诿为不治。

如璧投以小青龙汤，去麻黄，加杏仁，又加生石膏一两，野台参五钱。一剂而喘定。

恐其反复，又继投以从龙汤，亦加人参与生石膏，其病霍然顿愈。

又长男荫潮治邻庄张马村曲姓叟，年六十余，外感痰喘，十余日不能卧。医者投以小青龙汤两剂，病益加剧（脉有热而不敢多加生石膏者其病必加剧）。荫潮视之，其脉搏一息六至，上焦烦躁，舌上白苔满布。每日大便两三次，然非滑泻。审证论脉，似难挽回。

而荫潮仍投以小青龙汤，去麻黄，加杏仁，又加野台参三钱，生龙骨、生牡蛎各五钱，生石膏一两半。一剂病愈强半，又服一剂痊愈。

按：前案但加补气之药于小青龙汤中，后案并加敛气之药于小青龙汤中，似近于少年卤莽，而皆能挽回至险之证，亦可为用小青龙汤者多一变通之法矣。——特是古今之分量不同，欲将古之分量变为今之分量，诸家之说各异。今将古小青龙汤之分量列于前，今人常用小青龙汤之分量列于后，以便人之采取。

【小青龙汤原方】

麻黄去节三两　　**芍药**三两　　**五味子**半升　　**干姜**三两

甘草炙三两　　**细辛**三两　　**桂枝**去皮三两　　**半夏**半升汤洗

上八味，以水一斗，先煮麻黄，减二升，去上沫，纳诸药，煮取三升，去滓，温服一升。

若微利者，去麻黄，加荛花如鸡子大，熬令赤色（熬即炒也，今无此药可代以滑石）。

若渴者，去半夏，加栝蒌根三两。

若噎者（即呃逆），去麻黄，加附子一枚炮。

若小便不利，少腹满，去麻黄，加茯苓四两。

喘者，去麻黄，加杏仁半升去皮。

【小青龙汤后世所用分量】

麻黄二钱　　**桂枝尖**二钱　　**清半夏**二钱　　**生杭芍**三钱

甘草钱半　　**五味子**钱半　　**干姜**一钱　　**细辛**一钱

　　此后世方书所载小青龙汤分量，而愚略为加减也。喘者原去麻黄，加杏仁。愚于喘证之证脉俱实者，又恒加杏仁三钱，而仍用麻黄一钱，则其效更捷。若证虽实而脉象虚弱者，麻黄即不宜用，或只用五分，再加生山药三钱以佐之亦可。惟方中若加生石膏者，仍可用麻黄一钱。为石膏能监制麻黄也。

　　《伤寒论》用小青龙汤无加石膏之例。而《金匮》有小青龙加石膏汤，治肺胀，咳而上气，烦躁而喘，脉浮者，心下有水。是以愚治外感痰喘之挟热者，必遵《金匮》之例，酌加生石膏数钱，其热甚者又常用至两余。

　　《伤寒论》小青龙汤治喘，去麻黄加杏仁者，因喘者多兼元气不能收摄，故不取麻黄之温散，而代以杏仁之苦降。至《金匮》小青龙加石膏汤，有石膏之寒凉镇重，自能监制麻黄，不使过于温散。故虽治喘而肺胀兼烦躁者，不妨仍用麻黄。为不去麻黄，所以不必加杏仁也。惟此汤与越婢加半夏汤，皆主肺胀作喘，而此汤所主之证又兼烦躁，似更热于越婢加半夏汤所主之证。乃越婢加半夏汤中石膏半斤；小青龙汤所加之石膏只二两，且又有桂枝、姜、辛诸药，为越婢加半夏汤中所无。平均其药性，虽加石膏二两，仍当以热论，又何以治肺胀烦躁作喘乎？由斯知其石膏之分量必有差误。是以愚用此方时，必使石膏之分量远过于诸药之分量，而后能胜热定喘。有用此汤者，尚其深思愚言哉。

　　外感之证多忌五味，而兼痰饮喘嗽者尤忌之。以其酸敛之力，能将外感之邪锢闭肺中，而终身成劳嗽也。惟与干姜并用，济之以至辛之味，则分毫无碍。按五行之理，辛能胜酸，《内经》原有明文。若不宜用干姜之热者，亦可代以生姜。《金匮》射干麻黄汤生姜与五味并用可知也。若恐五味酸敛过甚，可连核捣烂，取核味之辛以济皮味之酸，更稳妥。

　　喻嘉言曰："桂枝、麻黄汤无大小，而青龙汤有大小者，以桂枝、麻黄汤之变法多；大青龙汤之变法不过于麻桂二方内施其化裁，或增或去，或饶或减，其中神化，莫可端倪。又立小青龙一法，散邪之功兼乎涤饮。取义山泽小龙养成头角，乘雷雨而翻江搅海，直奔龙门之意，用以代大青龙而擅江河行水之力，立法诚大备也。因经叔和之编次，漫无统纪。昌于分篇之际，特以大青龙为纲，于中麻、桂诸法悉统于青龙项下，拟为龙背、龙腰、龙腹，然后以小青龙尾之。或飞，或潜，可弥、可伏，用大，用小，曲畅无遗，居然仲景通天手眼驭龙心法矣。昔有善画龙者，举笔凝思，而青天忽生风雨。吾不知仲景制方之时，其为龙乎，其为仲景乎。必有倏焉雷雨满盈（大青龙汤），倏焉密云不雨（桂枝二越婢一汤），倏焉波浪奔腾（小青龙汤），倏焉天日开朗（真武汤），以应其生心之化裁者，神哉青龙等方，即拟为九天龙经可也。"

又曰："娄东胡卣臣先生，昌所谓贤士大夫也。夙昔痰饮为恙。夏日地气上升，痰即内动。设有外感，膈间痰即不行，两三日瘥后，当胸尚结小痤。无医不询，无方不考，乃至梦寐恳求大士治疗。

因而闻疾思苦，深入三摩地位，荐分治病手眼，今且仁智兼成矣。

昌昔谓膀胱之气流行，地气不升，则天气常朗。其偶受外感，则仲景之小青龙汤一方，与大士水月光中大圆镜智无以异也。——盖无形之感，挟有形之痰，互为胶漆。其当胸窟宅，适在太阳经位。

惟于麻、桂方中倍加五味、半夏以涤饮而收阴；加干姜、细辛以散结而分邪。合而用之，令药力适在痰饮缩结之处，攻击片时，则无形之感从肌肤出，有形之痰从水道出。顷刻分解无余，而膺胸空旷，不复丛生小痤矣。

若泥麻、桂甘温，减去不用，则不成为龙矣。将恃何物为翻波鼓浪之具乎？"

观喻氏二节之论，实能将小青龙汤之妙用尽行传出，其言词之妙，直胜于生公说法矣。

小青龙汤为治外感痰喘之神方。其人或素有他证，于小青龙汤不宜。而至于必须用小青龙汤时，宜将其方善为变通，与素有之证无妨，始能稳妥奏功。

徐灵胎曰："松江王孝贤夫人，素有血证，时发时止，发则微嗽。又因感冒，变成痰喘，不能着枕，日夜俯几而坐，竟不能支持矣。斯时有常州名医法丹书调治不效，延余至。

余曰：'此小青龙汤证也。'法曰：'我固知之，但体弱而素有血证，麻、桂诸药可用乎？'

余曰：'急则治标。若更喘数日，殆矣。且治其新病，愈后再治其本病可也。'

法曰：'诚然，病家焉能知之。如用麻、桂而本病复发，则不咎病本无治，而恨用麻、桂误之矣。我乃行道人，不能任其咎。君不以医名，我不与闻，君独任之可也。'

余曰：'然。服之有害，我自当之。但求先生不阻之耳。'

遂与服。饮毕而气平，终夕安然。后以消痰润肺养阴开胃之方调之，体乃复旧。"

按：血证虽并忌麻、桂，然所甚忌者桂枝而不甚忌麻黄。且有风热者误用桂枝则吐衄，徐氏曾于批叶天士医案中谆谆言之。其对于素有血证者投以小青龙汤，必然有所加减。特其《洄溪医案》凡于用药之处皆浑括言之，略举大意。用古方纵有加减，而亦略而不言也。——至愚若遇此证用小青龙汤时，则必去桂枝，留麻黄，加龙骨、牡蛎（皆生用）各数钱。其有热者加知母，热甚者加生石膏。则证之陈新皆顾，投之必效，而非孤注之一掷矣。

小青龙汤虽善治外感作喘，而愚治外感作喘亦非概用小青龙汤也。今即愚所经验者，缕析条分，胪列于下，以备治外感作喘者之采用。

一、气逆迫促，喘且呻，或兼肩息者，宜小青龙汤减麻黄之半，加杏仁。热者加生石膏。

二、喘状如前，而脉象无力者，宜小青龙汤去麻黄，加杏仁，再加人参、生石膏。若其脉虚而兼数者，宜再加知母。

三、喘不至呻，亦不肩息。惟吸难呼易，苦上气。其脉虚而无力或兼数者，宜拙拟滋阴清燥汤。

四、喘不甚剧，呼吸无声，其脉实而至数不数者，宜小青龙汤原方加生石膏。若脉数者，宜减麻黄之半，加生石膏、知母。

五、喘不甚剧，脉洪滑而浮，舌苔白厚，胸中烦热者，宜拙拟寒解汤。服后自然汗出，其喘即愈。

六、喘不甚剧，脉象滑实，舌苔白厚，或微兼黄者，宜白虎汤少加薄荷叶。

七、喘而发热，脉象洪滑而实，舌苔白或兼黄者，宜白虎汤加瓜蒌仁。

八、喘而发热，其脉象确有实热，至数兼数，重按无力者，宜白虎加人参，再加川贝、苏子。若虚甚者，宜以生山药代粳米。

九、喘而结胸者，宜酌其轻重，用《伤寒论》中诸陷胸汤丸，或拙拟荡胸汤以开其结。其喘自愈。

十、喘而烦躁，胸中满闷，不至结胸者，宜越婢加半夏汤，再加瓜蒌仁。若在暑热之时，宜以薄荷叶代方中麻黄。

至于麻黄汤证恒兼有微喘者，服麻黄汤原方即愈。业医者大抵皆知，似无庸愚之赘言。然服药后喘虽能愈，不能必其不传阳明。惟于方中加知母数钱，则喘愈而病亦必愈。

平均小青龙汤之药性，当以热论。而外感痰喘之证又有热者十之八九。是以愚用小青龙汤三十余年，未尝一次不加生石膏。即所遇之证分毫不觉热，亦必加生石膏五六钱，使药性之凉热归于平均。若遇证之觉热，或脉象有热者，则必加生石膏两许或一两强。若因其脉虚用人参于汤中者，即其脉分毫无热，亦必加生石膏两许以辅之，始能受人参温补之力。至其证之或兼烦躁，或表里壮热者，又宜加生石膏至两半或至二两，方能有效。

　　曾有问治外感痰喘于愚者，语以当用小青龙汤及如何加减之法，切嘱其必多加生石膏然后有效。后其人因外感病发，自治不愈，势极危殆，仓惶迎愚。

　　既至，知其自服小青龙汤两剂，每剂加生石膏三钱，服后其喘不止，转加烦躁，惴惴惟恐不愈。

　　乃仍为开小青龙汤，去麻黄，加杏仁，又加生石膏一两。一剂喘止，烦躁亦愈十之八九。

　　又用生龙骨、生牡蛎各一两，苏子、半夏、牛蒡子各三钱，生杭芍五钱（此方系后定之从龙汤）。为其仍有烦躁之意，又加生石膏一两，服后霍然痊愈。

　　此证因不敢重用生石膏，几至病危不起。彼但知用小青龙汤以治外感痰喘，而不重用生石膏以清热者，尚其以兹为鉴哉。

论白虎汤及白虎加人参汤之用法

　　白虎汤方三见于《伤寒论》。一在太阳篇，治脉浮滑；一在阳明篇，治三阳合病，自汗出者；一在厥阴篇，治脉滑而厥。注家于阳明条下谓：苟非自汗，恐表邪抑塞，亦不敢卤莽而轻用白虎汤。自此说出，医者遇白虎汤证，恒因其不自汗出即不敢用，此误人不浅也。

　　盖寒温之证，邪愈深入则愈险。当其由表入里，阳明之府渐实，急投以大剂白虎汤，皆可保完全无虞。设当用而不用，由胃实以至肠实而必须降下者，已不敢保其完全无虞也。况"自汗出"之文惟阳明篇有之，而太阳篇但言脉浮滑，厥阴篇但言脉滑而厥，皆未言自汗出也。由是知：其脉但见滑象，无论其滑而兼浮、滑而兼厥，皆可投以白虎汤，经义昭然。何医者不知尊经，而拘于注家之谬说也？

　　特是白虎汤证，太阳、厥阴篇皆言其脉，而阳明篇未尝言其脉象何如。然以太阳篇之浮滑、厥阴篇之滑而厥比例以定其脉，当为洪滑无疑。夫白虎汤证之脉象既不同，至用白虎汤时即不妨因脉象之各异而稍为变通。

是以其脉果为洪滑也，知系阳明府实，投以大剂白虎汤原方，其病必立愈。其脉为浮滑也，知其病犹连表，于方中加薄荷叶一钱，或加连翘、蝉蜕各一钱。服后须臾，即可由汗解而愈（此理参看寒解汤下诠解自明）。其脉为滑而厥也，可用白茅根煮汤以之煎药，服后须臾厥回，其病亦遂愈。此愚生平经验有得，故敢确实言之也。

至白虎加人参汤，两见于《伤寒论》：一在太阳上篇，当发汗之后；一在太阳下篇，当吐下之后。其证皆有白虎汤证之实热，而又兼渴。此因汗、吐、下后伤其阴分也。为其阴分有伤，是以太阳上篇论其脉处，但言洪大，而未言滑。洪大而不滑，其伤阴分可知也。至太阳下篇，未尝言脉。其脉与上篇同，又可知也。于斯加人参于大队寒润之中，能济肾中真阴上升，协同白虎以化燥热，即以生津止渴。渴解热消，其病自愈矣。

独是白虎加人参汤宜用于汗、吐、下后，证兼渴者。亦有非当汗、吐、下后，其证亦非兼渴，而用白虎汤时亦有宜加人参者。其人或年过五旬，或气血素亏，或劳心劳力过度，或阳明府热虽实而脉象无力，或脉搏过数，或脉虽有力而不数，仍无滑象，又其脉或结代者，用白虎汤时皆宜加人参。至于妇人产后患寒温者，果系阳明胃腑热实，亦可治以白虎汤。无论其脉象何如，用时皆宜加人参。而愚又恒以玄参代知母，生山药代粳米，用之尤为稳妥。诚以产后肾虚，生山药之和胃不让粳米，而汁浆稠黏兼能补肾；玄参之清热不让知母，而滋阴生水亦善补肾也。况石膏、玄参，《本经》原谓其可用于产乳之后。至知母，则未尝明言。愚是以谨遵《本经》而为之变通。盖胆大心小，医者之责。凡遇险证之犹可挽救者，固宜毅然任之不疑；而又必熟筹完全，不敢轻视人命，为孤注之一掷也。至方中所用之人参，当以山西之野党参为正。药房名为狮头党参，亦名野党参。生苗处状若狮头，皮上皆横纹。吉林亦有此参，形状相似，亦可用。至若高丽参、石柱参（亦名别直参），性皆燥热，不可用于此汤之中。

按： 白虎汤、白虎加人参汤皆治阳明胃实之药，大、小承气汤皆治阳明肠实之药。而愚治寒温之证，于阳明肠实、大便燥结者，恒投以大剂白虎汤，或白虎加人参汤，往往大便得通而愈，且无下后不解之虞。间有服药之后大便未即通下者，而少投以降下之品，或用玄明粉二三钱和蜜冲服，或用西药旃那叶钱半，开水浸服，其大便即可通下。盖因服白虎汤及服白虎加人参汤后，壮热已消，燥结已润，自易通下也。

论白虎汤中粳米不可误用糯米

稻有两种，粳稻与糯稻是也。粳者，硬也。其米性平不黏，善和脾胃，利小便，即寻常作饭之米也。糯者濡也、软也。其米性温而黏，可以暖胃，固涩二便，即可以用之蒸糕熬粥之米也。

白虎汤中用粳米者，取其能调和金石重坠之性，俾与脾胃相宜，而又能引热下行自小便出也。若误用糯米，其性之温既与阳明热实之证不宜，且其黏滞之力又能逗留胃腑外感之热，使不消散；其固涩二便之力，尤能阻遏胃腑外感之热，不能自下泻出。是以用之不惟无益而反有害也。

愚曾治邑北郑仁村郑姓，温热内传，阳明腑实。

投以白虎汤原方不愈。

再诊视时，检其药渣，见粳米误用糯米。因问病家曰："我昨日曾谆谆相嘱，将煎药时自加白米半两，何以竟用浆米（北方谓粳米为白米，糯米为浆米）？"

病家谓：此乃药房所给者。彼言浆米方是真粳米。

愚曰："何来此无稽之言也。为此粳米误用，几至耽误病证，犹幸因检察药渣而得知也。"

俾仍用原方加粳米煎之，服后即愈。

又尝阅长沙萧琢如《遁园医案》，载有白虎汤中用黏米之方，心疑其误用糯米。后与长沙门生朱静恒言及，静恒言其地于粳米之最有汁浆者即呼之为黏米，此非误用糯米也。然既载于书，此种名称究非所宜，恐传之他处，阅者仍以糯米为黏米耳。诚以糯米之黏远过于粳米也。凡著书欲风行寰宇者，何可以一方之俗语参其中哉！

论大承气汤厚朴分量似差及变通法

伤寒之证，初得易治，以其在表也。迨由表而里，其传递渐深，即病候浸险。为其险也，所用之方必与病候息息吻合，始能化险为夷，以挽回生命。有如大承气汤一方，《伤寒论》中紧要之方也：阳明热实，大便燥结，及阳明热实，汗多者用之；少阴热实，下利清水，色纯青，心下痛者用之。其方：

大黄四两　　**厚朴**半斤　　**枳实**五枚　　**芒硝**三合

上四味，以水一斗，先煮厚朴、枳实，取五升。去滓，纳大黄，煮二升。纳芒硝，更上微火煮一两沸。分温再服。

按：此方分两次服，则大黄二两当为今之六钱（古一两为今之三钱），厚朴四两为当今之一两二钱。夫阳明病用此方者，乃急下之以清阳明之燥热也；少阴病用此方者，急下之以存少阴之真阴也。清热存阴，不宜再用燥热之药。明矣。

厚朴虽温而非热，因其有燥性，温燥相合即能化热。方中竟重用之使倍于大黄，混同煎汤，硝、黄亦不觉其凉矣。况厚朴味辛，又具有透表之力，与阳明病汗多者不宜。诚恐汗多耗津，将燥热益甚也。——以愚意揣之：厚朴之分量，其为传写之误无疑也。且小承气汤，厚朴仅为大黄之半；调胃承气汤，更减去厚朴不用。是知承气之注重药在大黄，不在厚朴。比例以观，益知厚朴之分量有差误也。

再者，大承气汤方载于阳明篇第三十节后。此节之文，原以"阳明病，脉迟"五字开端，所谓脉迟者，言其脉象虽热而至数不加数也（非谓其迟于平脉）。此乃病者身体素壮，阴分尤充足之脉。病候至用大承气汤时，果能有如此脉象，投以大承气汤原方，亦可随手奏效。而今之大承气汤证如此脉象者，实不多见也。此乃半关天时、半关人事，实为古今不同之点。即厚朴之分量原本如是，医者亦当随时制宜，为之通变化裁，方可为善师仲景之人。

非然者，其脉或不迟而数，但用硝、黄降之，犹恐降后不解。因阴虚不能胜其燥热也。况更重用厚朴，以益其燥热乎！又或其脉纵不数，而热实脉虚。但用硝、黄降之，犹恐降后下脱。因其气分原亏，不堪硝、黄之推荡也。况敢重用厚朴同枳实以破其气乎！

昔叶香岩用药催生，曾加梧桐叶一片作引，有效之者，转为香岩所笑。或问其故。香岩谓："余用梧桐叶一片时，其日为立秋，取梧桐一叶落也。非其时，将用梧桐叶何为？"由斯知：名医之治病，莫不因时制宜，原非胶柱鼓瑟也。

是以愚用承气汤时，大黄、芒硝恒皆用至七八钱，厚朴、枳实不过用二钱。或仿调胃承气汤之义，皆减去不用，外加生赭石细末五六钱。其攻下之力不减大承气原方，而较诸原方用之实为稳妥也。至其脉象数者，及脉象虽热而重按无力者，又恒先投以大剂白虎加人参汤，煎汤一大碗，分数次温饮下，以化胃中燥热。而由胃及肠，即可润其燥结。往往有服未终剂，大便即通下者。且下后又无虞其不解，更无虑其下脱也。其间有大便未即通下者，可用玄明粉三钱，或西药硫苦四钱，调以蜂蜜，开水冲服；或外治用猪胆汁导法，或用食盐（若用熬火硝所出之盐更佳）融水灌肠，皆可通下。至通下之后，亦无不愈者。

《伤寒论》大承气汤病脉迟之研究及脉不迟转数者之变通下法

（附：白虎承气汤）

　　尝读《伤寒论》大承气汤证，其首句为"阳明病，脉迟"，此见"阳明病，脉迟"为当下之第一明征也。而愚初度此句之义，以为凡伤寒阳明之当下看，若其脉数，下后恒至不解。此言脉迟，未必迟于常脉，特表明其脉不数，无虑其下后不解耳。迨至阅历既久，乃知阳明病当下之脉原有迟者。然其脉非为迟缓之象，竟若蓄极而通，有迟而突出之象。盖其脉之迟，因肠中有阻塞也；其迟而转能突出者，因阳明火盛，脉原有力，有阻其脉之力而使之迟者，正所以激其脉之力而使有跳跃之势也。如此以解脉迟，则脉迟之当下之理自明也。

　　然愚临证实验以来，知阳明病既当下，其脉迟者固可下，即其脉不迟而亦不数者亦可下。惟脉数及六至则不可下。即强下之，病必不解，或病更加剧。而愚对于此等证，原有变通之下法：即白虎加人参汤，将石膏不煎入汤中，而以所煎之汤将石膏送服者是也。愚因屡次用此方奏效，遂名之为**白虎承气汤**。爰详录之于下，以备医界采用：

　　生石膏八钱捣细　　**大潞党参**三钱　　**知母**八钱
　　甘草二钱　　**粳米**二钱

　　药共五味。将后四味煎汤一盅半，分两次将生石膏细末用温药汤送下。

　　服初次药后，迟两点钟，若腹中不见行动，再服第二次。若腹中已见行动，再迟点半钟大便已下者，停后服。若仍未下者，再将第二次药服下。

至若其脉虽数而洪滑有力者，用此方时亦可不加党参。

愚从前遇寒温证之当下，而脉象数者，恒投以大剂白虎汤，或白虎加人参汤，其大便亦可通下。然生石膏必须用至四五两，煎一大碗，分数次温服，大便始可通下。间有服数剂后大便仍不通下者，其人亦恒脉净身凉，少用玄明粉二三钱和蜜冲服，大便即可通下。然终不若白虎承气汤用之较便也。

按：生石膏若服其研细之末，其退热之力一钱可抵煎汤者半两。若以之通其大便，一钱可抵煎汤者一两。是以方中只用生石膏八钱，而又慎重用之。必分两次服下也。

寒温阳明病，其热甚盛者，投以大剂白虎汤，其热稍退。翌日，恒病仍如故。如此反复数次，病家遂疑药不对证，而转延他医，因致病不起者多矣。愚后拟得此方，凡遇投以白虎汤见效旋又反复者，再为治时即用石膏为末送服。其汤剂中用五六两者，送服其末不过一两，至多至两半，其热即可全消失。

论《伤寒论》大柴胡汤原当有大黄无枳实

《伤寒论》大柴胡汤，少阳兼阳明之方也。阳明胃腑有热，少阳之邪又复挟之上升，是以呕不止，心下急，郁郁微烦。欲用小柴胡汤提出少阳之邪，使之透膈上出，恐其补胃助热而减去人参，更加大黄以降其热。步伍分明，出奇致胜，此所以为百战百胜之师也。

乃后世畏大黄之猛，遂易以枳实。迨用其方不效，不得不仍加大黄，而竟忘去枳实。此大柴胡一方，或有大黄或无大黄之所由来也。此何以知之？因此方所主之病宜用大黄，不宜用枳实而知之。

盖方中以柴胡为主药，原欲升提少阳之邪、透膈上出。又恐力弱不能直达，故小柴胡汤中以人参助之。今因证兼阳明，故不敢复用人参以助热，而更加大黄以引阳明之热下行，此阳明与少阳并治也。——然方名大柴胡，原以治少阳为主。而方中既无人参之助，若复大黄、枳实并用，以大施其开破之力，柴胡犹能引邪透膈乎？此大柴胡汤中断无大黄、枳实并用之理也。至此方若不用枳实而大黄犹可用者，因其入血分，不入气分，能降火，不至伤气，故犹不妨柴胡之上升也。

辨《伤寒论》方中所用之赤小豆
是谷中小豆非相思子

《伤寒沦》麻黄连翘赤小豆汤，治伤寒瘀热在里，身发黄。赤小豆与麻黄、连翘并用，是分消温热自小便出，其为谷中之赤小豆无疑也。

至《伤寒论》瓜蒂散，治病如桂枝证，头不痛，项不强，寸脉微浮，胸中痛硬，气上冲咽喉不得息者。此胸中有寒也。故以瓜蒂散吐之。

人因其方赤小豆与瓜蒂并用，遂有疑其方中之赤小豆为相思子者，盖以相思子服后能令人吐。而唐人咏相思子，有"红豆发（发：原文本为"生"。）南国"之句，因此，方书中亦名之为赤小豆。然斯说也，愚尝疑之。

夫赤小豆之性，下行利水；相思子之性，上行涌吐。二药之功用原判若天渊。若果二方中所用之赤小豆，一为谷中赤小豆，一为木实中相思子，仲景立方之时有不详细注解者乎？

且瓜蒂散中所以用赤小豆者，非取其能助瓜蒂涌吐也。陈修园此方诠解谓"赤小豆色赤而性降，香豉色黑而气升，能交心肾。虽大吐之时神志不愦"。善哉此解！诚能窥仲景制方之妙也。

由此益知瓜蒂散中之赤小豆，亦确系谷中之赤小豆也。——孰意戊午之秋，愚应奉天军政两界之聘，充立达医院主任，采买中西药品，所购赤小豆，竟是相思子。询之药行及医界，皆言此地皆以相思子为赤小豆，未有用谷中赤小豆者。愚闻之不禁愕然。夫瓜蒂散中之赤小豆用相思子或者犹可；岂麻黄连翘赤小豆汤中之赤小豆亦可用相思子乎？吾知其误人必多矣。诸行省愚未尽历，他处亦有误用赤豆如奉天省者乎？斯未可知。愚深愿医界同人，皆留心于刍荛之言，慎勿误用相思子为赤小豆也。

论阳旦汤

阳旦汤即桂枝加桂汤再加附子。

诚如君所言者，盖此系他医所治之案。其失处在证原有热，因脚挛误认为寒，竟于桂枝中增桂加附，以致汗出亡阳，遂至厥逆。

仲景因门人之间，重申之而明其所以厥逆之故，实因汗出亡阳。

若欲挽回此证，使至夜半可愈，宜先急用甘草干姜汤以回其阳。虽因汗多损液以致咽干，且液伤而大便燥结成阳明之谵语，亦不暇顾。

迨夜半阳回脚伸，惟胫上微拘急，此非阳之未回，实因液伤不能濡筋也。故继服芍药甘草汤以复其津液，则胫上拘急与咽喉作干皆愈。

更用承气汤以通其大便，则谵语亦遂愈也。

所用之药息息与病机相赴，故病虽危险可挽回也。

论少阴伤寒病有寒有热之原因及无论
凉热脉皆微细之原因

伤寒以六经分篇，惟少阴之病最难洞悉。因其寒热错杂，注疏家又皆有讲解而莫衷一是。

有谓伤寒直中真阴则为寒证，若自三阳经传来则为热证者。而何以少阴病初得即有宜用黄连阿胶汤及宜用大承气汤者？有谓从足少阴水化则为寒，从手少阴火化则为热者。然少阴之病，病在肾，而非病在心也；且少阴病既分寒热，其脉象当迥有判别，何以无论寒热其脉皆微细也？盖寒气侵入之重者，可直达少阴，而为直中真阴之伤寒；寒气侵入之轻着，不能直达少阴，伏于包肾脂膜之中，暗阻气化之升降，其处气化因阻塞而生热，致所伏之气亦随之化热而窜入少阴，此少阴伤寒初得即发热者也。为其窜入少阴，能遏抑肾气不能上升与心气相济。是以其证虽热，而其脉亦微细无力也。

愚曾拟有坎离互根汤（在后鼠疫门），可用之以代黄连阿胶汤。初服一剂，其脉之微细者即可变为洪实再服一剂，其脉之洪实者又复归于和平，其病亦遂愈矣。参看鼠疫中用此方之发明，应无不明彻之理矣。

或问：《内经》谓"冬伤于寒，春必温病"，此言伏气可随春阳化热为温病也。然其伏气化热之后，恒窜入少阳阳明诸经。何冬令伏气之化热者独入少阴，以成少阴之伤寒乎？

答曰：善哉问也。此中理之精微，正可为研究医学之资藉也。盖春主升发，冬主闭藏。伏气在春令而化热，可随春气之升发而上升；若在冬令化热，即随冬气之闭藏而下降。为其下降故陷入少阴，而为少阴伤寒也。此时令之证，原恒随时令之气化为转移也。

《伤寒论》少阴篇"桃花汤"是治少阴寒痢非治少阴热痢解

少阴之病，寒者居多。故少阴篇之方亦多用热药。其中桃花汤治少阴病下痢脓血，又治少阴病三四日至四五日，腹痛，小便不利，下脓血者。

按：此二节之文，未尝言寒，亦未尝言热。然桃花汤之药，则纯系热药无疑也。乃释此二节者，疑下利脓血与小便不利必皆属热，遂强解桃花汤中药性。谓：石脂性凉，而重用一斤；干姜虽热，而只用一两。合用之，仍当以凉论者。然试取石脂一两六钱、干姜一钱煎服，或凉或热必能自觉。药性岂可重误乎！

有谓此证乃大肠因热腐烂致成溃疡，故下脓血。《本经》谓石脂能消肿去瘀，故重用一斤以治溃疡。复少用干姜之辛烈，以消溃疡中之毒菌。然愚闻之，毒菌生于热者，惟凉药可以消之，黄连、苦参之类是也；生于凉者，惟热药可以消之，干姜、川椒之类是也。桃花汤所主之下脓血果系热毒，何以不用黄连、苦参佐石脂，而以干姜佐石脂乎？虽干姜只用一两，亦可折为今之三钱，虽分三次服下，而病未愈者约必当日服尽。夫一日之间服干姜三钱，其热力不为小矣。而以施之热痢下脓血者，有不加剧者乎？盖下利脓血，原有寒证。即小便不利，亦有寒者。注疏诸家疑便脓血及小便不利皆为热证之发现，遂不得不于方中药品强为之解。斯非其智有不逮，实因临证未多耳。今特录向所治之验案二则以征之。

奉天陆军连长何阁臣，年三十许，因初夏在郑州驻防多受潮湿，患痢数月不愈。至季秋还奉，病益加剧：多下紫血，杂以脂膜，腹疼下坠。

或授以龙眼肉包鸦胆子吞服方，服后下痢与腹疼益剧，来院求为诊治。其脉微弱而沉，左脉几不见。

俾用生硫黄细末挼熟面少许为小丸，又重用生山药、熟地黄、龙眼肉煎浓汤送服。连服十余剂，共服生硫磺二两半，其痢始愈。

按：此证脉微弱而沉，少阴之脉也。下紫血脂膜（初下脓血，久则变为紫血脂膜），较下脓血为尤甚矣。因其为日甚久，左脉欲无，寒而且弱，病势极危，非径用桃花汤所能胜任。故师其义而变通之，用生山药、熟地黄、龙眼肉以代石脂、粳米，用生硫黄以代干姜。数月沉疴，竟能随手奏效。设此证初起时投以桃花汤，亦必能奏效也。

奉天省公署护兵石玉和，忽然小便不通。入西医院治疗。西医治以引溺管，小便通出。有顷，小便复存蓄若干。西医又纳以橡皮管，使久在其中，有溺即通出。乃初虽稍利，继则小便仍不能出，遂来院求为诊治。其脉弦迟细弱。自言下焦疼甚且凉甚。

知其小便因凉而凝滞也。

为拟方，用人参、椒目、怀牛膝各五钱，附子、肉桂、当归各三钱，干姜、小茴香、威灵仙、甘草、没药各二钱。连服三剂，腹疼及便闭皆愈。

遂停汤药，俾日用生硫黄细末钱许，分两次服下，以善其后。

方中之义：人参、灵仙并用，可治气虚小便不利；椒目、桂、附、干姜并用，可治因寒小便不利；又佐以当归、牛膝、茴香、没药、甘草诸药，或润而滑之，或引而下之，或馨香以通窍，或温通以开瘀，或和中以止疼。众药相济为功，所以奏效甚速也。

观此二案，知桃花汤所主之下利脓血、小便不利，皆为寒证，非热证也明矣。

答徐韵英读《伤寒论》质疑四则

古人之书不可不信，又不可尽信。孟子曰："吾于武成，取二三册而已矣。"夫孟子为周人，武成为其当代之书，而犹云然。况其为上下数千年，中间更历十余代，又几经变乱之余，且成于后世之编辑，如仲景之《伤寒论》者乎！愚不揣固陋，敢将徐君所疑《伤寒论》四则，反复陈之。

第一疑：在太阳下篇第二十节。其节为病在太阳之表，而不知汗解，反用凉水噀之、灌之，其外感之寒已变热者，经内外之凉水排挤，不能出入，郁于肉中而烦热起粟。然其热在肌肉，不在胃腑，故意欲饮水而不渴，治宜文蛤散。夫文蛤散乃蛤粉之未经煅炼者也。服之，其质不化，药力难出。且虽为蛤壳，而实则介虫之甲，其性沉降，达表之力原甚微，藉以消肉上之起粟似难奏功。故继曰："若不瘥者，与五苓散。"其方取其能利湿兼能透表，又能健运脾胃以助利湿透表之原动力。其病当瘥矣。然又可虑者，所灌之凉水过多，与上焦外感之邪互相胶漆而成寒实结胸，则非前二方所能治疗矣。故宜用三物小陷胸汤或白散。夫白散之辛温开通，用于此证当矣。至于三物小陷胸汤，若即系小陷胸汤用于此证，以寒治寒，亦当乎？注家谓此系反治之法。夫反治者，以热治寒，恐其扞格，而少用凉药为引，以为热药之反佐，非纯以凉药治寒也。盖注者震摄于古人之隆名，即遇古书有舛错遗失之处，亦必曲为原护，不知此正所以误古人而更贻误后人也。是以拙著《医学衷中参西录》，于古方之可确信者，恒为之极力表彰，或更通变化裁，推行尽致，以穷其妙用；于其难确信者，则恒姑为悬疑，以待识者之论断。盖欲为医学力求进化，不得不如斯也。

按：此节中三物小陷胸汤，唐容川疑其另为一方，非即小陷胸汤。然伤寒太阳病实鲜有用水噀、水灌之事。愚疑此节非仲景原文也。

第二疑：在太阳下篇三十二节。其节为："太阳病，医发汗，遂发热恶寒。因复下之，心下痞，表里俱虚，阴阳并竭。无阳则阴独，复加烧针，因胸烦，面色青黄，肤润者，难治。今色微黄，手足温者，易治。"按此节文义，必有讹遗之字。阴阳气并竭句，陈氏释为阴阳气不交，甚当。至"无阳则阴独"句，鄙意以为"独"下当有"结"字。盖言误汗、误下，上焦阳气衰微，不能宣通，故阴气独结于心下而为痞也。夫郭公夏五三豕渡河之类，古经迭见。若必句句按文解释，不亦难乎！

第三疑：在太阳下篇五十四节。其节为伤寒脉浮滑。夫滑则热入里矣。乃滑而兼浮，是其热未尽入里，半在阳明之府，半在阳明之经也。在经为表，在府为里。故曰：表有热，里有寒。《内经》谓："热病者，皆伤寒之类也。"又谓："人之伤于寒也，则为病热。"此所谓里有寒者，盖谓伤寒之热邪已入里也。陈氏之解原如斯，愚则亦以为然。至他注疏家，有谓此寒热二字宜上下互易，当作"外有寒、里有热"者。然其脉象既现浮滑，其外表断不至恶寒也。有谓此"寒"字当系"痰"之误，因痰、寒二音相近，且脉滑亦为有痰之证也。然在寒温，其脉有滑象，原主阳明之热已实，且足征病者气血素充，治亦易愈。若因其脉滑而以为有痰，则白虎汤岂为治痰之剂乎？

第四疑：在阳明篇第七十六节。其节为病人无表里证。盖言无头痛项强恶寒之表证，又无腹满便硬之里证也。继谓：发热七八日，虽脉浮数者，可下之。此数语殊令人诧异；夫脉浮宜汗，脉数忌下，人人皆知。况其脉浮数并见而竟下之，其病不愈而脉更加数也必矣。故继言"假令已下，脉数不解"云云。后则因消谷善饥，久不大便而复以抵当汤下之。夫寒温之证，脉数者，必不思饮食，未见有消谷善饥者。且即消谷善饥，不大便，何以见其必有瘀血，而轻投以抵当汤乎？继则又言"若脉数仍不解，而下不止"云云。是因一下再下，而其人已下脱也。夫用药以解其脉数，其脉数未解，而转致其下脱，此其用药诚为节节失宜，而犹可信为仲景之原文乎？试观阳明篇第三十一节，仲景对于下证如何郑重。将两节文对观，则此节为伪作昭然矣。夫古经之中，犹不免伪作（如《尚书》之今文），至方术之书，其有伪作也原无足深讶。所望注疏家审为辨别而批判之，不至贻误于医界，则幸甚矣。

答王景文问《神州医药学报》何以用
"真武汤"治其热日夜无休止立效

《伤寒论》真武汤乃仲景救误治之方。其人本少阴烦躁，医者误认为太阳烦躁而投以大青龙汤。清之、散之太过，遂至其人真阳欲脱，而急用真武汤以收回其欲脱之元阳，此真武汤之正用也。

观《神州医药学报》所述之案，原系外感在半表半里，中无大热。故寒热往来，脉象濡缓，而投以湿温之剂。若清之、散之太过，证可变为里寒外热（即真寒假热），其元阳不固较少阴之烦躁益甚。是以其热虽日夜无休上，口唇焦而舌苔黄腻，其脉反细数微浮而濡也。

若疑脉数为有热，而数脉与细浮濡三脉并见，实为元阳摇摇欲脱之候，犹火之垂垂欲灭也。急用真武汤以迎回元阳，俾复本位，则内不凉而外不热矣。是投以真武汤原是正治之法，故能立建奇功。此中原无疑义也。特其语气激昂，务令笔锋摇曳生姿。于病情之变更，用药之精义皆未发明，是以阅者未能了然也。

‖ 第二章 ‖

张锡纯讲温病

《伤寒论》中原有温病，浑同于六经分篇之中，均名之为伤寒，未尝明指为温病也。况温病之原因各殊，或为风温，或为湿温，或为伏气成温，或为温热。受病之因既不同，治法即宜随证各异。有谓温病入手经不入足经者，有谓当分上、中、下三焦施治者，皆非确当之论。斟酌再四、惟仍按《伤寒论》六经分治乃为近是。

太阳经病轻证之治法

有未觉感冒，身体忽然酸软，懒于动作，头不疼，肌肤不热，似稍畏风。舌似无苔而色白，脉象微浮，至数如常者。此乃受风甚轻，是以受时不觉也。宜用轻清辛凉之剂发之。

【处方】

薄荷叶三钱　　连翘三钱　　大葱白三寸

上药三味，共煎汤七八沸，取清汤一大盅，温服下，周身得汗即愈。

薄荷之成分，含有薄荷脑，辛凉芬芳，最善透窍，内而脏腑，外而皮毛，凡有风邪匿藏，皆能逐之外出。惟其性凉，故于感受温风者最宜。古原名苛，古人少用之，取其苛辣之味以调和菜蔬，是以当汉季时，犹不知以之入药，是以《伤寒论》诸方未有用薄荷者，自后世视之，不知论世知人，转谓仲师方中不用薄荷，是薄荷原非紧要之药。不然则谓薄荷原系辛凉之品，宜于温病而不宜于伤寒者，皆非通论也。惟煮汤服之，宜取其轻清之气，不宜过煎（过煎即不能发汗）。是以以之煎汤，只宜七八沸，若与难煎之药同煎，后入可也。

连翘为轻清宣散之品，其发汗之力不及薄荷，然与薄荷同用，能使薄荷发汗之力悠长。

曾治一少年受感冒，俾单用连翘一两，煮汤服之，终宵微汗不竭，病隧愈。其发汗之力和缓兼悠长可知。

葱之形中空，其味微辣、微苦，原微具发表之性，以旋转于营卫之间，故最能助发表之药以调和营卫也。

有受风较重，不但酸软懒动，且觉头疼，周身骨节皆疼，肌肤热，不畏风，心中亦微觉发热。脉象浮数似有力，舌苔白厚。宜于前方中去葱白，加天花粉八钱以清热，加菊花二钱以治头疼。惟煎汤时薄荷宜后入。

有其人预有伏气化热，潜伏未动。后因薄受外感之触动，其伏气陡然勃发。一时表里俱热，其舌苔白厚，中心似干，脉象浮而有洪象。此其病虽连阳明而仍可由太阳汗解也。

【处方】

生石膏一两捣细　　**天花粉**一两　　**薄荷叶**钱半　　**连翘**钱半

上药四味，煎汤一大盅。温服，得汗即愈，薄荷叶煎时宜后入。

或问：此方重用石膏、花粉，少用薄荷、连翘，以为发表之剂，特恐石膏、花粉。监制薄荷、连翘太过，服后不能作汗耳？

答曰：此方虽为发表之剂，实乃调剂阴阳，听其自汗，而非强发其汗也。盖此证原为伏气化热，偶为外感触动，遂欲达于表而外出。而重用凉药与之化合，犹如水沃冶红之铁，其蓬勃四达之热气原难遏抑。而复少用薄荷、连翘，为之解其外表之阻隔，则腹中所化之热气，自夺门而出，作汗而解矣。且此等汗，原不可设法为之息止，虽如水流漓而断无亡阴、亡阳之虞，亦断无汗后不解之虞。

此方原与《医学衷中参西录》寒解汤相似（寒解汤：生石膏一两，知母八钱，连翘、蝉蜕各钱半，今以知母多劣，故易以花粉，为蝉蜕发表之力稍弱，又易以薄荷叶）。二方任用其一，果能证脉无误，服后覆杯之顷，即可全身得汗。间有畏石膏之凉将其药先服一半者，服后亦可得汗，后再服其所余，则分毫无汗矣。因其热已化汗而出，所余之热无多也。即此之前后分服，或出汗或不出汗，可不深悟此药发汗之理乎？况石膏原硫氧氢钙化合，硫氧之原质，原具有发表之力也。

有其人身体酸懒，且甚觉沉重，头重懒抬，足重懒举，或周身肌肤重按移时、微似有痕，或小便不利，其舌苔白而发腻，微带灰白，其脉浮而濡，至数如常者，此湿温也。其人或久居潮湿之地，脏腑为湿气所侵；或值阴雨连旬，空气之中含水分过度；或因饮食不慎，伤其脾胃，湿郁中焦，又复感受风邪，遂成斯证，宜用药外解其表，内利其湿则病愈矣。

【处方】

薄荷叶三钱　　**连翘**三钱　　**小苍术**三钱　　**黄芩**三钱　　**木通**二钱

上药五味，先将后四味水煎十余沸，再入薄荷煎七八沸，取清汤一大盅，温服之。

若小便不利者，于用药之外，用鲜白茅根六两，去皮切碎，水煎四五沸，取其清汤以之当茶，渴则饮之。

若其人肌肤发热，心中亦微觉热者，宜去苍术，加滑石八钱。

有温病初得作喘者，其肌肤不恶寒而发热，心中亦微觉发热，脉象浮而长者，此乃肺中先有痰火，又为风邪所袭也。宜用《伤寒论》麻杏甘石汤，而更定其分量之轻重。

【更定麻杏甘石汤方】

生石膏一两捣细　　**麻黄**一钱　　**杏仁**二钱去皮　　**甘草**钱半

上四味，共煎汤一大盅（不先煎麻黄吹去浮沫者，因所用只一钱，而又重用生石膏以监制之用）温服。若服后过点半钟，汗不出者，宜服西药阿斯必林一瓦，合中量二分六厘四毫，若不出汗，仍宜再服，以服至出汗为度。——盖风邪由皮毛而入，仍使之由皮毛而出也。

有温病旬日不解，其舌苔仍白，脉仍浮者，此邪入太阳之府也，其小便必发黄。宜于发表清热药中，加清膀胱之药，此分解法也。今拟二方于下，以便用者相热之轻重而自斟酌用之：

【处方】

滑石一两　　**连翘**三钱　　**蝉蜕**去土足三钱　　**地肤子**三钱　　**甘草**二钱

上药五味，共煎一大盅，温服。

又方：

生石膏捣细一两　　**滑石**八钱　　**连翘**三钱　　**蝉蜕**去土足三钱

地肤子三钱　　**甘草**二钱

上药六味，共煎汤一大盅，温服。

有温病至七八日，六经已周。其脉忽然浮起，至数不数，且有大意者，宜用辛凉之剂助之达表而汗解：

【处方】

玄参一两　　**寸麦冬**带心五钱　　**连翘**二钱　　**菊花**二钱

蝉蜕去土足二钱

上药五味，共煎汤一大盅，温服。用玄参者，恐温病日久伤阴分也。

有温病多日，六经已周。脉象浮数而细，关前之浮尤甚。其头目昏沉，恒作谵语，四肢且有扰动不安之意。——此乃外感重还太阳，欲作汗也。其所欲汗而不汗者，因阴分太亏，不能上济以应阳也。此证若因脉浮而强发其汗，必凶危立见。宜用大滋真阴之品，连服数剂，俾脉之数者渐缓，脉之细者渐大。迨阴气充长，能上升以应其阳，则汗自出矣。

【处方】

生地黄一两　　生怀山药一两　　玄参一两　　大甘枸杞一两

生净萸肉六钱　　柏子仁六钱　　生枣仁六钱捣碎　　甘草三钱

上药八味，水煎一大碗。候五分钟，调入生鸡子黄二枚，徐徐温饮之。饮完一剂，再煎一剂，使昼夜药力相继不断。三剂之后，当能自汗。若至其时，汗仍不出者，其脉不似从前之数细，可仍煎此药，送服西药阿斯必林一瓦，其汗即出矣。

或问：山萸肉原具酸敛之性，先生所定来复汤，尝重用之以治汗出不止。此方原欲病者服之易于出汗，何方中亦用之乎？

答曰：此中理甚精微，当详细言之。萸肉为养肝熄风之要药。此证四肢之骚扰不安，其肝风固已动也，此方中用萸肉之本意也。若虑用之有妨于出汗，是犹未知萸肉之性。盖萸肉之味至酸，原得木气最全，是以酸敛之中，大具条畅之性。《本经》谓其逐寒湿痹，是明征也。为其味酸敛也，故遇元气不能固摄者，用之原可止汗；为其性条畅也，遇肝虚不能疏泄者，用之又善出汗。如此以用萸肉，是皆得之临证实验之余，非但凭诸理想而云然也。若果服药数剂后，其脉渐有起色，四肢不复扰动，即去萸肉亦无妨。其开始服药时，萸肉则断不能去也。

有未病之先，心中常常发热。后为外感触发，则其热益甚。五心烦躁，头目昏沉，其舌苔白厚，且生芒刺，其口中似有辣味，其脉浮数有力者。——此伏气化热，已入心包，而又为外感束其外表，则内蕴之热益甚，是以舌有芒刺且觉发辣也。宜用凉润清散之剂，内清外解。遍体得透汗，则愈矣。

【处方】

鲜地黄一两　　玄参一两　　天花粉一两　　知母五钱

寸麦冬带心五钱　　**西药阿斯必林**两瓦

上药先煎前五味，取清汤两大盅。先温服一大盅，送服阿斯必林一瓦。若服一次后汗未出，热亦未消者，可再温服一盅，送服阿斯必林一瓦。若汗已出热未尽消者，药汤可如前服法，阿斯必林宜斟酌少服。

温病之治法详于《伤寒论》解

伤寒、温病之治法，始异而终同。至其病之所受，则皆在于足经而兼及于手经。乃今之论寒温者，恒谓伤寒入足经不入手经，温病入手经不入足经。夫人之手足十二经原相贯通，谓伤寒入足经不入手经者，固为差谬；至谓温病入手经不入足经者，尤属荒唐。何以言之？《伤寒论》之开始也，其第一节浑言"太阳之为病"，此"太阳"实总括中风、伤寒、温病在内。故其下将太阳病平分为三项。其第二节论太阳中风；第三节论太阳伤寒（四节五节亦论伤寒，当归纳于第三节中）；第六节论太阳温病。故每节之首皆冠以太阳病三字。此太阳为手太阳乎？抑为足太阳乎？此固无容置辩者也。

由斯知：中风、伤寒、温病，皆可以伤寒统之（《难经》谓伤寒有五，中风、温病皆在其中）。而其病之初得，皆在足太阳经，又可浑以太阳病统之也。盖所谓太阳之为病者，若在中风、伤寒，其头痛、项强、恶寒三证可以并见；若在温病，但微恶寒即可为太阳病（此所谓证不必具，但见一证，即可定为某经病也），然恶寒须臾即变为热耳。

曾治一人，于季春夜眠之时因衾薄冻醒，遂觉周身恶寒。至前午十句钟，表里皆觉大热，脉象浮洪。投以拙拟凉解汤，一汗而愈。

　　又尝治一人，于初夏晨出被雨，遂觉头疼、周身恶寒。至下午一句钟，即变为大热，渴嗜饮水，脉象洪滑。

　　投以拙拟寒解汤，亦一汗而愈。

　　至如此凉药而所以能发汗者，为其内蕴之燥热与凉润之药化合，自然能发汗；又少用达表之品以为之引导，故其得汗甚速，汗后热亦尽消也。

　　此二则皆温病也。以其初得犹须臾恶寒，故仍可以太阳病统之。即其化热之后病兼阳明，然亦必先入足阳明。迨至由胃及肠，大便燥结，而后传入手阳明。安得谓温病入手经不入足经乎！

　　由斯知《伤寒论》一书，原以中风、伤寒、温病平分三项，特于太阳首篇详悉言之，以示人以入手之正路。至后论治法之处，则三项中一切诸证皆可浑统于六经。但言某经所现之某种病宜治以某方，不复别其为中风、伤寒、温病。此乃纳繁于简之法，亦即提纲挈领之法也。

　　所尤当知者，诸节中偶明言中风者，是确指中风而言；若明言为伤寒者，又恒统中风、温病而言。以伤寒二字为三项之总称。其或为中风，或为伤寒，或为温病，恒于论脉之处有所区别也。至于六经分编之中，其方之宜于温病者不胜举。今将其显然可见者，约略陈之于下。

　　一为麻杏甘石汤。其方原治"汗出而喘，无大热者"。以治温病，不必有汗与喘之兼证也。但其外表未解，内有蕴热者即可用。然用时须斟酌其热之轻重：热之轻者，麻黄宜用钱半，石膏宜用六钱（石膏必须生用，若煅之则闭人血脉断不可用）；若热之重者，麻黄宜用一钱，石膏宜用一两。至愚用此方时，又恒以薄荷叶代麻黄（薄荷叶代麻黄时其分量宜加倍），服后得微汗，其病即愈。盖薄荷叶原为温病解表最良之药，而当仲师时犹未列于药品，故当日不用也。

一为大青龙汤。《伤寒论》中用大青龙汤者有二节：一为第三十七节。其节明言太阳中风，脉浮紧。夫伤寒论首节论太阳之脉曰浮，原统中风、伤寒而言。至第二节则言脉缓者为中风，是其脉为浮中之缓也。第三节则言脉阴阳俱紧者为伤寒，是其脉为浮中之紧也。今既明言中风，其脉不为浮缓而为浮紧，是中风病中现有伤寒之脉。其所中者当为栗烈之寒风，而于温病无涉也。一为第三十八节。细审本节之文，知其确系温病。何以言之？以脉浮缓，身不疼但重，无少阴证也。盖此节开端虽明言伤寒，仍是以伤寒二字为中风、伤寒、温病之总称。是以伤寒初得脉浮紧；温病初得脉浮缓。伤寒初得身多疼；温病初得身恒不疼而但重（《伤寒论》第六节温病提纲中原明言身重）。伤寒初得恒有少阴证；温病则始终无少阴证（少阴证有寒有热，此指少阴之寒证言，为无少阴寒证，所以敢用大青龙汤，若少阴热证温病中恒有之，正不妨用大青龙汤矣）。此数者皆为温病之明征也。况其病乍有轻时。若在伤寒，必不复重用石膏；惟系温病，则仍可重用石膏如鸡子大，约有今之四两。因温病当以清燥热、救真阴为急务也。至愚用此方时，又恒以连翘代桂枝。虽桂枝、连翘均能逐肌肉之外感，而一则性热，一则性凉。温病宜凉不宜热，故用桂枝不如用连翘。而当日仲师不用者，亦因其未列入药品也（《伤寒论》方中所用之连轺是连翘根，能利水不能发汗）。况大青龙汤中桂枝之分量，仅为麻黄三分之一。仲师原因其性热不欲多用也。

一为小青龙汤。其方外能解表，内能涤饮，以治外感痰喘诚有奇效，中风、伤寒、温病皆可用。然宜酌加生石膏，以调麻、桂、姜、辛之热方效。是以《伤寒论》小青龙汤无加石膏之例，而《金匮》有小青龙加石膏汤，所以补《伤寒论》之未备也。至愚用此汤时，遇挟有实热者，又恒加生石膏至一两强也。

一为小柴胡汤。其方中风、伤寒病皆可用。而温病中小柴胡汤证，多兼呕吐黏涎，此少阳之火与太阴之湿化合而成也（少阳传经之去路为太阴）。宜于方中酌加生石膏数钱或两许，以清少阳之火。其黏涎自能化水从小便中出。夫柴胡既能引邪上出，石膏更能逐热下降，如此上下分消，故服药后无事汗解，即霍然痊愈也。

以上所述诸方，大抵宜于温病初得者也。至温病传经已深，苦清燥热之白虎汤、白虎加人参汤，通肠结之大、小承气汤，开胸结之大、小陷胸汤，治下利之白头翁汤、黄芩汤，治发黄之茵陈、栀子檗皮等汤，及一切凉润清火、育阴安神之剂，皆可用于温病者，又无庸愚之赘语也。

至于伏气之成温者，若《内经》所谓"冬伤于寒，春必病温"；"冬不藏精，春必病温"之类，《伤寒论》中非无其证。特其证现于某经，即与某经之本病无所区别。仲师未尝显为指示，在后世原难明辨。且其治法与各经之本病无异，亦无需乎明辨也。惟其病在少阴则辨之甚易。何者？因少阴之病，寒热迥分两途，其寒者为少阴伤寒之本病；其热者大抵为伏气化热之温病也。若谓系伤寒入少阴久而化热，何以少阴病两三日，即用宜用黄连阿胶汤、大承气汤者？盖伏气皆伏于三焦脂膜之中，与手、足诸经皆有贯通之路。其当春阳化热而荫动，恒视脏腑虚弱之处以为趋向，所谓"邪之所凑，其处必虚"也。其人或因冬不藏精，少阴之脏必虚，而伏气之化热者即乘虚而入，遏抑其肾气不能上升与心气相接续，致心脏跳动无力，遂现少阴微细之脉。故其脉愈微细，而所蕴之燥热愈甚。用黄连以清少阴之热，阿胶、鸡子黄以增少阴之液，即以助少阴肾气之上达。惮其阴阳之气相接续，脉象必骤有起色，而内陷之邪热亦随之外透矣。至愚遇此等证时，又恒师仲师之意而为之变通；单用鲜白茅根四两，切碎，慢火煎两三沸，视茅根皆沉水底，其汤即成。去渣，取清汤一大碗，顿服下。其脉之微细者，必遽变为洪大有力之象。再用大剂白虎加人参汤，煎汤三茶杯，分三次温饮下，每服一次调入生鸡子黄一枚，其病必脱然痊愈。用古不必泥古。仲师有知，亦当不吾嗔也。

按：西人新生理学家谓副肾髓质之分泌素减少，则脉之跳动必无力。所谓副肾髓质者，指两肾之间命门而言也。盖命门为督脉入脊之门，因督脉含有脊髓，故曰副肾髓质。其处为肾系之根蒂，脂膜相连，共为坎卦，原与两肾同为少阴之脏。其中分泌素减少，脉即跳动无力，此即少阴病脉微细之理。

西人又谓鸡子黄中含有副肾碱。副肾碱者，即所谓副肾髓质之分泌素也。此即黄连阿胶汤中用鸡子黄以滋肾之理。且鸡子黄既含有副肾髓质之分泌素，是其性能直接补肾。此又黄连阿胶汤中鸡子黄生用之理。以西人费尽研究工夫所得至精至奥之新生理，竟不能出《伤寒论》之范围。谁谓吾中华医学陈腐哉？

《伤寒论》中有治温病初得方
用时宜稍变通说

（应汉皋冉雪峰君征稿）

伤寒与温病，始异而终同。故论者谓：《伤寒论》病人阳明以后诸方，皆可用之于温病；而未传阳明以前诸方，实与温病不宜。斯说也，善则善矣。然细阅《伤寒论》诸方，愚又别有会心也。

《伤寒论》谓：**"太阳病，发热而渴，不恶寒者，为温病；若发汗已，身灼热者，名风温；风温之为病，脉阴阳俱浮，自汗出，身重，多眠睡，息必鼾，言语难出。"**此仲景论温病之提纲也。乃提纲详矣，而其后未明言治温病之方，后世以为憾事。及反复详细观之，乃知《伤寒论》中原有治温病之方。汇通参观，经义自明。

其第六十一节云：**"发汗后，不可更行桂枝汤。汗出而喘，无大热者，可与麻杏甘石汤。"**夫此节之所谓发汗后，即提纲之所谓若发汗也；此节之所谓喘，即提纲之所谓息必鼾也。由口息而喘者，由鼻息即鼾矣；此节之所谓无大热，即提纲之所谓身灼热也。为其但身灼热，是其热犹在表，心中仍无大热。两两比较，此节原与提纲之文大略相同，而皆为温病无疑也。

其所以汗后不解而有种种诸病者，必其用温热之药强发其汗，以致汗出之后，病转加剧。仲景恐人见其有汗，误认为桂枝汤证，而再投以桂枝汤。故特戒之曰：不可更行桂枝汤，宜治以麻杏甘石汤。则麻杏甘石汤实为温病表证之的方，虽经误治之后，其表证犹在者，仍可用之以解表也。盖古人立言贵简，多有互文以见义者。为此节所言之病状即温病提纲所言之病状，故此节不再申明其为温病；为提纲未言治法，而此节特言明治法，以补提纲所未备。将此二节相并读之，无待诠解自明也。

然此所论者，风温初得之治法（提纲明言风温之为病）。至若冬伤于寒及冬不藏精，至春乃发之温病，或至夏秋乃发之温病，恒有初发之时即于表证无涉者，又不必定用麻杏甘石汤也。

或问：此节经文，注疏家有疑其有差误者。以为既言汗出，何以复用麻黄？既无大热，何以重用石膏？此诚可疑之点，敢以相质。

答曰：此方之用麻黄者，原藉以治喘，兼以助石膏之力使达于表也。用石膏者，虽藉以清热，亦以调麻黄之性使不过发也。盖此证之热，在胃者少，在胸者多。胸居上焦，仍为太阳部位，即此证仍属表证。方中麻黄、石膏并用，石膏得麻黄则凉不留中，麻黄得石膏则发有监制。服后药力息息上达，旋转于膺胸之间，将外感邪热徐徐由皮毛透出，而喘与汗遂因之自愈。仲景制方之妙，实具有化机，而又何疑乎！且石膏性微寒，原非大寒，《本经》载有明文。是以白虎汤用之以清阳明之大热，必佐以知母而后能建奇功。为此证无大热，所以不用知母也。况此节之文两见于《伤寒论》。所微异者：一在发汗后，一在下后也。岂一节之文差，而两节之文皆差乎？特是此节经文虽无差误，而愚用麻杏甘石汤时，于麻黄、石膏之分量恒有变通。原方分量，石膏为麻黄之两倍。而愚遇此证热之剧者，必将麻黄减轻，石膏加重，石膏恒为麻黄之十倍；即其热非剧，石膏之分量亦必五倍于麻黄也。

或问：麻杏甘石汤既可为温病表证之的方，何以《医学衷中参西录》治温病初得诸方，薄荷、连翘、蝉蜕诸药与石膏并用，而不以麻黄与石膏并用乎？

答曰：此当论世知人，而后可与论古人之方。仲景用药多遵《本经》，薄荷古原名苛，《本经》不载，《别录》亦不载，当仲景时犹未列于药品可知；蚱蝉虽载于《本经》，然古人只知用蝉，不知用蜕。较之蝉蜕，皮以达皮者，实远不如。故仲景亦不用；至连翘古惟用根，即麻黄连轺赤小豆汤之连轺也。其发表之力，亦不如连翘也。故身发黄病者，仲景用之以宣通内热、利水去湿，非用以发表也。为此三种药当仲景时皆未尝发明，故于温病之初候原宜辛凉解肌者，亦以麻黄发之；且防麻黄之热，而以石膏佐之也。若仲景生当今日，则必不用麻黄而用薄荷、连翘、蝉蜕诸药矣。即初起之证兼喘者，似必赖麻黄之泻肺定喘，而代以薄荷亦可奏效（观小青龙汤证兼喘者，去麻黄加杏仁是治外感之喘不必定用麻黄）。盖此节所言之病状，若在伤寒，原宜麻黄与石膏并用；而在温病，即宜薄荷与石膏并用。若其喘甚轻者，在温病中更宜以牛蒡代杏仁也。

按：麻杏甘石汤，柯韵伯亦谓系治温病之方。而愚作此说时犹未见柯氏之说也。为拙说复于柯氏说外另有发明，故仍录之。

论伤寒、温病神昏谵语之原因及治法

伤寒、温病，皆有谵语神昏之证。论者责之阳明胃实。然又当详辨其脉象之虚实，热度之高下，时日之浅深，非可概以阳明胃实论也。

其脉象果洪而有力，按之甚实者，可按阳明胃实治之。盖胃腑之热上蒸，则脑中之元神、心中之识神皆受其累。是以神昏谵语，不省人事，或更大便燥结。不但胃实，且又肠实，阻塞肾气，不能上交于心，则亢阳无制，心神恍惚，亦多谵妄，或精神不支，昏愦似睡。若斯者，可投以大剂白虎汤，遵《伤寒论》一煎三服之法，煎汤三盅，分三次温饮下。其大便燥结之甚者，可酌用大、小承气汤（若大便燥结不甚者，但投以大剂白虎汤，大便即可通下），其神昏谵语自愈也。

有脉象确有实热，其人神昏谵语，似可用白虎汤矣，而其脉或兼弦、兼数，或重按仍不甚实者，宜治以白虎加人参汤。

曾治一农家童子，劳力过度，因得温病。脉象弦而有力，数近六至。谵语不休。所言皆劳力之事。

本拟治以白虎加人参汤，因时当仲夏，且又童年少阳之体，遂先与以白虎汤。

服后脉搏力减，而谵语益甚。幸其大便犹未通下，急改用白虎加人参汤。将方中人参加倍，煎汤三茶杯，分三次温饮下。尽剂而愈。

盖脉象弦数，真阴必然亏损。白虎加人参汤能于邪热炽盛之中滋其真阴，即以退其邪热。

盖当邪热正炽时，但用玄参、沙参、生地诸药不能滋阴，因其不能胜邪热，阴分即无由滋长也。惟治以白虎加入人参汤，则滋阴退热一举两得，且能起下焦真阴，与上焦亢甚之阳相济。是以投之有捷效也。

其证若在汗、吐、下后，脉虽洪实，用白虎汤时宜加人参。

曾治一县署科长，温病之热传入阳明，脉象洪实有力，谵语昏瞀。

投以大剂白虎汤，热退强半，脉力亦减，而其至数转数，一息六至，谵语更甚。

细询其病之经过，言数日前因有梅毒，服降药两次。

遂急改用白虎加人参汤，亦倍用人参（此两案中用白虎加入人参汤，皆将人参倍用者，因从前误用白虎汤也，若开首即用白虎加人参汤，则人参无事加倍矣）。煎汤三杯，分三次温饮下。亦尽剂而愈。

有伏气为病，因肾虚窜入少阴，遏抑肾气不能上升与心相济，致心脉跳动无力；燥热郁中，不能外透，闭目昏昏似睡，间作谵语。此在冬为少阴伤寒之热证，在春为少阴温病。宜治以大剂白虎加人参汤，用鲜白茅根煮水以之煎药，取汤三盅，分数次饮下自愈。

有患寒温者，周身壮热，脉象洪实，神昏不语。迨用凉药清之，热退，脉近和平，而仍然神昏或谵语者，必兼有脑髓神经病。继用治脑髓神经之药。

曾治一学校学生，温病热入阳明，脉象甚实，神昏不语，卧床并不知转侧。

用白虎汤清之。服两剂后，热退十之七八，脉象之洪实亦减去强半，自知转侧，而精神仍不明了。

当系温病之热上蒸，致其脑膜生炎而累及神经也。

遂改用小剂白虎加人参汤，又加羚羊角二钱（另煎兑服），一剂而愈。

又治一幼童，得温病三日，热不甚剧，脉似有力，亦非洪实，而精神竟昏昏似睡、不能言语。

此亦温病兼脑膜炎也。因其温病甚轻，俾但用羚羊角钱半煎汤服之，其病霍然顿愈。

盖羚羊角中天生木胎，性善解热而兼有条达上升之性。况其角生于头，原与脑部相连。故善入人之脑中以清热也。

有寒温之病，传经已遍，将欲作汗。其下焦阴分虚损，不能与上焦之阳分相济以化汗，而神昏谵语者。

曾治一壮年，仲夏长途劳役，因受温病。已过旬日，精神昏愦，谵语，不省人事，且两手乱动不休。其脉弦而浮，一息近六至，不任循按，两尺尤甚。

投以大滋真阴之品，若玄参、生地黄、生山药、甘枸杞、天门冬之类，共为一大剂煎服。一日连进二剂，当日得汗而愈。

有寒温之病服开破降下之药太过，伤其胸中大气。迨其大热已退，而仍然神昏或谵语者。

曾治一壮年得温病，延医服药二十余日，外感之热尽退，精神转益昏沉。及愚视之，周身皆凉，奄奄一息，呼之不应，舌干如错，毫无舌苔，其脉象微弱而迟，不足四至，五六呼吸之顷必长出气一次。

此必因服开降之药太过，伤其胸中大气也。盖胸中大气因受伤下陷，不能达于脑中则神昏；不能上潮于舌本则舌干；其周身皆凉者，大气因受伤不能宣布于营卫也；其五六呼吸之顷必长出气一次者，因大气伤后不能畅舒，故太息以舒其气也。

遂用野台参一两，柴胡一钱，煎汤灌之。连服两剂，痊愈。

又治一少年，于初春得伤寒，先经他医治愈，后因饮食过度，病又反复。

投以白虎汤治愈。隔三日，陡然反复甚剧，精神恍惚，肢体颤动，口中喃喃不成语。诊其脉，右部寸关皆无力而关脉尤不任循按。

愚曰：此非病又反复，必因前次之过食病复，而此次又戒饮食过度也。饱食即可愈矣。

其家人果谓有鉴前失，数日所与饮食甚少，然其精神昏愦若斯，恐其不能饮食。

愚曰：果系因饿而成之病，与之食必然能食。然仍须撙节与之，多食几次可也。

其家人果依愚言，十小时中连与饮食三次。病若失。

盖人胸中大气，原藉水谷之气以为培养。病后气虚，又乏水谷之气以培养之，是以胸中大气虚损而现种种病状也。

然前案因服开降之药伤其大气，故以补气兼升气之药治之。后案因水谷之气缺乏、虚其大气，故以饮食治之。斯在临证者精心体验，息息与病机相符耳。

有温而兼疹，其毒热内攻、瞀乱其神明者。

曾治一少年，温病热入阳明，连次用凉药清之，大热已退强半，而心神骚扰不安，合目恒作谵语。其脉有余热，似兼紧象。

因其脉象热而兼紧，疑其伏有疹毒未出。

遂投以小剂白虎汤，送服羚羊角细末一钱，西药阿斯必林二分。表出痧粒满身而愈。

又治一幼女患温疹，其疹出次日即靥，精神昏昏似睡，时有惊悸，脉象数而有力。

投以白虎汤加羚羊角钱半（另煎兑服），用鲜芦根三两煮水以之煎药，取汤两茶盅，分三次温饮下。其疹得出，病亦遂愈。

有其人素多痰饮，其寒温之热炽盛，与痰饮互相胶漆以乱其神明者。《药物学·瓜蒌解》下附有治验之案可参观。

曾治一童子，得温病三四日，忽觉痰涎结胸。其剧时痰涎上壅，即昏不知人。脉象滑而有力。

遂单用新炒瓜蒌仁四两，捣碎，煎汤一大茶盅，服之顿愈。

又治一童子，证脉皆如前。用蒌仁三两，苏子五钱，煎汤亦服之顿愈。

有温疫传染之邪由口鼻传入，自肺传心，其人恒无故自笑，精神恍惚，言语错乱，妄言妄见者。

曾治一媪患此证，脉象有力，关前摇摇而动。

投以拙拟护心至宝丹（方系生石膏一两，潞党参、犀角、羚羊角各二钱，朱砂三分，东牛黄一分，将前四味煎汤送服后两味），一剂而愈。

以上所谓寒温诸证，其精神昏聩谵语之原因及治法大略已备。至于变通化裁，相机制宜，又在临证者之精心研究也。

伤寒、风温始终皆宜汗解说

伤寒初得，宜用热药发其汗，麻黄、桂枝诸汤是也；

风温初得，宜用凉药发其汗，薄荷、连翘、蝉蜕诸药是也。

至传经已深，阳明热实，无论伤寒、风温，皆宜治以白虎汤。

而愚用白虎汤时，恒加薄荷少许，或连翘、蝉蜕少许。往往服后即可得汗。即但用白虎汤，亦恒有服后即汗者。因方中石膏原有解肌发表之力（因含有硫氧氢原质），故其方不但治阳明府病，兼能治阳明经病。况又少加辛凉之品引之，以由经达表，其得汗自易易也。

曾治邻村夏娃，年三十余，于冬令感冒风寒，周身恶寒无汗，胸间烦躁。

原是大青龙汤证。医者投以麻黄汤，服后分毫无汗，而烦躁益甚，几至疯狂。其脉洪滑异常，两寸皆浮，而右寸尤甚。

投以拙拟寒解汤，覆杯之倾，汗出如洗而愈。

又治邑北境常庄于姓，年四旬，为风寒所束，不得汗，胸间烦热，又兼喘促。

医者治以苏子降气汤兼散风清火之品。数剂，病益进。诊其脉，洪滑而浮。

投以寒解汤。须臾，上半身即汗。又须臾，觉药力下行，其下焦及腿亦皆出汗，病若失。

又治邑中故县李姓少年，得温病，延医治不效，迁延旬余。诊其脉，洪而实，仍兼浮象。问其头疼乎？曰：然。渴欲饮凉水乎？曰：有时亦饮凉水，然不至燥渴耳。

知其为日虽多，阳明之热犹未甚实，表证犹未尽罢也。

投以寒解汤。病人畏服药，先饮一半，即汗出而愈。仍俾服余一半以清未净之热。然其大热已消，再服时亦不出汗矣。

又治一妊妇，伤寒三日，脉洪滑异常，右脉关前兼浮，舌苔白厚。精神昏聩，间作谵语。

为开寒解汤方。有一医者在座，问方中之意何居？

答曰："欲汗解耳。"问此方能得汗乎？曰："此方用于此等证脉，必能得汗。若泛作汗解之药服之，不能汗也。"

饮下须臾，汗出而愈。

医者讶为奇异。愚因晓之曰："此方在拙著《医学衷中参西录》，原治寒温证周身壮热，心中热而且渴，舌苔白而欲黄，其脉洪滑或兼浮，或头犹觉疼，或周身犹有拘束之意者。果如方下所注证脉，服之覆杯可汗，勿庸虑其不效也。

盖脉象洪滑，阳明府热已实，原是白虎汤证。至洪滑兼浮，舌苔犹白，是仍有些些表证未罢。故方中重用石膏、知母以清胃腑之热；复少用连翘、蝉蜕之善达表者，引胃中化而欲散之热仍还于表，作汗而解。斯乃调剂阴阳，听其自汗，非强发其汗也。"医者闻之甚悦服。

至其人气体弱者，可用补气之药助之出汗。

曾治本村刘叟，年七旬，素有劳疾。薄受外感，即发喘逆。投以小青龙汤去麻黄加杏仁、生石膏辄愈。

上元节后，因外感甚重，旧病复发。五六日间，热入阳明之府，脉象弦长浮数，按之有力，却无洪滑之象（此外感兼内伤之脉）。

投以寒解汤，加潞参三钱。一剂汗出而喘愈。再诊其脉，余热犹炽。

继投以白虎加人参汤，以生山药代粳米。煎一大剂，分三次温饮下，尽剂而愈。

若阴分虚损者，可用滋阴之药助之出汗。

曾治邻村高姓少年，因孟夏长途劳役得温病，医治半月无效。其两目清白，竟无所见，两手循衣摸床，乱动不休，谵语不省人事。其大便从前滑泻，此时虽不滑泻，每日仍溏便一两次。脉象浮数，右寸之浮尤甚，两尺按之即无。

因思此证目清白无见者，肾阴将竭也；手循衣摸床者，肝风已动也。病势已危至极点。幸喜脉浮为病有还表之机，右寸浮尤甚，为将汗之势。

其所以将汗而不汗者，人身之有汗如天地之有雨，天地阴阳和而后雨，人身亦阴阳和而后汗。此证尺脉甚弱，阳升而阴不应，汗何由作？

当用大润之剂峻补真阴，济阴以应其阳，必能自汗。

遂用熟地、玄参、生山药、枸杞之类约六七两，煎汤一大碗，徐徐温饮下。一日连进二剂，即日大汗而愈。

至其人阳分、阴分俱虚，又宜并补其阴阳以助之出汗。

张景岳曾治一叟得伤寒证，战而不汗。
于其翌日发战之时，投以大剂八味地黄汤。
须臾，战而得汗。继因汗多亡阳，身冷，汗犹不止。
仍投以原汤。汗止，病亦遂愈。
用其药发汗，即用其药止汗，是能运用古方人于化境者也。

至少阳证为寒热往来，其证介于表里之间，宜和解不宜发汗矣。然愚对于此证，其**热盛于寒者**，多因证兼阳明，恒于小柴胡汤中加玄参八钱，以润阳明之燥热。其阳明之燥热化而欲散，自能还于太阳而作汗。少阳之邪亦可随汗而解。其**寒盛于热者**，或因误服降下药虚其气分，或因其气分本素虚，虽服小柴胡汤不能提其邪透膈上出。又恒于小柴胡汤中加薄荷叶二钱，由足少阳引入手少阳，借径于游部（手足少阳合为游部）作汗而解。此即《伤寒论》所谓"柴胡证具，而以他药下之，柴胡证仍在者，复与小柴胡汤，必蒸蒸而振，却发热汗出而解也。"然助以薄荷则出汗较易。即由汗解不必蒸蒸而振，致有战汗之状也。

至于当用承气之证，却非可发汗之证矣。然愚临证经验以来，恒有投以三承气汤，大便犹未降下而即得汗者。盖因胃腑之实热既为承气冲开，其病机自外越也。若降之前未尝得汗，既降之后，亦必于饮食之时屡次些些得汗，始能脉净身凉。若降后分毫无汗，其热必不能尽消。又宜投以竹叶石膏汤，或白虎加人参汤，将其余热消解将尽，其人亦必些些汗出也。此所谓伤寒、风温始终皆宜汗解也。

论吴又可"达原饮"不可以治温病

北方医者治温病，恒用吴又可达原饮。此大谬也。吴氏谓崇祯辛巳，疫气流行，山东、浙江南北两道感者尤多，遂著《温疫论》一书。首载达原饮，为治瘟疫初得之方，原非治温病之方也。疫者，天地戾气。其中含有毒菌，遍境传染，若役使然。故名为疫。因疫多病热，故名为瘟疫（病寒者名为寒疫）。瘟即温也。是以方中以逐不正之气为主。至于温病，乃感时序之温气；或素感外寒，伏于膜原，久而化热，乘时发动。其中原无毒菌，不相传染。治之者，惟务清解其热，病即可愈。

若于此鉴别未精，本系温病而误投以达原饮，其方中槟榔开破之力既能引温气内陷，而厚朴、草果之辛温开散大能耗阴助热，尤非病温者所宜（病温者多阴虚尤忌耗阴之药）。虽有知母、芍药、黄芩各一钱，其凉力甚轻。是以用此方治温病者，未有见其能愈者也。且不惟不能愈，更有于初病时服之即陡然变成危险之证者。此非愚之凭空拟议，诚有所见而云然也。

愚初习医时，曾见一媪，年过六旬，因伤心过度，积有劳疾，于仲春得温病。

医者授以达原饮，将方中草果改用一钱，谓得汗则愈。乃服后汗未出而病似加重，医者遂将草果加倍，谓服后必然得汗。果服后头面汗出如洗，喘息大作，须臾即脱。

或疑此证之偾事，当在服达原饮将草果加重；若按其原方分量，草果只用五分，即连服数剂亦应不至汗脱也。答曰：草果性甚猛烈，即五分亦不为少。

愚尝治脾虚泄泻服药不效，因思四神丸治五更泻甚效，中有肉果，本草谓其能健脾涩肠，遂用健补脾胃之药煎汤送服肉果末五分。

须臾觉心中不稳，六脉皆无。迟半点钟，其脉始见。恍悟：病人身体虚弱，不胜肉果辛散之力也。

草果与肉果性原相近，而其辛散之力更烈于肉果。虽方中止用五分，而与槟榔、厚朴并用，其猛烈之力固非小矣。由斯观之，达原饮可轻用哉？

论吴氏《温病条辨》二甲复脉、三甲复脉二汤

《金匮》疟病门有鳖甲煎丸，治疟病以月一日发，当十五日愈；设不愈，当月尽解。

如其不瘥，结为癥瘕，名曰疟母，此丸主之。夫鳖甲煎丸既

以鳖甲为主药，是其破癥瘕之力多赖鳖甲，则鳖甲具有开破猛烈之性明矣。

愚曾治久疟不愈，单用鳖甲细末四钱，水送服。服后片时，觉心中怔忡殊甚，移时始愈。

夫疟当未发之先，其人原似无病，而犹不受鳖甲之开破。况当病剧之候，邪实正虚，几不能支，而犹可漫投以鳖甲，且重用鳖甲乎？

审斯则可进而与论吴氏《温病条辨》中二甲复脉及三甲复脉二汤矣。

吴氏二甲复脉汤所主之证，为"热邪深入下焦，脉沉数，舌干齿黑，手指但觉蠕动。急防痉厥，二甲复脉汤主之"。其方中重用鳖甲八钱。夫温病之邪下陷，大抵皆体弱之人。为其体弱，又经外感之邪热多日铄耗，则损之又损，以致气血两亏，肝风欲动。其治法当用白虎加人参汤，再加生龙骨、生牡蛎各八钱。方中之义：以人参补其虚，白虎汤解其热，龙骨、牡蛎以镇肝熄风。此用白虎加人参汤兼取柴胡加龙骨牡蛎汤之义。以熟筹完全，自能随手奏效也。

其三甲复脉汤，于二甲复脉汤中再加龟板一两，所主之证亦"热邪深入下焦，热深厥甚，脉细促，心中憺憺大动，甚则心中痛者，三甲复脉汤主之"。

按： 此证邪益盛，正益虚，肝风已动，乃肝经虚极将脱之候。鳖甲色青入肝，其开破之力注重于肝，尤所当忌。宜治以前方，以生山药八钱代方中粳米（生山药能代粳米和胃兼能滋真阴固气化），再用所煎药汤送服朱砂细末五分，亦可奏效。

或问： 吴氏为近代名医，何以治此二证不能拟方尽善？

答曰： 吴氏诚为近代名医，此非虚誉。然十全之医，世所罕觏。吴氏所短者，不善用白虎汤，而多所禁忌。是以书中谓脉浮而弦细者，不可用白虎汤；脉沉者，不可用白虎汤；汗不出者，不可用白虎汤；不渴者，不可用白虎汤。今观其二甲、三甲所主之证，一则脉沉数，一则脉细促，而皆不见有汗，皆未言渴，是皆在其禁用白虎例中。是以对于此二证不用白虎汤加减，而用复脉汤加减也。独不思龟板在《本经》亦主癥瘕，药房又皆用醋炙。其开破之力，亦非轻也。

特是吴氏禁用白虎诸条，有可信者，有显与经旨背者，此尤不可不知。吴氏谓脉浮弦而细者禁用白虎，此诚不可用矣。至其谓脉沉者，汗不出者、不渴者皆禁用白虎，则非是。即愚素所经验者言之：其脉沉而有力软，当系热邪深陷，其气分素有伤损，不能托邪外出。治以白虎加人参汤，补气即以清热。服后其脉之沉者即起，而有力者亦化为和平矣。其脉或沉而微细软，若确审其蕴有实热，此少阴肾虚，伏气化热乘之，致肾气不能上潮以济心脉之跳动，是以其脉若与证相反，亦可治以白虎加人参汤，用鲜茅根二三两煮水以煎药（若无鲜茅根干茅根亦可用）。其性能发伏热外出，更能引药力自下上达，服后则脉之沉者即起，而微细者亦自复其常度矣。其汗不出者，若内蕴有实热，正可助以白虎汤以宣布其热外达。是以恒有病热无汗，服后即汗出而愈者。其有不能服即得汗，而其外达之力，亦能引内蕴之热息息自皮肤透出，使内热暗消于无形。且吴氏原谓白虎汤为达热出表之剂，何以又谓无汗者禁用白虎乎？

再者，白虎汤所主之证，两见于《伤寒论》，一在太阳篇，一在阳明篇。太阳篇提纲中，未言出汗；至阳明篇提纲中，始有自汗出之文。由斯知外感之热，深入已实，无论有汗无汗，皆可投之。此为用白虎汤之定法。岂吴氏但记阳明篇用白虎汤之法，而忘太阳篇用白虎汤之法乎？

又，《伤寒论》用白虎汤之例：渴者加人参。其不渴而有实热者，单用白虎汤可知矣。吴氏则谓：不渴者不用白虎汤。是渴者可但用白虎汤无须加人参也。由斯而论：吴氏不知白虎汤用法，并不知白虎加人参汤用法矣。夫白虎汤与白虎加人参汤，原为治温病最紧要之方。吴氏欲辨明温病治法，而对于此二方竟混淆其用法如此，使欲用二方者至望其所设禁忌而却步，何以挽回温病中危险之证乎？

愚素于吴氏所著医案原多推许，恒于医界力为提倡，以广其传。而兹则直揭其短者：为救人计，不敢为前贤讳过也。

尝考吴氏医案，作于《温病条辨》之后。其作《温病条辨》时，似犹未深知石膏之性。故于白虎汤多所禁忌而不敢轻用，其方中生石膏分量只一两，又必煎汤三杯，分三次饮下。至其医案中所载之案，若中风、痿痹、痰饮、手足拘挛诸证，凡其脉洪实者，莫不重用生石膏：或数两，或至半斤，且恒连服。若此有胆有识，诚能深知石膏之性也。善哉！吴氏之医学可谓与年俱进矣。

论"冬伤于寒，春必温病"及
"冬不藏精，春必温病"治法

尝读《内经》，有"冬伤于寒，春必温病"之语。此中原有深义，非浅学者所易窥测也。乃笃信西说者，据病菌潜伏各有定期之说，谓病菌传于人身，未有至一月而始发动者，况数月乎。因此一倡百和，遂谓《内经》皆荒渺之谈，分毫不足凭信。不知毒气之传染有菌，而冬令严寒之气，为寒水司天之正气。特其气严寒过甚，或人之居处衣服欠暖，或冒霜雪而出外营生，即不能御此气耳。是以寒气之中人也，其重者即时成病，即冬令之伤寒也。其轻者微受寒侵，不能即病，由皮肤内侵，潜伏于三焦脂膜之中，阻塞气化之升降流通，即能暗生内热。迨至内热积而益深，又兼春回阳生，触发其热；或更薄受外感，以激发其热，是以其热自内暴发而成温病，即后世方书所谓伏气成温也。

至于治之之法，有清一代名医多有谓此证不宜发汗者。然仍宜即脉证之现象而详为区别。若其脉象虽有实热，而仍在浮分，且头疼、舌苔犹白者，仍当投以汗解之剂。然宜以辛凉发汗，若薄荷叶、连翘、蝉蜕诸药，且更以清热之药佐之。若拙拟之清解汤、凉解汤、寒解汤三方，斟酌病之轻重，皆可选用也。此乃先有伏气，又薄受外感之温病也。

若其病初得即表里壮热，脉象洪实，其舌苔或白而欲黄者，宜投以白虎汤，再加宣散之品，若连翘、茅根诸药。如此治法，非取汗解。然恒服药后竟自汗而解。即或服药后不见汗，其病亦解。因大队寒凉之品与清轻宣散之品相并，自能排逐内蕴之热，息息自腠理达于皮毛以透出也（此乃伏气暴发，自内达外之温病，春夏之交多有之）。盖此等证皆以先有伏气，至春深萌动欲发，而又或因暴怒，或因劳心劳力过度，或因作苦于烈日之中，或因酣眠于暖室内，是以一发表里即壮热。治之者，只可宣散清解，而不宜发汗也。此"冬伤于寒，春必温病"之大略治法也。

《内经》又谓："冬不藏精，春必病温。"此二语不但为西医所指摘，即中医对此节经文亦恒有疑意，谓：冬不藏精之人，若因肾虚而寒入肾中，当即成少阴伤寒，为直中真阴之剧证，何以能迟至春令而始成温病？不知此二句经文原有两解，其所成之温病亦有两种。至其治法又皆与寻常治法不同。今试析言之，并详其治法。

冬不藏精之人，其所患之温病，有因猝然感冒而成者。大凡病温之人，多系内有蕴热。至春阳萌动之时，又薄受外感拘束，其热即陡发而成温。冬不藏精之人，必有阴虚。所生之热，积于脏腑，而其为外感所拘束而发动，与内蕴实热者同也。其发动之后，脉象多数，息多微喘，舌上微有白苔，津液短少，后或干黄，或舌苔渐黑，状如斑点（为舌苔甚薄，若有若无，故见舌皮变黑），或频饮水不能解渴，或时入阴分益加潮热。此证初得，其舌苔白时，亦可汗解，然须以大滋真阴之药辅之。愚治此证，恒用连翘、薄荷叶各三钱、玄参、生地黄各一两。煎汤服之，得汗即愈。若服药后，汗欲出仍不能出，可用白糖水送服西药阿斯必林二分许，其汗即出。或单将玄参、生地黄煎汤，送服阿斯必林一瓦，亦能得汗。若至热已传里，舌苔欲黄，或至黄而兼黑，脉象数而有力，然按之弦硬，非若阳明有实热者之洪滑。此阴虚热实之象，宜治以白虎加人参汤，更以生地黄代知母，生山药代粳米。煎一大剂，取汤一大碗，分多次温饮下。可参白虎加人参汤下附载治愈之案。

又有因伏气所化之热，先伏藏于三焦脂膜之中，迫至感春阳萌动而触发。其发动之后，恒因冬不藏精者其肾脏虚损，伏气乘虚而窜入少阴。其为病状：精神短少，喜偃卧，昏昏似睡，舌皮干，亮无苔，小便短赤，其热郁于中而肌肤却无甚热。其在冬令，为少阴伤寒，即少阴证。初得宜治以黄连阿胶汤者也。在春令，即为少阴温病。而愚治此证，恒用白虎加人参汤，以生地黄代知母，生怀山药代粳米，更先用鲜白茅根三两煎汤，以之代水煎药。将药煎一大剂，取汤一大碗，分三次温饮下。每饮一次，调入生鸡子黄一枚。初饮一次后，其脉当见大，或变为洪大；饮至三次后，其脉又复和平，而病则愈矣。此即"冬不藏精，春必温病"者之大略治法也。

上所论各种温病治法，原非凭空拟议也。实临证屡用有效，而后敢公诸医界同人也。

有温病初得，即表里大热，宜治以白虎汤或白虎加人参汤者。其证发现恒在长夏，或在秋夏之交。而愚生平所遇此等证，大抵在烈日之中，或田间作苦，或长途劳役，此《伤寒论》所谓暍病也，亦可谓之暑温也。其脉洪滑有力者，宜用白虎汤。若脉虽洪大而按之不实者，宜用白虎加人参汤。又皆宜煎一大剂，分数次温饮下，皆可随手奏效。

论伏气化热未显然成温病者之治法

《内经》谓"冬伤于寒，春必温病"，此言伏气化热成温病也。究之，伏气化热成温病者，大抵因复略有感冒，而后其所化之热可陡然成温，表里俱觉壮热。不然者，虽伏气所化之热深入阳明之府，而无外感束其表，究不能激发其肌肉之热。是以治之者恒不知其为伏气化热，放胆投以治温病之重剂。是以其热遂永留胃腑，致生他病。今试举一案以明之。

天津建设厅科长刘敷陈君，愚在奉时之旧友也。于壬申正月上旬，觉心中时时发热，而周身又甚畏冷。

时愚回籍，因延他医诊治。服药二十余剂，病转增剧，二便皆闭。再服他药，亦皆吐出。少进饮食，亦恒吐出。

此际愚适来津。诊其脉，弦长有余，然在沉分。

知其有伏气化热，其热不能外达于表，是以心中热而外畏冷，此亦热深厥深之象也。

俾先用鲜茅根半斤切碎，水煮三四沸，视茅根皆沉水底，其汤即成。取清汤三杯，分三次服。每服一次，将土狗三个捣为末，生赭石三钱亦为细末，以茅根汤送下。若服过两次未吐，至三次赭石可以不用。

及将药服后，呕吐即止，小便继亦通下。再诊其脉，变为洪长有力，其心中仍觉发热，外表则不畏冷矣。其大便到此已半月未通下。

遂俾用大潞参五钱煎汤，送服生石膏细末一两。翌晨大便下燥粪数枚，黑而且硬。再诊其脉，力稍缓，知心中犹觉发热。

又俾用潞党参四钱煎汤，送服生石膏细末八钱。翌晨，又下燥粪二十余枚，仍未见溏粪。其心中不甚觉热，脉象仍似有力。

又俾用潞党参三钱煎汤，送服生石膏细末六钱。又下燥粪十余枚，后则继为溏粪，病亦从此痊愈矣。

盖凡伏气化热窜入胃腑，非重用石膏不解。《伤寒论》白虎汤原为治此证之的方也，然用白虎汤之例：汗、吐、下后皆加人参，以其虚也。

而此证病已数旬，且频呕吐，其元气之虚可知，故以人参煎汤送石膏，此亦仿白虎加人参汤之义也。

至石膏必为末送服者，以其凉而重坠之性善通大便，且较水煮但饮其清汤者，其退热之力又增数倍也。

是以凡伏气化热，其积久所生之病，有成肺病者，有成喉病者，有生眼疾者，有患齿疼者，有病下痢者，有病腹疼者（即盲肠炎），其种种病因若皆由于伏气化热，恒有用一切凉药其病皆不能愈，而投以白虎汤或投以白虎加人参汤，再因证加减，辅以各病当用之药，未有不随手奏效者，此治伏气化热之大略也。至于拙著全书中，所载伏气化热之病甚多，其治法亦各稍有不同，皆可参观。

详论猩红热治法

自入夏以来，各处发生猩红热，互相传染。天气炎热而病益加多、加剧。治不如法，恒至不救。夫猩红热非他，即痧疹而兼温病也。尝实验痧疹之证，如不兼温病，其将出未出之先，不过微有寒热，或头微疼，或眼胞微肿，或肢体微酸懒，或食欲不振。其疹既出之后，其表里虽俱觉发热，而实无炽盛之剧热。治之者始终投以清表（痧疹始终宜用表药，然宜表以辛凉不宜表以温热）解毒之剂，无不愈者。即或始终不服药，听其自出自靥，在一星期间亦可自愈。此以其但有疹毒之热，而无温病之热相助为虐，故其病易愈耳。

至于疹而兼温者，则与斯迥异。其初病之时，疹犹未出，即表里壮热，因疹毒之热尚未萌芽，而温病之热已炽盛也。治之者宜将薄荷、连翘、蝉蜕诸托表之药，与玄参、沙参、天花粉诸清里之药并用。其连翘可用三钱，薄荷叶、蝉蜕可各用钱半，玄参、沙参、花粉可各用五钱，再少加金银花、甘草解毒。若虑其痧疹不能透达，可用鲜茅根二两（如无可代以鲜芦根）水煮数沸，取清汤数盅，以之代水煎药。煎汤一大盅，温服。其疹必完全透出矣。或以外更用鲜茅根数两，煎四五沸，以其汤代茶更佳。

　　若其痧疹虽皆透发于外，而火犹炽盛，且深入阳明之府。其舌从前白者，至此则渐黄。心中烦热异常。或气粗微喘，鼻翅扇动。或神昏谵语，脑膜生炎。其大便干燥，小便赤涩。此乃阳明胃腑大实之候。——而欲治阳明胃腑之实热，《伤寒论》白虎汤原为千古不祧之良方。为其兼有疹毒，可于方中加连翘二钱，羚羊角一钱（另煎兑服，或锉细末送服，无力之家可以金银花二钱代之），再用鲜茅根或鲜芦根煮汤，以之代水煎药。方中若用生石膏二两，可煎汤两盅，分两次温服；若用生石膏三两，可煎汤三盅，分三次温服。一剂热未清者，可服至数剂。以服后热退，大便仍不滑泻为度。

　　若其胃腑虽有大热，因小便不利而大便滑泻者，白虎汤又不可骤服。宜先用滑石、生怀山药各一两，生杭芍八钱，连翘、蝉蜕各钱半，甘草三钱（此方即拙拟滋阴宣解汤），煎汤一大盅服之。其滑泻当即止。泻止之后，热犹不退者，宜于初次方中加滑石六钱，服之以退其热。仍宜煎汤数盅，徐徐温服。至于大热已退，疹已见靥，而其余热犹盛者，宜再治以滋阴清热解毒之剂，而仍少加托表之药佐之。方用玄参八钱，沙参、花粉各五钱，连翘、金银花、鲜芦根各三钱，甘草二钱。可连服数剂。其热递减，药剂亦宜随之递减。迨服至其热全消停服。以上诸方，若遇证兼喉痧者，宜于方中加射干、生蒲黄各三钱。惟治大便滑泻，方中不宜加。可外用硼砂、生寒水石各二钱，梅片、薄荷冰各一分，共研细吹喉中。

【按】猩红热本非危险之证，而所以多危险者，以其证现白虎汤证时，医者不敢放胆用白虎汤治之也。至愚治此证时，不但胃腑大实之候可放胆投以大剂白虎汤，即当其疹初见点，其人表里壮热，脉象浮洪，但问其大便实者；恒用生石膏一两或两半煎汤，送服西药阿斯必林二分，周身得微汗，其疹全发出，而热亦退矣。

曾治一六七岁幼女，病温半月不愈。其脉象数而有力，肌肤热而干涩，其心甚烦躁，辗转床上不能安卧。

疑其病久阴亏，不堪外感之灼热，或其瘀疹之毒伏藏未能透出，是以其病之现状若斯。

问其大便，三日未行。

投以大剂白虎加入参汤，以生山药代粳米。又为加连翘二钱，蝉蜕一钱。煎汤两盅，分数次温饮下。

连服二剂，大便通下，大热已退，心中仍骚扰不安。再诊其脉，已还浮分。

疑其余热可作汗解。

遂用阿斯必林一瓦和白糖冲水服之，周身得微汗，透出白痧若干，病遂愈。

由斯知阿斯必林原可为诱发痧疹之无上妙药。而石膏质重气轻，原亦具透表之性。又伍以最善发表之阿斯必林，其凉散之力尽透于外，化作汗液而不复留中（石膏煮水毫无汁浆是以不复留中），是以胃腑之热未实而亦可用也。愚临证五十年，治此证者不知凡几，其始终皆经愚一人治者，约皆能为之治愈也。

愚初来津时，原在陆军为医正，未尝挂牌行医。时有中学教员宋志良君，其两儿一女皆患猩红热，延医治疗无效。因其素阅拙著《医学衷中参西录》，遂造寓恳求为之诊治。

即按以上诸法为之次第治愈。其女年方九岁，受病极重，周身肌肤皆红。细审之，为所出之疹密布，不分个数。医者见之，谓凡出疹若斯者，皆在不治之例。志良亦深恐其不治。

愚曰："此勿忧，放胆听吾用药，必能挽救，不过所用之白虎汤中分量加重耳。"

方中所用之生石膏自三两渐加至六两（皆一剂分作数次服），始完全将病治愈（凡如此连次重用生石膏，皆其大便甚实也，若大便不实者，不能如此重用）。

志良喜甚，遂多刷广告数千张，言明其事，以遍布于津沽。且从此授课之余，勤苦习医，今已医术精通，救人伙矣。

【按】白虎汤方原以石膏为主药，其原质系硫氧氢钙化合而成，宜生用，最忌煅用。生用之则其硫氧氢之性凉，而能散。以治外感有实热者，直胜金丹。若煅之，则其所含之硫氧氢皆飞去。所余之钙，经煅即成洋灰（洋灰原料石膏居多），能在水中结合，点豆腐者用之以代卤水。若误服之，能将人之血脉凝结，痰水锢闭。故煅石膏用至七八钱，即足误人性命。迨至偾事之后，犹不知其误在煅，不在石膏。转以为石膏煅用之其猛烈犹足伤人，而不煅者更可知矣。于斯一倡百和，皆视用石膏为畏途。是以《伤寒论》白虎汤原可为治猩红热有一无二之良方，而医者遇当用之时，竟不敢放胆一用。即或有用者，纵不至误用煅石膏，而终以生石膏之性为大寒，重用不过三四钱。不知石膏性本微寒，明载于《神农本经》。且质又甚重，三四钱不过一小撮耳，以微寒之药欲只用一小撮，以救炽盛之毒热，杯水车薪，用之果何益乎？是以愚十余年来，对于各省医学志报莫不提倡重用生石膏，深戒误用煅石膏。而河北全省虽设有医会，实无志报宣传。纵欲革此积弊，恒苦无所凭藉，殊难徒口为之呼吁。今因论猩红热治法论及石膏，实不觉心长词费也。

或问：诸家本草皆谓石膏煅用之则不寒胃。今谓若用煅石膏，至七八钱即足误人性命。是诸家本草之说皆不可信欤？

答曰：本草当以《本经》为主，其石膏条下未言煅用。至《名医别录》原附《本经》而行者，于石膏亦未言煅用。至到宋时雷氏本草炮制书出，对于各药之制法论之最详，于石膏亦未言煅用。迨有明李氏《纲目》出始载："近人因其性寒，火煅过，用之，不伤脾胃。"夫曰近人不过流俗之传说耳。从此以后之撰本草者，载其语而并将"近人"二字节去，似谓石膏之制法亘古如斯，不复研究其可否。此诚所谓人云亦云，以讹传讹者也。——且即用古人成方，原宜恪遵古人规矩。《伤寒论》白虎汤石膏下，只注打碎绵裹，未尝言煅，其径用生者可知。且煅者煮汤，可代卤水点豆腐，是其性与卤水同也。友人桑素村（唐山人）曾言其姊曾饮卤水一两，殉夫尽节。是卤水不可服明矣。岂性同卤水之煅石膏独可服乎？

或问：硫氧之性原热。石膏中既含有硫氧，何以其性转凉乎？

答曰：硫氧之性虽热，而参之以氢与氧化合，即为水素。水之性，原凉也。且硫氧相合即为西药硫酸，原与盐酸、硝酸同列于解热药中。既能解热，其性不当以凉论乎？不但此也。又如西药阿斯必林，最能解热者也，其原料为杨柳皮液加硫酸制成也。西药规尼涅，亦解热药也，其原料为鸡纳霜加硫酸制成（名硫酸规尼涅），或加盐酸制成（名盐酸规尼涅）也。又如犀角性凉，为中西所共认，而化学家实验此物之原质，为石灰质少含硫质。既含有硫质，又何以凉乎？而强为之解者，有谓硫氧之性少用则凉，多用则热者；有谓众原质相合可以化热为凉者。究之，天之生物，凡具有特异之性者，其功效恒出于原质之外也。此乃物性之良能，关于气化之精微，而不可徒即形迹之粗以推测也。

【附案】

天津许姓学生，年八岁，于庚申仲春出疹，初见点，两日即靥。家人初未介意。迟数日，忽又发热。

其父原知医，意其疹毒未透，自用药表之不效。延他医治疗亦无效，偶于其友处见拙著《医学衷中参西录》，遂延为诊视。

其脉象细数有力，肌肤甚热。问其心中，亦甚热。气息微喘，干咳无痰。其咽喉觉疼，其外咽喉两旁各起疙瘩大如桃核之巨者，抚之则疼。

此亦疹毒未透之所致也。

且视其舌苔已黄，大便数日未行。知其阳明腑热已实，必须清热与表散之药并用，方能有效。

遂为疏方：鲜茅根半斤（切碎），生石膏二两（捣细），西药阿斯必林一瓦半。先将茅根、石膏水煮四五沸，视茅根皆沉水底，其汤即成。取清汤一大碗，分三次温饮下，每饮一次，送服阿斯必林半瓦。初次饮后，迟两点钟再饮第二次。若初服后即出汗，后二次阿斯必林宜少用。

如法将药服完。翌日视之，上半身微见红点，热退强半，脉亦较前平和，喉疼亦稍轻，其大便仍未通下。

遂将原方茅根改用五两，石膏改用两半，阿斯必林改用一瓦，仍将前二味煎汤分三次送服阿斯必林。

服后疹出见多，大便通下，表里之热已退十之八九，咽喉之疼又轻，惟外边疙瘩则仍旧。

愚恐其所出之疹仍如从前之屬，急俾每日用鲜茅根四两以之煮汤当茶外，又用金银花六钱，甘草三钱，煎汤一大杯，分三次温服。每次送梅花点舌丹一丸（若在大人可作两次服，每次送服二丸）。如此四日，疙瘩亦消无芥蒂矣。

【按】此证脉仅细数有力，原非洪大有力，似石膏可以少用。而方中犹用生石膏二两及两半者，因与若干之茅根同煮，而茅根之渣可以减去石膏之力也。

【又按】此证若于方中多用羚羊角数钱，另煎汤兑药中服之，亦可再将疹表出。而其价此时太昂，无力之家实办不到。是以愚拟得茅根、石膏、阿斯必林并用以代之。凡证之宜用羚羊角者，可将此三味为方治之也。且此三味并用，又有胜于但用羚羊角之时也。羚羊角解后附有治愈之案，可参观。

论天水散（即六一散）治中暑宜于
南方，北方用之宜稍变通

（附：加味天水散）

河间天水散，为清暑之妙药。究之，南方用之最为适宜，若北方用之，原宜稍为变通。盖南方之暑多挟湿，故宜重用滑石，利湿即以泻热。若在北方，病暑者多不挟湿，或更挟有燥气。若亦重用滑石以利其湿，将湿去而燥愈甚，暑热转不易消也。

愚因是拟得一方，用滑石四两，生石膏四两，粉甘草二两，朱砂一两，薄荷冰一钱，共为细末，每服二钱，名之曰**加味天水散**。以治北方之暑病固效，以治南方之暑病，亦无不效也。

方中之义：用滑石、生石膏以解暑病之热；而石膏解热兼能透表，有薄荷冰以助之，热可自肌肤散出；滑石解热，兼能利水，有甘草以和之（生甘草为末服之，最善利水且水利而不伤阴），热可自小便泻出；又恐暑气内侵，心经为热所伤，故仿益元散之义加朱砂（天水散加朱砂名益元散）以凉心血，即以镇安神明，使不至怔忡瞀乱也。

又，人受暑热，未必即病。亦恒如冬令伏气伏于膜原，至秋深感凉气激薄而陡然暴发，腹疼作泻。其泻也，暴注下迫，恒一点钟泻十余次，亦有吐泻交作者。其甚者，或两腿转筋。然身不凉，脉不闭，心中惟觉热甚，急欲饮凉食冰者。此仍系暑热为病，实与霍乱不同。

丁卯季夏，暑热异常。中秋节后，发现此等证甚多。
重用生石膏煎汤送服益元散，其病即愈。

腹中疼甚者，可用白芍、甘草（益元散中甘草甚少故加之）与石膏同煎汤，送服益元散。

若泻甚者，可用生山药、甘草与石膏同煎汤，送服益元散，或用拙拟滋阴润燥汤（方系滑石、生山药各一两，生杭芍六钱，甘草三钱）加生石膏两余或二两，同煎服，病亦可愈。

其欲食冰者，可即与之以冰；欲饮井泉凉水者，可即与之以井泉水，听其尽量食之、饮之，无碍也。

且凡吐不止者，若欲食冰，听其尽量食之，其吐即可止，腹疼下泻亦可并愈。其间有不并愈者，而其吐既止，亦易用药为之调治也。

论伏暑成疟治法

方书谓冬冷多温病，夏热多疟病。此言冬日过冷，人身有伏寒。至春，随春阳化热，即多成温病；夏日过热，人身有伏暑，至秋为薄寒所激发，即多生疟疾也。

丁卯季夏，暑热异常。京津一带因热而死者甚多。至秋，果多疟疾。

服西药金鸡纳霜亦可愈，而愈后恒屡次反复。

姻家王姓少年，寄居津门，服金鸡纳霜愈疟三次后，又反复。连服前药数次，竟毫无效验。诊其脉，左右皆弦长有力。

夫弦为疟脉，其长而有力者，显系有伏暑之热也。

为开白虎汤方，重用生石膏二两，又加柴胡、何首乌各二钱，一剂而疟愈。

恐未除根，即原方又服一剂。从此而病不反复矣。

此方用白虎汤以解伏暑，而又加柴胡、何首乌者，凡外感之证其脉有弦象者，必兼有少阳之病，宜用柴胡清之；而外邪久在少阳，其经必虚，又宜用何首乌补之。二药并用，一扶正，一逐邪也。少阳与阳明并治，是以伏暑愈而疟亦随愈也。

后旬日，病者至寓致谢。言从前服西药愈后，仍觉头昏、神瞀、心中烦躁。自服大剂石膏后，顿觉精神清爽。俯仰之间，似别有天地。石膏之功用，何其弘哉！

愚曰："石膏为药品中第一良药，真有起死回生之功。然只宜生用，而不可煅用。余屡次登各处医学志报论之详矣。彼西人谓其不堪列于药品者，原其初次未定之论（近今西人，已知石膏有大用，详于石膏解）。而崇西法者，至今犹盛传其说，何其大梦犹未醒也！"

虚劳、温病皆忌橘红说

半夏、橘红皆为利痰之药，然宜于湿寒之痰，不宜于燥热之痰。至阴虚生热有痰，外感温热有痰，尤所当忌。究之，伍药得宜，半夏或犹可用。是以《伤寒论》竹叶石膏汤、《金匮》麦门冬汤皆用之。至橘红，则无论伍以何药，皆不宜用。试略举数案于下以明之。

本邑于姓媪，劳热喘嗽。医治数月，病益加剧，不能起床。脉搏近七至，心中热而且干，喘嗽连连，势极危险。

所服之方，积三十余纸，曾经六七医生之手。而方中皆有橘红。其余若玄参、沙参、枸杞、天冬、贝母、牛蒡、生熟地黄诸药，大致皆对证，而其心中若是之热而干者，显系橘红之弊也。

愚投以生怀山药一两，玄参、沙参、枸杞、龙眼肉、熟地黄各五钱，川贝、甘草各二钱，生鸡内金钱半。

煎服一剂，即不觉干。即其方略为加减，又服十余剂，痊愈。

又治奉天商业学校校长李葆平，得风温证，发热，头疼，咳嗽。延医服药一剂，头疼益剧，热嗽亦不少减。其脉浮洪而长。

知其阳明经府皆热也。

视所服方，有薄荷、连翘诸药以解表，知母、玄参诸药以清里，而杂以橘红三钱。诸药之功尽为橘红所掩矣。

为即原方去橘红，加生石膏一两，一剂而愈。

又治沧州益盛铁工厂翻沙工人孙连瑞，肺脏受风，咳嗽吐痰。

医者投以散风利痰之剂，中有毛橘红二钱。服后即大口吐血，咳嗽益甚。其脉浮而微数，右部寸关皆有力。

投以《伤寒论》麻杏甘石汤，方中生石膏用一两，麻黄用一钱，煎汤送服旱三七细末二钱。

一剂血止。又去三七，加丹参三钱，再服一剂，痰嗽亦愈。

方中加丹参者，恐其经络中留有瘀血，酿成异日虚劳之证，故加丹参以化之。

统观以上三案，橘红为虚劳温病之禁药，不彰彰可考哉？而医者习惯用之。既不能研究其性于平素，至用之病势增进，仍不知为误用橘红所致，不将梦梦终身哉！

喻南昌曰"彼病未除，我心先瘁"，是诚仁人之言。凡我医界同仁，倘其不惜脑力心血，以精研药性于居恒，更审机察变于临证，救人之命即以造己之福，岂不美哉！

答人问《伤寒论》以六经分篇、未言手经足经，及后世论温病者言"入手经不入足经"且谓"温病不宜发汗"之义

《内经》之论手足各经也，凡言手经，必名之为手某经；至言足经，恒但名为某经，而不明指为足某经。故凡《内经》浑曰

某经，而未明言其为手经、足经者，皆足经也。仲师《伤寒论》以六经分篇，其为足经、手经亦皆未明言，而以《内经》之例推之，其确为足经，无庸再议。诚以人之足经长、手经短，足经原可以统贯全身。但言足经，手经亦即寓其中矣。

至其既以足六经分篇而不明言足六经者，在仲师虽循《内经》定例，而实又别具深心也。夫伤寒之证固属于足经者多，而由足经以及手经者亦时有之。诚以人之手、足十二经，原无处不相贯通。是以六经分篇之中，每篇所列之证皆有连及手经之病。若于分篇之际显以足某经名之，将有时兼有手经之病人亦误认为足经矣。惟浑之曰某经，是原以足经为主，实即容纳手经于足经之中。

此著书者提纲挈领之法，不欲头绪纷繁，令人难于领略也。后世未窥仲师之深意，竟有谓伤寒入足经不入手经者。而麻黄汤中麻黄与杏仁同用，非因其所治之证于手太阴有涉乎？承气汤中大黄与朴硝同用，非因其所治之证于手阳明有涉乎？知此二方，余可类推也。

至谓温病入手经不入足经者，其说尤为不经。何以言之？《伤寒论》第六节曰："太阳病，发热而渴、不恶寒者为温病。"此太阳为手太阳乎？抑足太阳乎？此固无容置辩者也。盖温病以风温为正，亦以风温为多，故本节继曰"若发汗已，身灼热者，名曰风温"云云。夫温以风成，必足太阳先受之，此一定之理也。

惟患风温之人多系脏腑间先有蕴热，因其冬日薄受外感，未能遽发。所感之邪伏于三焦脂膜之中，随春阳而化热。继又薄受外感，所化之热邪受激动而骤发。初则外表略有拘束。历数小时，即表里俱壮热。此近代论温病者多忌用药汗解，而惟投以清解之剂，若银翘散、桑菊饮诸方是也。然此等方在大江以南用之，原多效验。因其地暖气和，人之肌肤松浅，温邪易解散也。而北人之用其方者，恒于温病初得不能解散，致温病传经深入，浸成危险之证。愚目睹心伤，因自拟治温病初得三方：

一为清解汤，方系：
薄荷叶三钱　**蝉蜕**三钱　**生石膏**六钱　**甘草**钱半

一为凉解汤，方系：
薄荷叶三钱　**蝉蜕**二钱　**生石膏**一两　**甘草**钱半

一为寒解汤，方系：
生石膏一两　**知母**三钱　**连翘**钱半　**蝉蜕**钱半

三方皆以汗解为目的，视表邪内热之轻重为分途施治：其表邪重、内热轻者，用第一方；表邪内热平均者，用第二方；表邪轻内热重者，用第三方。方证吻合，服之皆一汗而愈。

后南游至汉皋，用此三方以治温病之初得者，亦莫不随手奏效。由斯知：南方于温病之初得，亦非不可发汗，特视所用发汗之药何如耳。且其方不独治春温有效也。拙著《医学衷中参西录》初出版于奉天。戊午仲秋，奉天温病盛行。统户口全数计之，病者约有三分之一。其病状又皆相似，是温而兼疫矣。有天地新学社友人刘子修者，在奉北开原行医，彼见《医学衷中参西录》载此三方，遂斟酌用之，救愈之人不胜计。一方惊为神医，为之建立医院于开原车站。由斯知春温、秋温及温而兼疫者，其初得之时皆可汗解也。

至于伏气成温，毫无新受之外感者，似不可发汗矣。然伏气之伏藏皆在三焦脂膜之中，其化热后乘时萌动，若有向外之机。正可因其势而利导之，俾所用之药与内蕴之热化合而为汗（凉润与燥热化合即可作汗），拙拟之三方仍可随证施用也。若其伏气内传阳明之府而变为大渴大热之证，此宜投以白虎汤或白虎加人参汤，为伤寒、温病之所同。固不独温病至此不宜发汗也。且既为医者，亦皆知此证不可发汗也。然服药后而能自汗者固屡见耳。

至其人因冬不藏精而病温，伏气之邪或乘肾虚下陷而成少阴之证者，其蕴热至深，脉象沉细。当其初得固不可发汗，亦非银翘、桑菊等方清解所能愈也。愚师仲师之意，恒将《伤寒论》中**白虎加人参汤与黄连阿胶汤并为一方**。为有石膏，可省去芩、连、芍药，而用鲜白茅根汤煎，恒随手奏效。盖此证因下陷之热邪伤其肾阴，致肾气不能上潮于心，其阴阳之气不相接续，是以脉之跳动无力。用阿胶、鸡子黄以滋补肾阴，白虎汤以清肃内热，即用人参以助肾气上升，茅根以透内邪外出，服后则脉之沉细者自变为缓和，复其常度。脉能复常，病已消归无有矣。

夫伤寒、温病，西人之所短，实即吾人之所长也。惟即所长者而益加精研，庶于医学沦胥之秋而有立定脚跟之一日。此愚所以不避好辩之名，虽与前哲意见有所龃龉而亦不暇顾也。

‖ 第三章 ‖

张锡纯讲杂病

一、内科病

脑充血之原因及治法

　　脑充血病之说倡自西人，而浅见者流恒讥中医不知此病。其人盖生平未见《内经》者也。尝读《内经》至《调经论》，有谓"血之与气，并走于上，则为大厥。厥则暴死。气反则生，不反则死"云云，非即西人所谓脑充血之证乎？所有异者，西人但言充血，《内经》则谓血之与气并走于上。盖血必随气上升，此为一定之理。而西人论病，皆得之剖解之余。是以但见血充脑中，而不知辅以理想以深究病源，故但名为脑充血也。

　　至《内经》所谓"气反则生，不反则死"者，盖谓此证幸有转机，其气上行之极，复反而下行，脑中所充之血应亦随之下行，故其人可生；若其气上行不反，升而愈升。血亦随之，充血愈充，脑中血管可至破裂。所以，其人死也。

　　又，《内经·厥论篇》谓"巨阳之厥则肿首，头重不能行，发为眴（眩也）仆"；"阳明之厥，面赤而热，妄言妄见"；"少阳之厥，则暴聋颊肿而热"，诸现象皆脑充血证也。推之，秦越人治虢太子尸厥，谓"上有绝阳之络，下有破阴之纽"者，亦脑充血证也。特是古人立言简括，恒但详究病源，而不细论治法。然既洞悉致病之由，即自拟治法不难也。

　　愚生平所治此证甚多，其治愈者，大抵皆脑充血之轻者，不至血管破裂也。今略举数案于下，以备治斯证者之参考。

　　在奉天曾治一高等检察厅科员，年近五旬，因处境不顺，兼办稿件劳碌，渐觉头疼，日浸加剧，服药无效，遂入西人医院。治旬日，头疼不减，转添目疼。又越数日，两目生翳，视物不明。

来院求为诊治。其脉左部洪长有力。自言脑疼彻目，目疼彻脑，且时觉眩晕。难堪之情，莫可名状。

脉证合参，知系肝胆之火挟气血上冲脑部。脑中血管因受冲激而膨胀，故作疼；目系连脑，脑中血管膨胀不已，故目疼生翳且眩晕也。因晓之曰："此脑充血证也。深考此证之原因，脑疼为目疼之根；而肝胆之火挟气血上冲，又为脑疼之根。欲治此证，当清火、平肝、引血下行，头疼愈而目疼、生翳及眩晕自不难调治矣。"

遂为疏方：用怀牛膝一两，生杭芍、生龙骨，生牡蛎、生赭石各六钱，玄参、川楝子各四钱，龙胆草三钱，甘草二钱，磨取铁锈浓水煎药。

服一剂，觉头目之疼顿减，眩晕已无。即方略为加减，又服两剂，头疼、目疼痊愈，视物亦较真。

其目翳原系外障，须兼外治之法。为制磨翳药水一瓶，日点眼上五六次。徐徐将翳尽消。

又，在沧州治一赋闲军官，年过五旬。当军旅纵横之秋，为地方筹办招待所，应酬所过军队。因操劳过度，且心多抑郁，遂觉头疼。

医者以为受风，投以表散之药，疼益甚，昼夜在地盘桓且呻吟不止。

诊其脉象弦长，左部尤重按有力。

知其亦系肝胆火盛，挟气血而上冲脑部也。服发表药则血愈上奔，故疼加剧也。

为疏方大致与前方相似，而于服汤药之前，俾先用铁锈一两煎水饮之，须臾即可安卧，不作呻吟。继将汤药服下，竟周身发热，汗出如洗。

病家疑药不对证。愚思之，恍悟其故。因谓病家曰："此方与此证诚有龃龉，然所不对者几微之间耳。盖肝为将军之官，中寄相火，骤用药敛之、镇之、泻之，而不能将顺其性，其内郁之热转挟所寄之相火起反动力也。

即原方再加药一味，自无斯弊。遂为加茵陈二钱；服后遂不出汗，头疼亦大轻减。又即原方略为加减，连服数剂痊愈。

夫茵陈原非止汗之品（后世本草且有谓其能发汗者）。而于药中加之，汗即不再出者，诚以茵陈为青蒿之嫩者，采于孟春，得少阳发生之气最早，与肝胆有同气相求之妙。虽其性凉能泻肝胆，而实善调和肝胆，不复使起反动力也。

又，在沧州治一建筑工头，其人六十四岁，因包修房屋失利，心甚懊恼。于旬日前即觉头疼，不以为意。一日晨起至工所，忽仆于地。状若昏厥，移时苏醒，左手足遂不能动，且觉头疼甚剧。

医者投以清火通络之剂，兼法王勋臣补阳还五汤之义，加生黄芪数钱，服后更觉脑中疼如锥刺难忍。

须臾求为诊视。其脉左部弦长，右部洪长，皆重按甚实。询其心中，恒觉发热。其家人谓其素性嗜酒，近因心中懊恼，益以烧酒浇愁，饥时恒以酒代饭。

愚曰："此证乃脑充血之剧者。其左脉之弦长，懊恼所生之热也；右脉之洪长，积酒所生之热也。二热相并，挟脏腑气血上冲脑部。脑部中之血管若因其冲激过甚而破裂，其人即昏厥不复醒。"

今幸昏厥片时苏醒，其脑中血管当不至破裂，或其管中之血隔血管渗出，或其血管少有罅隙，出血少许而复自止。其所出之血著于司知觉之神经则神昏；著于司运动之神经则痿废。此证左半身偏枯，当系脑中血管所出之血伤其司左边运动之神经也。

医者不知致病之由，竟投以治气虚偏枯之药，而此证此脉岂能受黄芪之升补乎！此所以服药后而头疼益剧也。

　　遂为疏方，亦约略如前。为其右脉亦洪实，因于方中加生石膏一两，亦用铁锈水煎药。服两剂，头疼痊愈，脉已和平，左手足已能自动。

　　遂改用当归、赭石、生杭芍、玄参、天冬各五钱，生黄芪、乳香、没药各三钱，红花一钱，连服数剂，即扶杖能行矣。

　　方中用红花者，欲以化脑中之瘀血也。为此时脉已和平，头已不痛，可受黄芪之温补，故方中少用三钱，以补助其正气，即借以助归、芍、乳、没以流通血脉，更可调玄参、天冬之寒凉，俾约性凉热适均，而可多服也。

　　上所录三案，用药大略相同，而皆以牛膝为主药者，诚以牛膝善引上部之血下行，为治脑充血证无上之妙品。此愚屡经试验而知，故敢公诸医界。而用治此证，尤以怀牛膝为最佳。

脑充血之预防及其证误名中风之由

（附：建瓴汤）

　　脑充血证即《内经》之所谓厥证，亦即后世之误称中风证，前论已详辨之矣。而论此证者谓其猝发于一旦，似难为之预防。不知凡病之来皆预有朕兆。至脑充血证，其朕兆之发现实较他证为尤显著。且有在数月之前，或数年之前，而其朕兆即发露者。今试将其发现之联兆详列于下：

　　①其脉必弦硬而长，或寸盛尺虚，或大于常脉数倍，而毫无缓和之意。

　　②其头目时常眩晕，或觉脑中昏聩，多健忘，或常觉疼，或耳聋目胀。

　　③胃中时觉有气上冲，阻塞饮食不能下行；或有气起自下焦，上行作呃逆。

　　④心中常觉烦躁不宁，或心中时发热，或睡梦中神魂飘荡。

⑤或舌胀、言语不利，或口眼歪斜，或半身似有麻木不遂，或行动脚踏不稳、时欲眩仆，或自觉头重足轻、脚底如踏棉絮。

上所列之证，偶有一二发现，再参以脉象之呈露，即可断为脑充血之朕兆也。愚十余年来治愈此证颇多，曾酌定建瓴汤一方，服后能使脑中之血如建瓴之水下行，脑充血之证自愈。爰将其方详列于下，以备医界采用。

生怀山药一两　怀牛膝一两　生赭石轧细八钱　生龙骨捣细六钱

生牡蛎捣细六钱　生怀地黄六钱　生杭芍四钱　柏子仁四钱

磨取铁锈浓水以之煎药。

方中赭石必一面点点有凸，一面点点有凹，生轧细用之方效。

若大便不实者去赭石，加建莲子（去心）三钱。

若畏凉者，以熟地易生地。

在津曾治东门里友人迟华章之令堂，年七旬有四，时觉头目眩晕，脑中作疼，心中烦躁，恒觉发热，两臂觉撑胀不舒。脉象弦硬而大。

知系为脑充血之朕兆，治以建瓴汤。连服数剂，诸病皆愈。

惟脉象虽不若从前之大，而仍然弦硬。因苦于吃药，遂停服。后月余，病骤反复。

又用建瓴汤加减，连服数剂，诸病又愈。脉象仍未和平，又将药停服。

后月余，病又反复，亦仍用建瓴汤加减，连服三十余剂。脉象和平如常，遂停药勿服，病亦不再反复矣。

又，治天津河北王姓叟。年过五旬，因头疼、口眼歪斜，求治于西人医院。西人以表测其脉，言其脉搏之力已达百六十度。断为脑充血证，服其药多日无效，继求治于愚。其脉象弦硬而大。

知其果系脑部充血，治以建瓴汤。将赭石改用一两，连服十余剂，觉头部清爽，口眼之歪斜亦愈，惟脉象仍未复常。复至西人医院以表测脉，西医谓较前低二十余度，然仍非无病之脉也。

后晤面向愚述之，劝其仍须多多服药，必服至脉象平和，方可停服。彼觉病愈，不以介意，后四月未尝服药。继因有事出门，劳碌数旬。甫归后，又连次竹战。一旦忽眩仆于地而亡。

观此二案，知用此方以治脑充血者，必服至脉象平和，毫无弦硬之意，而后始可停止也。

友人朱钵文，滦州博雅士也，未尝业医而实精于医。尝告愚曰："脑充血证，宜于引血下行药中加破血之药以治之。"愚闻斯言，恍有悟会。如目疾，其疼连脑者，多系脑部充血所致，而眼科家恒用大黄以泻其热，其脑与目即不疼。此无他，服大黄后脑充血之病即愈故也。夫大黄非降血兼能破血最有力之药乎？由斯知：凡脑充血证其身体脉象壮实者，初服建瓴汤一两剂时，可酌加大黄数钱；其身形脉象不甚壮实者，若桃仁、丹参诸药，亦可酌加于建瓴汤中也。

至唐宋以来，名此证为中风者，亦非无因。尝征以平素临证实验，知脑充血证恒因病根已伏于内，继又风束外表，内生燥热，遂以激动其病根，而猝发于一旦。是以愚临此证，见有夹杂外感之热者，恒于建瓴汤中加生石膏一两；或两三日后见有阳明大热、脉象洪实者，又恒治以白虎汤或白虎加人参汤，以清外感之热，而后治其脑充血证。此愚生平之阅历所得，而非为唐宋以来之医家讳过也。

然究之此等证，谓其为中风兼脑充血则可，若但名为中风仍不可也。迨至刘河间出，谓此证非外袭之风，乃内生之风，实因五志过极，动火而猝中。大法以白虎汤、三黄汤沃之，所以治实火也；以逍遥散疏之，所以治郁火也；以通圣散、凉膈散双解之，所以治表里之邪火也；以六味汤滋之，所以壮水之源以制阳光也；以八味丸引之，所谓从治之法，引火归原也；又用地黄饮子治舌暗不能言，足废不能行。此等议论，似高于从前误认脑充血为中风者一筹。盖脑充血证之起点，多由于肝气、肝火妄动。肝属木、能生风，名之为内中风，亦颇近理。然因未悟《内经》所谓"血之与气并走于上"之旨，是以所用之方，未能丝丝入扣，与病证吻合也。至其所载方中有防风、柴胡、桂、附诸品，尤为此证之禁药。

　　又，《金匮》有风引汤，除热瘫痫。夫瘫既以热名，明其病因热而得也。其证原似脑充血也。方用石药六味，多系寒凉之品，虽有干姜、桂枝之辛热，而与大黄、石膏、寒水石、滑石并用，药性混合，仍以凉论（细按之桂枝、干姜究不宜用）。且诸石性皆下沉，大黄性尤下降，原能引逆上之血使之下行。又有龙骨、牡蛎与紫石英同用，善敛冲气；与桂枝同用，善平肝气。肝冲之气不上干，则血之上充者自能徐徐下降也。且其方虽名风引，而未尝用祛风之药。其不以热瘫痫为中风明矣。特后世不明方中之意，多将其方误解耳。拙拟之建瓴汤，重用赭石、龙骨、牡蛎，且有加石膏之时，实窃师风引汤之义也（风引汤方下之文甚简，似非仲景笔墨，故方书多有疑此系后世加入者，故方中之药品不纯）。

建瓴汤可治脑充血

　　数年来脑充血证甚多，其人未病之先，恒觉头疼，或目胀疼，或有时忽然耳鸣，或项上筋胀疼，或常眩晕，或上焦烦躁，或睡时觉神魂浮荡，或口眼渐似歪斜，或肢体觉有不利，所述诸证，不必皆具，但有一二见端，诊其脉弦长有力，或洪长有力，或弦长、洪长而寸脉之力更胜于尺脉者，必系伏有脑充血之征兆。此等证脉，若再因事忿怒或感受寒温，热传阳明，其人多陡然眩仆昏厥，即幸能苏醒，亦必痿废。此证中书名为厥癫疾，即西人所谓脑充血证。其脑中之血管，可因充血之极而破裂也。若此证初见征兆时，浓磨生铁锈水（愈浓愈好）连铁锈之渣，煎十余沸，当茶饮之，日饮数次，可以渐愈。拙著《医学衷中参西录》第五期载有建瓴汤，治此证尤效，其言原磨取铁锈浓水煎药也。盖此证原因肝过于升，肺不能降，以致血随气升，上冲脑部，铁原金属，其性能补益肺金，镇制肝火，且能使血中铁锈成分充足，增益其重坠之力，自能减少其上升之力矣。

脑贫血之治法

(附：脑髓空治法)

脑贫血者，其脑中血液不足，与脑充血之病正相反也。其人常觉头重目眩、精神昏愦，或面黄唇白，或呼吸短气，或心中怔忡。其头与目或间有作疼之时，然不若脑充血者之胀疼，似因有收缩之感觉而作疼。其剧者亦可猝然昏仆，肢体颓废或偏枯。其脉象微弱，或至数兼迟。

西人但谓脑中血少，不能荣养脑筋，以致脑失其司知觉、司运动之机能。然此证但用补血之品，必不能愈。《内经》则谓："上气不足，脑为之不满。"此二语实能发明脑贫血之原因，并已发明脑贫血之治法。

盖血生于心、上输于脑（心有四血脉管通脑）。然血不能自输于脑也。《内经》之论宗气也，谓宗气"积于胸中，以贯心脉，而行呼吸"，由此知胸中宗气，不但为呼吸之中枢，而由心输脑之血脉管亦以之为中枢。今合《内经》两处之文参之，知所谓上气者，即宗气上升之气也。所谓"上气不足，脑为之不满"者，即宗气不能贯心脉以助之上升，则脑中气血皆不足也。然血有形而气无形，西人论病皆从实验而得，故言血而不言气也。

因此知脑贫血治法固当滋补其血，尤当峻补其胸中宗气，以血助其上行。持此以论古方，则补血汤重用黄芪以补气，少用当归以补血者，可为治脑贫血之方矣。今录其方于下，并详论其随证宜加之药品。

生箭芪—两　当归三钱

呼吸短气者，加柴胡、桔梗各二钱。

不受温补者，加生地、玄参各四钱。

素畏寒凉者，加熟地六钱，干姜三钱。

胸有寒饮者，加干姜三钱，广陈皮二钱。

按：《内经》"上气不足，脑为不满"二语，非但据理想象也，更可实征诸囟门未合之小儿。《灵枢·五味篇》谓"大气抟于胸中，赖谷气以养之。谷不入半日则气衰，一日则气少"。大气即宗气也（理详大气诠篇）。观小儿慢惊风证，脾胃虚寒，饮食不化，其宗气之衰可知；更兼以吐泻频频，虚极风动，其宗气不能助血上升以灌注于脑可知。是以小儿得此证者，其囟门无不塌陷。此非"上气不足，脑为不满"之明征乎？时贤王勉能氏谓"小儿慢惊风证，其脾胃虚寒，气血不能上朝脑中。既有贫血之病，又兼寒饮填胸，其阴寒之气上冲脑部，激动其脑髓神经，故发痫痉"，实为通论。

又，方书谓真阴寒头疼证，半日即足损命。究之，此证实兼因宗气虚寒，不能助血上升，以致脑中贫血乏气，不能御寒，或更因宗气虚寒之极而下陷，呼吸可至顿停，故至危险也（理亦参观大气诠自明）。审斯，知欲治此证，拙拟回阳升陷汤（方系生箭芪八钱，干姜、当归各四钱，桂枝尖三钱，甘草一钱）可为治此证的方矣。若细审其无甚剧之实寒者，宜将干姜减半，或不用亦可。

又，《内经》论人身有四海，而脑为髓海。人之色欲过度者，其脑髓必空。是以内炼家有还精补脑之说。此人之所共知也。人之脑髓空者，其人亦必头重目眩，甚或猝然昏厥，知觉运动俱废，因脑髓之质原为神经之本源也。其证实较脑贫血尤为紧要。治之者，宜用峻补肾经之剂，加鹿角胶以通督脉。督脉者何？即脊梁中之脊髓袋，上通于脑，下通命门，更由连命门之脂膜而通于胞室，为副肾脏，即为肾脏化精之处（论肾须取广义，命门、胞室皆为副肾，西人近时亦知此理，观本书首篇论中可知）。鹿角生脑后督脉上，故善通督脉。患此证者果能清心寡欲，按此服药不辍，还精补脑之功自能收效于数旬中也。

脑贫血与肢体痿废之关系

人之全身运动，皆脑髓神经司之，此说倡自西人，乃实可征信。是以西人对于痿废之证，皆责之脑部，其致此证之由，实因脑部充血，与脑部贫血之悬殊。盖脑髓神经，原藉血为濡润者也，而所需之血，多少又以适宜为贵。彼脑充血者，血之注于脑者过多，力能排挤其脑髓神经，俾失所司。至脑贫血者，血之注于脑者又过少，无以养其脑髓神经，其脑髓神经，亦恒失其所司。至于脑中所以贫血，不可专责诸血也，愚尝读《内经》而悟其理矣。

《内经》谓"上气不足，脑为之不满，耳为之苦鸣，头为之倾，目为之眩"。夫脑不满者血少也，因脑不满而贫血，则耳鸣头倾目眩，即连带而来，其剧者能使肢体痿废，不言可知，是西人脑贫血可致肢体痿废之说，原与《内经》相符也。然西医论痿废之由，知因脑部贫血，而《内经》更推脑部贫血之由，知因上气不足。夫上气者何，胸中大气也（亦名宗气）。其气能主宰全身，斡旋脑部，流通血脉，彼脑充血者，因肝胃气逆，挟血上冲，原于此气无关。至脑贫血者，实因胸中大气虚损，不能助血上升也。是以欲治此证者，当以补气之药为主，以养血之药为辅，而以通活经络之药为使也。爰本此义，拟方于下。

斡颓汤。治肢体痿，或偏枯，脉象极微细无力者。

生箭芪六两，当归一两，甘枸杞一两，净萸肉一两，生明乳香三钱，生明没药三钱，真鹿角胶六钱捣碎。

先将黄芪煎十余沸，去渣，再将当归、枸杞、萸肉、乳香、没药，入汤同煎十余沸，去渣，入鹿角胶俟融化，取汤两大盅，分两次温服，为一日之量。

方中之义。重用黄芪以升补胸中大气，且能助气上升，上达脑部，而血液亦即可随气上注，惟其副作用能外透肌表，具有宣散之性。去渣重煎，则其宣散之性减，专于补气升气矣。当归为生血之主药，与黄芪并用，古名补血汤，因气旺血自易生，而黄芪得当归之濡润，又不至燥热也。萸肉性善补肝。枸杞性善补肾。肝肾充足，元气必然壮旺，元气者胸中大气之根也（元气为祖气，大气为宗气，先祖而后宗，故大气以元气为根，一先天一后天也）。且肝肾充足，则自脊上达之督脉，必然流通，督脉者又脑髓神经之根也（髓生于肾，由督脉而上达于脑）。且二药皆汁浆稠润，又善赞助当归生血也。用乳香、没药者，因二药善开血痹，血痹开，则痿废者久瘀之经络，自流通也。用鹿角胶者，诚以脑既贫血，其脑髓亦必空虚。鹿之角在顶，为督脉之所发生，是以所熬之胶，善补脑髓，脑髓充足，则脑中贫血之病，自易愈也。此方服数十剂后，身体渐渐强壮，而痿废仍不愈者，可继服后方。

补脑振痿汤。治痿废偏枯，脉极微细无力，服他药久不愈者。

生箭芪二两，当归八钱，龙眼肉八钱，净萸肉五钱，胡桃肉五钱，䗪虫大者三枚，地龙去净土二钱，鹿角胶捣碎六钱，制马钱子末三分。

共药十一味，将前九味煎汤两盅半去渣，入鹿角胶末融化，分两次温服，每次送服制马钱子末一分五厘，为一日之量（制马钱子法详后振颓丸下）。

此方于前方之药，独少枸杞，因胡桃肉可代枸杞补肾，且有强健筋骨之效也。又尝阅沪滨中国医学院报，谓脑中血管及神经系之断者，地龙能续之。愚则谓必辅以䗪虫方有效。盖蚯蚓（即地龙）善引，䗪虫善接（断者能接），二药并用，能将血管神经之断者，引而接之，是以方中又加此二味也。加制马钱子者，以其能瞤动神经，使灵活也，此方与前方。若服之觉热者，皆可酌加天花粉、天冬各数钱。

干颓汤、补脑振痿汤可治脑贫血痿废

详观来案，病系肢体痿废，而其病因实由于脑部贫血也。按生理之实验，人之全体运动皆脑髓神经司之。虽西人之说，而洵可确信。是以西人对于痿废之证皆责之于脑部，而实有脑部充血与脑部贫血之殊。盖脑髓神经原藉血为濡润者也，而所需之血多少尤以适宜为贵。彼脑充血者，血之注于脑者过多，力能排挤其脑髓神经，俾失所司。至脑贫血者，血之注于脑者过少，无以养其脑髓神经，其脑髓神经亦恒至失其所司。

至于脑中之所以贫血，不可专责诸血也，愚尝读《内经》而悟其理矣。《内经》谓："上气不足，脑为之不满，耳为之苦鸣，头为之倾，目为之眩。"夫脑不满者，血少也。因脑不满而贫血，则耳鸣、头目倾眩即连带而来。其剧者能使肢体痿废，不言可知。是西人脑贫血可致痿废之说原与《内经》相符也。然西医论痿废之由，知因脑中贫血；而《内经》更推脑中贫血之由，知因上气不足。

夫上气者何？胸中大气也（亦名宗气）。其气能主宰全身，斡旋脑部，流通血脉。彼脑充血者，因肝胃气逆，挟血上冲，原与此气无关；至脑贫血者，实因胸中大气虚损，不能助血上升也。是以欲治此证者，当以补气之药为主，以养血之药为辅，而以通活经络之药为使也。爰本此义，拟方于下：

①干颓汤

治肢体痿废，或偏枯，脉象极微细无力者。

生箭芪五两　　当归一两　　甘枸杞果一两　　净杭萸肉一两

生滴乳香三钱　　生明没药三钱　　真鹿角胶捣碎六钱

先将黄芪煎十余沸，去渣；再将当归、枸杞、萸肉、乳香、没药入汤同煎十余沸，去渣，入鹿角胶末融化，取汤两大盅，分两次温饮下。

方中之义：重用黄芪以升补胸中大气，且能助气上升，上达脑中，而血液亦即可随气上注。惟其副作用能外透肌表，具有宣散之性。去渣重煎，则其宣散之性减，专于补气升气矣。当归为生血之主药，与黄芪并用，古名补血汤。因气旺血自易生，而黄芪得当归之濡润，又不至燥热也。萸肉性善补肝，枸杞性善补肾，肝肾充足，元气必然壮旺。元气者，胸中大气之根也（元气为祖气，大气为宗气，先祖而后宗，故宗气以元气为根，一先天一后天也）。且肝肾充足则自脊上达之督脉必然流通。督脉者，又脑髓神经之根也。且二药皆汁浆稠润，又善赞助当归生血也。用乳香、没药者，因二药善开血痹。血痹开则痿废者久瘀之经络自流通矣。用鹿角胶者，诚以脑既贫血，其脑髓亦必空虚。鹿之角在顶，为督脉之所发生，是以其所熬之胶善补脑髓。脑髓足则脑中贫血之病自易愈也。

此方服数十剂后，身体渐渐强壮，而痿废仍不愈者，可继服后方：

②补脑振痿汤

治肢体痿废偏枯，脉象极微细无力，服药久不愈者。

生箭芪二两　当归八钱　龙眼肉八钱　杭萸肉五钱

胡桃肉五钱　䗪虫大者三枚　地龙去净土三钱　生乳香三钱

生没药三钱　鹿角胶六钱　制马钱子末三分

共药十一味，将前九味煎汤两盅半，去渣，将鹿角胶入汤内融化，分两次服，每次送服制马钱子末一分五厘。

此方于前方之药独少枸杞，因胡桃肉可代枸杞补肾，且有强健筋骨之效也。又尝阅《沪滨医报》，谓脑中血管及神经之断者，地龙能续之。愚则谓必辅以䗪虫，方有此效。盖蚯蚓（即地龙）善引，䗪虫善接（断之能自接），二药并用，能将血管神经之断者引而接之。是以方中又加此二味也。加制马钱子者，以其能瞤动神经使灵活也。

此方与前方若服之觉热者，皆可酌加天花粉、天冬各数钱。

制马钱子法详振颓丸下。

【附案】

天津特别三区三号路于遇顺，年过四旬，自觉呼吸不顺，胸中满闷。言语动作皆渐觉不利，头目昏沉，时作眩晕。

延医治疗，投以开胸理气之品，则四肢遽然痿废。再延他医，改用补剂而仍兼用开气之品，服后痿废加剧，言语竟不能发声。

愚诊视其脉象沉微，右部尤不任循按。

知其胸中大气及中焦脾胃之气皆虚陷也。

于斯投以拙拟升陷汤（在大气诠篇），加白术、当归各三钱。

服两剂，诸病似皆稍愈，而脉象仍如旧。

因将芪、术、当归、知母各加倍，升麻改用钱半，又加党参、天冬各六钱。

连服三剂，口可出声而仍不能言，肢体稍能运动而不能步履，脉象较前有起色似堪循按。

因但将黄芪加重至四两，又加天花粉八钱。先用水六大盅将黄芪煎透去渣，再入他药，煎取清汤两大盅，分两次服下。

又连服三剂，勉强可作言语，然恒不成句，人扶之可以移步。

遂改用干颓汤，惟黄芪仍用四两。

服过十剂，脉搏又较前有力，步履虽仍需人，而起卧可自如矣。言语亦稍能达意，其说不真之句，间可执笔写出。从前之头目昏沉眩晕者，至斯亦见轻。

俾继服补脑振痿汤。嘱其若服之顺利，可多多服之，当有脱然痊愈之一日也。

按：此症其胸满闷之时，正因其呼吸不顺也。其呼吸之所以不顺，因胸中大气及中焦脾胃之气虚而下陷也。医者竟投以开破之药，是以病遽加重。至再延他医，所用之药补多开少，而又加重者，因气分当虚极之时，补气之药难为功，破气之药易生弊也。愚向治大气下陷症，病人恒自觉满闷，其实非满闷，实短气也。临证者细细考究，庶无差误。

心病论治

心者，血脉循环之枢机也。心房一动，则周身之脉一动。是以心机亢进，脉象即大而有力，或脉搏更甚数；心脏麻痹，脉象即细而无力，或脉搏更甚迟。是脉不得其平，大抵由心机亢进与心脏麻痹而来也。于以知心之病虽多端，实可分心机亢进、心脏麻痹为二大纲。

今试先论心机亢进之病。

有因外感之热炽盛于阳明胃腑之中，上蒸心脏，致心机亢进者。其脉象洪而有力，或脉搏加数，可用大剂白虎汤以清其胃；或更兼肠有燥粪、大便不通者，酌用大、小承气汤以涤其肠。则热由下泻，心机之亢进者自得其平矣。

有下焦阴分虚损，不能与上焦阳分相维系，其心中之君火恒至浮越妄动，以致心机亢进者。其人常苦眩晕，或心疼、目胀、耳鸣。其脉象上盛下虚，或摇摇无根，至数加数，宜治以加味左归饮。方用：大熟地、大生地、生怀山药各六钱，甘枸杞、怀牛膝、生龙骨、生牡蛎各五钱，净萸肉三钱，云苓片一钱。此壮水之源以制浮游之火，心机之亢者自归于和平矣。

有心体之阳素旺，其胃腑又积有实热，复上升以助之，以致心机亢进者。其人脉虽有力，而脉搏不数，五心恒作灼热，宜治以咸寒之品（《内经》谓热淫于内治以咸寒）。若朴硝、太阴玄精石及西药硫苦，皆为对证之药（每服少许，日服三次久久自愈）。盖心体属火，味之咸者属水，投以咸寒之品，足以寒胜热、水胜火也。

又，人之元神藏于脑，人之识神发于心。识神者，思虑之神也。人常思虑，其心必多热。以人之神明属阳，思虑多者其神之阳常常由心发露，遂致心机因热亢进，其人恒多迷惑。其脉多现滑实之象。因其思虑所生之热恒与痰涎互相胶漆，是以其脉滑而有力也。可用大承气汤（厚朴宜少用），以清热降痰；再加赭石（生赭石两半轧细同煎）、甘遂（甘遂一钱研细调药汤中服）以助其清热降痰之力。药性虽近猛烈，实能稳建奇功，而屡试屡效也。

又有心机亢进之甚者，其鼓血上行之力甚大，能使脑部之血管至于破裂。《内经》所谓"血之与气，并走于上"之大厥也，亦即西人所谓脑充血之险证也。推此证之原因，实由肝木之气过升，肺金之气又失于肃降，则金不制木，肝木之横恣遂上干心脏，以致心机亢进。若更兼冲气上冲，其脉象之弦硬有力更迥异乎寻常矣。当此证之初露朕兆时，必先脑中作疼，或间觉眩晕，或微觉半身不利，或肢体有麻木之处。宜思患预防，当治以清肺、镇肝、敛冲之剂，更重用引血下行之药辅之。连服十余剂或数十剂，其脉象渐变柔和，自无意外之患。向因此证方书无相当之治法，曾拟得建瓴汤一方，屡次用之皆效。即不能治之于预，其人忽然昏倒，须臾能自苏醒者，大抵脑中血管未甚破裂，急服此汤，皆可保其性命。连服数剂，其头之疼者可以痊愈。即脑中血管不复充血，其从前少有破裂之处亦可自愈，而其肢体之痿废者亦可徐徐见效。方中原用铁锈水煎药，若刮取铁锈数钱，或多至两许，与药同煎服更佳。

有非心机亢进而有若心机亢进者，怔忡之证是也。心之本体原长发动，以运行血脉。然无病之人初不觉其动也。惟患怔忡者则时觉心中跳动不安。盖人心中之神明，原以心中之气血为凭依。有时其气血过于虚损，致神明失其凭依，虽心机之动照常，原分毫未尝亢进，而神明恒若不任其震撼者。此其脉象多微细，或脉搏兼数。宜用山萸肉、酸枣仁、怀山药诸药品以保合其气；龙眼肉、熟地黄、柏子仁诸药以滋养其血；更宜用生龙骨、牡蛎、朱砂（研细送服）诸药以镇安其神明。气分虚甚者可加人参；

其血分虚而且热者可加生地黄。

有因心体肿胀，或有瘀滞，其心房之门户变为窄小，血之出入致有激荡之力，而心遂因之觉动者。此似心机亢进，而亦非心机亢进也。其脉恒为涩象，或更兼迟。宜治以拙拟活络效灵丹（方系当归、丹参、乳香、没药各五钱）加生怀山药、龙眼肉各一两，共煎汤服。或用节菖蒲三两，远志二两，共为细末，每服二钱，红糖冲水送下，日服三次，久当自愈。因菖蒲善开心窍，远志善化瘀滞（因其含有稀盐酸）。且二药并用，实善调补心脏。而送以红糖水者，亦所以助其血脉流通也。

至心脏麻痹之原因，亦有多端，治法亦因之各异。

如伤寒温病之白虎汤证，其脉皆洪大有力也；若不即时投以白虎汤，脉洪大有力之极，又可渐变为细小无力。此乃由心机亢进而转为心脏麻痹。病候至此，极为危险。宜急投以大剂白虎加人参汤，将方中人参加倍，煎汤一大碗，分数次温饮下，使药力相继不断，一日连服二剂，庶可挽回。若服药后仍无效，宜用西药斯独落仿斯丁儿四瓦，分六次调温开水服之，每两点钟服一次。服至五六次，其脉渐起，热渐退，可保无虞矣。盖外感之热，传入阳明，其热实脉虚者，原宜治以白虎加人参汤（是以伤寒汗吐下后用白虎汤时皆加人参）。然其脉非由实转虚也，至其脉由实转虚，是其心脏为热所伤而麻痹，已成坏证。故用白虎加人参汤时宜将人参加倍，助其心脉之跳动，即可愈其心脏之麻痹也。至西药斯独落仿斯实为强壮心脏之良药，原为实芰答里斯之代用品，其性不但能强心脏，且善治脏腑炎证，凡实芰答里斯所主之证皆能治之，而其性又和平易用，以治心脏之因热麻痹者，诚为至良之药。

有心脏本体之阳薄弱，更兼胃中积有寒饮溢于膈上，凌逼心脏之阳，不能用事。其心脏渐欲麻痹，脉象异常微细，脉搏异常迟缓者，宜治以拙拟理饮汤（方系干姜五钱，于白术四钱，桂枝尖、茯苓片、炙甘草各二钱，生杭芍、广橘红、川厚朴各钱半。病剧者加黄芪三钱）。连服十余剂，寒饮消除净尽，心脏之阳自复其初，脉之微弱迟缓者亦自复其常矣（此证间有心中觉热，或周身发热。或耳鸣欲聋种种反应象，须兼看理饮汤后所载治愈诸案，临症诊断自无差误）。

有心脏为传染之毒菌充塞以至于麻痹者，霍乱证之六脉皆闭者是也。治此证者，宜治其心脏之麻痹，更宜治其心脏之所以麻痹。则兴奋心脏之药，自当与扫除毒菌之药并用，如拙拟之急救回生丹、卫生防疫宝丹是也（二方皆载于论霍乱治法篇中）。此二方中用樟脑所升之冰片，是兴奋心脏以除其麻痹也；二方中皆有朱砂、薄荷冰，是扫除毒菌以治心脏之所以麻痹也。是以无论霍乱之因凉因热，投之皆可奏效也（急救回生丹药性微凉以治因热之霍乱尤效，至卫生防疫宝丹其性温用凉，无论病因凉热用之皆有捷效）。

有心中神明不得宁静，有若失其凭依，而常惊悸者。此其现象若与心脏麻痹相反，若投以西药麻醉之品如臭剥、抱水诸药，亦可取效于一时。而究其原因，实亦由心体虚弱所致。惟投以强心之剂，乃为根本之治法。当细审其脉；若数而兼滑者，当系心血虚而兼热，宜用龙眼肉、熟地黄诸药补其虚，生地黄、玄参诸药泻其热，再用生龙骨、牡蛎以保合其神明。镇靖其魂魄，其惊悸自除矣。其脉微弱无力者，当系心气虚而莫支，宜用参、术、芪诸药以补其气，兼用生地黄、玄参诸滋阴药以防其因补生热，更用酸枣仁、山萸肉以凝固其神明、收敛其气化。其治法与前条脉弱怔忡者大略相同。特脉弱怔忡者，心机之发动尤能照常；而此则发动力微，而心之本体又不时颤动，犹人之力小任重而身颤也。其心脏之弱似较怔忡者尤甚矣。

有其惊悸恒发于夜间，每当交睫甫睡之时，其心中即惊悸而醒，此多因心下停有痰饮。心脏属火，痰饮属水，火畏水迫，故作惊悸也。宜清痰之药与养心之药并用。方用二陈汤加当归、菖蒲、远志，煎汤送服朱砂细末三分。有热者加玄参数钱。自能安枕稳睡而无惊悸矣。

神昏谵语之原因及治法

　　伤寒温病，皆有谵语神昏之证，论者责其之阳明胃实，然又当深辨其脉之强弱，热度之高下，非可概以阳明胃实论也。其脉象果洪而有力，按之甚实者，可按阳明胃实治之。盖胃府之热上蒸，则脑中之元神，心中之识神，皆受其累，是以神昏谵语，不省人事，或更大便燥结，不但胃实，且又肠实，阻塞其气，不能上交于心，则心神恍惚，亦多谵妄，或昏昏似睡。若斯者，可投以大剂白虎汤，或因大便燥结，投以大承气汤，其证皆可愈也。

　　有脉象确有实热，其人神昏谵语，似可用白虎汤矣，而其脉象或兼弦兼数，或重按仍不甚实者，宜治以白虎加人参汤。曾治一童子，劳力过度，因得温病，脉象弦而有力，数近六至，谵语不休，所言者皆劳力之事，本似治以白虎加人参汤，因时当仲夏，且又童年少阳之证，遂先与以白虎汤，服后脉搏力减，而谵语益甚，幸其大便犹未通下，急改用白虎人参汤，将方中人参加倍，煎汤三茶杯，分三次温饮下，尽剂而愈。盖脉象弦数，真阴必然亏损，白虎加人参汤，能于邪热炽盛之中，滋其真阴，即以退其邪热（当邪热炽盛之时，但用玄参、沙参、生地诸药，不能滋阴，因其不能胜邪热，阴分即无由滋长也，惟治以白虎加人参汤，则滋阴退热，一举两得），且能起下焦真阴，与上焦亢甚之阳相济，是以投之，有捷效也。

　　其证若在汗吐下后，脉虽洪实，用白虎汤时，亦宜加入人参。曾治一公署科长，温病之热，传入阳明，脉象洪实有力，谵语不休，投以大剂白虎汤，热退强半，脉力亦减，其至数转数，谵语益甚，细询其病之经过，言数日前，因有梅毒，益服降药两次，遂急改用白虎加人参汤，亦倍用人参（此两案中用白虎加人参汤，皆将人参加倍者，因从前误用白虎汤也，若开手即用白虎加人参汤，则人参不必加倍矣）。煎汤三杯，分三次温服，亦尽剂而愈。

有患寒温者，周身壮热，脉象洪实，神昏不语，迫用凉药清之，热退脉平，而仍然神昏者，当系有脑髓神经病，且继用治脑髓神经之药。曾治学校学生，温病热入阳明，脉象甚实，神昏不语，卧床并不知转侧，用白虎汤清之，服两剂后，热退十之七八，脉象已近和平，能自转侧，精神仍不明了，当系温病之热上蒸，致其脑膜生炎，而累及神经也。遂改用小剂白虎加人参汤，又加羚羊角二钱（另煎兑服），一剂而愈。又治一幼童，得温病两三日，热不甚剧，脉似有力，亦非洪实，而精神昏昏似睡，不知言语，此亦温病兼脑膜炎也。俾但用羚羊角钱半煎汤服之，其病霍然顿愈。盖羚羊角中，天生木胎，性善解热，而兼有条达上升之性，况其角生于头，原与脑部相连，故善入人之脑中，以清热也。

有寒温之病，传经已遍，将欲作汗，其下焦阴分虚损，不能与上焦之阳分相济以化汗，而神昏谵语者。曾治一壮年，仲夏长途劳役，因受温病，已过旬日，精神昏愦，谵语不省人事，且两手乱动不休，其脉弦而浮，一息数近六至，不任重按，两尺甚，投以大滋真阴之品。若玄参、生地黄、生山药、甘枸杞、天门冬之类，共为一大剂，煎服，一日连进二剂，当日得大汗而愈。

有寒温之病，服开破降下之药太过，伤其胸中大气，其大热已退，而仍然神昏，或谵语者。曾治一壮年，得温病，延医服药二十余日，外感之热尽退，精神转益昏沉。及愚视之，周身皆凉，奄奄一息，呼之不应，舌干如磋，毫无舌苔，其脉象微弱而迟，不足四至，其五六呼吸之顷，必长出气一次，此必因服开降之药太过，伤其胸中大气也。盖大气因伤重下陷，不能上达于脑中则神昏，不能上于舌本则舌干，其周身皆凉者，大气不能宣布于营卫也，其五六呼吸之顷，必长出气一次者，因大气受伤，而不能畅舒，故太息以舒其气也，遂用野台参一两，柴胡一钱，煎汤灌之，连服两剂痊愈。又治一少年，于初春得伤寒，先经他医治愈，后因饮食过度，病又反复，投以白虎汤治愈，隔三日，陡然反复甚剧，精神恍惚，肢体颤动，痰涎咳吐不竭，口中喃喃，皆不成语。诊其脉，右部寸关皆无力，而关脉尤不任循按。愚曰：此非病又反复，必因前次之过食病复，而此次又戒饮食太过度也，饱食即可愈矣。其家人果谓数日与饮食甚少，然其精神昏愦若斯，恐其不能饮食。愚曰，果系因饥而成之病，与之食必然能食，然仍须撙节与之，多食几次可也，其家人果依愚言，十小时中，连与饮食三次，病若失。盖人胸中大气，原藉水谷之气以倍养之，病后气虚，又乏水谷之培养，是以胸中大气虚损，而现种种病状。然前案因服开降之药，伤其大气，故以补气兼升气之药治之，后案因水谷之气缺乏，虚其大气，故以饮食治之。斯在临证者精心体验，息息与病机相赴耳。

有温而兼疹，其毒热内攻，瞀乱神明者。曾治少年，温病热入阳明，连次用凉药清之，大热已退强半，而心中仍甚难受，精神骚扰不安，脉有余热，似兼紧象，合目恒作谵语。夫脉象热而兼紧，疑其伏有疹毒未出，遂投以小剂白虎汤，送服羚羊角细末一钱，西药阿斯匹林二分，表出痧粒满身而愈。又治一幼女，患温疹，其疹出次日即瘖，精神昏昏似睡，时有惊悸，脉象数而有力，投以白虎汤，加羚羊钱半，（另煎兑服）用鲜芦根三两煮水，用以煎药，共取汤两茶盅，分三次温饮下，其疹复出，病亦遂愈。

有其人素多痰饮，其寒温之热炽盛，与痰饮互相胶漆，以乱其神明者。曾治一童子，得温病三四日，忽觉痰涎结胸，其剧时痰涎上壅，即昏不知人，脉象滑而有力，遂单用新炒蒌仁四两，捣碎，煎汤一大茶盅，服之顿愈。又治一童子，证脉皆如前，用蒌仁三两，苏子五钱，煎汤，亦服之顿愈。

湿疫之热邪，自肺传心，其人恒有无故自笑，精神恍惚，言语错乱，妄言妄见者。曾治一媪患此证，脉象有力，关前摇摇而动，投以拙拟护心至宝丹（方系生石膏一两，潞党参、犀角、羚羊各二钱，朱砂三分，东牛黄一分，将前三味煎汤，送服后二味），一剂而愈，以上所论寒温诸证，其神昏谵语之原因，及治法，大略已备，至于通变化裁，相机制宜，又在临证者之精心研究也。

论肺病治法

（附：犀黄丸、清金二妙丹、三妙丹）

　　肺病西人名为都比迦力。谓肺脏生有坚粒如砂，久则溃烂相连。即东人所谓肺结核，方书所谓肺痈也。盖中医不能剖解，当其初结核时，实无从考验。迨至三期之时，所结之核已溃烂相连，至于咳吐脓血，乃始知为肺上生痈。岂知肺胞之上焉能生红肿高大之痈？不过为肺体之溃烂而已。然肺病至于肺体溃烂，西人早诿为不治；而古方书各有治法，用之亦恒获效。其故何哉？盖以西人之治病，惟治局部，但知理其标，而不知清其本。本既不清，标亦终归不治耳。愚临证四十余年，治愈肺病甚伙，即西人诿为不治者，亦恒随手奏效。此无他，亦惟详审病因，而务为探本穷源之治法耳，故今者论治肺病，不以西人之三期立论。而以病因立论。爰细列其条目于下：

　　肺病之因，有内伤、外感之殊。然无论内伤、外感，大抵皆有发热之证，而后酿成肺病。诚以肺为娇脏，且属金，最畏火刑故也。有如肺主皮毛，外感风邪，有时自皮毛袭入肺脏，阻塞气化，即暗生内热；而皮毛为风邪所束，不能由皮毛排出碳气，则肺中不但生热，而且酿毒。肺病即由此起点。

　　其初起之时，或时时咳嗽，吐痰多有水泡；或周身多有疼处，舌有白苔；或时觉心中发热，其脉象恒浮而有力。可先用西药阿斯必林一瓦，白糖冲水送下，俾周身得汗。继用玄参、天花粉各五钱，金银花、川贝母各三钱，硼砂八分（研细分两次送服），粉甘草细末三钱（分两次送服），煎汤服。再每日用阿斯必林一瓦，分三次服，白糖水送下，勿令出汗。此三次中或一次微有汗者亦佳。如此服数日。热不退者，可于汤药中加生石膏七八钱；若不用石膏，或用汤药送服西药安知歇貌林半瓦亦可。

若此时不治，病浸加剧，吐痰色白而黏，或带腥臭，此时亦可先用阿斯必林汗之。然恐其身体虚弱，不堪发汗。宜用生怀山药一两或七八钱，煮作茶汤，送服阿斯必林半瓦，俾服后微似有汗即可。仍用前汤药送服粉甘草细末、三七细末各一钱，煎渣时再送服二药如前。仍兼用阿斯必林三分瓦之一（合中量八厘八毫），白糖冲水送下；或生怀山药细末四五钱，煮茶汤送下，日两次。其嗽不止者，可用山药所煮茶汤送服川贝细末三钱；或用西药几阿苏四瓦，薄荷冰半瓦，调以粉甘草细末，以适可为丸为度（几阿苏是稀树脂，掺以甘草末始可为丸），为丸桐子大，每服三丸，日再服。此药不但能止嗽，且善治肺结核（薄荷冰味宜辛凉，若其味但辛辣而不凉者，可用好朱砂钱半代之）。至阿斯必林，亦善治肺结核，而兼能发汗，且能使脉之数者变为和缓，是以愚喜用之。惟其人常自出汗者不宜服耳。至山药之性，亦最善养肺，以其含蛋白质甚多也。然忌炒。炒之则枯其蛋白质矣。煮作茶汤，其味微酸。欲其适口可少调以白糖，或柿霜皆可。若不欲吃茶汤者，可用生山药片，将其分量加倍，煮取清汤，以代茶汤饮之。

若当此时不治，以后病又加剧，时时咳吐脓血。此肺病已至三期，非寻常药饵所能疗矣。必用中药极贵重之品，若徐灵胎所谓用清凉之药以清其火，滋润之药以养其血，滑降之药以祛其痰，芳香之药以通其气，更以珠黄之药解其毒，金石之药填其空。兼数法而行之，屡试必效。

又，邑中曾钧堂孝廉，精医术，尝告愚曰："治肺痈惟林屋山人《证治全生集》中犀黄丸最效。余用之数十年，治愈肺痈甚多。"后愚至奉天，遇肺痈咳吐脓血，服他药不愈者，俾于服汤药之外兼服犀黄丸，果如曾君所言，效验异常。清凉华盖饮后有案，可参观。至所服汤药，宜用前方加牛蒡子、瓜蒌仁各数钱以泻其脓，再送服三七细末二钱以止其血。至于犀黄丸配制及服法，皆按原书。兹不赘。

有外感伏邪伏膈膜之下，久而入胃。其热上熏肺脏，以致成肺病者。其咳嗽吐痰始则稠黏，继则腥臭。其舌苔或白而微黄。其心中燥热，头目昏眩。脉象滑实，多右胜于左。宜用生石膏一两，玄参、花粉、生怀山药各六钱，知母、牛蒡子各三钱，煎汤送服甘草、三七细末如前。再用阿斯必林三分瓦之一，白糖水送服，日两次。若其热不退，其大便不滑泻者，石膏可以加重。

曾治奉天大西边门南徐姓叟肺病，其脉弦长有力，迥异寻常。每剂药中用生石膏四两，连服数剂，脉始柔和。

由斯观之，药以胜病为准，其分量轻重，不可预为限量也。若其脉虽有力而至数数者，可于前方中石膏改为两半，知母改为六钱，再加潞党参四钱。盖脉数者其阴分必虚，石膏、知母诸药虽能退热，而滋阴仍非所长。辅之以参，是仿白虎加人参汤之义，以滋其真阴不足（凉润之药得人参则能滋真阴），而脉之数者可变为和缓也，若已咳嗽吐脓血者，亦宜于服汤药外兼服犀黄丸。

至于肺病由于内伤，亦非一致。有因脾胃伤损，饮食减少，土虚不能生金，致成肺病者。盖脾胃虚损之人，多因肝木横恣，侮克脾土，致胃中饮食不化精液，转多化痰涎，溢于膈上，黏滞肺叶作咳嗽，久则伤肺。此定理也。且饮食少则虚热易生，肝中所寄之相火，因肝木横恣，更挟虚热而刑肺。于斯，上焦恒觉烦热，吐痰始则黏滞，继则腥臭，胁下时或作疼。其脉弦而有力，或弦而兼数，重按不实。方用生怀山药一两，玄参、沙参、生杭芍、柏子仁炒不去油各四钱，金银花二钱，煎汤送服三七细末一钱，西药百布圣二瓦。汤药煎渣时，亦如此送服。若至咳吐脓血，亦宜服此方，兼服犀黄丸。或因服犀黄丸，减去三七亦可。至百布圣，则不可减去，以其大有助脾胃消化之力也。然亦不必与汤药同时服，每于饭后迟一句钟服之更佳。

有因肾阴亏损而致成肺病者。盖肾与肺为子母之脏，子虚必吸母之气化以自救，肺之气化即暗耗；且肾为水脏，水虚不能镇火，火必妄动而刑金。其人日晚潮热，咳嗽，懒食，或干咳无痰，或吐痰腥臭，或兼喘促。其脉细数无力。方用生山药一两，大熟地、甘枸杞、柏子仁各五钱，玄参、沙参各四钱，金银花、川贝各三钱，煎汤送服甘草、三七细末如前。若咳吐脓血者，去熟地，加牛蒡子、蒌仁各三钱，亦宜兼服犀黄丸。若服药后脉之数者不能渐缓，亦可兼服阿斯必林，日两次，每次三分瓦之一。盖阿斯必林之性既善治肺结核，尤善退热，无论虚热实热，其脉象数者服之，可使其至数渐缓。然实热服之，汗出则热退，故可服至一瓦。若虚热，不宜出汗，但可解肌。服后或无汗，或微似有汗，方能退热。故一瓦必须分三次服。若其人多汗者，无论虚热实热，皆分毫不宜。若其人每日出汗者，无论其病因为内伤、外感、虚热、实热，皆宜于所服汤药中加生龙骨、生牡蛎、净山萸肉各数钱，或研服好朱砂五分，亦可止汗。盖以汁为心液，朱砂能凉心血，故能止汗也。

有其人素患吐血、衄血，阴血伤损，多生内热；或医者用药失宜，强止其血，俾血瘀经络亦久而生热，以致成肺病者。其人必心中发闷、发热，或有疼时，廉于饮食，咳嗽短气，吐痰腥臭，其脉弦硬，或弦而兼数。方用生怀山药一两，玄参、天冬各五钱，当归、生杭芍、乳香、没药各三钱，远志、甘草、生桃仁（桃仁无毒，宜带皮生用，因其皮红能活血也。然须明辨其果为桃仁，不可误用带皮杏仁）各二钱，煎汤送服三七细末钱半，煎渣时亦送服钱半。盖三七之性，不但善止血，且善化瘀血也。若咳吐脓血者，亦宜于服汤药之外兼服犀黄丸。

此论甫拟成，法库门生万泽东见之。谓此论固佳，然《医学衷中参西录》三期肺病门，师所拟之清金益气汤、清金解毒汤二方尤佳，何以未载？愚曰："二方皆有黄芪，东省之人多气盛，上焦有热，于黄芪恒不相宜，是以未载。"泽东谓："若其人久服蒌仁、杏仁、苏子、橘红诸药以降气利痰止嗽，致肺气虚弱，脉象无力者，生常投以清金益气汤；若兼吐痰腥臭者，投以清金解毒汤，均能随手奏效。盖东省之人虽多不宜用黄芪，而经人误治之证，又恒有宜用黄芪者。然宜生用，炙用则不相宜耳。"愚闻泽东之言，自知疏漏。爰将两方详录于下，以备治肺病者之采用。

清金益气汤

治肺脏虚损，尪羸少气，劳热咳嗽，肺痿失音，频吐痰涎，一切肺金虚损之病，但服润肺宁嗽之药不效者。方用：

生地黄五钱　生黄芪、知母、粉甘草、玄参、沙参、牛蒡子各三钱　川贝二钱

清金解毒汤

治肺脏结核，浸至损烂，咳吐脓血，脉象虚弱者。方用：

生黄芪、生滴乳香、生明没药、粉甘草、知母、玄参、沙参、牛蒡子各三钱

川贝细末、三七细末各二钱（二末和匀分两次另送服）

若其脉象不虚者，宜去黄芪，加金银花三四钱。

或问：桔梗能引诸药入肺，是以《金匮》治肺痈有桔梗汤。此论肺病者方何以皆不用桔梗？

答曰：桔梗原提气上行之药，肺病者多苦咳逆上气，恒与桔梗不相宜，故未敢加入方中。若其人虽肺病而不咳逆上气者，亦不妨斟酌用之。

或问：方书治肺痈，恒于其将成未成之际，用皂荚丸或葶苈大枣汤泻之。将肺中之恶浊泻去，而后易于调治。二方出自《金匮》，想皆为治肺良方。此论中皆未言及，岂其方不可采用乎？

答曰：二方之药性近猛烈，今之肺病者多虚弱，是以不敢轻用。且二方泻肺，治肺实作喘原是正治；至泻去恶浊痰涎，以防肺中腐烂，原是兼治之证。其人果肺实作喘且不虚弱者，葶苈大枣汤愚曾用过数次，均能随手奏效。皂荚丸实未尝用，因皂荚性

热，与肺病之热者不宜也。至欲以泻浊防腐，似不必用此猛烈之品。若拙拟方中之硼砂、三七及乳香、没药，皆化腐生新之妙品也。况硼砂善治痰厥。曾治痰厥半日不醒，用硼砂四钱，水煮化灌下，吐出稠痰而愈。由斯知硼砂开痰泻肺之力，固不让皂荚、葶苈也。所可贵者，泻肺脏之实，即以清肺金之热，润肺金之燥，解肺金之毒（清热润燥解毒皆硼砂所长）；人但知口中腐烂者漱以硼砂则愈（冰硼散善治口疮），而不知其治肺中之腐烂亦犹治口中之腐烂也。且拙制有安肺宁嗽丸，方用硼砂、嫩桑叶、儿茶、苏子、粉甘草各一两，共为细末，炼蜜为丸，三钱重，早晚各服一丸。治肺郁痰火作嗽，肺结核作嗽。在奉天医院用之数年，屡建奇效。此丸药中实亦硼砂之功居多也。

或问： 古有单用甘草四两煎汤治肺痈者。今所用治肺病诸方中，其有甘草者皆为末送服，而不以之入煎者何也？

答曰： 甘草最善解毒泻热，然生用胜于熟用。因生用则其性平，且具有开通之力，拙著四期《医学衷中参西录》中《甘草解》，言之甚详。熟用则其性温，实多填补之力。故其解毒泻热之力，生胜于熟。夫炙之为熟，水煮之亦为熟。若入汤剂是仍煎熟用矣。不若为末服之之为愈也。且即为末服，又须审辨：盖甘草轧细颇难。若轧之不细，而用火炮焦再轧，则生变为熟矣，是以用甘草末者，又宜自监视轧之。

再者，愚在奉时，曾制有**清金二妙丹。**

方用粉**甘草**细末二两，**远志**细末一两，和匀，每服钱半，治肺病劳嗽，甚有效验。

肺有热者，可于每二妙丹一两中加好朱砂细末二钱，名为**清肺三妙丹**。以治肺病结核、咳嗽不止，亦极有效。然初服三四次时，宜少加阿斯必林，每次约加四分瓦之一，或五分瓦之一；若汗多，可不加也。

或问： 西人谓肺病系杆形之毒菌传染，故治肺病以消除毒菌为要务；又谓呼吸之空气不新鲜易成肺病，故患此病者宜先移居新鲜空气之中，则病易愈。今论中皆未言及，其说岂皆无足取乎？

答曰：西人之说原有可取。然数十人同居一处，或独有一人肺病，其余数十人皆不病；且即日与肺病者居，仍传染者少，而不传染者多，此又作何解也？古语云："木必先腐，而后虫生。"推之于人，何莫不然。为其人先有此病因，而后其病乃乘虚而入。愚为嫌西人之说肤浅，故作深一层论法，更研究深一层治法。且亦以西人之说皆印于人之脑中，无烦重为表白也。矧上所用之药，若西药之几阿苏、阿斯必林、薄荷冰原可消除毒菌；即中药之朱砂及犀黄丸亦皆消除毒菌之要药，非于西说概无所取也。

治肺病验方
（附：三味单药法、北沙参豆腐浆汤）

鲜白茅根去皮切碎一大碗，用水两大碗，煎两沸，候半点钟，视其茅根不沉水底，再煎至微沸。候须臾，茅根皆沉水底，去渣，徐徐当茶温饮之。

鲜小蓟根二两，切细，煮两三沸，徐徐当茶温饮之。能愈肺病叶脓血者。

白莲藕一斤，切细丝，煮取浓汁一大碗。再用柿霜一两融化其中，徐徐温饮之。

以上寻常之物，用之皆能清减肺病。恒有单用一方，浃辰之间即能治愈肺病者。

将鲜茅根、鲜小蓟根、鲜藕共切碎，煮汁饮之，名为三鲜饮，以治因热吐血者甚效。而以治肺病亦有效，若再调以柿霜更佳。

宁嗽定喘饮，方用生怀山药两半，煮汤一大碗，再调入甘蔗自然汁一两，酸石榴自然汁五钱，生鸡子黄三个，徐徐饮下，治寒温病，阳明大热已退，其人或素虚，或在老年，至此益形怯弱：或喘，或嗽，痰涎壅盛，气息似不足者。此亦寻常服食之物。若去方中鸡子黄，加荸荠自然汁一两，调匀，徐徐温服，亦治肺病之妙品也。而肺病之咳而兼喘者服之尤宜。

又，北沙参细末，每日用豆腐浆送服二钱，上焦发热者送服三钱，善治肺病及肺痨喘嗽。

又，西药有橄榄油，性善清肺，其味香美。肺病者可以之代香油，或滴七八滴于水中服之亦佳。

饮食宜淡泊，不可过食炮炙厚味及过咸之物。宜多食菜蔬，若藕、鲜笋、白菜、莱菔、冬瓜。果品若西瓜、梨、桑椹、苹果、荸荠、甘蔗皆宜。不宜桃、杏。忌烟酒及一切辛辣之物。又忌一切变味，若糟鱼、松花蛋、卤虾油、酱豆腐、臭豆腐之类，亦不宜食。

养生家有口念呵、呼、呬、嘘、吹、嘻六字，以却脏腑诸病者。肺病者若于服药之外兼用此法，则为益良多。其法当静坐时，或睡醒未起之候，将此六字每一字念六遍，其声极低小，惟己微闻，且念时宜蓄留其气，徐徐外出，愈缓愈好。每日行两三次，久久自有效验。盖道书有呼气为补之说，其理甚深，拙撰元气诠中发明甚详。西人有深长呼吸法，所以扩胸膈以舒肺气。此法似与深长呼吸法相近，且着意念此六字，则肺中碳气呼出者必多，肺病自有易愈之理也。

论咳嗽治法

阅《杭州医报》第九期所登之案，原系失血阴亏之体。

所用之药非不对证，而无大效者，药力不专也。治此等证者，宜认定宗旨，择药之可用者两三味，放胆用之，始能有效。今拟两方于下，以备采用。

一方用怀熟地二两，炒薏米一两（此药须购生者，自炒作者老黄色，旋炒旋用，捣成粗渣）。将二味头次煎汤两茶杯，二次煎汤一杯半，同调和，为一日之量，分三次温服。

方中之意：重用熟地以大滋真阴。恐其多用泥胃，故佐以薏米，以健胃利湿，即以行熟地之滞也。

曾治邻村武生李佐亭之令堂，年七旬，自少年即有劳疾，年益高疾益甚，浸至喘嗽，夜不能卧。

俾用熟地切成小片，细细嚼咽之，日尽两许。

服月余，忽然气息归根，喘嗽顿止，彻底安睡。其家人转甚惶恐，以为数十年积劳，一日尽愈，疑非吉兆，仓猝迎为诊视。六脉和平无病。因笑谓其家人曰："病愈矣，何又惧为？此乃熟地之功也。"后果劳疾大见轻减，寿逾八旬。

一方生怀山药轧为细末，每用一两，凉水调，入小锅煮作茶汤，送服西药含糖百布圣八分（若百布圣不含糖者宜斟酌少用），日服两次。若取其适口，可少用白糖调之。

方中之意：用山药以补肺、补脾、补肾；恐其多服久服或有滞泥，故佐以百布圣，以运化之，因此药原用猪、牛之胃液制成，是以饶有运化之力也。

【按】山药虽系寻常服食之物，实为药中上品。拙著《医学衷中参西录》三期、四期所载重用山药治愈之险证甚伙，而以之治虚劳喘嗽，尤为最要之品。兄素喜阅拙著，想皆见之。今更伍以西药百布圣，以相助为理，实更相得益彰矣。

【附录】答张汝伟服药有效致谢书

阅本报第十七期，知尊大人服拙拟之方有效，不胜欣喜。其方常服，当必有痊愈之一日。

诚以熟地黄与炒薏米并用，并非仅仿六味丸而取其君也（仿六味而取其君是谢中书语）。古之地黄丸，原用干地黄，即今之生地黄，其性原凉，而以桂、附济之，则凉热调和。且桂用桂枝，即《本经》之牡桂，其力上升下达，宣通气分。是以方中虽有薯蓣之补，萸肉之敛，而不失于滞泥。——后世改用熟地黄，其性已温，再用桂、附佐之，无大寒者服之，恒失于热。于斯有钱仲阳之六味地黄丸出，其方虽近平易，然生地黄变为熟地黄，其性原腻。既无桂、附之宣通，又有蓣、萸之补敛，其方即板滞不灵矣。

是以拙拟方中，既重用熟地黄，而薯蓣、萸肉概不敢用，惟佐以薏米。因薏米之性，其渗湿利痰有似苓、泽。苓、泽原为地黄之辅佐品，而以薏米代之者，因其为寻常食物，以佐味甘汁浓之熟地黄，可常服之而不厌也。且炒之则色黄气香，可以醒脾健胃，俾中土之气化壮旺，自能行滞化瘀。虽以熟地黄之滞泥，亦可常服而无弊也。

论肺痨喘嗽治法

（附：曼陀罗膏）

肺痨之证，因肺中分支细管多有瘀滞，热时肺胞松容、气化犹可宣通，故病则觉轻；冷时肺胞紧缩、其痰涎恒益堵塞，故病则加重。此乃肺部之锢疾，自古无必效之方。惟用曼陀萝熬膏，和以理肺诸药，则多能治愈。爰将其方详开于下。

曼陀萝正开花时，将其全科切碎，榨取原汁四两，入锅内熬至若稠米汤；再加入硼砂二两，熬至融化；再用远志细末、甘草细末各四两，生石膏细末六两，以所熬之膏和之，以适可为丸为度，分作小丸。每服钱半。若不效，可多至二钱，白汤送下，一日两次。久服病可除根。若服之觉热者，石膏宜加重。

【按】 曼陀罗俗名洋金花，译西文者名为醉仙桃，因其大有麻醉之性也。科高三四尺许，叶大如掌，有有歧、无歧两种。开花如牵牛稍大，有红白二色，且其花有单层多层之分。结实大如核桃、有芒刺如包麻实，蒂有托盘如钱，中含细粒如麻仁。李时珍谓：服之令人昏昏如醉，可作麻药。又谓：熬水洗脱肛甚效，盖大有收敛之力也。入药者以花白且单层者为佳。然其麻醉之力甚大，曾见有以之煎汤饮之伤命者，慎勿多服。

肺脏具阖辟之机，其阖辟之机自如，自无肺痨病症。远志、硼砂最善化肺管之瘀；甘草末服，不经火炙、水煮，亦善宣通肺中气化。此所以助肺脏之辟也。曼陀罗膏大有收敛之力，此所以助肺脏之阖也。用石膏者，因曼陀罗之性甚热，石膏能解其热也、且远志、甘草、硼砂皆为养肺之品，能多生津液，融化痰涎，俾肺脏阖辟之机灵活无滞，则肺痨之喘嗽自愈也。

同庄张岛仙先生，邑之名孝廉也。其任东安教谕时，有门生患肺痨，先生教以念呵、呼、呬、嘘、吹、嘻，每字六遍，日两次。两月而肺痨愈。

愚由此知此法可贵。养生家谓此六字可分主脏腑之病，愚则谓不必如此分析。总之，不外呼气为补之理。因人念此六字皆徐徐呼气外出，其心肾可交也。心肾交久则元气壮旺，自能斡旋肺中气化，而肺痨可除矣。欲肺痨速愈者，正宜兼用此法。

论吐血后咳嗽之治法

详观名百五十三号病案，知系因吐血过多，下焦真阴亏损，以致肾气不敛，冲气上冲。五更乃三阳升发之时，冲气之上冲者必益甚。所以脑筋跳动，喘嗽加剧也。欲治此证当滋阴纳气，敛冲镇肝，方能有效。爰拟二方于下以备酌用。汤药方：生怀山药、大怀熟地各一两，净萸肉、怀牛膝、柏子仁各六钱，生龙骨、生牡蛎、代赭石、甘枸杞各四钱，生鸡内金、玄参、炙甘草各二钱，日服一剂，煎渣重服，每日服药两次。

又丸药方：真黑铅半斤，硫黄细末半斤，先将黑铅入铁锅内熔化，再将硫黄末撒于铅上，其黄即燃，急以铁铲拌炒，其铅皆成红色，自然结成砂子，候冷轧为细末（其铅有未结砂子者仍凝为铅，勿用），入药钵中研至极细（其中仍些有未化之铅皆沾于钵上，作墨亮之色，不可刮下入药），称其分量掺以等分之朱砂细末，再掺以与二末等分之炒熟麦面，水和为丸，桐子大。每服汤药后用开水将此药送服十丸，或多至十五丸皆可。此愚新拟之方，名坎离既济丸，以治上盛下虚，逆气上干之证，恒有奇效。若服汤丸数日后或觉有热意或原有热未退，可将汤药中玄参加重。

肺病及心之治法

读《山西医学杂志》二十一期，章太炎先生论肺炎治法，精微透彻，古今中外融会为一，洵为医学大家。其中有谓咳嗽发热，未见危候，数日身忽壮热，加以喘息，脉反微弱，直视撮空，丧其神守者。此肺虽膜满，而脉反更挎落，血痹不利，心脏将绝。西人治此证，用强心剂数服，神清喘止，其热渐退而愈，而未明言所用强心之剂，果为何药。

按：此乃肺胀兼心痹之证。若用中药，拟用白虎加人参汤。白虎汤以治肺胀，加参以治心痹。

肺脏炎愈而喘胀自愈也。至于伤寒温病，热入阳明，脉象洪实。医者不知急用白虎汤或白虎加人参汤以解其热，迨至热极伤心，脉象由洪实而微弱，或兼数至七八至，神识昏愦者，急投以白虎加人参汤，再将方中人参加重，汤成后调入生鸡子黄数枚。此正治之法也。

总论喘证治法

俗语云：喘无善证。诚以喘证无论内伤外感，皆为紧要之证也。然欲究喘之病因，当先明呼吸之枢机何脏司之。喉为气管，内通于肺，人之所共知也。而吸气之入，实不仅入肺，并能入心、入肝、入冲任，以及于肾。何以言之？气管之正支入肺，其分支实下通于心，更透膈而下通于肝（观肺心肝一系相连可知）。由肝而下，更与冲任相连，以通于肾。藉曰不然，何以妇人之妊子者，母呼而子亦呼，母吸而子亦吸乎？呼吸之气若不由气管分支通于心肝，下及于冲任与肾，何以子之脐带其根蒂结于冲任之间，能以脐承母之呼吸之气，而随母呼吸乎？是知肺者，发动呼吸之机关也。喘之为病，《本经》名为吐吸。因吸入之气内不能容，而速吐出也。其不容纳之故，有由于肺者，有由于肝肾者。试先以由于肝肾者言之：

肾主闭藏，亦主翕纳，原所以统摄下焦之气化，兼以翕纳呼吸之气，使之息息归根也。有时肾虚不能统摄其气化，致其气化膨胀于冲任之间，转挟冲气上冲。而为肾行气之肝木（方书谓肝行肾之气），至此不能疏通肾气下行，亦转随之上冲。是以吸入之气未受下焦之翕纳，而转受下焦之冲激。此乃喘之所由来，方书所谓肾虚不纳气也。当治以滋阴补肾之品，而佐以生肝血、镇肝气及镇冲、降逆之药。方用大怀熟地、生怀山药各一两，生杭芍、柏子仁、甘枸杞、净萸肉、生赭石细末各五钱，苏子、甘草各二钱。热多者可加玄参数钱。汗多者可加生龙骨、生牡蛎各数钱。

有肾虚不纳气，更兼元气虚甚，不能固摄，而欲上脱者。其喘逆之状恒较但肾虚者尤甚。宜于前方中去芍药、甘草，加野台参五钱，萸肉改用一两，赭石改用八钱。服一剂喘见轻，心中觉热者，可酌加天冬数钱。或用拙拟参赭镇气汤亦可（方系野台参、生杭芍各四钱，生赭石、生龙骨、生牡蛎、净萸肉各六钱，生怀山药、生芡实各五钱，苏子二钱）。

有因猝然暴怒，激动肝气、肝火，更挟冲气上冲，胃气上逆，迫挤肺之吸气不能下行作喘者，方用川楝子、生杭芍、生赭石细末各六钱，厚朴、清夏、乳香、没药、龙胆草、桂枝尖、苏子、甘草各二钱，磨取铁锈浓水煎服。

以上三项作喘之病因，由于肝肾者也。而其脉象，则有区别；肝虚不纳气者，脉多细数；阴虚更兼元气欲脱者，脉多上盛下虚；肝火、肝气挟冲气、胃气上冲者，脉多硬弦而长。审脉辨证，自无差误也。

至喘之由于肺者，因肺病不能容纳吸入之气。其证原有内伤、外感之殊。试先论肺不纳气之由于内伤者。

一阖一辟，呼吸自然之机关也。至问其所以能呼吸者，固赖胸中大气（亦名宗气）为之斡旋，又赖肺叶具有活泼机能，以遂其阖辟之用。乃有时肺脏受病，肺叶之阖辟活泼者变为易阖难辟，而成紧缩之性。暑热之时，其紧数稍缓，犹可不喘；一经寒凉，则喘立作矣。此肺痨之证，多发于寒凉之时也。宜用生怀山药轧细，每用两许煮作粥，调以蔗白糖，送服西药百布圣七八分。盖肺叶紧缩者，以其中津液减少，血脉凝滞也。有山药、蔗糖以润之（山药含蛋白质甚多故善润），百布圣以化之（百布圣为小猪小牛之胃液制成故善化），久当自愈。其有顽痰过盛者，可再用硼砂细末二分，与百布圣同送服，若外治，灸其肺腧穴亦有效，可与内治之方并用。若无西药百布圣处，可代以生鸡内金细末三分。其化痰之力较百布圣尤强。

有痰积胃中，更溢于膈上，浸入肺中，而作喘者。古人恒用葶苈大枣泻肺汤或十枣汤下之，此乃治标之方，究非探本穷源之治也。拙拟有理痰汤（方系生芡实一两，清半夏四钱，黑脂麻三钱，柏子仁、生杭芍、茯苓片、陈皮各二钱）连服十余剂，则此证之标本皆清矣。至方中之义，原方下论之甚详，兹不赘。

若其充塞于胸膈胃腑之间，不为痰而为饮，且为寒饮者（饮有寒热，热饮脉滑，其人多有神经病；寒饮脉弦细，概言饮为寒者非是）。其人或有时喘，有时不喘，或感受寒凉病即反复者，此上焦之阳分虚也，宜治以《金匮》苓桂术甘汤，加干姜三钱，厚朴、陈皮各钱半，俾其药之热力能胜其寒，其饮自化而下行，从水道出矣。

又有不但上焦之阳分甚虚，并其气分亦甚虚，致寒饮充塞于胸中作喘者。其脉不但弦细，且甚微弱，宜于前方中加生箭芪五钱，方中干姜改用五钱。

壬戌秋，台湾医士严坤荣为其友问二十六七年寒饮结胸，时发大喘，极畏寒凉，曾为开去此方（方中生箭芪用一两，干姜用八钱，非极虚寒之证不可用此重剂），连服十余剂痊愈。方中所以重用黄芪者，以其能补益胸中大气。俾大气壮旺，自能运化寒饮下行也。

上所论三则，皆内伤喘证之由于肺者也。

至外感之喘证，大抵皆由于肺。而其治法，实因证而各有所宜。人身之外表，卫气主之。卫气本于胸中大气。又因肺主皮毛，与肺脏亦有密切之关系。有时外表为风寒所束，卫气不能流通周身，以致胸中大气无所输泄，骤生膨胀之力。肺悬胸中，因受其排挤而作喘；又因肺与卫气关系密切，卫气郁而肺气必郁，亦可作喘。此《伤寒论》麻黄汤所主之证，多有兼喘者也。然用麻黄汤时，宜加知母数钱，汗后方无不解之虞。至温病亦有初得作喘者，宜治以薄荷叶、牛蒡子各三钱，生石膏细末六钱，甘草二钱，或用麻杏甘石汤方亦可。然石膏万勿煅用，而其分量又宜数倍于麻黄（石膏可用至一两，麻黄治此证多用不过二钱）。此二证之喘同而用药迥异者，因伤寒之脉浮紧，温病之脉洪滑也。

有外感之风寒内侵，与胸间之水气凝滞，上迫肺气作喘者。此《伤寒论》小青龙汤证也。当必效《金匮》之小青龙加石膏法，且必加生石膏至两许，用之方效。

又，此方加减定例：喘者去麻黄，加杏仁。而愚用此方治喘时，恒加杏仁，而仍用麻黄一钱；其脉甚虚者，又宜加野台参数钱。可参太阳病小青龙汤证下后世所用小青龙汤份量。

拙拟从龙汤方（方系用生龙骨、生牡蛎各一两，杭芍五钱，清半夏、苏子各四钱，牛蒡子三钱，热者酌加生石膏数钱），治服小青龙汤后喘愈而仍反复者，用之曾屡次奏效。

上所论两则，治外感作喘之大略也。

有其人素有劳疾喘嗽，少受外感即发，此乃内伤外感相并作喘之证也。宜治以拙拟加味越婢加半夏汤（方系麻黄二钱，生怀山药、生石膏各五钱，寸冬四钱，清半夏、牛蒡子、玄参各三钱，甘草钱半，大枣三枚，生姜三片）。因其内伤外感相并作喘，故所用之药亦内伤外感并用。

特是上所论之喘，其病因虽有内伤、外感，在肝肾、在肺之殊，约皆不能纳气而为吸气难，即《本经》所谓吐吸也。

乃有其喘不觉吸气难而转觉呼气难者，其病因由于胸中大气虚而下陷，不能鼓动肺脏以行其呼吸，其人不得不努力呼吸以自救。其呼吸迫促之形状有似乎喘，而实与不纳气之喘有天渊之分。设或辨证不清，见其作喘，复投以降气纳气之药，则凶危立见矣。

然欲辨此证不难也。盖不纳气之喘，其剧者必然肩息（肩上耸也）；大气下陷之喘，纵呼吸有声，必不肩息，而其肩益下垂。

即此二证之脉论，亦迥不同。不纳气作喘者，其脉多数，或尺弱寸强；大气下陷之喘，其脉多迟而无力，尺脉或略胜于寸脉。

察其状而审其脉，辨之固百不失一也，其治法当用拙拟升陷汤，以升补其胸中大气，其喘自愈。方载大气诠篇中，并详载其随证宜加之药。

有大气下陷作喘，又兼阴虚不纳气作喘者，其呼吸皆觉困难，益自强为呼吸而呈喘状。其脉象微弱无力，或脉搏略数，或背发紧而身心微有灼热。宜治以生怀山药一两，玄参、甘枸杞各六钱，生箭芪四钱，知母、桂枝尖各二钱，煎汤服。方中不用桔梗、升、柴者，恐与阴虚不纳气有碍也。上二证之喘，同中有异，升陷汤后皆治有验案，可参观也。

又有肝气、胆火挟冲胃之气上冲作喘。其上冲之极，至排挤胸中大气下陷，其喘又顿止，并呼吸全无；须臾忽又作喘。而如斯循环不已者，此乃喘证之至奇者也。

曾治一少妇，因夫妻反目得此证，用桂枝尖四钱，恐其性热，佐以带心寸冬三钱，煎汤服下即愈。因读《本经》，桂枝能升大气兼能降逆气。用之果效如影响。

夫以桂枝一物之微，而升陷降逆两擅其功，此诚天之生斯使独也。然非开天辟地之圣神发之，其孰能知之？原案载参赭镇气汤下，可参观。

论李东垣补中益气汤所治之喘证

愚初读方书时，至东垣补中益气汤，谓可治喘证，心甚疑之。夫喘者，气上逆也。《本经》谓之吐吸，以其吸入之气不能下行，甫吸入而即上逆吐出也，气既苦于上逆，犹可以升麻、柴胡提之乎？

乃以此疑义遍质所识宿医，大抵皆言此方可治气分虚者作喘。然气实作喘者苦于气上逆，气虚作喘者亦苦于气上逆。因其气虚，用参、术、芪以补其气则可，何为佐以升柴耶？如此再进一步质问，则无有能答者矣。

迨后详读《内经》，且临证既久，知胸中有积贮之气为肺脏阖辟之原动力，即《灵枢·五味篇》所谓"抟而不行，积于胸中"之大气也。亦即《邪客》篇所谓"积于胸中，出于喉咙，以贯心脉"之宗气也。此气一虚，肺脏之阖辟原动力缺乏，即觉呼吸不利，若更虚而下陷，阖辟之原动力将欲停止，其人必努力呼吸以自救。为其呼吸努力，其迫促之形有似乎喘，而实与气逆之喘有天渊之分。

若审证不确，而误投以纳气定喘之药，则凶危立见矣。故治此等证者，当升补其胸中大气。至降气，纳气之药，分毫不可误投。若投以补中益气汤，虽不能十分吻合，其喘必然见轻。审是，则补中益气汤所主之喘，确乎为此等喘证无疑也。

盖东垣平素注重脾胃，是以但知有中气下陷，而不知有大气下陷。故于大气下陷证，亦以补中益气汤治之。幸方中之药多半可治大气下陷，所以投之亦可奏效。所可异者，东垣纵不知补中益气汤所治之喘为大气下陷，亦必知与气逆作喘者有异，而竟不一为分疏，独不虑贻误后人，遇气逆不降之真喘亦投以补中益气汤乎？

愚有鉴于此，所以拙著《医学衷中参西录》三期第四卷特立大气下陷门，而制有升陷汤一方（见大气诠篇），以升补陷之大气，使仍还胸中。凡因大气下陷所出种种之险证，经愚治愈者数十则，附载于后。其中因大气下陷而喘者，曾有数案，对与气逆作喘不同之处，极为详细辨明。若将其案细细参阅，临证时自无差误。

论冲气上冲之病因、病状、病脉及治法

（附：降胃镇冲汤）

冲气上冲之病甚多，而医者识其病者甚少。即或能识此病，亦多不能洞悉其病因，而施以相当之治法也。

冲者，奇经八脉之一。其脉在胞室之两旁，与任脉相连，为肾脏之辅弼，气化相通。是以肾虚之人，冲气多不能收敛，而有上冲之弊。况冲脉之上系原隶阳明胃腑，因冲气上冲，胃腑之气亦失其息息下行之常（胃气以息息下行为常），或亦转而上逆，阻塞饮食，不能下行，多化痰涎。因腹中膨闷、哕气，呃逆连连不止，甚则两肋疼胀、头目眩晕。其脉则弦硬而长，乃肝脉之现象也。

盖冲气上冲之证，固由于肾脏之虚，亦多由肝气恣横。素性多怒之人，其肝气之暴发，更助冲胃之气上逆，故脉之现象如此也。

治此证者，宜以敛冲、镇冲为主，而以降胃平肝之药佐之。其脉象数而觉热者，宜再辅以滋阴退热之品。愚生平治愈此证已不胜纪，近在沧州连治愈数人。爰将治愈之案详列于下，以备参观。

沧州中学学生安瑰奇，年十八九，胸胁满闷，饮食减少，时作哕逆，腹中漉漉有声，盖气冲痰涎作响也。大便干燥，脉象弦长有力。

为疏方：用生龙骨、牡蛎、代赭石各八钱，生山药、生芡实各六钱，半夏、生杭芍各四钱，芒硝、苏子各二钱，厚朴、甘草各钱半。

一剂后，脉即柔和。按方略有加减，数剂痊愈。

陈修园谓龙骨、牡蛎为治痰之神品，然泛用之多不见效。惟以治此证之痰，则效验非常。因此等痰涎，原因冲气上冲而生。龙骨、牡蛎能镇敛冲气，自能引导痰涎下行也。盖修园原谓其能导引逆上之火、泛滥之水下归其宅，故能治痰。夫火逆上、水泛滥，其中原有冲气上冲也。

又，天津南马厂所住陆军营长赵松如，因有冲气上冲病，来沧求为诊治，自言患此病已三年，百方调治，毫无效验。其病脉情状大略与前案同，惟无痰声漉漉，而尺脉稍弱。

遂于前方去芒硝，加柏子仁、枸杞子各五钱。连服数剂痊愈。

又治沧州南关一叟，年七十四岁，性浮躁。因常常忿怒，致冲气上冲。剧时觉有气自下上冲，堵塞咽喉，有危在顷刻之势。其脉左右皆弦硬异常。

为其年高，遂于前第二方中加野台参三钱。

一剂见轻。又服一剂，冲气遂不上冲。又服数剂，以善其后。

为治此证多用第二方加减，因名为降胃镇冲汤。

论革脉之形状及治法

革脉最为病脉中之险脉，而人多忽之。以其不知革脉之真象，即知之亦多不知治法也。

其形状如按鼓革，外虽硬而中空，即弦脉之大而有力者。因其脉与弦脉相近，是以其脉虽大而不洪（无起伏故不洪），虽有力而不滑（中空故不滑）。即以此揣摩此脉，其真象可得矣。——其主病为阴阳离绝，上下不相维系。脉至如此，病将变革（此又革脉之所以命名），有危在顷刻之势。

丁卯在津，治愈革脉之证数次，惟有一媪八旬有六，治之未愈。此乃年岁所关也。今特将其脉之最险者详录一则于下，以为治斯证者之嚆矢。

外孙王竹孙，年五十，身体素羸弱，于仲夏得温病。心中热而烦躁，忽起忽卧，无一息之停。其脉大而且硬，微兼洪象。其舌苔薄而微黑，其黑处若斑点。

知其内伤与外感并重也。其大便四日未行，腹中胀满，按之且有硬处。其家人言：腹中满硬系宿病，已逾半载。为有此病，所以身形益羸弱。

因思宿病宜从缓治，当以清其温热为急务。

为疏方：用白虎加人参汤，方中石膏用生者两半，人参用野台参五钱，又以生山药八钱代方中粳米，煎汤两盅，分三次温饮下。

一剂，外感之热已退强半，烦躁略减。仍然起卧不安，而可睡片时。脉之洪象已无，而大硬如故，其大便犹未通下，腹中胀益甚。

遂用生赭石细末、生怀山药各一两，野台参六钱，知母、玄参各五钱，生鸡内金钱半。煎汤服后，大便通下。迟两点钟，腹中作响，觉瘀积已开，连下三次，皆系陈积。其证陡变：脉之大与硬，较前几加两倍；周身脉管皆大动，几有破裂之势；其心中之烦躁，精神之骚扰，起卧之频频不安，实有不可言语形容者。

其家人环视惧甚。愚毅然许为治愈。遂急开净萸肉、生龙骨各两半，熟地黄、生山药各一两，野台参、白术各六钱，炙甘草三钱，煎汤一大碗，分两次温饮下，其状况稍安，脉亦见敛。当日按方又进一剂，可以安卧。须臾，其脉渐若瘀积未下时，其腹亦见软，惟心中时或发热。

继将原方去白术，加生地黄八钱，日服一剂。三剂后，脉象已近平和，而大便数日未行，且自觉陈积未净。

遂将萸肉、龙骨各减五钱，加生赭石六钱，当归三钱，又下瘀积若干，其脉又见大。

遂去赭石、当归，连服十余剂痊愈。

论痰饮治法

附原问：向读尊著《医学衷中参西录》，所拟诸方，皆有精义。每照方试用，莫不奏效。惟敝友患寒饮喘嗽，照方治疗未效。

据其自述病因，自二十岁六月遭兵燹，困山泽中，绝饮食五日夜。归家，急汲井水一小桶饮之。至二十一岁六月，遂发大喘。

一日夜后，饮二陈汤加干姜、细辛、五味渐安。从此，痰饮喘嗽，成为痼疾。

所服之药，大燥大热则可，凉剂点滴不敢下咽。若误服之，即胸气急而喘作，须咳出极多水饮方止。小便一点钟五六次，如白水。若无喘，小便亦照常。饮食无论肉味菜蔬，俱要燥热之品。粥汤、菜汤概不敢饮。其病情喜燥热而恶冷湿者如此。其病状：暑天稍安，每至霜降后朝朝发喘，必届巳时吐出痰饮若干，始稍定。或饮极滚之汤，亦能咳出痰饮数口，胸膈略宽舒。迄今二十六七载矣。

近用藜芦散吐法及十枣汤等下法，皆出痰饮数升，证仍如故。

《金匮》痰饮篇及寒水所关等剂，服过数十次，证亦如故。

想此证既能延岁月，必有疗法，乞夫子赐以良方。果能拔除病根，感佩当无既也。

又，《医学衷中参西录》载有服生硫黄法，未审日本硫黄可服否。

详观来案，知此证乃寒饮结胸之甚者。

拙著《医学衷中参西录》理饮汤，原为治此证的方，特其药味与分量宜稍为变更耳。今拟一方于下，以备采择。方用生箭芪一两，干姜八钱，于术四钱，桂枝尖、茯苓片、炙甘草各三钱，厚朴、陈皮各二钱，煎汤服。

方中之义：用黄芪以补胸中大气。大气壮旺，自能运化水饮。仲景所谓"大气一转，其气（指水饮之气）乃散"也。而黄芪协同干姜、桂枝，又能补助心肺之阳，使心肺阳足，如日丽中天，阴霾自开。更用白术、茯苓以理脾之湿，厚朴、陈皮以通胃之气。气顺湿消，痰饮自除。用炙甘草者，取其至甘之味，能调干姜之辛辣。而干姜得甘草，且能逗留其热力，使之绵长，并能缓和其热力，使不猛烈也。

【按】此方即《金匮》苓桂术甘汤，加黄芪、干姜、厚朴、陈皮。亦即拙拟之理饮汤去芍药也。——原方之用芍药者，因寒饮之证，有迫其真阳外越，周身作灼，或激其真阳上窜，目眩耳聋者。芍药酸敛苦降之性，能收敛上窜外越之元阳归根也（然必与温补之药同用方有此效）。此病原无此证，故不用白芍；至黄芪在原方中，原以痰饮既开、自觉气不足者加之。兹则开始即重用黄芪者，诚以寒饮固结二十余年，非有黄芪之大力者，不能斡旋诸药以成功也。

【又按】此方大能补助上焦之阳分。而人之元阳，其根柢实在于下。若更兼服生硫黄，以培下焦之阳，则奏效更速。所言东硫黄亦可用。须择其纯黄者，方无杂质。惟其热力减少，不如中硫黄耳。其用量，初次可服细末一钱，不觉热则渐渐加多。一日之极量，可至半两，然须分四五次服下。不必与汤药同时服，或先或后均可。

【附录】服药愈后谢函。

接函教，蒙授妙方，治疗敝友奇异之宿病。连服四五剂，呼吸即觉顺适。后又照方服七八剂，寒饮消除，喘证痊愈。二竖经药驱逐，竟归于无何有之乡矣。敝友沾再造之恩，愧无以报。兹值岁暮将届，敬具敝处土产制造柑饼二瓿，付邮奉上，聊申谢忱，伏乞笑纳，幸勿见麾是荷。

论吐血、衄血之原因及治法

（附：平胃寒降汤、健胃温降汤、泻肝降胃汤、镇冲降胃汤、
滋阴清降汤、保元清降汤、保元寒降汤）

《内经·厥论》篇谓阳明厥逆，衄、呕血，此阳明指胃腑而言也。盖胃腑以熟腐水谷、传送饮食为职，其中气化，原以息息下行为顺。乃有时不下行而上逆，胃中之血亦恒随之上逆。其上逆之极，可将胃壁之膜排挤破裂，而成呕血之证；或循阳明之经络上行，而成衄血之证。是以《内经》谓阳明厥逆，衄、呕血也。由此知：无论其证之或虚或实，或凉或热，治之者，皆当以降胃之品为主，而降胃之最有力者，莫赭石若也。故愚治吐衄之

证，方中皆重用赭石，再细审其胃气不降之所以然，而各以相当之药品辅之。兹爰将所用之方，详列于后。

1. 平胃寒降汤

治吐衄证，脉象洪滑重按甚实者，此因热而胃气不降也。

生赭石轧细一两　瓜蒌仁炒捣一两　生杭芍八钱　嫩竹茹细末三钱

牛蒡子捣碎三钱　甘草钱半

此拙著第三期吐衄门中寒降汤，而略有加减也。服后血仍不止者，可加生地黄一两，三七细末三钱（分两次，用头煎、二煎之汤送服）。

吐衄之证，忌重用凉药及药炭强止其血。因吐衄之时，血不归经，遽止以凉药及药炭，则经络瘀塞。血止之后，转成血痹虚劳之证。是以方中加生地黄一两，即加三七之善止血兼善化瘀血者以辅之也。

2. 健胃温降汤

治吐衄证，脉象虚濡迟弱，饮食停滞胃口，不能下行。此因凉而胃气不降也。

生赭石轧细八钱　生怀山药六钱　白术炒四钱　干姜三钱

清半夏温水淘净矾味三钱　生杭芍二钱　厚朴钱半

此方亦载第三期吐衄门中，原名温降汤，兹则于其分量略有加减也。方中犹用芍药者，防肝中所寄之相火不受干姜之温热也。

吐衄之证因凉者极少。愚临证四十余年，仅遇两童子：一因凉致胃气不降吐血，一因凉致胃气不降衄血，皆用温降汤治愈。其详案皆载原方之后，可参观。

3. 泻肝降胃汤

治吐衄证，左脉弦长有力，或肋下胀满作疼，或频作呃逆。肝胆之气火上冲胃腑，致胃气不降而吐衄也。

生赭石捣细八钱　生杭芍一两　生石决明捣细六钱

瓜蒌仁炒捣四钱　甘草四钱　龙胆草二钱　净青黛二钱

此方因病之原因在胆火肝气上冲，故重用芍药、石决明及龙胆、青黛诸药，以凉之、镇之。至甘草多用至四钱者，取其能缓肝之急，兼以防诸寒凉之药伤脾胃也。

4. 镇冲降胃汤

治吐衄证，右脉弦长有力，时觉有气起自下焦，上冲胃腑，饮食停滞不下，或频作呃逆。此冲气上冲，以致胃不降而吐衄也。

生赭石轧细一两　　生怀山药一两　　生龙骨捣细八钱　　生牡蛎捣细八钱

生杭芍三钱　　广三七细末两钱分两次用头煎、二煎之汤送服　　甘草二钱

方中龙骨、牡蛎，不但取其能敛冲，且又能镇肝。因冲气上冲之由，恒与肝气有关系也。

5. 滋阴清降汤

治吐衄证，失血过多，阴分亏损，不能潜阳而作热，不能纳气而作喘；甚或冲气因虚上干，为呃逆、眩晕、咳嗽；心血因不能内荣，为怔忡、惊悸、不寐。脉象浮数，重按无力者。

生赭石轧细八钱　　生怀山药一两　　生地黄八钱

生龙骨捣细六钱　　生牡蛎捣细六钱　　生杭芍四钱

广三七细末二钱分两次，用头煎、二煎之汤送服　　甘草二钱

此方即三期吐衄门中清降汤，加龙骨、牡蛎、地黄、三七也。原方所主之病，原与此方无异，而加此数味治此病尤有把握。此因临证既多，屡次用之皆验，故于原方有所增加也。

6. 保元清降汤

治吐衄证，血脱气亦随脱，言语若不接续，动则作喘，脉象浮弦，重按无力者。

生赭石轧细一两　　野台参五钱　　生地黄一两　　生怀山药八钱

净萸肉八钱　　生龙骨捣细六钱　　生杭芍四钱

广三七细末三钱分两次用头煎、二煎之汤送服

此方曾载于第三期吐衄门，而兹则略有加减也。

7. 保元寒降汤

治吐衄证，血脱气亦随脱，喘促咳逆，心中烦热，其脉上盛下虚者。

生赭石轧细一两　　野台参五钱　　生地黄一两　　知母八钱

净萸肉八钱　　生龙骨捣细六钱　　生牡蛎捣细六钱　　生杭芍四钱

广三七细末三钱分两次，用头煎、二煎药汤送服

此方亦载于三期吐衄门中，而兹则略有变更也。至于第三期所载此二方之原方，非不可用。宜彼宜此之间，细为斟酌可也。

上所列诸方，用之与病因相当，大抵皆能奏效。然病机之呈露多端，病因即随之各异。临证既久，所治愈吐衄之验案，间有不用上列诸方者。今试举数案以明之。

奉天警务处长王连波君夫人，患吐血证，来院诊治。其脉微数，按之不实。其吐血之先，必连声咳嗽，剧时即继之以吐血。

因思此证若先治愈其咳嗽，其吐血当自愈。

遂用川贝八钱，煎取清汤四盅，调入生怀山药细末一两，煮作粥，分数次服之。一日连进二剂，咳嗽顿止。以后日进一剂，嗽愈吐血亦愈。

隔旬日，夜中梦被人凌虐过甚，遂于梦中哭醒，病骤反复。

因知其肝气必遏郁也。

治以调肝、养肝兼镇肝之药，数剂无效。且夜中若作梦恼怒，其日吐血必剧。

精思再四，恍悟：平肝之药，以桂为最要，单用之则失于热；降胃之药，以大黄为最要，单用之则失于寒。若二药并用，则寒热相济，性归和平；降胃平肝，兼顾无遗，必能奏效。

遂用大黄、肉桂细末各一钱和匀，更用生赭石细末八钱煎汤送服。从此，吐血遂愈，恶梦亦不复作矣。

继又有济南金姓少年，寓居奉天。其人身体强壮，骤得吐血

证，其脉左右皆有力。

遂变通上用之方，用生赭石细末六钱，与大黄、肉桂细末各一钱和匀，开水送服，其病立愈。

后因用此方屡次见效，遂将此方登于三期《医学衷中参西录》，名之为秘红丹。至身形不甚壮实者，仍如前方服为妥。

又治沧州城东路庄子马氏妇，咳血三年不愈。即延医治愈，旋又反复。后愚诊视，其夜间多汗。

遂先用生龙骨、生牡蛎、净萸肉各一两，以止其汗。连服两剂，汗止而咳血亦愈。自此永不反复。

继有表弟张印权出外新归，言患吐血证。初则旬日或浃辰吐血数口，浸至每日必吐，屡治无效。其脉近和平，微有芤象。

亦治以此方，三剂痊愈。

后将此方传于同邑医友赵景山、张康亭，皆以之治愈咳血、吐血之久不愈者。

后又将其方煎汤送服三七细末二钱，则奏效尤捷，因名其方为补络补管汤，登于第三期吐衄门中。

盖咳血者，多因肺中络破；吐血者，多因胃中血管破，其破裂之处，若久不愈，咳血、吐血之证亦必不愈。龙骨、牡蛎、萸肉皆善敛补其破裂之处，三七又善化瘀生新，使其破裂之处速愈，是以愈后不再反复也。若服药后血仍不止者，可加生赭石细末五六钱，同煎服。

又治旧沧州北关赵姓，年过四旬，患吐血证。从前治愈，屡次反复，已历三年。有一年重于一年之势。其脉濡而迟，气息虚，常觉呼气不能上达，且少腹间时觉有气下堕。

此胸中宗气（亦名大气）下陷也。《内经》谓：宗气积于胸中，以贯心脉而行呼吸。是宗气不但能统摄气分，并能主宰血分。因其下陷，则血分失其统摄，所以妄行也。

遂投以拙拟升陷汤（方系生箭芪六钱，知母四钱，桔梗、柴胡各钱半，升麻一钱），加生龙骨、生牡蛎各六钱。

服两剂后，气息即顺，少腹亦不下堕。遂将升麻减去，加生怀山药一两。

又服数剂，其吐血证自此除根。

【按】吐衄证最忌黄芪、升、柴、桔梗诸药，恐其能助气上升，血亦随之上升也。因确知病系宗气下陷，是以敢放胆用之。然必佐以龙骨、牡蛎，以固血之本源，始无血随气升之虞也。

吐衄之证，因宗气下陷者极少。愚临证四十余年，仅遇赵姓一人，再四斟酌，投以升陷汤加龙骨、牡蛎治愈。然此方实不可轻试也。

近津沽有南门外张姓，年过三旬，患吐血证。

医者方中有柴胡二钱，服后遂大吐不止。

仓猝迎愚诊视，其脉弦长有力，心中发热。

知系胃气因热不降也。所携药囊中，有生赭石细末约两余，俾急用水送服强半。候约十二分钟，觉心中和平。又送服其余，其吐顿止。继用平胃寒降汤调之痊愈。

是知同一吐血证也，有时用柴胡而愈，有时用柴胡几至误人性命，审证时岂可不细心哉！

至于妇女倒经之证，每至行经之期，其血不下行而上逆作吐衄者，宜治以四物汤去川芎，加怀牛膝、生赭石细末，先期连服数剂可愈。然其证亦间有因气陷者，临证时又宜细察。

曾治一室女吐血，及一少妇衄血，皆系倒行经证。其脉皆微弱无力，气短不足以息，少腹时有气下堕。

皆治以他止血之药不效。后再三斟酌，皆投以升陷汤，先期连服，数日痊愈。

总之，吐衄之证，大抵皆因热而气逆。其因凉气逆者极少，即兼冲气肝气冲逆，亦皆挟热。若至因气下陷致吐衄者，不过千中之一二耳。

又，天津北宁路材料科委员赵一清，年近三旬，病吐血，经医治愈。而饮食之间若稍食硬物，或所食过饱，病即反复。诊其六脉和平，重按似有不足。

知其脾胃消化弱，其胃中出血之处，所生肌肉犹未复原，是以被食物撑挤，因伤其处而复出血也。

斯当健其脾胃，补其伤处。吐血之病，庶可除根。

为疏方：用生山药、赤石脂各八钱，煅龙骨、煅牡蛎、净萸肉各五钱，白术、生明没药各三钱，天花粉、甘草各二钱。按此方加减，服之旬余，病遂除根。

【按】此方中重用石脂者，因治吐衄病，凡其大便不实者，可用之以代赭石降胃。盖赭石能降胃而兼能通大便，赤石脂亦能降胃而转能固大便，且其性善保护肠胃之膜，而有生肌之效，使胃膜因出血而伤者可速愈也。

此物原是陶土，宜兴茶壶即用此烧成。津沽药房恒将石脂研细，水和捏作小饼，煤火煅之。是将陶土变为陶瓦矣，尚可以入药乎？是以愚在天津，每用石脂，必开明生赤石脂。夫石脂亦分生熟，如此开方，实足贻笑于大雅也。

或问：吐血、衄血二证，方书多分治。吐血显然出于胃，为胃气逆上无疑，今遵《内经》阳明厥逆，衄、呕血一语，二证皆统同论之，所用之方无少差别，《内经》之言果信而有征乎？

答曰：愚生平研究医学，必有确实征验，然后笔之于书。即对于《内经》，亦未敢轻信。

犹忆少年时，在外祖家，有表兄刘庆甫，年弱冠，时患衄血证。始则数日一衄，继则每日必衄，百药不效。

适其比邻有少年病劳瘵者，常与同坐闲话。一日正在衄血之际，忽闻哭声，知劳瘵者已死，陡然惊惧寒战，其衄顿止，从此不再反复。

夫恐则气下，本经原有明文，其理实为人所共知。因惊惧气下而衄止，其衄血之时，因气逆可知矣。

盖吐血与衄血，病状不同而其病因则同也。治之者何事过为区别乎？

或问：方书治吐衄之方甚多。今详论吐衄治法，皆系自拟，岂治吐衄成方皆无可取乎？

答曰：非也。《金匮》治吐衄有泻心汤，其方以大黄为主，直入阳明，以降胃气；佐以黄芩，以清肺金之热，俾其清肃之气下行，以助阳明之降力；黄连以清心火之热，俾其亢阳默化潜伏，以保少阴之真液，是泻之适所以补之也。凡因热气逆吐衄者，至极危险之时用之，皆可立止。血止以后，然后细审其病因，徐为调补未晚也。——然因方中重用大黄，吐衄者皆不敢轻服，则良方竟见埋没矣。不知大黄与黄连并用，但能降胃，不能通肠。虽吐衄至身形极虚，服后断无泄泻下脱之弊。乃素遇吐衄证，曾开此方两次，病家皆不敢服。遂不得已，另拟平胃寒降汤代之。此所以委曲以行其救人之术也。

又，《金匮》有柏叶汤方，为治因寒气逆以致吐血者之良方也。故其方中用干姜、艾叶以暖胃，用马通汁以降胃。然又虑姜、艾之辛热，宜于脾胃，不宜于肝胆。恐服药之后，肝胆所寄之相火妄动，故又用柏叶之善于镇肝且善于凉肝者（柏树之杪向西北，得金水之气，故善镇肝凉肝）以辅之。此所谓有节制之师，先自立于不败之地，而后能克敌致胜也。至后世薛立斋谓：因寒吐血者，宜治以理中汤加当归。但知暖胃，不知降胃，并不知镇肝凉肝。其方远逊于柏叶汤矣。然此时富贵之家喜服西药,恒讥中药为不洁;若杂以马通汁,将益嫌其不洁矣。是以愚另拟健胃温降汤以代之也。

近时医者治吐衄,喜用济生犀角地黄汤。然其方原治伤寒胃火热盛以致吐血、衄血之方。无外感而吐衄者用之,未免失于寒凉。其血若因寒凉而骤止,转成血痹虚劳之病。至愚治寒温吐衄者,亦偶用其方。然必以其方煎汤送服三七细末二钱,始不至血瘀为恙。若其脉左右皆洪实者,又宜加羚羊角二钱,以泻肝胆之热,则血始能止。惟二角近时其价甚昂,伪者颇多;且其价又日贵一日,实非普济群生之方也。

至葛可久之十灰散,经陈修园为之疏解,治吐衄者亦多用之。夫以药炭止血,原为吐衄者所甚忌。犹幸其杂有大黄炭(方下注灰存性即是炭),其降胃开瘀之力犹存,为差强人意耳。其方遇吐衄之轻者,或亦能奏效。而愚于其方,实未尝一用也。

至于治吐衄便方,有用其吐衄之血煅作炭服者,有用发髲(即剃下之短发)煅作炭服者。此二种炭皆有化瘀生新之力而善止血,胜于诸药之炭但能止血而不能化瘀血以生新血者远矣。

又,方书有谓血脱者,当先益其气,宜治以独参汤。然血脱须有分别:若其血自二便下脱,其脉且微弱无力者,独参汤原可用;若血因吐衄而脱者,纵脉象微弱,亦不宜用。夫人身之阴阳原相维系,即人身之气血相维系也。吐衄血者,因阴血亏损、维系无力,原有孤阳浮越之虞。而复用独参汤以助其浮越,不但其气易上奔(喻嘉言谓,气虚欲脱者,但服人参,转令气高不返),血亦将随之上奔而复吐衄矣。是拙拟治吐衄方中,凡用参者,必重用赭石辅之,使其力下达也。

寻常服食之物,亦有善止血者,鲜藕汁、鲜莱菔汁是也。曾见有吐衄不止者,用鲜藕自然汁一大盅温饮之(勿令熟),或鲜莱菔自然汁一大盅温饮之,或二汁并饮之,皆可奏效。

有堂兄赞宸，年五旬，得吐血证，延医治不效。脉象滑动，按之不实。

时愚年少，不敢轻于疏方。

遂用鲜藕、鲜白茅根四两，切碎，煎汤两大碗，徐徐当茶饮之，数日痊愈。

自言未饮此汤时，心若虚悬无着；既饮之后，若以手按心还其本位。何其神妙如是哉！

隔数日，又有邻村刘姓少年患吐血证。其脉象有力，心中发热。

遂用前方，又加鲜小蓟根四两，如前煮汤，饮之亦愈。

因名前方为二鲜饮，后方为三鲜饮，皆登于三期吐衄门中。

【按】小蓟名刺蓟，俗名刺尔菜，一名青青菜，嫩时可以作羹。其叶长，微有绒毛，叶边多刺，茎高尺许，开花紫而微蓝，状若小绒球。津沽药房皆以之为大蓟，实属差误。至大蓟，盐邑药房中所鬻者，在本地名曲曲菜。状若蒲公英而叶微绉，嫩时可生啖。味微苦，茎高于小蓟数倍，开黄花，亦如蒲公英。津沽药房转以此为小蓟，即以形象较之，亦可知其差误。曾采其鲜者用之治吐衄，亦有效，然不如小蓟之效验异常耳。后游汉皋，见有状类小蓟而其茎叶花皆大于小蓟一倍，疑此系真大蓟，未暇采用。后门生高如璧，在丹徒亦曾见此，采其鲜者以治吐衄极效，向愚述之，亦疑是真大蓟。则叶如蒲公英而微绉者，非大蓟矣。然此实犹在悬揣未定之中，今登诸报端，深望医界博物君子能辨别大蓟之真伪者，详为指示也。

又按：凡大、小蓟须皆用鲜者。若取其自然汁代开水饮之更佳。至药房中之干者，用之实无甚效验。

近在津沽治吐衄，又恒有中西药并用之时。因各大工厂中皆有专医，若外医开方煎服汤药不便，恒予以生赭石细末一两，均分作三包，又用醋酸铅十分瓦之二，分加于三包之中，为一日之量。每服一包，开水送下。若脉象有力，心中发热者，又恒于每包之中加芒硝六七分，以泻心经之热。连服两三日，大抵皆能治愈。

至于咳血之证，上所录医案中间或连带论及，实非专为咳血发也。因咳血原出于肺，其详细治法皆载于肺病门中，兹不赘。

论治吐血、衄血不可但用凉药
及药炭强止其血

尝思治吐血、衄血者，止其吐衄非难；止其吐衄而不使转生他病，是为难耳。

盖凡吐衄之证，无论其为虚、为实、为凉（此证间有凉者）、为热，约皆胃气上逆（《内经》谓阳明厥逆衄呕血），或胃气上逆更兼冲气上冲，以致血不归经，由吐衄而出也。

治之者，或以为血热妄行，而投以极凉之品；或以为黑能胜红，而投以药炒之炭。如此治法，原不难随手奏效，使血立止。迨血止之后，初则有似发闷，继则饮食减少，继则发热劳嗽。此无他，当其胃气上逆，冲气上冲之时，排挤其血，离经妄行。其上焦、中焦血管，尽力血液充塞。而骤以凉药及药炭止之，则血管充塞之血强半凝结其中，而不能流通。此所以血止之后，始则发闷减食，继则发热劳嗽也。此时若遇明医理者，知其为血痹虚劳，而急投以《金匮》血痹虚劳门之大黄䗪虫丸，或陈大夫所传仲景之百劳丸，以消除瘀血为主，而以补助气血之药辅之，可救十中之六七。然治此等证而能如此用药者，生平实不多见也。至见其发闷而投以理气之药，见其食少而投以健胃之药，见其发劳嗽而投以滋阴补肺之药。如此治法，百中实难愈一矣。而溯厥由来，何莫非但知用凉药及用药炭者阶之厉也。

然凉药亦非不可用也。试观仲景泻心汤，为治吐血、衄血之主方，用黄连、黄芩以清热，而必倍用大黄（原方芩、连各一两，大黄二两）以降胃破血，则上焦、中焦血管之血不受排挤，不患凝结，是以芩、连虽凉可用也。至于药炭亦有可用者，如葛可久之十灰散，其中亦有大黄，且又烧之存性，不至过烧为灰，止血之中，仍寓降胃破血之意也，其差强人意耳。

愚临证四十余年，泻心汤固常用之；而于十灰散，实未尝一用也。然尝仿十灰散之意，独用血余煅之存性（将剃下短发洗净，锅炒至融化，晾冷轧细，过罗用之，《本经》发髲即靠头皮之发），用之以治吐衄，既善止血，又能化瘀血、生新血，胜于十灰散远矣。

至《金匮》之方，原宜遵用，亦不妨遵古方之义而为之变通。如泻心汤方，若畏大黄之之力稍猛，可去大黄，加三七以化瘀血，赭石以降胃镇冲。——曾拟方用黄芩、黄连各三钱，赭石六钱，煎汤送服三七细末二钱。若不用黄连，而用瓜蒌仁六钱代之，更佳。盖黄连有涩性，终不若蒌仁能开荡胸膈、清热降胃，即以引血下行也。至欲用大黄䗪虫丸，而畏水蛭、干漆之性甚烈，可仿其意，用生怀山药二两，山楂一两，煎汤四茶杯，调以蔗糖，令其适口，为一日之量。每饮一杯，送服生鸡内金末一钱。既补其虚，又化其瘀，且可以之当茶，久服自见功效。

或问：济生犀角地黄汤，今之治吐衄者，奉为不祧之良方。其方原纯系凉药，将毋亦不可用乎？

答曰：犀角地黄汤，原治伤寒、温病热入阳明之府，其胃气因热上逆，血亦随之上逆，不得不重用凉药以清胃腑之热。此治外感中吐衄之方，非治内伤吐衄之方也。然犀角之性，原能降胃；地黄之性，亦能逐瘀（《本经》谓逐血痹，然必生地黄作丸药服之能有斯效，煎汤服则力减，若制为熟地黄则逐瘀之力全无）。若吐衄之证胃腑有实热者，亦不妨暂用。迨血止之后，又宜急服活血化瘀之药数剂，以善其后。至愚用此方，则仿陶节庵加当归、红花之意，将药煎汤送服三七细末二钱。

究之，凉药非不可用，然不可但用凉药，而不知所以驾驭之耳。

上所论吐衄治法，不过其约略耳。至于咳血治法，又与此不同。可参论吐血、衄血、咳血，治法甚详。

论吐血、衄血证间有因寒者

《内经·厥论》篇谓：阳明厥逆，衄、呕血。所谓阳明者，指胃腑而言也；所谓厥逆者，指胃腑之气上行而言也。盖胃以消化饮食，传送下行为职。是以胃气以息息下行为顺。设或上行，则为厥逆。胃气厥逆，可至衄血、呕血，因血随胃气上行也。然胃气厥逆，因热者固多，因寒者亦间有之。

岁在壬寅，曾训蒙于邑之北境刘仁村，愚之外祖家也。有学生刘玉良者，年十三岁，一日之间衄血四次。诊其脉，甚和平。询其心中，不觉凉热。

因思：吐衄之证，热者居多。且以童子少阳之体，时又当夏令，遂略用清凉止血之品。

衄益甚，脉象亦现微弱。知其胃气因寒不降，转迫血上逆而为衄也。

投以拙拟温降汤，方见前论吐血、衄血治法中，一剂即愈。

隔数日又有他校学生，年十四岁，吐血数日不愈。其吐之时，多由于咳嗽。诊其脉，甚迟濡，右关尤甚。

疑其脾胃虚寒，不能运化饮食。询之果然。

盖吐血之证，多由于胃气不降。饮食不能运化，胃气即不能下降。咳嗽之证，多由于痰饮入肺。饮食迟于运化，又必多生痰饮。因痰饮而生咳嗽，因咳嗽而气之不降者更转而上逆。此吐血之所由来也。

亦投以温降汤，一剂血止。接服数剂，饮食运化，咳嗽亦愈。

近在沈阳医学研究会论及此事，会友李进修谓：从前小东关有老医徐敬亭者，曾用理中汤治愈历久不愈之吐血证。是吐血诚有因寒者之明征也。

然徐君但用理中汤以暖胃补胃，而不知用赭石、半夏佐之以降胃气，是处方犹未尽善也。

特是药房制药，多不如法，虽清半夏中亦有矾。以治吐衄及呕吐，必须将矾味用微温之水淘净。淘时，必于方中原定之分量外多加数钱，以补其淘去矾味所减之分量及药力。

又，薛立斋原有血因寒而吐者，治用理中汤加当归之说。特其因寒致吐血之理，未尝说明。是以后世间有驳其说者。由斯知著医书者宜将病之原因仔细发透，俾读其书者易于会悟，不至生疑为善。

证在疑是之间，即名医亦未必审证无差。至疏方投之仍无甚闪失者，实赖方中用意周密、佐伍得宜也。如此因寒吐衄之证，若果审证不差，上列三方服之奏效。若或审证有误，服拙拟之温降汤方，虽不能愈，吐衄犹或不至加剧。若服彼二方，即难免于危险矣。愚非自矜制方之善，因此事于行医之道甚有关系，则疏方之始不得不审思熟虑也。

不惟吐衄之证有因寒者，即便血之证亦有因寒者，特其证皆不多见耳。

邻村高边务高某，年四十余，小便下血，久不愈。其脉微细而迟，身体虚弱，恶寒，饮食减少。

知其脾胃虚寒，中气下陷，黄坤载所谓"血之亡于便溺者，太阴不升也"。

为疏方：干姜、于术各四钱，生山药、熟地黄各六钱，乌附子、炙甘草各三钱。

煎服一剂，血即见少。连服十余剂痊愈。

此方中不用肉桂者，恐其动血分也。

因凉而得之吐血治法

《内经·厥论篇》谓阳明厥逆衄呕血，所谓阳明者，指胃腑
而言也；所谓厥逆者，指胃腑之气上行而言也。盖胃以消化饮
食，传送下行为职，是以胃气宜息，下行为顺，设或上行，则为
厥逆。胃气厥逆，可至衄呕血，因血随胃气上行也。然胃气厥
逆，因热者固多，因凉者亦间有之。岁在壬寅，愚训蒙于邑之北
境刘仁村，愚之外祖家也。有学生刘玉良者，年十三岁，一日之
间，衄血四次，诊其脉甚和平，询其心中，不觉凉热，以为衄血
之证，热者居多，且以童子少阳之体，时又当夏令，遂略用清凉
止血之品，衄益甚，脉象亦现微弱，知其胃气因寒不降，转迫血
上溢而为衄也。投以温降汤（干姜、白术、清半夏各三钱，生怀
山药六钱，生赭石细末四钱，生杭芍、生姜各二钱，厚朴钱半），
一剂即愈。

又有他校中学生十四岁吐血数日不愈，其吐之时，多由于咳
嗽，诊其脉甚迟濡，右关尤甚，疑其脾胃虚寒，不能运化饮食，
询之果然。盖吐血之证，多由于胃气不降，饮食不能下降。咳嗽
之证，多由于痰饮入肺，饮食迟于运化，又必多生痰饮，因痰饮
而生咳嗽，因咳嗽而气之不降者，更转而上逆，此吐血之所由来
也，亦投以温降汤。一剂血止，接服数剂，饮食运化，咳嗽
亦愈。

近在沈阳医学研究社，与同人论吐血衄之证，间有因寒者，
宜治以干姜。社友李进修谓从前小关有老医徐敬亭者，曾用理中
汤，治愈历久不愈之吐血证，是吐血诚有因寒者之明征也。然徐
君但知用理中汤以暖胃补胃，而不知用赭石半夏佐之以降胃气，
是处方犹未尽善也。特是药房制药，多不如法，虽清半夏中亦有
矾，以治血咳吐证，必须将矾味用微温之水淘净，淘时必于方中

原定之分量外，多加数钱以补其淘去矾味所减之分量及药力。

论结胸治法

结胸之证，有内伤外感之殊。

内伤结胸，大抵系寒饮凝于贲门之间，遏抑胃气不能上达，阻隔饮食不能下降。当用干姜八钱，赭石两半，川朴、甘草各三钱开之。

其在幼童，脾胃阳虚，寒饮填胸，呕吐饮食成慢惊，此亦皆寒饮结胸证，可治以庄在田《福幼编》逐寒荡惊汤。若用其方，寒痰仍不开，呕吐仍不能止者，可将方中胡椒倍用二钱。

若非寒饮结胸，或为顽痰结胸，或为热痰结胸者，阻塞胸中之气化不能升降，甚或有碍呼吸，危在目前。欲救其急，可用硼砂四钱开水融化服之，将其痰吐出。其为顽痰者，可再用瓜蒌仁二两，苦葶苈三钱（袋装）煎汤饮之，以涤荡其痰；其为热痰者，可于方中加芒硝四钱。

有胸中大气下陷，兼寒饮结胸者，其证尤为难治。

曾治一赵姓媪，年近五旬，忽然昏倒不语。呼吸之气大有滞碍，几不能息。其脉微弱而迟。询其生平，身体羸弱，甚畏寒凉，恒觉胸中满闷，且时常短气，即其素日资禀及现时病状以互勘病情。

其为大气下陷兼寒饮结胸无疑。然此时形势，将成痰厥。

住在乡村，取药无及。遂急用胡椒二钱，捣碎，煎两三沸，澄取清汤灌下。须臾，胸中作响，呼吸顿形顺利。

继用干姜八钱，煎汤一盅。此时已自能饮下。须臾，气息益顺，精神亦略清爽，而仍不能言。且时作呵欠，十余呼吸之顷，必发太息。

知其寒饮虽开，大气之陷者犹未复也。遂投以拙拟回阳升陷

汤（方系生箭芪八钱，干姜六钱，当归四钱，桂枝尖三钱，甘草一钱）。服数剂，
呵欠与太息皆愈，渐能言语。

【按】此证初次单用干姜开其寒饮，而不敢佐以赭、朴诸药
以降下之者，以其寒饮结胸又兼大气下陷也。设若辨证不清而误
用之，必至凶危立见。此审证之当细心也。

至于外感结胸，伤寒与温病皆有。伤寒降早可成结胸，温病
即非降早亦可成结胸。皆外感之邪内陷与胸中痰饮互相胶漆也。
无论伤寒温病，其治法皆可从同。若《伤寒论》大陷胸汤及大陷
胸丸，俱为治外感结胸良方。宜斟酌病之轻重浅深，分别用之。
至拙拟之荡胸汤（系瓜蒌仁新炒者捣细二两，生赭石细末二两，苏子六钱，病
剧者加芒硝五钱，煎盅半徐徐饮下），亦可斟酌加减，以代诸陷胸汤丸。

又有内伤结胸与外感结胸相并，而成一至险之结胸证者。

在奉天时曾治警务处科长郝景山，年四十余，心下痞闷堵
塞，饮食不能下行，延医治不效。继入东人医院，治一星期，仍
然无效。浸至不能起床，吐痰腥臭，精神昏愦。再延医诊视，以
为肺病已成，又兼胃病，不能治疗。其家人惶恐无措。

适其友人斐云峰视之，因从前曾患肠结证，亦饮食不能下
行，经愚治愈。遂代为介绍，迎愚诊治。其脉左右皆弦，右部则
弦而有力，其舌苔白厚微黄。抚其肌肤发热，问其心中亦觉热，
思食凉物。大便不行者已四五日。自言心中满闷异常，食物已数
日不进，吐痰不惟腥臭，且又觉凉。

愚筹思再四，知系温病结胸。然其脉不为洪而有力，而为弦
而有力，且所吐之痰臭而且凉者何也？

盖因其人素有寒饮，其平素之脉必弦，其平素吐痰亦必凉
（平素忽不自觉，今因病温咽喉发热觉痰凉耳）。因有温病之热与之混合，
所以脉虽弦而仍然有力，其痰虽凉而为温病之热熏蒸，遂至腥
臭也。

为疏方，用：

蒌仁、生赭石细末各一两 玄参、知母各八钱 苏子、半夏、党参、干姜各四钱

煎汤冲服西药硫苦四钱。

一剂胸次豁然，可进饮食，右脉较前柔和，舌苔变白。心中犹觉发热，吐痰不臭，仍然觉凉。

遂将原方前四味皆减半，加当归三钱。服后大便通下，心中益觉通豁。惟有时觉有凉痰自下发动，逆行上冲，周身即出汗。

遂改用：赭石、党参、干姜各四钱半夏、白芍各三钱川朴、五味、甘草各二钱细辛一钱

连服数剂，寒痰亦消矣。

【按】此证原寒饮结胸与温病结胸相并而成，而初次方中但注重温病结胸，惟生姜一味为治寒饮结胸之药。因此二病之因一凉一热，原难并治。若将方中之生姜改为干姜，则温病之热必不退。至若生姜之性虽热，而与凉药并用，实又能散热。迨至温病热退，然后重用干姜以开其寒饮。此权其病势之缓急先后分治，而仍用意周匝，不至顾此失彼，是以能循序奏效也。

内伤外感相并成结胸险证案

内伤痰饮结胸，与外感寒温结胸，皆习见之证也。至于内外伤感相并而成结胸者，诚为证中所罕见。在奉天时，曾治警务处科长郝景山，年四十余，心下痞闷堵塞，饮食不能下行，延医治不效，继入东人医院。治一星期，仍然无效，浸至不能起床，吐痰腥臭，精神昏愦，再延医诊视，以为肺病已成，又兼胃病，不能治疗。其家人惶恐无措，适其友人斐云峰视之，因从前曾患肠结证，亦饮食不能下行，经愚治愈，遂代为介绍，迎愚诊治。其脉左右皆弦，右部则弦而有力，其舌苔白厚微黄，抚其肌肤发热，问其心中亦觉热，思食凉物，大便不行者已四五日，自言心

中满闷异常，食物已数日不进，吐痰不惟腥臭，且又觉凉。愚筹思再四，知系温病结胸，然其脉不为洪而有力，而为弦而有力，且所吐之痰，臭而且凉，何也？盖因其人素有寒饮，其平素之脉必弦，其平素吐痰亦必凉（平素忽不自觉，今因病温咽喉发热，遂觉痰凉耳）。因有温病之热，与之混合。又以脉虽弦而仍然有力，其痰虽凉而为温病之热熏蒸，遂至腥臭也。

为疏方用蒌仁、生赭石细末各一两，玄参、知母各八钱，苏子、半夏、党参、生姜各四钱，煎汤冲服。西药留苦，四钱一剂。胸次豁然可进饮食。

上脉较前柔和，舌苔变白，心中犹觉发热，吐痰不臭，仍然觉凉，遂将原方前四味皆减半，加当归三钱，服后大便通下，心中益觉通豁，惟有时觉有凉痰，自下发动，逆行上冲，周身即出汗，遂改用用赭石、党参、干姜各四钱，半夏、白芍各三钱，川朴、五味、甘草各二钱，细辛一钱，连服数剂，寒痰亦消矣。

【按】此证原寒饮结胸，与温病结胸相并而成，而初次方中但注重温病、结胸，惟生姜一味，为治寒饮、结胸之药，因此二病之因，一凉一热，原难并治。若方中之生姜改为干姜，则温病之热必不退，至若生姜之性虽热，而与凉药并用，实又能散热，迨至温病热退，然后重用干姜，以开其寒饮，此权其病势之缓急，先后分治，而仍用意周匝，不至顾此失彼，是以能循序奏效也。足见治病贵乎经验，盖见识多，然后能生死人而肉白骨也。

温病结胸与寒痰结胸相并之验案

奉天警务处科长郝景山年四十余，心下痞闷，堵塞饮食，不能下行，延医治不效，继入西人医院。治一星期仍然无效，浸至不能起床，吐痰腥臭，精神昏愦。再延医诊视，以为肺病已成，又兼胃病不能治疗，其家人怕恐无措，适其友人斐云峰视之，因言从前曾患肠结证，亦饮食不能下行，经愚治愈，遂代为介绍。

迎愚诊治其脉，左右皆弦，右部则弦而有力，其舌苔白厚微黄，抚其肌肤发热，问其心中亦觉热，思食凉物，大便不行者已四五日，自言心下满闷异常，食物已数日不进，吐痰不惟腥臭，且又觉凉。

愚筹思再四，知系温病结胸，然其脉不为洪而有力，而为弦而有力，且所吐之臭而且凉者何也？盖因其人素有寒饮，其平素之脉必弦，其平素吐痰亦必凉（平素忽不自觉，今因病温，咽喉发热，遂觉痰凉），而因有温病之热与之混合，所以脉虽弦而仍然有力，其痰虽凉而为温病之热熏蒸，遂至腥臭也。

为疏方用蒌仁、赭石各一两，玄参、知母各八钱，苏子、半夏、党参、生姜各四钱，煎汤冲服。西药留苦四钱一剂，胸次豁然，可进饮食，上脉较前柔和，舌苔变白，心中犹觉发热，吐痰不臭，仍然觉凉，遂将原方前四味皆减半，加当归三钱，服后大便通下，心中益觉通豁，惟有时觉有凉痰，自下发动，逆行上冲，周身即出凉汗，遂改用干姜、党参、赭石各四钱，半夏、白芍各三钱，川朴、五味、甘草各二钱，细辛一钱，连服数剂，寒痰亦消矣。

愚生平治愈寒温结胸之证不胜纪，治愈寒痰结胸之证亦不胜纪，若此证之二证相并以结胸者，固愚临证四十余年所仅见，为其证甚异，故详录之，以质诸医界同人。

论胃病噎膈治法及反胃治法

（附：变质化瘀丸）

噎膈之证，方书有谓贲门枯干者，有谓冲气上冲者，有谓痰瘀者，有谓血瘀者。愚向谓此证系中气衰弱，不能撑悬贲门，以致贲门缩如藕孔（贲门与大小肠一气贯通，视其大便如羊矢，其贲门、大、小肠皆缩小可知），痰涎遂易于壅滞。因痰涎壅，滞冲气更易于上冲，所以不能受食。向曾拟参赭培气汤一方，仿仲景旋覆代赭石汤之义，重用赭石至八钱，以开胃镇冲，即以下通大便（此证大便多艰），而即用人参以驾驭之，俾气化旺而流通，自能撑悬贲门，使之宽展。又佐以半夏、知母、当归、天冬诸药，以降胃、利痰、润燥、生津。用之屡见效验，遂将其方载于《医学衷中参西录》中，并详载用其方加减治愈之医案数则，以为一己之创获也。迨用其方既久，效者与不效者参半，又有初用其方治愈；及病又反复，再服其方不效者。再三踌躇，不得其解，亦以为千古难治之证，原不能必其痊愈也。

后治一叟，年近七旬，住院月余，已能饮食，而终觉不脱然。迨其回家年余，仍以旧证病故，濒危时吐出脓血若干。乃恍悟从前之不能脱然者，系贲门有瘀血肿胀也。当时若方中加破血之药，或能痊愈。

盖愚于瘀血致噎之证，素日未有经验，遂至忽不留心。今既自咎从前之疏忽，遂于此证细加研究，而于瘀血致噎之理，尤精采前哲及时贤之说以发明之。庶再遇此证，务拔除其病根，不使愈后再反复也。

吴鞠通曰：噎食之为病，阴衰于下，阳结于上，有阴衰而累及阳结者，治在阴衰；有阳结而累及阴衰者，治在阳结。其得病之由，多由怒郁日久，致令肝气横逆；或酒客中虚，土衰木旺。木乘脾则下泄或嗳气，下泄久则阴衰，嗳气久则阳结。嗳气不除，久成噎食。木克胃则逆上阻胸，食不得下，以降逆镇肝为要。其夹痰饮而阳结者则善呕反胃，一以通阳结、补胃体为要。亦有肝郁致瘀血，亦有发瘕致瘀血，再有误食铜物而致瘀血者．虽皆以化瘀血为要，然肝郁则以条畅木气，兼之活络；肝逆则降气镇肝；发瘕须用败梳菌；铜物须用荸荠。病在上脘，丝毫食物不下者，非吐不可。亦有食膈，因食受大惊大怒。在上脘者吐之；在下脘者下之。再如单方中咸韭菜卤之治瘀血；牛乳之治胃燥；五汁饮之降胃逆；牛转草之治胃槁；虎肚丸之治胃弱；狮子油之开锢结；活鸡血之治老僧跌坐，精气不得上朝泥丸官，以成舍利，反化为顽白骨，结于胃脘。盖鸡血纯阴能化纯阳之顽结也；狗尿粟、狗宝以浊攻浊而又能补土。诸方不胜纪。何今人非用枳实、厚朴以伤残气化，即用六味之呆腻哉？

杨素园曰：噎膈一证，昔人多与反胃混同立说。其实反胃乃纳而复出，与噎膈之毫不能纳者迥异，即噎与膈亦自有辨解：噎则原纳谷而喉中梗塞；膈则全不纳谷也，至其病原，昔人分为忧、气、恚、食、寒；又有饮膈、热膈、虫膈，其说甚纷，叶天士则以阴液下竭，阳气上结，食管窄隘使然。其说原本《内经》，最为有据。徐洄溪以为瘀血、顽痰、逆气阻隔胃气，其已成者无法可治。其义亦精。然以为阴竭而气结，何虚劳证阴亏之极而阳不见其结？以为阴竭而兼忧愁思虑，故阳气结而为瘀，则世间患此者大抵贪饮之流，尚气之辈，乃毫不知忧，而忧愁抑郁之人反不患此。此说之不可通者也。以为瘀血、顽痰、逆气阻伤胃气似矣。然本草中行瘀、化痰、降气之品，不一而足，何以已成者竟无法可治？此又说之不可通者也。

予乡有治此证者，于赤日之中缚病人于柱，以物撬其口，抑其舌，即见喉中有物如赘瘤然，正阻食管。以利刃锄而去之，出血甚多。病者困顿，累日始愈。

又有一无赖，垂老患此。其人自恨极，以紫藤鞭柄探入喉以求速死，呕血数升，所患竟愈。

此二者虽不足为法，然食管中的系有形之物阻扼其间，而非无故窄隘也明矣。予意度之，此证当由肝过于升，肺不能降，血之随气而升堵，历久遂成有形之瘀。此与失血异证同源。其来也暴，故脱然而为吐血；其来也缓，故留连不出而为噎膈。汤液入胃，已过病所，必不能去有形之物。其专治此证之药，必其性专入咽喉，而力能化瘀解结者也。

　　昔金溪一书贾患此，向予乞方，予茫无以应。思韭菜上露善治噤口痢，或可旁通其意。其人亦知医，闻之甚悦，遂煎千金苇茎汤加入韭露一半，时时小啜之，数日竟愈。

　　上所引二则，吴氏论噎膈之治法，可谓博矣；杨氏发明噎膈之病因，可谓精矣。而又皆注重瘀血之说，似可为从前所治之叟亦有瘀血之确证，而愚于此案，或从前原有瘀血，或以后变为瘀血，心中仍有游移。何者？以其隔年余而后反复也。迨辛酉孟夏，阅天津《卢氏医学报》百零六期，谓胃癌由于胃瘀血，治此证者兼用古下瘀血之剂，屡屡治愈，又无再发之厄，觉胸中疑团顿解。盖此证无论何因，其贲门积有瘀血者十之七八。其瘀之重者，非当时兼用治瘀血之药不能愈。其瘀之轻者，但用开胃降逆之药，瘀血亦可些些消散，故病亦可愈。而究之，瘀血之根蒂未净，是以有再发之厄也，明乎此理，知卢君之言可为治噎膈之定论矣。卢君名谦，号抑甫，兼通中西医学，自命为医界革命家，尝谓今业医者当用西法断病，用中药治病，诚为不磨之论。

　　总核以上三家之论，前二家所论破瘀血之药，似不能胜病。至卢抑甫谓宜兼用古下瘀血之方，若抵当汤、抵当丸、下瘀血汤，大黄䗪虫丸诸方，可谓能胜病矣。而愚意以为欲治此证，必中西之药并用，始觉有把握。盖以上诸方，治瘀血虽有效；以消瘤赘，恐难见效。西医名此证为胃癌。所谓癌者，因其处起凸，若山之有岩也。其中果函有瘀血，原可用消瘀血之药消之。若非函有瘀血，但用消瘀血之药，即不能消除。夫人之肠中可生肠蕈。肠蕈即瘤赘也。肠中可生瘤赘，即胃中亦可生瘤赘。而消瘤赘之药，惟西药沃剥即沃度加留谟最效。此其在变质药中独占优胜之品也，今愚合中西药品，拟得一方于下，以备试用：

　　旱三七细末一两　桃仁炒熟细末一两　硼砂细末六钱

　　粉甘草细末四钱　西药沃剥十瓦　百布圣二十瓦

　　上药六味调和，炼蜜为丸，二钱重。名为变质化瘀丸，服时含化，细细咽津。

今拟定治噎膈之法，无论其病因何如，先服参赭培气汤两三剂，必然能进饮食。若以后愈服愈见效，七八剂后，可于原方中加桃仁、红花各数钱，以服至痊愈为度。若初服见效，继服则不能递次见效者，可于原方中加三棱二钱，䗪虫钱半；再于汤药之外，每日口含化服变质化瘀丸三丸或四丸。久久当有效验。若其瘀血已成溃疡，而脓未尽出者，又宜投以山甲、皂刺、乳香、没药、花粉、连翘诸药，以消散之。

又，此证之脉若见滑象者，但服参赭培气汤必愈，而服过五六剂后，可用药汤送服三七细末一钱。煎渣服时亦如此。迨愈后，自无再发之厄矣。

又，王孟英谓：以新生小鼠新瓦上焙干，研末，温酒冲服，治噎膈极有效。盖鼠之性能消癥瘕，善通经络，故以治血瘀贲门成噎膈者极效也。

又有一人患噎膈，偶思饮酒，饮尽一壶而脱然病愈。验其壶中，有蜈蚣一条甚巨，因知其病愈非由于饮酒，实由于饮煮蜈蚣之酒也。闻其事者质疑于愚。此盖因蜈蚣消肿疡。患者必因贲门瘀血成疮致噎，故饮蜈蚣酒而顿愈也。欲用此方者，可用无灰酒数两（白酒、黄酒皆可，不宜用烧酒）煮全蜈蚣三条饮之。

总论破瘀血之药，当以水蛭为最。然此物忌炙，必须生用之方有效。乃医者畏其猛烈，炙者犹不敢用，则生者无论矣，不知水蛭性原和平，而具有善化瘀血之良能。拙著药物学讲义中论之甚详。若服以上诸药而病不愈者，想系瘀血凝结甚固。当于服汤药、丸药之外，每用生水蛭细末五分，水送服，日两次。若不能服药末者，可将汤药中䗪虫减去，加生水蛭二钱。

上所录者，登《上海中医杂志》之文也，至第五期杂志出，载有唐家祥君《读张君论噎膈》一篇，于拙论深相推许。并于反胃之证兼有发明。爰录其原文于下，以备参考。

【附录】唐君登医志原文：读杂志第四期张锡纯君论治噎膈，

阐发玄微。于此证治法，别开径面。卓见明言，实深钦佩。及又读侯宗文君（西医）反胃论（见第三中学第二期杂志中），谓病原之重要者，乃幽门之发生胃癌，妨碍食物入肠之道路。初时胃力尚佳，犹能努力排除障碍，以输运食物于肠；久而疲劳，机能愈弱，病势益进，乃成反胃，中医谓火虚。证之生理：食物入胃，健康者由胃液消化而入肠，乃或吸收，或排出。一旦胃液缺乏，则积食不化。是火虚之言亦良确，顾积食亦可下泻，何为必上逆而反胃。所言甚当，其论噎膈，以食道癌为主因，与卢氏胃癌说相符，二证之病原既同，治法亦同矣。然则张君之论，其理可通于反胃也。

上引西医之论反胃，言其原因同于噎膈，可以治噎膈之法治之，固属通论。然即愚生平经验以来，反胃之证原有两种：有因幽门生癌者；有因胃中虚寒兼胃气上逆、冲气上冲者。其幽门生癌者，治法原可通于噎膈；若胃中虚寒兼气机冲逆者，非投以温补胃腑兼降逆镇冲之药不可。且即以胃中生癌论：贲门所生之癌多属瘀血，幽门所生之癌多属瘤赘。瘀血由于血管凝滞，瘤赘由于腺管肥大。治法亦宜各有注重。宜于参赭培汤中加生鸡内金三钱，三棱二钱，于变质化瘀丸中加生水蛭细末八钱，再将西药沃剥改作十五瓦，蜜为丸，桐子大，每服三钱，日服两次。而后幽门所生之癌，若为瘤赘，可徐消；即为瘀血，亦不难消除。

又，治噎膈便方：用昆布二两洗净盐；小麦二合，用水三大盏，煎至小麦烂熟，去渣，每服不拘时，饮一小盏；仍取昆布不住口含两三片咽津，极效。

【按】此方即用西药沃度加留谟之义也。盖西药之沃度加留谟原由海草烧灰制出。若中药昆布、海藻、海带皆含有沃度加留漠之原质者也。其与小麦同煮服者，因昆布味咸、性凉，久服之恐与脾胃不宜，故加小麦以调补脾胃也。此方果效，则人之幽门因生瘤赘而反胃者，用之亦当有效也。

论胃气不降治法

阳明胃气以息息下行为顺。为其息息下行也，即时时藉其下行之力，传送所化饮食达于小肠，以化乳糜；更传送所余渣滓，达于大肠，出为大便。此乃人身气化之自然。自飞门以至魄门，一气运行而无所窒碍者也。

乃有时胃气不下行而转上逆，推其致病之由，或因性急多怒，肝胆气逆上干；或因肾虚不摄，冲中气逆上冲，而胃受肝胆冲气之排挤，其势不能下行，转随其排挤之力而上逆。迨至上逆习为故常，其下行之能力尽失，即无他气排挤之时，亦恒因蓄极而自上逆。

于斯，饮食入胃，不能传送下行，上则为胀满，下则为便结，此必然之势也。而治之者，不知其病因在胃腑之气上逆不下降，乃投以消胀之药，药力歇而胀满依然；治以通便之剂，今日通而明日如故。久之，兼证歧出：或为呕哕，或为呃为逆，或为吐衄，或胸膈烦热，或头目眩晕，或痰涎壅滞，或喘促咳嗽，或惊悸不寐。种种现证，头绪纷繁，则治之愈难。即间有知其致病之由在胃气逆而不降者，而所用降胃之药若半夏、苏子、蒌仁、竹茹、厚朴、枳实诸品，亦用之等于不用也。

而愚数十年经验以来，治此证者不知凡几。知欲治此证，非重用赭石不能奏效也。盖赭石对于此证，其特长有六：其重坠之力能引胃气下行，一也；既能引胃气下行，更能引胃气直达肠中，以通大便，二也；因其饶有重坠之力，兼能镇安冲气、使不上冲，三也；其原质系铁氧化合，含有金气，能制肝木之横恣，使其气不上干，四也；为其原质系铁氧化合，更能引浮越之相火下行（相火有电气，此即铁能引电之理），而胸膈烦热、头目眩晕自除，五也；其力能降胃通便，引火下行，而性非寒凉开破，分毫不伤气分，因其为铁氧化合转能有益于血分，（铁氧化合同于铁锈，故能补血中之铁锈）六也。是以愚治胃气逆而不降之证，恒但重用赭石，即能随手奏效也。

丙寅季春，愚自沧州移居天津。有南门外郭智庵者，年近三旬，造寓求诊。自言心中常常满闷，饮食停滞胃中不下，间有呕吐之时，大便非服通利之品不行。如此者年余，屡次服药无效，至今病未增剧，因饮食减少则身体较前羸弱矣。诊其脉，至数如常，而六部皆有郁象。

因晓之曰："此胃气不降之证也，易治耳。但重用赭石，数剂即可见效也。"

为疏：方用生赭石细末一两，生怀山药、炒怀山药各七钱，全当归三钱，生鸡内金二钱，厚朴、柴胡各一钱。嘱之曰："此药煎汤，日服一剂，服至大便日行一次，再来换方。"

时有同县医友曰纶李君在座，亦为诊其脉。疑而问曰："凡胃气不降之病，其脉之现象恒弦长有力。今此证既系胃气不降，何其六脉皆有郁象，而重按转若无力乎？"

答曰："善哉问也！此中颇有可研究之价值。盖凡胃气不降之脉，其初得之时，大抵皆弦长有力。以其病因多系冲气上冲，或更兼肝气上干。冲气上冲，脉则长而有力；肝气上干，脉则弦而有力；肝冲并见，脉则弦长有力也。然其初为肝气、冲气之所迫，其胃腑之气不得不变其下行之常而上逆。迨其上逆既久，因习惯而成自然，即无他气冲之干之，亦恒上逆而不能下行。夫胃居中焦，实为后天气化之中枢。故胃久失其职，则人身之气化必郁；亦为胃久失其职，则人身之气化又必虚。是以其脉之现象亦郁而且虚也。

为其郁也，是以重用赭石以引胃气下行，而佐以厚朴以通阳（叶天士谓厚朴多用则破气少用则通阳），鸡内金以化积，则郁者可开矣；为其虚也，是以重用山药生熟各半，取其能健脾兼能滋胃（脾湿胜不能健运，宜用炒山药以健之；胃液少不能化食，宜用生山药以滋之），然后能受开郁之药，而无所伤损。用当归者，取其能生血兼能润便补虚，即以开郁也。用柴胡者，因人身之气化左宜升、右宜降；但重用镇降之药，恐有妨于气化之自然，故少加柴胡以宣通之，所以还其气化之常也。"曰纶闻之，深韪愚言。

后其人连服此药八剂，大便日行一次，满闷大减，饮食加多。

遂将赭石改用六钱，柴胡改用五分，又加白术钱半，连服十剂痊愈。

阅旬日，曰纶遇有此证，脉亦相同，亦重用赭石治愈。觌面时向愚述之，且深赞愚审证之确，制方之精，并自喜其医学有进步也。

答徐韵英问腹疼治法

少年素有疝癖，忽然少腹胀疼。屡次服药，多系开气行气之品，或不效，或效而复发，脉象无力。以愚意见度之，不宜再用开气行气之药。

近在奉天立达医院有治腹疼二案，详录于下，以备参考。

一为门生张德元，少腹素有寒积，因饮食失慎，肠结，大便不下，少腹胀疼，两日饮食不进。用蓖麻油下之，便行三次，而疼胀如故。又投以温暖下焦之剂，服后亦不觉热，而疼胀如故。细诊其脉，沉而无力。询之，微觉短气。

疑系胸中大气下陷。先用柴胡二钱煎汤试服，疼胀少瘥。

遂用生箭芪一两，当归、党参各三钱，升麻、柴胡、桔梗各钱半。煎服一剂，疼胀全消，气息亦顺，惟觉口中发干。

又即原方去升麻、党参，加知母三钱，连服数剂痊愈。

一为奉天女师范史姓学生，少腹疼痛颇剧，脉左右皆沉而无力。

疑为气血凝滞，治以当归、丹参、乳香、没药各三钱，莱菔子二钱。煎服后疼益甚，且觉短气。再诊其脉，愈形沉弱。

遂改用升陷汤（方见大气诠篇），一剂而愈。

此亦大气下陷，迫挤少腹作疼，是以破其气则疼益甚，升举其气则疼自愈也。

若疑因有痃癖作疼，愚曾经验一善化痃癖之法。

忆在籍时，有人问下焦虚寒治法，俾日服鹿角胶三钱，取其温而且补也。

后月余晤面，言服药甚效，而兼获意外之效。少腹素有积聚甚硬，前竟忘言。因连服鹿角胶，已尽消。

盖鹿角胶具温补之性，而又善通血脉，林屋山人阳和汤用之以消硬疽，是以有效也。又尝阅喻氏《寓意草》，载有袁聚东痞块危证治验，亦宜参观。

论肝病治法及经验方

肝为厥阴，中见少阳，且有相火寄其中。故《内经》名为将军之官，其性至刚也。为其性刚，当有病时恒侮其所胜，以致脾胃受病，至有胀满、疼痛、泄泻种种诸证。

因此，方书有平肝之说，谓平肝即所以扶脾。若遇肝气横恣者，或可暂用，而不可长用。因之肝应春令，为气化发生之始，过平则人身之气化必有所伤损也。

有谓肝于五行属木，木性原善条达，所以治肝之法当以散为补（方书谓肝以敛为泻、以散为补）。散者，即升发条达之也。然升散常用，实能伤气耗血，且又暗伤肾水，以损肝木之根也。

有谓肝恶燥喜润。燥则肝体板硬，而肝火肝气即妄动；润则肝体柔和，而肝火肝气长宁静。是以方书有以润药柔肝之法。然润药屡用，实与脾胃有碍，其法亦可暂用而不可长用。然则治肝之法将恶乎宜哉？

《内经》谓："厥阴不治，求之阳明。"《金匮》谓："见肝之病，当先实脾。"先圣后圣，其揆如一。此诚为治肝者之不二法门也。惜自汉唐以还，未有发明其理者。独至黄坤载，深明其理。谓："肝气宜升，胆火宜降。然非脾气之上行，则肝气不升；非胃气之下行，则胆火不降。"旨哉此言！诚窥《内经》、《金匮》之精奥矣。

由斯观之，欲治肝者，原当升脾降胃，培养中宫。俾中宫气化敦厚，以听肝木之自理。即有时少用理肝之药，亦不过为调理脾胃剂中辅佐之品。所以然者，五行之土，原能包括金、木、水、火四行；人之脾胃属土，其气化之敷布，亦能包括金、木、水、火诸脏腑。所以脾气上行，则肝气自随之上升；胃气下行，则胆火自随之下降也。

又，《内经》论厥阴治法，有"调其中气，使之和平"之语。所谓调其中气者，即升脾降胃之谓也；所谓使之和平者，即升脾调胃而肝气自和平也。至仲景著《伤寒论》，深悟《内经》之旨，其厥阴治法有吴茱萸汤。厥阴与少阳脏腑相依，乃由厥阴而推之少阳治法，有小柴胡汤。二方中之人参、半夏、大枣、生姜、甘草，皆调和脾胃之要药也。且小柴胡汤以柴胡为主药，而《本经》谓其主肠胃中结气，饮食积聚，寒热邪气，推陈致新。三复《本经》之文，则柴胡实亦为阳明胃腑之药，而兼治少阳耳。欲治肝胆之病者，曷弗祖《内经》而师仲景哉！

独是肝之为病，不但不利于脾，举凡惊痫、癫狂、眩晕、脑充血诸证，西人所谓脑气筋病者，皆与肝经有涉。盖人之脑气筋发源于肾，而分派于督脉，系淡灰色之细筋。肝原主筋，肝又为肾行气。故脑气筋之病，实与肝脏有密切之关系也。治此等证者，当取五行金能制木之理，而多用五金之品以镇之：如铁锈、铅灰、金银箔、赭石（赭石铁氧化合亦含有金属）之类；而佐以清肝、润肝之品，若羚羊角、青黛、芍药、龙胆草、牛膝（牛膝味酸入肝，善引血火下行，为治脑充血之要药。然须重用方见奇效）诸药。俾肝经风定火熄，而脑气筋亦自循其常度，不至有种种诸病也。若目前不能速愈者，亦宜调补脾胃之药佐之，而后金属及寒凉之品可久服无弊。且诸证多系挟有痰涎。脾胃之升降自若，而痰涎自消也。

又有至要之证，其病因不尽在肝。而急则治标，宜先注意于肝者，元气之虚而欲上脱者是也。其病状多大汗不止，或少止复汗，而有寒热往来之象；或危极至于戴眼，不露黑睛；或无汗而心中摇摇，需人按住，或兼喘促。此时宜重用敛肝之品，使肝不疏泄，即能堵塞元气将脱之路。迨至汗止，怔忡、喘促诸疾暂愈，而后徐图他治法。宜重用山萸萸净肉至二两（《本经》山萸肉主治寒热即指此证）敛肝即以补肝；而以人参、赭石、龙骨、牡蛎诸药辅之。来复汤后载有本此法挽回垂绝之证数则，可参阅也。

究之，肝胆之为用，实能与脾胃相助为理。因五行之理，木能侮土，木亦能疏土也。

曾治有饮食不能消化，服健脾暖胃之药百剂不效，诊其左关太弱。

知系肝阳不振。投以黄芪（其性温升，肝木之性亦温升，有同气相求之义，故为补肝之主药）一两，桂枝尖三钱，数剂而愈。

又治黄疸，诊其左关特弱。

重用黄芪煎汤，送服《金匮》黄疸门硝石矾石散而愈。

若是者，皆其明征也。且胆汁入于小肠，能助小肠消化食物，此亦木能疏土之理。盖小肠虽属火，而实与胃腑一体相连，故亦可作土论。胆汁者，原由肝中回血管之血化出，而注之于胆，实得甲乙木气之全。是以在小肠中能化胃中不能化之食，其疏土之效愈捷也。

又，西人谓肝中为回血管会合之处。或肝体发大，或肝内有热，各管即多凝滞壅胀。由斯知：疏达肝郁之药，若柴胡、川芎、香附、生麦芽、乳香、没药皆可选用，而又宜佐以活血之品，若桃仁、红药、樗鸡、䗪虫之类，且又宜佐以泻热之品。然不可骤用大凉之药，恐其所瘀之血得凉而凝，转不易消散。宜选用连翘、茵陈、川楝子、栀子（栀子为末烧酒调敷，善治跌打处青红肿痛，能消瘀血可知）诸药，凉而能散，方为对证。

又，近闻孙总理在京都协和医院养病，西人谓系肝痈，须得用手术割洗敷药。及开而视之，乃知肝体木硬，非肝痈也。由斯知中医所用柔肝之法，当为对证治疗。

至柔肝之药，若当归、芍药、柏子仁、玄参、枸杞、阿胶、鳖甲皆可选用，而亦宜用活血之品佐之。而活血药中尤以三七之化瘀生新者为最紧要之品。宜煎服汤药之外，另服此药细末日三次，每次钱半或至二钱。则肝体之木硬者，指日可柔也。

又，《内经》谓："肝苦急，急食甘以缓之。"所谓苦急者，乃气血忽然相并于肝中，致肝脏有急迫难缓之势，因之失其常司。当其急迫之时，肝体亦或木硬，而过其时又能复常。故其治法，宜重用甘缓之药以缓其急，其病自愈，与治肝体长此木硬者有异。

曾阅《山西医志》廿四期：有人过服燥热峻烈之药，骤发痉厥，角弓反张，口吐血沫。

时贤乔尚谦遵《内经》之旨，但重用甘草一味，连煎服，数日痉愈。可谓善读《内经》者矣。

然此证若如此治法仍不愈者，或加以凉润之品，若羚羊角、白芍，或再加镇重之品，若朱砂（研细送服）、铁锈，皆可也。

新拟和肝丸

治肝体木硬，肝气郁结，肝中血管闭塞，及肝木横恣侮克脾土。其现病或胁下胀疼，或肢体串疼，或饮食减少、呕哕、吞酸，或噫气不除，或呃逆连连，或头疼目胀、眩晕、痉痫，种种诸证。

粉甘草细末五两　　生杭芍细末三两　　青连翘细末三两

广肉桂去粗皮细末两半　　冰片细末三钱　　薄荷冰细末四钱

片朱砂细末三两

上药七味，将前六味和匀，水泛为丸，梧桐子大，晾干（不宜晒），用朱砂为衣。勿余剩。务令坚实光滑，始不走味。每天饭后一点钟服二十粒至三十粒，日再服。病急剧者，宜空心服；或于服两次之后，临睡时又服一次更佳。若无病者，但以为健胃消食药。则每饭后一点钟服十粒即可。

数年来，肝之为病颇多，而在女子为尤甚。医者习用香附、青皮、枳壳、延胡开气之品，及柴胡、川芎升气之品。连连服之，恒有肝病未除，元气已弱，不能支持，后遇良医，亦殊难为之挽救。若斯者，良可慨也。

此方用甘草之甘以缓肝；芍药之润以柔肝；连翘以散其气分之结（尝单用以治肝气郁结有殊效）；冰片、薄荷冰以通其血管之闭（香能通窍，辛能开瘀，故善通血管）；肉桂以抑肝木之横恣（木得桂则枯，故善平肝）；朱砂以制肝中之相火妄行（朱砂内含真汞，故能镇肝中所寄之相火）。且合之为丸，其味辛香甘美，能醒脾健胃，使饮食加增。

又，其药性平和，在上能清，在下能温（此药初服下觉凉，及行至下焦则又变为温性）。故凡一切肝之为病，服他药不愈者，徐服此药，自能奏效。

脾关系及肝病善作疼之理

（附：肝脾双理丸）

肝脾者，相助为理之脏也，人多谓肝木过盛可以克伤脾土，即不能消食；不知肝木过弱不能疏通脾土，亦不能消食。盖肝之系下连气海，兼有相火寄生其中。为其连气海也，可代元气布化，脾胃之健运实资其辅助；为其寄生相火也，可借火以生土，脾胃之饮食更赖之熟腐。故曰：肝与脾，相助为理之脏也。特是肝为厥阴，中见少阳，其性刚果，其气条达。故《内经·灵兰秘典》名为将军之官，有时调摄失宜，拂其条达之性，恒至激发其刚果之性，而近于横恣。于斯，脾胃先当其冲。向之得其助者，至斯反受其损。而其横恣所及，能排挤诸脏腑之气，致失其和，故善作疼也。

于斯，欲制肝气之横恣，而平肝之议出焉。至平之犹不足制其横恣，而伐肝之议又出焉。所用之药，若三棱、莪术、青皮、延胡、鳖甲诸品，放胆杂投，毫无顾忌。独不思肝木于时应春，为气化发生之始，若植物之有萌芽，而竟若斯平之伐之，其萌芽有不挫折毁伤者乎？岂除此平肝伐肝之外，别无术以医肝乎？何以本属可治之证，而竟以用药失宜者归于不治乎？愚因目击心伤，曾作论肝病治法在后，登于各处医学志报。近又拟得肝脾双理丸。凡肝脾不和，饮食不消，满闷胀疼，或呃逆、嗳气、呕吐，或泄泻，或痢疾，或女子月事不调，行经腹疼，关于肝脾种种诸证，服之莫不奏效。爰录其方于下，以公诸医界，庶平肝伐肝之盲论自此可蠲除也。

肝脾双理丸

甘草细末十两　　生杭芍细末二两　　广条桂去粗皮细末两半

川紫朴细末两半　　薄荷冰细末三钱　　冰片细末二钱

朱砂细末三两

上药七味，将朱砂一两与前六味和匀，水泛为丸，桐子大，晾干（忌晒），用所余二两，朱砂为衣，勿令余剩。上衣时以糯米浓汁代水，且令坚实光滑，方不走气。

其用量：常时调养，每服二十粒至三十粒；急用除病时，可服至百粒，或一百二十粒。

论呃逆气郁治法

详观《绍兴医药学星期报》三百十一号所登之案，其呃逆终不愈者，以其虚而兼郁也。

然观其饱时加重，饥时见轻，知病因之由于郁者多，由于虚者少。

若能令其分毫不郁，其呃当止。郁开呃止，气化流通，虽有所虚，自能渐渐复原。

特是理虚中之郁最为难事。必所用之药分毫不伤气化，俾其郁开得一分，其气化自能复原一分，始克有效。

拙著《医学衷中参西录》载有卫生防疫宝丹（方详论霍乱治法后），原系治霍乱急证之方。无论其证因凉因热，皆屡试屡验。

后值沈阳赵海珊营长之兄峻峰，得温病甚剧。舁至院中，求为诊治，数日就愈，忽作呃逆，昼夜不止，服药无效。

因思卫生防疫宝丹，最善行气理郁，俾一次服五十粒，呃逆顿止。

又数日，有奉天督署卫队旅陈姓军人患呃逆证，旬日不止，眠食俱废。旅中医官屡次用药无效，辞令回家静养。因来院中求为治疗。其精神疲惫，几不能支。

亦治以卫生防疫宝丹，俾服八十粒，亦一次即愈。

由斯知卫生防疫宝丹，治呃逆确有把握。无论其为虚、为郁，用之皆可奏效也。

盖方中冰片、薄荷冰为透窍通气之妙药，而细辛善降逆气，白芷善达郁气，朱砂能镇冲气之冲逆，甘草能缓肝气之忿激。药非为呃逆专方，而无一味非治呃逆必需之品，是以投之皆效也。

若其人下元虚甚者，可浓煎生山药汁送服。其挟热者，白芍、麦冬煎汤送服。其挟寒者，干姜、厚朴煎汤送服。愚用之数十次，未有不随手奏效者。若仓猝不暇作丸药，可为末服之。

论黄疸有内伤外感及治法

（附：硝石矾石散新方）

黄疸之证，中说谓脾受湿热，西说谓胆汁滥行。究之，二说原可沟通也。黄疸之载于书者，原有内伤、外感两种，试先以内伤者言之。

内伤黄疸，身无热而发黄，其来以渐：先小便黄，继则眼黄，继则周身皆黄，饮食减少，大便色白，恒多闭塞。乃脾土伤湿（不必有热）而累及胆与小肠也。盖人身之气化由中焦而升降。脾土受湿，升降不能自如以敷布其气化，而肝胆之气化遂因之湮瘀（黄坤载谓肝胆之升降由于脾胃确有至理）。胆囊所藏之汁亦因之湮瘀而蓄极妄行，不注于小肠以化食，转溢于血中而周身发黄。是以仲景治内伤黄疸之方，均是胆脾兼顾。试观《金匮》黄疸门，其小柴胡汤显为治少阳胆经之方无论矣。他如治谷疸之茵陈蒿汤，治酒疸之栀子大黄汤，一主以茵陈，一主以栀子。非注重清肝胆之热，俾肝胆消其炎肿而胆汁得由正路以入于小肠乎？

至于治女劳疸之硝石矾石散，浮视之似与胆无涉，深核之实亦注重治胆之药。何以言之？硝石为焰硝，亦名火硝，性凉而味辛，得金之味；矾石为皂矾，又名青矾、绿矾（矾石是皂矾，不是白矾，解在审定《金匮》硝石矾石散下），系硫酸与铁化合，得金之质。肝胆木盛，胆汁妄行，故可借含有金味金质之药以制之（皂矾色青味酸尤为肝胆专药）。彼訾中医不知黄疸之原因在于胆汁妄行者，其生平未见仲景之书，即见之而亦未能深思也。

特是《金匮》治内伤黄疸，虽各有主方。而愚临证经验以来，知治女劳疸之硝石矾石散不但治女劳疸甚效，即用以治各种内伤黄疸，亦皆可随手奏效。惟用其方时，宜随证制宜而善为变通耳。

【按】硝石矾石散原方，用硝石、矾石等分为散，每服方寸七（约重一钱），大麦粥送下。其用大麦粥者，所以调和二石之性，使之与胃相宜也（大麦初夏即熟，得春令发生之气最多，不但调胃又善调和肝胆）。至愚用此方时，为散药难服，恒用炒熟大麦面，或小麦面亦可，与二石之末等分，和水为丸，如五味子大。每服二钱，随证择药之相宜者，数味煎汤送下（因药中已有麦面为丸，不必再送以大麦粥）。

其有实热者，可用茵陈、栀子煎汤送服。

有食积者，可用生鸡内金、山楂煎汤送服。

大便结者，可用大黄、麻仁煎汤送服。

小便闭者，可用滑石、生杭芍煎汤送服。

恶心呕吐者，可用赭石、青黛煎汤送服。

左脉沉而无力者，可用生黄芪、生姜煎汤送服。

右脉沉而无力者，可用白术、陈皮煎汤送服。

其左右之脉沉迟而弦、且心中觉凉、色黄黯者，附子、干姜皆可加入汤药之中。

脉浮有外感者，可先用甘草煎汤，送服西药阿斯必林一瓦。出汗后再用甘草汤送服丸药。又，凡服此丸药而嫌其味劣者，皆可于所服汤药中加甘草数钱以调之。

至内伤黄疸证皆宜用此丸者，其原因有数端。脾脏为湿所伤者，其膨胀之形有似水母。尝见渔人得水母，敷以矾末，所含之水即全然流出。因此散中有矾石，其控治脾中之水，亦犹水母之敷以矾末也。又，黄疸之证，西人谓恒有胆石阻塞胆囊之口，若尿道之有淋石也。硝石、矾石并用，则胆石可消。又，西人谓小肠中有钩虫亦可令人成黄疸。硝石、矾石并用，则钩虫可除。此所以用此统治内伤黄疸，但变通其送服之汤药，皆可随手奏效也。

至外感黄疸，约皆身有大热。乃寒温之热，传入阳明之腑，其热旁铄，累及胆脾；或脾中素有积湿，热入于脾，与湿合，其湿热蕴而生黄，外透肌肤而成疸；或胆中所寄之相火素炽，热入于胆，与火并，其胆管因热肿闭，胆汁旁溢，混于血中，亦外现成疸。是以仲景治外感黄疸有三方，皆载于《伤寒论》阳明篇：一为茵陈蒿汤，二为栀子柏皮汤，三为麻黄连翘赤小豆汤，皆胆脾并治也。

　　且统观仲景治内伤、外感黄疸之方，皆以茵陈蒿为首方。诚以茵陈蒿为青蒿之嫩者，其得初春生发之气最早。且性凉色青，能入肝胆，既善泻肝胆之热，又善达肝胆之郁，为理肝胆最要之品，即为治黄疸最要之品。然非仲景之创见也。《本经》茵陈蒿列为上品，其主治之下早明言之矣。以西人剖验后知之病因，早寓于中华五千年前开始医学之中也。

　　至愚生平治外感黄疸，亦即遵用《伤寒论》三方。而于其热甚者，恒于方中加龙胆草数钱。又，用麻黄连翘赤小豆汤时，恒加滑石数钱。诚以《伤寒论》古本连翘作连轺，系连翘之根，其利小便之力原胜于连翘，今代以连翘，恐其利水之力不足，故加滑石以助之。至赤小豆，宜用作饭之赤小豆，断不可误用相思子。至于奉天药房，皆用相思子亦名红豆者为赤小豆，误甚。若其证为白虎汤或白虎加人参汤证及三承气汤证，而身黄者，又恒于白虎承气中，加茵陈蒿数钱。其间有但用外感诸方不效者，亦可用外感诸方煎汤，送服硝石矾石散。

　　黄疸之证又有先受外感未即病，追酿成内伤而后发现者。

　　岁在乙丑，客居沧州，自仲秋至孟冬，一方多有黄疸证。其人身无大热，心中满闷，时或觉热，见饮食则恶心，强食之恒作呕吐。或食后不能下行，剧者至成结证。又间有腹中觉凉，食后饮食不能消化者。

　　愚共治六十余人，皆随手奏效。

　　其脉左似有热，右多郁象，盖其肝胆热而脾胃凉也。原因为本年季夏阴雨连旬，空气之中所含水分过度。人处其中，脏腑为湿所伤。肝胆属木，禀少阳之性，湿郁久则生热；脾胃属土，禀太阴之性，湿郁久则生寒，此自然之理也。

为木因湿郁而生热，则胆囊之口肿胀，不能输其汁于小肠以化食，转溢于血分，色透肌表而发黄。为土因湿郁而生寒，故脾胃火衰，不能熟腐水谷、运转下行，是以恒作胀满，或成结证。

为疏方：用茵陈、栀子、连翘各三钱，泻肝胆之热，即以消胆囊之肿胀；厚朴、陈皮，生麦芽（麦芽生用不但能开胃且善舒肝胆之郁）各二钱，生姜五钱开脾胃之郁，即以祛脾胃之寒；茯苓片、生薏米、赤小豆、甘草各三钱，泻脏腑之湿，更能培土以胜湿。且重用甘草即以矫茵陈蒿之劣味也（此证闻茵陈之味多恶心呕吐，故用甘草调之）。

服一剂后，心中不觉热者，去栀子，加生杭芍三钱，再服一剂。若仍不能食者，用干姜二钱以代生姜。

若心中不觉热转觉凉者，初服即不用栀子，以干姜代生姜。凉甚者，干姜可用至五六钱。

呕吐者，加赭石六钱或至一两。服后吐仍不止者，可先用开水送服赭石细末四五钱，再服汤药。

胃脘、肠中结而不通者，用汤药送服牵牛（炒熟）头末三钱，通利后即减去。

如此服至能进饮食，即可停药。黄色未退，自能徐消。此等黄疸，乃先有外感内伏，酿成内伤，当于《伤寒》、《金匮》所载之黄疸以外，另为一种矣。

或问：医学具有科学性质，原贵征实。即议论之间，亦贵确有实据。仲景治黄疸虽云胆脾并治。不过即其所用之药揣摩而得。然尝考之《伤寒论》谓"伤寒脉浮而缓，手足自温，是为系在太阴。太阴者，身当发黄"，是但言发黄证由于脾也。又尝考之《金匮》谓"寸口脉浮而缓。浮则为风，缓则为痹。痹非中风，四肢苦烦。脾色必黄，瘀热以行"，是《金匮》论黄疸亦责重脾也。夫古人立言，原多浑括；后世注疏，宜为详解。当西医未来之先，吾中华方书之祖述仲景者，亦有显然谓黄疸病由于胆汁溢于血中者乎？

答曰：有之。明季喻嘉言著《寓意草》，其论钱小鲁嗜酒成病，谓：胆之热汁满而溢于外，以渐渗于经络，则身目俱黄，为酒疸之病云云，岂非显然与西说相同乎？夫西人对于此证必剖验而后知，喻氏则未经剖验而已知。非喻氏之智远出西人之上，诚以喻氏最深于《金匮》、《伤寒》，因熟读仲景之书，观其方中所用之药而有所会心也。由斯观之，愚谓仲景治黄疸原胆脾并治者，固非无稽之谈也。

申论黄疸治法

尝读本报第四期，见有章太炎先生论黄疸证治法，甚为精当。愚见猎心喜，遂将生平所用金匮硝石矾石散，通变加减，治愈内伤黄疸诸案，登于本报第六期，以表明硝石矾石散，不但为治女劳疸之专方，实可谓概治内伤黄疸之的方。至于治外感黄疸，则《伤寒论》治发黄诸方，至为精妙，用之皆可随手奏效，无须再为申论也。乃去岁沧州一带，自仲秋以至孟冬，多有黄疸证，实先由外感，而积成内伤，为内伤外感合并而成之病。其人身无大热（伤寒发热黄证约皆有大热），心中满闷，时或发热，见饮食则恶心，强食之恒作呕吐，或食后不能下行，剧者至成结证。又间有腹中觉凉，食后饮食不消化者，仆经手治者六十余人，皆完全治愈。其脉左似有热，右多郁象。盖其肝胆热而脾胃凉也，究其证之原因，为本年季夏阴雨连旬，空气之中所含水分过度，人处其中，脏腑为湿所伤，肝胆属水，禀少阳之性，湿郁久则热，脾胃属土，禀太阴之性，湿郁久则生寒，此乃自然之理也。为木因湿生热，则胆囊之口肿胀，不能输其汁于小肠以化食，转溢于血分，色透肌表，而发为黄色。土因郁生寒，故脾胃火衰，不能熟腐水谷，输转下行，是以恒作胀满，或成结证。为疏方用茵陈、栀子、连翘各三钱，泻肝胆之热，即以消胆囊之肿胀，厚朴、陈皮、麦芽（麦芽生用不但能开脾胃，且善疏肝）各三钱，生姜五钱，开脾胃之郁，即以祛脾胃之寒。茯苓片、生薏米、赤小豆（系做饭之小豆，奉天以红豆，所谓相思子者作赤小豆，差谬殊甚）、甘草各三钱，泻脏腑之湿，更能培脾土以胜湿，且重用甘草，即以矫茵陈之劣也（此证闻茵陈之味，多恶心呕吐，故用甘草调之）。服一剂后，心中不觉热者，去栀子加生杭芍三钱，再服一剂。若仍不能食者，用干姜三钱以代生姜。若其心不觉热，转觉凉者，初服即不用栀子，以干姜代生姜，凉甚者干姜可用之五六钱。呕吐者，加赭石六钱。肠胃之间结而不通者，用药汤送服牵牛（炒熟）头末三钱。如此服至能进饮食，即可停药，黄色未退自能徐消。夫证之遍境皆同者，皆属外感，兹则先由外感，即久酿成内伤，而后发现，实又于金匮伤寒之黄疸病外，而另为一种矣。

硝石矾石散治内伤黄疸

《金匮》硝石矾石散方，原治内伤黄疸。张寿甫氏之发明，功效卓然大著。

至矾石即皂矾，张石顽亦曾于《本经达源》论及，而先生则引《本经》兼名涅石，《尔雅》又名羽涅，即一涅字，知其当为皂矾。又即其服药后大便正黑色，愈知其当为皂矾，可谓具有特识。

又于临证之时，见其左脉细弱者，知系肝阳不能条畅，则用黄芪、当归、桂枝尖诸药煎汤送服；若见其右脉濡弱者，知系脾胃不能健运，则用白术、陈皮、薏米诸药煎汤送服，不拘送以大麦粥。此诚善用古方，更能通变化裁者也。

友人史九州，治一妇人病黄病五六年，肌肤面目俱黄。癸亥秋感受客邪，寒热往来，周身浮肿。

九州与柴胡桂枝汤和解之，二剂肿消，寒热不作。

遂配硝石矾石散一剂，俾用大麦粥和服。

数日后复来云：此药入腹似难容受，得无有他虑否？九州令放胆服之，倘有差错，吾愿领咎。

又服两剂，其黄尽失。九州欣然述之于予。

予曰："仲圣之方固属神矣，苟非张先生之审定而阐发之，则亦沉潜汩没，黯淡无光耳。"

噫，古人创方固难，而今人用方亦岂易易哉！

论水臌、气臌治法

（附：表里分消汤）

水臌、气臌形原相近。《内经》谓："按之窅而不起者，风水也。"愚临证品验以来，知凡水证，以手按其肿处成凹，皆不能随手而起。至气臌，以手重按成凹，则必随手而起。惟单腹胀病，其中水臌、气臌皆有。因其所郁气与水皆积腹中，不能外透肌肉，按之亦不成凹，似难辨其为水为气。然水臌必然小便短小，气臌必觉肝胃气滞，是明征也。今试进论其治法。

《金匮》论水病，分风水、皮水、正水、石水。谓风水、皮水脉浮，正水、石水脉沉。然水病之剧者，脉之部位皆肿，必重按之成凹其脉方见，原难辨其浮沉。及观其治法，脉浮者宜发汗，恒佐以凉润之药；脉沉者宜利小便，恒佐以温通之药。是知水肿原分凉热。其凉热之脉，可于有力无力辨之。——愚治此证，对于脉之有力者，亦恒先发其汗，曾拟有表里分消汤，爰录其方于下：

麻黄三钱，生石膏、滑石各六钱，西药阿斯必林一瓦。

将前三味煎汤，送服阿斯必林。若服药一点钟后不出汗者，再服阿斯必林一瓦。若服后仍不出汗，还可再服。当以汗出为目的。

麻黄之性，不但善于发汗。徐灵胎谓能深入积痰凝血之中。凡药力所不到之处，此能无微不至。是以服之外透肌表，内利小便，水病可由汗便而解矣。惟其性偏于热，似与水病之有热者不宜，故用生石膏以解其热。又，其力虽云无微不至，究偏于上升，故又用滑石引之以下达膀胱，则其利水之效愈捷也。

至用西药阿斯必林者，因患此证者，其肌肤为水锢闭，汗原不易发透，多用麻黄又恐其性热耗阴。阿斯必林善发汗，又善清热，故可用为麻黄之佐使，且其原质存于杨柳皮液中，原与中药并用无碍也。

若汗已透，肿虽见消，未能痊愈者，宜专利其小便。而利小便之药，以鲜白茅根汤为最效。或与车前并用，则尤效。

忆辛酉腊底，自奉还籍，有邻村学生毛德润，年二十，得水肿证。医治月余，病益剧。头面周身皆肿，腹如抱瓮，夜不能卧，依壁喘息。

盖其腹之肿胀异常，无容息之地，其气几不能吸入，故作喘也。

其脉六部细数，心中发热，小便不利。

知其病久阴虚，不能化阳，致有此证。

俾命人力刨冻地，取鲜茅根。每日用鲜茅根六两，切碎，和水三大碗，以小锅煎一沸，即移置炉旁，仍近炉眼，徐徐温之。待半点钟，再煎一沸，犹如前置炉旁。须臾茅根皆沉水底，可得清汤两大碗，为一日之量，徐徐当茶温饮之。

再用生车前子数两，自炒至微熟，三指取一撮，细细嚼咽之，夜间睡醒时亦如此。嚼服一昼夜，约尽七八钱。

如此二日，小便已利，其腹仍膨胀板硬。

俾用大葱白三斤，切作丝，和醋炒至将熟，乘热裹以布，置脐上熨之。若凉，则仍置锅中，加醋少许炒热再熨。

自晚间熨至临睡时止，一夜小便十余次。翌晨，按其腹如常人矣。

盖茅根如此煎法，取其新鲜凉润之性，大能滋阴清热（久煎则无此效）。阴滋热清，小便自利。

车前如此服法，取其如车轮之转输不已，力自加增。试观火车初行时甚迟，迨至行行不已，汽机之力加增无多，而其速率可加增数倍，自能悟其理也。——若遇证之轻者，但用徐服车前子法亦可消肿。曾用之屡次奏功矣。

【按】此证虽因病久阴虚，究非原来阴虚。——若其人平素阴虚，以致小便不利，积成水肿者，宜每用熟地黄两半，与茅根同煎服。若恐两沸不能将地黄煎透，可先将地黄煮十余沸，再加茅根同煮。至车前子，仍宜少少嚼服，一日可服四五钱。

至于因凉成水臌者，其脉必细微迟弱，或心中觉凉，或大便泄泻。宜用花椒目六钱，炒熟捣烂，煎汤送服生硫黄细末五分。若服后不觉温暖，可品验加多，以服后移时微觉温暖为度。盖利小便之药多凉，二药乃性温能利小便者也。若脾胃虚损，不能运化水饮者，宜治以健脾降胃之品，而以利小便之药佐之。

总之，水臌之证，未有小便通利而成者。是以治此证者，当以利小便为要务。今特录素所治愈小便不利之案两则，以备治水证者之参观。

邻村刘叟，年六旬，先小便带血数日，忽小便不通。以手揉挤小腹，流血水少许，数次揉挤，疼痛不堪，求为诊治。其脉沉而有力。时当仲夏，覆厚被犹觉寒凉。

知其实热郁于下焦，溺管因热而肿胀也。

为疏方：滑石、生杭芍各一两，知母、黄柏各八钱。

煎一剂，小便通利。又加木通、海金沙各二钱，服两剂痊愈。

又，奉天省公署护兵石玉和，忽然小便不通，入西医院治之。西医治以引溺管，小便通出。有顷，小便复存蓄若干。西医又纳一橡皮管使久在其中，有溺即通出。乃初虽稍利，继则小便仍不能出。西医辞不治，遂来院求为诊治。其脉弦迟细弱，自言下焦疼甚。

知其小便因凉而凝也。

为疏方：用党参、椒目、怀牛膝各五钱，乌附子、广条桂、当归各三钱，干姜、小茴香、没药、威灵仙、甘草各二钱。

连服三剂，小便利而腹疼亦愈。

遂停药，俾日用生硫黄钱许，分两次服下，以善其后。

方中之义：党参、灵仙并用，可治气虚小便不利；椒目与桂、附、干姜并用，可治因寒小便不利；又佐以当归、牛膝、茴香、没药、甘草诸药，或润而滑之，或引而下之，或辛香以透窍，或温通以开瘀，或和中以止疼。众药相济为功，所以奏效甚速也。——此与前案均系小便不通，而病因之凉热判若天渊。治之者能勿因证疏方哉！

又有因胞系了戾，致小便不通者。其证偶因呕吐咳逆，或侧卧欠伸，仍可通少许，俗名为转胞病。孕妇与产后及自高坠下者，间有此病。拙拟有**升麻黄芪汤**（方系生箭芪五钱，当归四钱，升麻三钱，柴胡二钱），曾用之治愈数人，此升提胞系而使之转正也。

又，华元化有通小便秘方，愚知之而未尝试用。后阅杭报，见时贤肖介青言用其方加升麻一钱，曾治愈其令妹二日一夜小便不通及陶姓男子一日夜小便不通，皆投之即效。

方系人参、莲子心、车前子、王不留行各三钱，甘草一钱，肉桂三分，白果十二枚。

【按】方中白果，若以治咳嗽，可连皮捣烂用之，取其皮能敛肺也；若以利小便，宜去皮捣烂用之，取其滑而能降也。

至于气臌，多系脾有瘀滞所致。盖脾为后天之主，居中央以运四旁，其中原多回血管，以流通气化。若有瘀滞以阻其气化，腹中即生胀满，久则积为气膨。《内经》所谓：诸湿肿满，皆属脾也。——拙拟有**鸡胵汤**（方系生鸡内金、白术、生杭芍各四钱，柴胡、陈皮各钱半，生姜三钱），曾用之屡次奏效。

方中之意：用鸡内金以开脾之瘀，白术以助脾之运，柴胡、陈皮以升降脾气，白芍以利小便、防有蓄水，生姜以通窍络兼和营卫也。统论药性，原在不凉不热之间。然此证有偏凉者，则桂、附、干姜可以酌加；有偏热者，芩、连、栀子可以酌加。若其脉证皆实，服药数剂不见愈者，可用所煎药汤送服黑丑头次所轧细末钱半。服后大便通行，病即稍愈。然须服原方数日，方用一次，连用恐伤气分。此水臌、气臌治法之大略也（可参论水臌、气臌治法案）。

论血臌治法

水臌、气臌之外，又有所谓血臌者，其证较水臌、气臌尤为难治。然其证甚稀少，医者或临证数十年不一遇。即或遇之，亦止认为水臌、气臌，而不知为血臌。是以方书鲜有论此证者。诚以此证之肿胀形状，与水臌、气臌几无以辨。所可辨者，其周身之回血管紫纹外现耳。

血臌之由，多因努力过甚，激动气血；或因暴怒动气，血随气升，以致血不归经，而又未即吐出泻出，遂留于脏腑，阻塞经络，周身之气化因之不通，三焦之水饮因之不行。所以血臌之证初起，多兼水与气也。迨至瘀血渐积渐满，周身之血管皆为瘀血充塞，其回血管肤浅易见，遂呈紫色。且由呈紫色之处，而细纹旁达，初则两三处，浸至遍身皆是紫纹。

若于回血管紫色初见时，其身体犹可支持者，宜先用《金匮》下瘀血汤加野台参数钱下之。其腹中之瘀血下后，可再用药消其血管中之瘀血，而辅以利水理气之品。程功一月，庶可奏效。若至遍身回血管多现紫色，病候至此，其身体必羸弱已甚，即投以下瘀血汤，恐瘀血下后转不能支持，可用拙拟**化瘀通经散**（方在后论女子癥瘕治法篇中），再酌加三七末服之，或用利水理气之药煎汤送服，久之亦可奏效。若腹中瘀血已下，而周身之紫纹未消者，可用丹参、三七末各一钱，再用山楂四钱煎汤，冲红糖水送服，日两次，久自能消。

《金匮》下瘀血汤：

大黄三两当为今之九钱　桃仁三十个　䗪虫二十枚去足熬（炒也）

上三味末之，炼蜜和为四丸，以酒一升（约四两强）煮一丸，取八合顿服之。新血下如豚肝。

【按】此方必先为丸而后作汤服者，是不但服药汁，实兼服药渣也。盖如此服法，能使药之力缓而且大，其腹中瘀久之血，可一服尽下。有用此方者，必按此服法方效。

又，杏仁之皮有毒，桃仁之皮无毒，其皮色红，活血之力尤大，此方桃仁似宜带皮生用。然果用带皮生桃仁时，须审辨其确为桃仁，勿令其以带皮之杏仁误充。

至于䗪虫，药房中尤多差与误。细阅䗪虫解自能辨䗪虫之真伪。

究之，病血臌者，其身体犹稍壮实，如法服药，原可治愈。若至身体羸弱者，即能将其瘀治净，而转有危险，此又不可不知。临证时务将此事言明。若病家恳求，再为治之未晚也。

论肾弱不能作强治法及强肾方药

（附：强肾方药）

《内经》谓："肾者，作强之官，伎巧出焉。"盖肾之为用，在男子为作强，在女子为伎巧，然必男子有作强之能，而后女子有伎巧之用也。是以欲求嗣续者，固当调养女子之经血，尤宜补益男子之精髓，以为作强之根基。

关于强肾之方药，现将鹿角胶、生鸡子黄、强肾瑞莲丸、胡桃仁、枸杞、紫稍花分别介绍如下。

彼方书所载助肾之药，若海马、獭肾、蛤蚧之类，虽能助男子一时之作强，实皆为伤肾之品，原不可以轻试也。惟鹿茸方书皆以为补肾之要品，然只能补肾中之阳，久服之亦能生弊。惟用鹿角所熬之胶，《本经》谓之白胶，其性阴阳俱补，大有益于肾脏。是以白胶在《本经》列为上品，而鹿茸只列于中品也。

曾治一人，年近五旬，左腿因受寒作疼。

教以日用鹿角胶三钱含化服之（鹿角胶治左腿疼，理详活络效灵丹下）。阅两月，复觌面。其人言服鹿角胶半月，腿已不疼。

然自服此药后，添有兴阳之病，因此辍服。

愚曰："此非病也，乃肾脏因服此而壮实也"。

观此，则鹿角胶之为用可知矣。

若其人相火衰甚，下焦常觉凉者，可与生硫黄并服（服生硫黄法可参观）。鹿角胶仍含化服之。

又，每将饭之先，服生硫黄末三分，品验渐渐加多。以服后移时微觉温暖为度。

又，肾之为体，非但左右两枚也。肾于卦为坎，坎上下皆阴，即肾左右之两枚也；其中画为阳，即两肾中间之命门也，《难经》谓命门之处，男以藏精，女以系胞。胞即胞室，与肾系同连于命门。西人之生理新发明家谓其处为副肾髓质，又谓其处为射精之机关。是中西之说同也。又谓副肾髓质之分泌素名副肾碱，而鸡子黄中实含有此物，可用以补副肾碱之缺乏。此说愚曾实验之，确乎可信。方用：

生鸡子黄两三枚

调开水服之，勿令熟。熟则勿效。

又，愚曾拟一强肾之方，用：

建莲子_{去心为末}

焙熟。再用猪、羊脊髓和为丸，桐子大。每服二钱，日两次，常服大有强肾之效。因名其方为强肾瑞莲丸。

盖凡物之有脊者，其脊中必有一袋，即督脉也。其中所藏之液，即脊髓，亦即西人所谓副肾碱，所以能助肾脏作强；且督脉上袋上通于脑。凡物之角与脑相连，鹿角最大，其督脉之强可知。是用鹿角胶以补肾，与用猪羊脊髓以补肾，其理同也。

又，肾主骨。人之骨称骸骨，谓犹果之有核也。果核之大者，莫过于胡桃，是以胡桃仁最能补肾。人之食酸齼齿者，食胡桃仁即愈。因齿牙为骨之余，原肾主之，故有斯效。此其能补肾之明征也。古方以治肾经虚寒，与补骨脂并用，谓有木火相生之妙（胡桃属木补骨脂属火）。若肾经虚寒，泄泻、骨痿、腿疼，用之皆效。真佳方也。

又，枸杞亦为强肾之要药，故俗谚有"隔家千里，勿食枸杞"之语。然素有梦遗之病者不宜单服久服，以其善兴阳也。惟与山萸肉同服，则无斯弊。

又紫稍花之性，人皆以为房术之药，而不知其大有温补下焦之功。凡下焦虚寒泄泻，服他药不愈者，恒服紫稍花即能愈。其能大补肾中元气可知。久久服之，可使全体强壮。至服之上焦觉热者，宜少佐以生地黄。然宜作丸散，不宜入汤剂煎服。

曾治一人，年过四旬，身形羸弱，脉象细微，时患泄泻，房事不能作强。

俾用紫稍花为末，每服二钱半，日两次，再随便嚼服枸杞子五六钱。两月之后，其身形遽然强壮，泄泻痿废皆愈。再诊其脉，亦大有起色。且从前觉精神脑力日浸衰减，自服此药后，则又觉日浸增加矣。

论火不归原治法

方书谓下焦之火生于命门，名为阴分之火，又谓之龙雷之火，实肤浅之论也。

下焦之火为先天之元阳，生于气海之元气。盖就其能撑持全身论，则为元气；就其能温暖全身论，则为元阳。此气海之元阳，为人生之本源。无论阴分、阳分之火，皆于此肇基。气海之形，如倒悬鸡冠花，纯系脂膜护绕搏结而成。其脂膜旁出一条，与脊骨自下数第七节相连。夹其七节两旁，各有一穴。《内经》谓：七节之旁，中有小心也。而气海之元阳由此透入脊中，因元阳为生命之本，故于元阳透脊之处谓之命门。

由斯观之，命门之实用，不过为气海司管钥之职。下焦之火，仍当属于气海之元阳。论下焦之火上窜不归原，亦气海元阳之浮越也。然其病浑名火不归原，其病因原有数端，治法各有所宜。爰详细胪列于下，以质诸医界同仁。

有气海元气虚损，不能固摄下焦气化，致元阳因之浮越者。其脉尺弱寸强，浮大无根。其为病，或头目眩晕，或面红耳热，或心热怔忡，或气粗息贲。宜治以净萸肉、生山药各一两，人参、玄参、代赭石、生龙骨、生牡蛎各五钱。心中发热者，酌加生地黄、天冬各数钱。补而敛之，镇而安之，元阳自归其宅也。方中用赭石者，因人参虽饶有温补之性，而力多上行；与赭石并用，则力专下注。且赭石重坠之性，又善佐龙骨、牡蛎以潜阳也。

有下焦真阴虚损，元阳无所系恋而浮越者。其脉象多弦数，或重按无力。其证时作灼热，或口苦舌干，或喘嗽连连。宜用生山药、熟地黄各一两，玄参、生龙骨、生牡蛎、生龟板、甘枸杞各五钱，生杭芍三钱，生鸡内金、甘草各钱半。此所谓壮水之主，以制阳光也。

　　若其下焦阴分既虚，而阳分亦微有不足者，其人上焦常热，下焦间有觉凉之时。宜治以《金匮》崔氏八味丸，以生地易熟地（原方干地黄即是药房中生地），更宜将茯苓、泽泻分量减三分之二，将丸剂一料，分作汤药八剂服之。

　　有气海元阳大虚，其下焦又积有沉寒锢冷，逼迫元阳，如火之将灭，而其焰转上窜者。其脉弦迟细弱，或两寸浮分似有力。其证为心中烦躁不安，上焦时作灼热，而其下焦转觉凉甚，或常作泄泻。宜用乌附子、人参、生山药各五钱，净萸肉、胡桃肉各四钱，赭石、生杭芍、怀牛膝各三钱，云苓片、甘草各钱半。泄泻者宜去赭石。此方书所谓引火归原之法也。方中用芍药者，非以解上焦之热，以其与参、附并用，大能收敛元阳，下归其宅。然引火归原之法，非可概用于火不归原之证，必遇此等证与脉，然后可用引火归原之法。又必须将药晾至微温，然后服之，方与上焦之燥热无碍。

　　有因冲气上冲兼胃气上逆，致气海元阳随之浮越者。其脉多弦长有力，右部尤甚，李士材《脉诀歌括》所谓直上直下也。其证觉胸中满闷烦热，时作呃逆，多吐痰涎。剧者觉痰火与上冲之气堵塞咽喉，几不能息。宜治以拙拟降胃镇冲汤（在前论冲气上冲治法中）。俾冲胃之气下降，而诸病自愈矣。

　　有因用心过度，心中生热，牵动少阳相火（既肝胆中所寄之相火）上越且外越者。其脉寸关皆有力，多兼滑象，或脉搏略数。其为病：心中烦躁不安，多生疑惑，或多忿怒，或觉热起胁下，散于周身。治用生怀山药细末六七钱，煮作粥，晨间送服芒硝三钱，晚送服西药臭剥两瓦。盖芒硝咸寒，为心经对宫之药，善解心经之热，以开心下热痰（此证心下多有热痰）；臭剥性亦咸寒，能解心经之热，又善制相火妄动；至送以山药粥者，因咸寒之药与脾胃不宜，且能耗人津液，而山药则善于养脾胃、滋津液，用之送服硝、剥，取其相济以成功。犹《金匮》之硝石矾石散送以大麦粥也。

有因心肺脾胃之阳甚虚，致寒饮停于中焦，且溢于膈上，逼迫心肺脾胃之阳上越兼外越者。其脉多弦迟细弱，六部皆然。又间有浮大而软，按之豁然者。其现证或目眩耳聋，或周身发热；或觉短气，或咳喘。或心中发热，思食鲜果，而食后转觉心中胀满。病加剧者，宜用拙拟理饮汤。服数剂后，心中不觉热，转觉凉者，去芍药。或觉气不足者，加生箭芪三钱。

【按】此证如此治法，即方书所谓用温燥健补脾胃之药可以制伏相火；不知其所伏者非相火，实系温燥之药能扫除寒饮，而心肺脾胃之阳自安其宅也。

上所列火不归原之证，其病原虽不同，而皆系内伤。至外感之证，亦有火不归原者，伤寒、温病中之戴阳证是也。其证之现状，面赤，气粗，烦躁不安。脉象虽大，按之无力，又多寸盛尺虚。此乃下焦虚寒，孤阳上越之危候，颇类寒温中阴极似阳证。然阴极似阳，乃内外异致；戴阳证乃上下异致也。宜用《伤寒论》通脉四逆汤，加葱、加人参治之（原方原谓面赤者加葱，面赤即戴阳证）。

特是戴阳之证不一。使果若少阴脉之沉细，或其脉非沉细，而按之指下豁然毫无根柢，且至数不数者，方可用通脉四逆汤方。若脉沉细而数或浮大而数者，其方即断不可用。

曾治表兄王端亭，年四十余，身形素虚。伤寒四五日间，延为诊视。其脉关前洪滑，两尺无力。

为开拙拟仙露汤（方系生石膏三两，玄参一两，连翘三钱，粳米五钱）。因其尺弱，嘱其将药徐徐饮下，一次只温饮一大口，防其寒凉侵下焦也。

病家忽愚所嘱，竟顿饮之，遂致滑泻数次，多带冷沫，上焦益觉烦躁，鼻如烟熏，面如火炙。其关前脉大于从前一倍，数至七至。

知其已成戴阳之证，急用野台参一两，煎汤八分茶盅，兑童便半盅（须用五岁以上童子便），将药碗置凉水盆中，候冷顿饮之。

又急用知母、玄参、生地各一两，煎汤一大碗候用。

自服参后，屡诊其脉。过半点钟，脉象渐渐收敛，脉搏似又加数。遂急用候服之药炖极热，徐徐饮下，一次只饮药一口。阅两点钟尽剂，周身微汗而愈。

【按】此证上焦原有燥热，因初次凉药顿服，透过病所，直达下焦，上焦燥热仍留。迨下焦滑泻，元阳上浮，益助上焦之热，现种种热象，脉数七至，此时不但姜、附分毫不敢用，即单用人参，上焦之燥热亦必格拒不受。故以童便之性下趋者佐之，又复将药候至极凉顿服下，有如兵家偃旗息鼓、衷甲衔枚、暗度乱境一般。迨迟之有倾，脉象收敛，至数加数，是下焦得参温补之力而元阳收回，其上焦因参反激之力而燥热益增也。故又急用大凉、大润之药，乘热徐徐饮之，以清上焦之燥热，而不使其寒凉之性复侵下焦。

此于万难用药之际，仍欲用药息息吻合，实亦费尽踌躇矣。

上所列火不归原之治法共七则，已略举其大凡矣。

小便秘治验

奉天省公署护兵石玉和，忽然小便不通，入西医院治之。西医治用引溺管，小便通出，有顷小便复存蓄若干，西医又纳以橡皮管，使久在其中，有溺即通出。乃初虽稍利，继则水便仍不能出，西医辞不治。遂来予院（立达医院）求为诊治，其脉弦迟细弱，自言上焦疼甚，且凉甚。

知其小便因凉而凝滞也。为疏方用人参、椒目、怀牛膝各五钱，附子、肉桂、当归各三钱，干姜、小茴香、没药、甘草各二钱，连服三剂，腹痛小便皆愈，遂停汤药。俾日用生硫黄钱许，分二次服下，以善其后。

方中之义：人参、灵仙并用，可治气虚小便不通。椒目与桂、附、干姜并用，可治因寒小便不通。又佐以当归、牛膝、茴香、没药、甘草诸药，或润而滑之，或引而下之，或辛香以透窍，或温通以开瘀，或和中以止疼，众药相济为功，所以奏效甚速也。

论肠结治法及经验方

肠结最为紧要之证，恒于人性命有关。或因常常呕吐，或因多食生冷及硬物，或因怒后饱食，皆可致肠结。其结多在十二指肠及小肠间，有结于幽门者。其证有腹疼者、有呕吐者尤为难治。因投以开结之药，不待药力施展而即吐出也。亦有病本不吐，因所服之药行至结处不能通过，转而上逆吐出者。是以治此证者，当使服药不使吐出为第一要着。

愚于此证吐之剧者，八九日间杓饮不存，曾用赭石细末五两，从中又罗出极细者一两，将所余四两煎汤，送服极细者，其吐止而结亦遂开。若结证在极危急之时，此方宜放胆用之。虽在孕妇恶阻呕吐者，亦可用之。有谓"孕妇恶阻，无论如何呕吐，与性命无关"者，乃阅历未到之言也。

有患此证急欲通下者，愚曾用赭石细末三两、芒硝五钱，煎汤送服甘遂细末钱半。服后两点半钟，其结即通下矣。

后有医者得此方，以治月余之肠结证，亦一剂而愈。

后闻此医自患肠结，亦用此方煎汤先服一半，甘遂亦送下半。药力下行，结不能开，仍复吐出，继服其余一半，须臾，仍然吐出，竟至不起。由此知用药一道，过于放胆，固多失事；若过于小心，亦多误事也。

况甘遂之性，无论服多服少，初次服之尚可不吐；若连次服之，虽佐以赭石，亦必作吐。是以拙著《医学衷中参西录》有荡胸加甘遂汤，原用大剂大承气汤加赭石二两煎汤，送服甘遂细末二钱。方下注云：若服一剂不愈者，须隔三日方可再服。此固欲缓服以休养其正气，实亦防其连服致吐也。

至于赭石可如此多用者，以其原质为铁氧化合，性甚和平，且善补血，不伤气分。虽多用，于人无损也。特是药房中赭石，必火煅、醋激，然后轧细。如此制法，则氧气不全。不如径用生者之为愈也。况其虽为石类，与铁锈相近（铁锈亦铁氧化合），即生赭石细末，亦于人肠胃毫无伤损。

若嫌上方中甘遂之性过猛烈者，有硝菔通结汤方，药性甚稳善，惟制此药时，略费手续，方用净芒硝六两，鲜莱菔八斤，用水将芒硝入锅中熔化，再将莱菔切片，分数次入锅中煮之，至烂熟，将莱菔捞出，再换以生莱菔片，屡换屡煮。所备莱菔片不必尽煮，但所煮之水余一大碗许，尝之不至甚咸者，其汤即成。若尝之仍甚咸者，可少掺以凉水，再加生莱菔片煮一次。分作两次服下。服一次后，迟三点钟，若不见行动，再将二次温服下。

此方愚在籍时曾用之治愈肠结之险证数次，本方后载有治验之案二则。后至奉天遇肠结证数次，皆以此方治愈。

曾治警务处科员孙俊如，年四十余，其人原管考取医生，精通医学。得肠结后，自用诸药以开其结，无论服何等猛烈之药，下行至结处皆转而上递吐出。势至危急，求为诊治。

为制此汤，服未尽剂而愈。愈后喜甚，称为神方。

又治清丈局科员刘敩陈，年近五旬，患肠结旬余不愈，腹疼痛甚剧，饮水移时亦吐出。

亦为制此汤，服一半其结即通下。

适其女公子得痫证，俾饮其所余之一半，痫亦顿愈。

敩陈喜曰："先生救余之命，而更惠及小女，且方本治肠结，而尤善治痫，何制方若是之妙也！"

盖此汤纯系莱菔浓汁而微咸，气味甚佳。且可调以食料，令其适口。是以服他药恒吐者，服此汤可不作吐。且芒硝软坚破瘀之力虽峻，而有莱菔浓汁以调和之，故服后并不觉有开破之力，而其结自开也。

又，丁卯孟夏，愚因有事自天津偶至小站，其处有医士祝君，字运隆，一方之良医也。初见如旧相识，言数年来最喜阅《医学衷中参西录》。其中诸方，用之辄随手奏效。有其处商务会长许翁，年过六旬，得结证，百药不效，病势极危，已备身后诸事。

运隆视其脉象有根，谓若服此汤，仍可治愈。病家疑药剂太重。运隆谓：病危至此，不可再为迟延，若嫌药剂过重，可分三次服下。病愈不必尽剂。此以小心行其放胆也。

遂自监视，为制此汤。服至两次后，结开通下，精神顿复其旧，有若未病者然。

治肠结兼呕吐验案

天津东泥沽镇李连荣，年二十六岁，在津从商。二十余日大便不通，腹中切疼，经医多方治疗，无论何药服后，移时必吐出，浸至饮水亦复吐出，其饮食不进者已近旬日，瘦弱支离，有危在旦夕之虞。其妇翁见拙著《医学衷中参西录》，遂求为诊治，病虽垂危，诊其脉犹有根柢，知犹可救。问其病因，言因恼怒之后，遂即饮食，致成此证。其疼剧之处，在脐右边，此肠结也。俾用芒硝六两，鲜莱菔六斤，将莱菔切片，用其三分之一和芒硝加水四大碗，煮至莱菔烂熟捞出，视水多少，再酌加生莱菔片煮之，如此换煮，至剩汤，大茶盅，若尝之甚咸，可添水少许，少加生莱菔片，再煮一次。若不甚咸，即不用再煮（此方载《医学衷中参西录》三期，名硝菔通结汤），用其汤送服生赭石细末八钱，遂受药不吐。再用大葱白四五斤，切作丝，和醋炒至八分熟，布包罨其疼处，初罨时可垫布数层，迨不甚热，可将布撤去，至葱凉时，可和醋少许，入锅中炒热再罨，约过七点钟，大便通下，其燥结若胡桃大者二十余枚，后继以溏粪，病若失。

腹痛治验

奉天城南浪子街，郑杏园，年二十余，脐下一寸旁二寸处，肌肉微起凸，按之中有疙瘩如巨枣，且觉疼，旬日之间，渐大如橘，惧生内痈，来院求治。其脉数至六至且细弱，询其心中恒觉怔忡发热，视其患处，此色不变，按之似热于他处，且疼而不任重按。

遂谓之曰，子之疮虽在腹中，实在肠外油膜之间，原不难治。然即脉数与心热怔忡论之，知阴分太亏，宜先用药滋阴清热，俾心中不复怔忡发热，而后可用药治其疮也。遂先后投以元参八钱，生山药、枸杞、生龙骨、生牡蛎各六钱以清热滋阴，乳香、没药、赤芍各二钱，以兼顾其疮，三剂脉象复常，心热怔忡痊愈。遂改用天花粉六钱，金银花、丹参、连翘、没药、皂刺各四钱，炒山甲三钱。为其素本虚损，恐不禁诸开通，又用生怀山药一两与诸药同煎服，连进五剂，其疮消无芥蒂。

后其兄来院言，邻家豪富只有一子，年与其弟相若，所生之疮亦相若，同时与弟来奉入西医院，竟为西医剖解而死，闻其弟治愈而归悔恨无及。

出疹喘泻治验

奉天铁路稽察李占鳌之幼子，年三龄，周身微似出疹，因滑泻无度，元气亏损，已四五日。其疹仍不显露，且下焦烦躁喘促甚剧，病势危剧，医者皆辞不治，因来院求为医治。

诊其脉象有根（孺子之脉以意会之，仍有凭据较，但看虎口三关者为妥），知犹可治，遂投以《医学衷中参西录》滋阴宣解汤（原方系怀山药、滑石各一两，生杭芍四钱，连翘、甘草各三钱，蝉蜕二钱），为其发喘，又加薄叶一钱，羚羊角一钱（此药另煎数次，当水饮之）。俾煎两茶盅，分三次温服，一剂喘定泻止。其疹亦出，上焦犹有烦躁之意，即原方加元参四钱，服后痊愈。

论痢证治法及经验方

唐容川曰"《内经》云，'诸呕吐酸，暴注下迫，皆属于热'，下迫与吐酸同言，则知其属于肝热也。仲景于下利后重、便脓血者，亦详于厥阴篇中，皆以痢属肝经也。盖痢多发于秋，乃肺金不清，肝木遏郁。肝主疏泄，其疏泄之力太过，则暴注里急，有不能待之势。然或大肠开通，则直泻下矣。乃大肠为肺金之腑。金性收涩，秋日当令，而不使泻出，则滞塞不得快利，遂为后重。是以治痢者，开其肺气、清其肝火，则下痢自愈。"

按：此论甚超妙。其推详痢之原因及治痢之法皆确当。愚今特引申其说，复为详悉言之。盖木虽旺于春，而其发荣滋长实在于夏。故季夏六月为未月。未者，木重叶也。言木至此，旺之极也。而肝脏属木，故于六月亦极旺。肝木过旺而侮克脾土，是以季夏多暴注下泻之证，而痢证甚少。因肺金犹未当令，其收涩之力甚微也。即其时偶有患痢者，亦多系湿热酿成。但利湿清热，病即可愈。是以六一散为治暑痢之定方，而非所论于秋日之痢也。

迨至已交秋令，金气渐伸，木气渐敛。人之脏腑原可安于时序之常，不必发生痢证也。惟其人先有蕴热，则肝木乘热恣肆，当敛而不敛。又于饮食起居间感受之寒凉，肺金乘寒凉之气，愈施其肃降收涩之权。则金木相犯，交迫于肠中，而痢作矣。是知痢之成也，固由于金木相犯。而金木之相犯，实又因寒火交争之力以激动之也。若唐氏所谓开肺清肝，原为正治之法；然只可施于病之初起，非所论于痢病之已深也。且统观古今治痢之方，大抵皆用之于初期则效，用之于末期则不效。今特将痢证分为数期，详陈其病之情状及治法于下。

痢之初得也，时时下利脓血，后重，腹疼，而所下脓则甚稠，血则甚鲜，腹疼亦不甚剧。脉之滑实者，可用小承气汤加生杭芍四钱、甘草二钱下之。盖方中朴、实原可开肺；大黄、芍药又善清肝；且厚朴温而黄，芍凉，更可交平其寒热，以成涤肠荡滞之功；加甘草者，取其能调胃兼能缓肝，即以缓承气下降之力也。

其脉按之不实者，可治以拙拟化滞汤（方载三期痢疾门，系生杭芍一两，当归、山楂各六钱，莱菔子五钱，甘草、生姜各二钱）。方中之意：用芍药以泄肝之热；甘草以缓肝之急；莱菔子以开气分之滞；当归、山楂以化血分之滞；生姜与芍药并用又善调寒热之互相凝滞；且当归之汁液最滑，痢患滞下而以当归滑之。其滞下愈而痢自愈也。

若当此期不治，或治以前方而仍不愈，或迁延数旬或至累月，其腹疼浸剧，所下者虽未甚改色，而间杂以脂膜，其脉或略数或微虚，宜治以拙拟燮理汤（方载三期痢疾门，系生怀山药八钱，生杭芍六钱，金银花五钱，牛蒡子、甘草各两钱，黄连、肉桂各钱半）。方中之意：黄连、肉桂（煎时后入）等分并用，能交阴阳于顷刻，以化其互争，实为燮理阴阳之主药，即为解寒火凝滞之要品。况肉桂原善平肝，黄连原善厚肠，二药相助为理，则平肝不失于热，厚肠不失于凉；又佐以芍药、甘草，善愈腹疼，亦即善解寒火凝滞也；用山药者，下痢久则阴分必亏。山药之多液，可滋脏腑之真阴。且下痢久则气化不固，山药之益气，更能固下焦之气化也；用金银花、牛蒡子者，因所下者杂以脂膜，肠中似将腐烂。二药善解疮疡热毒，即可预防肠中腐烂也。其脉象若有实热，或更兼懒进饮食者，宜用此药汤送服去皮鸦胆子三十粒。

痢证虽因先有积热后为凉迫而得，迨其日久，又恒有热无凉，犹伤于寒者之转病热也。所以此方虽黄连、肉桂等分并用，而肉桂之热究不敌黄连之凉。况重用白芍以为黄连之佐使，见其脉象有热者，又以之送服鸦胆子仁。是此汤为燮理阴阳之剂，而实则清火之剂也。愚生平用此方治愈之人甚多。无论新痢、久痢皆可用。铁岭医士田聘卿，用此方治愈痢证多人，曾登《绍兴医报》声明。

乙丑春在沧州，遇沧州城南宜卿白君，非业医而好阅医书。言。其族弟年三十余，患痢近一年，百药不效，浸至卧床不起。为开此方授之，服三剂痊愈。

用上方虽新痢、久痢皆可奏效，而其肠中大抵未至腐烂也。乃有腹中时时切疼后重，所下者多如烂炙，杂以脂膜，是其肠中已腐烂矣。当治以拙拟通变白头翁汤（方载三期痢疾门，系生山药一两，白头翁、生杭芍各四钱，秦皮、生地榆、三七各三钱，鸦胆子去皮六十粒，甘草二钱，先用白糖水送服三七、鸦胆子一半，再将余药煎服，至将药煎渣时，仍先用白糖水送服三七、鸦胆子余一半）。方中之意：用白头翁、秦皮、芍药、生地榆以清热；三七、鸦胆子以化瘀生新，治肠中腐烂；而又重用生山药以滋其久耗之津液，固其已虚之气化。所以奏效甚捷也。

愚在奉时，有陆军团长王剑秋君下痢甚剧，住东人南满医院中两旬无效。

曾以此方治愈。其详案载此方之后，可考也。

至素有鸦片嗜好者，无论其痢之初得及日久，皆宜治以此方。用之屡建奇功。

至地榆，方书多炒炭用之，而此方生用者，因生用性凉，善保人之肌肤，使不因热溃烂。是以被汤火伤肌肤者，用生地榆为末，香油调敷立愈。痢之热毒侵入肠中肌肤，久至腐烂，亦犹汤火伤人肌肤至溃烂也。此地榆之所以生用也。至白头翁汤原方，原白头翁、秦皮与黄连、黄柏并用，方中药品若此纯用苦寒者，诚以其方本治厥阴热痢，原挟有伤寒实热。今用以治痢久肠中腐烂，故不得不为变通也。

上之痢证，又可治以拙拟生化丹（方载三期痢疾门，系金银花一两，生杭芍六钱，粉甘草三钱，三七细末三钱，鸦胆子去皮六十粒）。为其虚甚，加生怀山药一两。先用白糖水送服三七、鸦胆子各一半，再将余四味煎汤服。至煎渣服时，仍先用白糖水送服所余之三七、鸦胆子，再煎服汤药。盖痢证至此，西人谓之肠溃疡，不可但以痢治，宜半从疮治，是以用金银花、粉甘草以解疮家之热毒；三七、鸦胆子以化瘀生新；而鸦胆子味至苦，且有消除之力（捣膏能点疣），又可除痢证传染之毒菌；用芍药泄肝火，以治痢之本病；又恐其痢久伤阴，及下焦气化不固。是以又重用生山药以滋阴液、固气化。此所以投之必效也（第三期本方后载有医案可参观）。——当愚初拟此方时，犹未见西人肠溃疡之说，及后见西书，其所载治法，但注重肠溃疡，而不知兼用药清痢之本源，是以不如此方之效也。

又有下痢日久，虚热上蒸，饮食减少，所下者形如烂炙，杂以脂膜，又兼腐败之色，腥臭异常，腹中时时切疼益甚者。此腹中生机将断，其为病尤重矣。宜治以前方，再加潞党参、天门冬各三钱。此用参以助其生机，即用天冬以调济参之热也。

又有因素伤烟色，肾经虚惫，复下痢日久，肠中欲腐烂，其下焦之气化愈虚脱而不能固摄者，宜治以拙拟三宝粥（方载三期痢疾门，系生怀山药细末一两煮作粥，送服去皮鸦胆子五十粒、三七细末二钱）。方中之意：用三七、鸦胆子以治肠中之腐烂；用山药粥以补下焦之虚脱也。

戊午中秋，愚初至奉天，有铁岭少年李济臣者，素有嗜好，又多内宠。患痢四十余日，屡次延医服药而病势浸增，亦以为无药可医矣。

后愚诊治，其脉细弱而数，两尺重按即无。所下者脓血相杂，或似烂炙，亦间有见好粪之时。

治以三宝粥方。服后两点钟腹疼一阵，下脓血若干。其家人疑药不对证。愚曰："非也，肠中瘀滞下尽则愈矣。"

俾再用白糖水送服鸦胆子仁五十粒。时已届晚九点钟，一夜安睡，至明晨大便不见脓血矣。

后俾用山药粥送服鸦胆子仁二十粒，连服数次，将鸦胆子仁递减至六七粒。不惟病愈，身体亦渐强壮矣。

闻济臣愈后，其举家欣喜之余，又忽痛哭；因济臣之尊翁（本溪湖煤矿总办）于前一岁因痢病故，今因济臣得救而愈，转悲从前之未遇良医而枉死也。

由斯知药果对证，诚有夺命之权也。

又有下痢或赤、或白、或赤白参半，后重腹疼，表里俱觉发热，服凉药而热不退，痢亦不愈，其脉确有实热者。此等痢证原兼有外感之热，其热又实在阳明之府，非少阴篇之桃花汤所能愈，亦非厥阴篇之白头翁汤所能愈也。惟治以拙拟通变白虎加人参汤则随手奏效（方载三期痢疾门，系生石膏二两，生杭芍八钱，生怀山药六钱，野台参五钱，甘草二钱，煎汤两盅，分三次温饮下）。痢证身热不休，服清火药而热亦不休者，方书多诿为不治。然治果对证，其热焉有不休之理？此诚因外感之热邪随痢深陷，永无出路。以致痢为热邪所助，日甚一日，而永无愈期。治以此汤，以人参助石膏能使深陷之热邪徐徐上升外散，消散无余；加以芍药、甘草以理后重腹疼；生山药以滋阴固下。连服数剂，热退而痢亦遂愈。方中之药原以芍药代知母，生山药代粳米，与白虎加人参汤之原方犹相仿佛。故曰：通变白虎加人参汤也。愚生平用此方治愈此等痢证甚多，第三期本方后载有数案可参观也。

【按】此外感之热与痢相并，最为险证。尝见东人志贺洁著有《赤痢新论》，大为丁仲佑君所推许。然其中载有未治愈之案二则。

一体温至三十八度七分，脉搏至百一十至，神识蒙昏，言语不清，舌肿大干燥，舌苔剥离。

显然夹杂外感之实热可知，乃东人不知以清其外感实热为要务，而惟日注射以治痢之血清，竟至不救。

其二，发剧热，夜发躁狂之举动，后则时发谵语，体温达四十度二分。

此又显然有外感之大热也，案中未载治法，想其治法，亦与前同，是以亦至不救。

设此二证若治以拙拟之通变白虎加人参汤，若虑病重药轻，可将两剂并作一剂，煎汤四五茶杯，分多次徐徐温饮下，病愈不必尽剂，其热焉有不退之理？大热既退，痢自随愈。——而东人见不及此者，因东人尽弃旧日之中学，而专尚西学也。盖中西医学原可相助为理，而不宜偏废。吾国果欲医学之振兴，固非沟通中西不可也。

上所论之痢证乃外感之热已入阳明之府者也。然痢证初得，恒有因外感束缚而激动其内伤者，临证者宜细心体察。果其有外感束缚也，宜先用药解其外感，而后治痢；或加解表之药于治痢药中；或用治痢药煎汤送服西药阿斯必林瓦许，亦可解表。设若忽不加察，则外感之邪随痢内陷，即成通变白虎加人参汤所主之险证，何如早治为愈也。

痢证虽为寒热凝滞而成，而论者多谓白痢偏寒，赤痢偏热。然此为痢证之常，而又不可概论也。今试举治愈之两案以明之。

同庄张申甫表兄之夫人，年近六旬，素多疾病。于季夏晨起，偶下白痢，至暮十余次。秉烛后，忽周身大热，昏不知人，循衣摸床，呼之不应。其脉洪而无力，肌肤之热烙手。

知其痢因伤暑而成，且多病之身不禁暑热之熏蒸，所以若是昏沉也。

急用生石膏三两，野台参四钱，煎汤一大碗，俾徐徐温饮下。

至夜半，尽剂而醒。诘朝煎渣再服，热退痢亦遂愈。

此纯系白痢而竟若是之热也。

又，奉天陆军连长何阁臣，年三十许，因初夏在郑州驻防多受潮湿，患痢数月不愈。至季秋还奉，病益加剧：下多紫血，杂以脂膜，间似烂炙，腹中时时切疼。

或授以龙眼肉包鸦胆子仁方，服之益增重，来院求为诊治。其脉微弱而沉，左脉几不见。

俾用生硫黄细末捼熟麦面少许作丸，又重用生山药、熟地黄、龙眼肉煎汤送服。日两次，每次服硫黄约有七八分。

服至旬余始愈。

此纯系赤痢而竟若是之寒也。

又有前后连两次病痢，其前后寒热不同者。为细诊其脉，前后迥异，始能用药各得其宜，无所差误。今复举两案于下以征明之。

岁己巳，在德州，有卢雅雨公曾孙女，适桑园镇吴姓，年五十六岁，于季夏下痢赤白，延至仲冬不愈。延医十余人，服药百剂，皆无效验。

其弟卢月潭，素通医学，偶与愚觌面谈及，问还有治否。答曰："此病既可久延岁月，并非难治之证，但视用药何如耳。"

月潭因求往视。其脉象微弱，至数略数，饮食减少，头目时或眩晕，心中微觉烦热，便时下坠作疼，惟不甚剧，所下者赤白参半，间有脂膜相杂。询其生平，下焦畏凉。

是以从前服药，略加温补，上即烦热；略为清解，下即泄
泻也。

乃为初次拟得三宝粥方治之。药虽偏于凉，而有山药粥以补
其下焦，服后必不至泄泻。上午服一剂，病觉轻。至晚间又服一
剂，其病遂愈。

后旬日，因登楼受凉，其痢陡然反复，日下十余次，腹疼剧
于从前。其脉象微弱如前，而至数不数。

俾仍用山药粥送服生硫黄细末三分，亦一日服二次。病大见
愈，脉象亦较前有力。翌晨又服一次，心微觉热。

又改用三宝粥方，一剂而愈。

又，愚在奉天时，有二十七师炮兵第一营营长刘铁山，于初
秋得痢证甚剧。其痢脓血稠黏，脉象弦细，重诊仍然有力。

治以通变白头翁汤，两剂痊愈。

隔旬余，痢又反复，自用原方治之，病转增剧，复来院求
诊。其脉弦细兼迟，不任循按。

知其已成寒痢，所以不受原方也。

俾用生怀山药细末煮粥，送服小茴香细末一钱、生硫黄细末
四分，数次痊愈。

上所治二案，皆前病痢则热，后病痢则寒者也。而治之者随
病机之转移，而互治以凉热之药，自能随手奏效。至于第一案，
初次用凉药治愈，后用热药治之将愈，而又以凉药收功。此又在
临证时细心研究，息息与病机相符也。

又有痢证，上热下凉，所用之药宜上下分途，以凉治上，以
热治下者。

曾治天津张姓媪，年近五旬，于孟秋患痢，两旬不愈。所下
者赤痢杂以血水，后重腹疼。继则痢少泻多、亦兼泻血水，上焦

烦热，噤口不食，闻食味即恶心欲呕，头目眩晕，不能起床。其脉关前浮弦，重诊不实，两尺则微弱无根，一息五至。病人自觉心中怔忡，精神恍惚，似难支持。

此乃虚极将脱之兆也。

遂急用净萸肉、生怀山药各一两，大熟地、龙眼肉、白龙骨各五钱，生杭芍、云苓片、炙甘草各二钱，俾煎汤两盅，分两次温服下。初服一次，心神即觉安稳。尽剂后，少进饮食，泻痢亦少止。

又即原方加生地黄四钱，炙甘草改用三钱，煎汤两盅，分两次温服下。每服一次送服生硫黄细末二分半，日服一剂，数日痊愈。

至于暑天热痢，宜治以六一散，前已言之。然南方之暑热兼湿，用六一散诚为至当；北方之暑热恒不兼湿，且有兼燥之时。若用六一散时，原当有所变通。——愚尝拟得一方，用之甚效。方用滑石、生石膏各五钱，朱砂、粉甘草细末各二钱，薄荷冰一分，共和匀。每服二钱，开水送下。热甚痢剧者，一日可服五六次。名之曰加味益元散，盖以六一散加朱砂为益元散，兹则又加石膏、薄荷冰也。

【按】暑热之痢恒有噤口不食者，而治以加味益元散，即可振兴其食欲。若非暑热之痢而亦不思饮食者，宜用朱砂、粉甘草细末等分，少加薄荷冰。每服一钱，竹茹煎汤送下，即可思食。盖此等证多因肝胆之火挟胃气上逆，其人闻食味即恶心欲呕，所以不能进食。用朱砂以降胃镇肝，甘草以和胃缓肝，竹茹以平其逆气，薄荷冰以散其郁热，所以服之即效也。因此方屡次奏功，遂名之曰开胃资生丹。

又有当暑热之时，其肝胆肠胃先有蕴热，又更奔走作劳于烈日之中，陡然下痢，多带鲜血，其脉洪大者。宜治以大剂白虎汤，煎数盅，分数次温饮下，每次送服鸦胆子仁三十粒。若其脉虽洪大而按之虚者，宜治以大剂白虎加人参汤，送服鸦胆子仁。

又有痢久清阳下陷者，即胸中大气因痢下陷也。其病情：常觉下坠腹疼（此气分下陷迫其下焦腹疼），或痢或泻，多带虚气，呼吸短气，或兼有寒热往来。其脉象迟弱者，宜治以拙拟升陷汤（方系生箭芪六钱，知母三钱，柴胡、桔梗各钱半，升麻一钱），去知母，加生怀山药六钱，白头翁三钱。盖原方之意，原用生箭芪以升补胸中大气，而以柴胡、桔梗、升麻之善升清阳者以辅之，更加知母以调剂黄芪之热也。兹因下焦泻痢频频，气化不固，故以白头翁易知母，而更以山药辅之。因知母之性寒而滑，白头翁之性凉而涩。其凉也，能解黄芪之热；其涩也，能固气化之脱。且为治痢要药，伍以山药，又为止泻之要药也。

又，方书中论痢证，有所谓奇恒痢者，言其迥异乎恒常之痢也。愚于此证未见过，特录前哲之说以补之。

张隐庵曰："奇恒痢证，三阳并至，三阴莫当，九窍皆塞，阳气旁溢，咽干，喉塞痛。并于阴则上下无常，薄为肠澼。其脉缓小迟涩。血温身热者死，热见七日者死。盖因阳气偏剧，阴气受伤，是以脉小沉涩。此证急宜用大承气汤泻阳养阴，缓则不救。若不知奇恒之因，见脉气平缓而用平易之剂，必至误事。"

陈修园曰："嘉庆戊午，夏泉王孝廉患痢七日，忽于寅卯之交声微哑，谵语，半刻即止，酉刻死。七月，榕城叶广文观凤之弟患同前证来延。言伊弟患痢不甚重，饮食如常，惟早晨咽微疼，如见鬼状，午刻即止。时届酉刻，告以不必往诊，令其速回看视。果于酉戌之交死。此皆奇恒痢也。若早投以大承气汤，犹可挽回。"

细审隐庵、修园所言奇恒痢之病状病情，知当系少阴热痢。盖冬伤于寒未即发，或他时所受之寒未即发，伏于三焦脂膜之中，久而化热，下陷于少阴。若在冬令，则为少阴伤寒（此少阴伤寒之热证，初得之即宜治以凉药者也）；若在他时，则为少阴温病（即温病中其热甚实而脉反细者）。若再有肝火乘之，可纯下青色之水，宜急用大承气汤下之，《伤寒论》有明文也。盖乙癸同源，肾热而肝亦恒热。当此少阴病热之时，肝肾之火相并，可迫胆汁妄行而下青水，即可累肠中生炎下利脓血。下青水者宜治以大承气汤，下脓血者亦宜治以大承气汤，固可比例而知也。况修园所遇之两证，皆年在戊午，天干为火运，地支又为少阴司天，肾中之火必旺（司天者可主一岁之令，不但主上半年，况其病发于秋，而其病根多伏于夏）。至七月，则阳明燥金在泉，热而且燥，其热愈甚。前证未详病发何月，而后证之发则在于七月也。至二证之危皆在酉时者，燥金正旺之时也。隐庵谓：此病之危，在于七日。修园所录二案，亦一死于七日，因火之数生于二而成于七也。

　　特是隐庵之论奇恒痢虽甚确，然仍系浑同言之。须代为剖析，其理始明。盖浑曰三阳并至，其脉象当浮大，何以反沉而小乎？浑曰三阴莫当，凡阳盛阴虚者，脉搏必数何以其脉之沉小者又复兼涩，涩非近于迟乎？惟确知其系少阴热痢（少阴有寒痢桃花汤所主之证是也），其可疑之处自涣然冰释。盖少阴之热证，因伏气之热下陷，耗其真阴，致肾中阴气不能上潮与心中阳气相济，则心脉之跳动必无力。是以少阴之病无论或凉或热，其脉皆微细。此证之脉小沉涩，与少阴病之脉微细者同也。少阴之病因阴气不上潮，其上焦多生燥热，致咽痛，咽中伤生疮。此证之咽干、微痛、微哑，与少阴病之咽痛、咽中伤生疮者同也。至其所谓偶发谵语，如见鬼状者，诚以少阴病因阴阳之气不相接续，所以多兼烦躁。其烦躁之极，言语状态或至狂妄，而仍与阳明大热、谵语不省人事者不同，是以旋发而旋止也。夫少阴病原多险证，以其阴阳之气果分毫不相接续，其危险即可生于顷刻之间。而奇恒痢证又加以肝胆之火，与伏气下陷之热相助为虐，是以较他少阴证尤险。

　　隐庵谓治以大承气汤，乃急下之以存真阴也。若下后而真阴不能自复，其脉仍不起，热仍不退者，拟以大剂白虎加人参汤，去粳米，代以生怀山药一两，煎汤数盅，分数次徐徐温饮下。自当脉起热退，而痢亦遂愈也。方中之义：用白虎汤以清肝肾之热；而山药以滋肾中真阴，兼可代粳米调胃，协同甘草以缓白虎之下趋。其滋肾之力又能协同仁参以助阴气之上潮。其阴阳之气互相接续，脉之跳动自然舒畅，脏腑之郁热亦即随脉外透矣。

又，东人志贺洁《赤痢新论》谓：热带之地有阿米巴赤痢。阿米巴之现状，为球形或为椭圆之结核，与寻常赤痢菌之为杆状者不同，其外有包，为玻璃透明形，其内结之核为血球，间有脓球。取新便下之混血黏液一滴置玻璃片上，加以生理的食盐水，更以小玻璃片轻复其上，以显微镜视之，若有假足之伸缩助其活动，即为阿米巴赤痢之原虫。其剧者，痢中混有坏疽溃疡片，而带有腐肉样之臭气，或为污泥色。至其证状之经过，与慢性赤痢大略相似。其身体大率无过热之温度，或迟至累年累月而犹可支持者。此证治法，宜日服甘汞十分瓦之三（当分三次服），连服七八日，但须注意于中毒状，稍发现中毒形状宜速停。又可服硫黄半瓦，一日三次。又宜用金鸡纳霜为注肠剂，惟不可即用浓厚之液。最初当用五千倍之溶液，继乃可用至千倍水者，数日后则用至五百倍水者。

观东人此段议论，可谓于痢证研究甚细。愚未至热带，所以未治过阿米巴痢，然彼又云间有传至温带者，而愚生平所治之痢，若彼所述阿米巴之状况者亦恒有之，而但用自所制诸方亦皆治愈。其中有阿米巴痢与否，原难决定，以后再遇此等证当亦用其法验之。至彼谓阿米巴痢当治以硫黄，而愚生平治痢原恒有用硫黄之时，非因见其书而始知用硫黄也。

诸痢之外，又有所谓休息痢者。其痢大抵皆不甚重而不易除根，治愈恒屡次反复，虽迁延日久而犹可支持，有若阿米巴痢之轻者，至累年累月不愈而犹可支持也。或此等痢即阿米巴痢欤？须待后实验。然其所以屡次反复者，实因有原虫伏于大小肠曲折之处，是以愈而复发。惟用药除净其原虫，则不反复矣。——至除之之法：证之近于热者，可用鸦胆子仁，以治痢之药佐之；近于凉者，可用硫黄末，而以治痢之药佐之。再者，无论或热或凉，所用药中皆宜加木贼一钱，为其性善平肝，又善去肠风止血，故后世本草谓其善治休息痢也。其脾胃不健壮者，又宜兼用健补脾胃之药以清痢之上源，自能被除病根也。

又有非因痢之毒菌未净，实因外感之热潜伏未净，而成休息痢者。

邑中诸生王荷轩，年六十七岁，于中秋得痢证，医治二十余日不效。后愚诊视，其痢赤白胶滞，下行时觉肠中热而且干，小便亦觉发热，腹疼下坠，并迫其脊骨尽处亦下坠作疼。且时作眩晕，其脉洪长有力，舌有白苔甚厚。

愚曰："此外感之热挟痢毒之热下迫，故现种种病状，非治痢兼治外感不可。"

投以通变白虎加人参汤。两剂诸病皆愈。诊其脉，犹有余热。

拟再用石膏清之。病家疑年高之人，石膏不可屡服。愚亦应聘他往。

后二十余日，痢复作，延他医治疗，于治痢药中杂以甘寒濡润之品，致外感之余热永留不去，其痢虽愈而屡次反复。

延至明年仲夏，反复甚剧，复延愚诊治。其脉象病证皆若从前。

因谓之曰："去岁若肯多服生石膏数两，何至有以后屡次之反复。今不可再留邪矣。"

仍投以通变白虎加人参汤。连服三剂痊愈，而脉亦和平，自此永不反复。

痢证又有日下痢频频，其肠中仍有燥结，必去其燥结而痢始愈者。此固属罕见之证，而治痢者实不可不知也。

表弟刘昌绪，年二十四岁，于中秋下痢，脓血稠黏，一日十五六次，腹疼后重甚剧。

治以化滞汤，连服两剂，下痢次数似少减，而后重腹疼如旧。细诊其脉，尺部重按甚实，疑其肠有结粪。

投以小承气汤加生杭芍数钱，下燥粪长约四寸，后重腹疼顿愈十之八九。

再与以化滞汤一剂，病若失。

治痢最要药品，其痢之偏热者，当以鸦胆子为最要之药；其痢之偏寒者，当以硫黄为最要之药。以此二药皆有消除痢中原虫之力也。此二种药，上所录方案中已屡言之，今再详细论之。

鸦胆子，一名鸭蛋子，为其形椭圆若鸭卵也。大如梧桐子，外有黑硬皮，其味极苦，实为苦参所结之子，药行中亦有名为苦参子者。服时须去其硬皮。若去皮时其中仁破者，即不宜服，因破者服后易消，其苦味遽出，恒令人呕吐；是以治痢成方，有用龙眼肉包鸦胆子仁囫囵吞服者；药房中秘方，有将鸦胆子仁用益元散为衣，名之为菩提丹者，是皆防其入胃即化出其苦味也。若以西药房中胶囊盛之吞服，虽破者亦可用。其性善凉血止血，兼能化瘀生新。凡痢之偏于热者，用之皆有捷效。而以治下鲜血之痢、泻血水之痢则尤效。

岁在壬寅，有沧州友人滕玉可，设教于邻村。其年过五旬，当中秋时下赤痢甚剧，且多鲜血，服药二十余日无效。

适愚他出新归，过访之，求为诊治。其脉象洪滑。

知其纯系热痢。彼时愚虽深知鸦胆子之功效，而犹以为苦参子系通行共知之名。因谓之曰："此易治。买苦参子百余粒，去皮，拣其仁之成实者，每服六十粒，白糖水送下，两次即愈矣。"

翌日，愚复他出，二十余日始归，又访之。言"遍询药房，皆无苦参子。后病益剧，遣人至敝州购来，果如法服之，两次痊愈。真仙方也"。

愚曰："前因粗心，言之未详。苦参子即鸦胆子，药房中又名为鸭蛋子，各药房中皆有。特其见闻甚陋，不知其为苦参子耳。"

后玉可旋里，其族人有自奉天病重归来者，大便下血年余，一身悉肿，百药不效。玉可授以此方，如法服之，三次痊愈。

鸦胆子又善清胃腑之热。凡胃脘有实热充塞、噤口不食者，服之即可进食。

邻村武生李佐廷，年五旬，素有嗜好，身形羸弱。当霍乱盛行之时，忽然腹中觉疼，恶心呕吐，下利脓血，惧甚，以为必是霍乱证。诊其脉，毫无闭塞之象，惟弦数无力，左关稍实。

遂晓之曰："此非霍乱。乃下焦寒火交迫，致腹中作疼下脓血，上焦虚热壅滞，故恶心呕吐，实系痢证之剧者。"

遂投以生杭芍六钱，竹茹、清半夏各三钱，甘草、生姜各二钱。一剂呕吐即愈，腹疼亦轻，而痢犹不愈，不思饮食。

俾但用鸦胆子仁二十五粒，一日服两次，白糖水送下，病若失。

审斯，知鸦胆子不但善理下焦，即上焦郁热用之亦妙。此所以治噤口痢而有捷效也。

硫黄原禀火之精气，其挟有杂质者有时有毒。若其色纯黄，即纯系硫质，分毫无毒，为补相火、暖下焦之主药。痢证下焦凉者，其上焦恒有虚热，硫黄质重，生热力直达下焦而不至助上焦之虚热。且痢之寒者虽宜治以热药，而仍忌温补收涩之品。至硫黄，诸家本草谓其能使大便润、小便长。西人谓系轻泻之品。是其性热而能通，故以治寒痢最宜也。愚屡次品验此药，人之因寒作泻者，服之大抵止泻之时多。更有五更泻证，服他药不效，而放胆服硫黄即愈者。又间有本系因寒作泻，服硫黄而泻转剧者。惟与干姜、白术、五味等药同用，则确能治因寒作泻而无更泻之弊。古方书用硫黄皆系制用然制之则热力减，必须多服，有时转因多服而生燥，实不如少服生者之为愈也。且择其纯系硫质者用之，原分毫无毒，亦无须多方制之也。至其用量，若以治寒痢，一次可服二三分，极量至五六分。而以治他证，则不在此例。

曾治邻村泊北庄张氏妇，年二十余，胃寒作吐，所吐之食分毫不能消化（凡食后半日吐不消化者皆系胃寒）。医治半年无效。虽投以极热之药亦分毫不觉热。脉甚细弱，且又沉迟。

知其胃寒过甚，但用草木之品恐难疗治，俾用生硫黄细末一两，分作十二包，先服一包，过两句钟不觉热，再服一包。

又为开汤剂干姜、炙甘草各一两，乌附子、广油桂、补骨脂、于术各五钱，厚朴二钱，日煎服一剂。

其硫黄当日服至八包，犹不觉热，然自此即不吐食矣。后数日，似又反复，遂于汤剂中加代赭石细末五钱，硫黄仍每日服八包，其吐又止。

连服数日，觉微热，俾将硫黄减半，汤剂亦减半，惟赭石改用三钱。

又服二十余日，其吐永不反复。

愚生平用硫黄治病，以此证所用之量为最大。

治痢疾验案十则

案一：盐山县署差役高瑞亭，年五十二，因大怒之后，中有郁热，又寝冷屋之中，内热为外寒所束，愈郁而不散，遂致大便下血。延医调治，医者为其得于寒凉室中，谓系脾寒下陷，投以参芪温补之药，又加升麻提之，服药两剂，病益增重，腹中切疼，常常后重，所便之物，多如烂炙。更延他医，又以为下焦虚寒，而投以八味地黄丸，作汤服之，病益加重，后仆为诊视，其脉数而有力，两尺愈甚，确知其毒热郁于肠中，以致肠腐烂也，投以解毒生化丹，两剂痊愈。

案二：邻庄南马村王媪，年过五旬，素吸鸦片，又当恼怒之余，初患赤痢，滞下无度，因治疗失宜，渐至血液腐败，间如烂炙，恶心懒食，少腹切疼，其脉洪数，纯是热象，治解毒生化丹，加知母、白头翁各四钱，连服数剂痊愈。

案三：奉天白塔寺旁姓某，年三十余，少腹时时切疼，大便逢下数次，状若烂炙，不便时，亦当下坠，心中烦躁，不能饮食，每日延医服药，病转增剧，其脉弦而微数，重按有力，知其肠中蕴有实热，其切疼而下如烂炙者，肠中已腐烂也，投以解毒生化丹一剂，腹疼即止，脉亦和缓，所便亦见粪色，次数亦减，继投以通变白头翁，两剂痊愈。

案四：陆军团长王剑秋，奉天铁岭人，年四十余，己未孟秋，自郑州病归，先泻后痢，腹疼重坠，赤白稠黏，一日夜十余次，先入奉天东人所设医院，东人甚畏此证，处以隔离所，医治旬余无效，遂出院归寓，求为诊治。其脉弦而有力，知其下久阴虚，肝胆及肠中，又蕴有实热也，投以通变白头翁汤一剂痢愈，仍变为泻，日四五次，自言腹中凉甚，急欲服温补之。仆因其证原先泻后痢，此时痢愈又泻，且恒以热水囊自熨其腹，疑其下焦或有伏寒，遂少投以温补之药，才服一剂，又变为痢，下坠腹疼如故，知其病原无寒，不受温补，仍必用通变白头翁汤，一剂痢又愈。继用调补脾胃，兼消食利水之品，数剂，其泻亦愈。

案五：奉天储蓄会总理范重三，年五十余，身形羸弱，时烟禁甚严，强遏嗜好，遂致泄泻，继下赤痢，日久不愈，血液淋漓，腐败腥臭，且腹疼异常，脉虽弦细，仍然有力，投以通变白头翁汤，一剂，病愈强半，又加龙眼肉五钱，连服三剂，痊愈。

案六：铁岭李济臣，年二十八岁，下痢四十余日，脓血杂以脂膜，色臭腐败，下坠腹痛，屡次服药，病反增剧，羸弱已害，恐即不起，遣人问卜，卜者谓此证之危险，已致极点，然犹可救。俟天医星至，即可转危为安。数日，仆自汉口远来奉天，其家人闻之，求为诊治。其脉细弱而数，两尺之弱尤甚，治以三宝粥。服后两点钟，腹疼一阵，下脓血若干。病家言从前腹痛，不若是之剧，所下者，亦不若是之多，似疑药不对症。仆曰，腹中瘀滞，下尽即愈矣。俾再用白糖水服鸦胆子五十粒，此时已届晚九点钟，一夜安睡。至明晨大便，不见脓血矣。后间日大便又少带紫血，俾用生山药末煮粥送鸦胆子二十粒，数次痊愈。

上所论之痢轻重不同，约皆偏于热也，然其证有纯寒者，有先热后寒者，又不可不知，今略登数案于下，以备参考。

案七：奉天陆军连长何阁臣，年三十许，因初夏在郑州驻防，多受潮湿，患痢数月不愈，至季秋回奉，病益加剧，下多紫血，杂以脂膜，腹疼下坠，或援以龙眼肉包鸦胆子方，服之下痢与腹疼益剧，来院求为诊治。其脉微弱而沉，左部几不见，俾用硫黄研细，掺熟面少许作丸，又重用生山药，熟地黄，龙眼肉，煎浓汤送服，连服十余剂，共用生硫黄二两许，其痢始愈。由是观之，即纯系赤痢，亦有寒者，然不过百中之一二耳。

案八：又戊午中秋节后，仆自汉口赴奉，路遇都门，小住数日，有刘发起者，年三十余，下痢两月不愈，持友人名片，造寓求为诊治。其脉近和平，按之无力，日便五六次，血液腐败，便时微觉坠疼，治以三宝粥方，一剂病愈强半，翌日将行，嘱以再按原方，服两剂当愈。后至奉接其来函，言服第二剂，效验不如从前，至第三剂，转似增重，恍悟此证下痢两月，其脉毫无数象，按之且无力，其下焦当伏有寒凉，俾用生山药粥，送服炒熟小茴香末三钱，连服数剂，痊愈。

案九：又奉天二十七师炮兵第一营营长刘铁山，于初秋得痢证甚剧，赤白参半，脉象弦细，重按仍然有力，治以通变白头翁汤，两剂痊愈，隔半月，痢又反复，自用原方治之，病转增剧，复来院求诊。其脉细弱兼迟，不任循按，知其已变为寒，所以不受原方也。俾用生山药粥，送服小茴香细末一钱，生硫黄细末五分，数次痊愈也。

案十：又景州桑园镇吴媪，年五十六岁，于季夏下痢赤白，迁延至仲冬不愈，延医十余人，服药百剂，皆无效验，亦以为无药可医。其母家德州卢氏，雅雨先生裔，与仆系通家，其弟月潭，强仆往为诊治。其脉象微弱，至数略数，饮食减少，头目有时眩晕，心中微觉烦热，便时下坠作疼，然不甚剧，询其平素，下焦畏冷，是以从前服药，略加温补，上即烦热，略为清理，下又腹疼泄泻，故难治也。投以三宝粥方，两剂即愈，后旬余因登楼受凉，旧证陡然反复，日下十余次，腹疼较剧，其脉象微弱如前，至数不数，用生山药粥，送服生硫黄末四分，一日连服两次，翌晨又服一次，心觉微热，继又改用三宝粥，两剂痊愈。

以上诸痢证之外，又有至危险之痢症，方书所谓身热不休者，死也。然此证究有治法，盖因其夹杂外感，虽无寒温之大热，而其热随痢下陷，永无出路，即痢为邪热熏灼，而永无愈期，医者不能细心研究，误认其热生于痢，而但以治痢之药治之，何以能愈，惟治以拙拟通变白虎加人参汤，皆可随手奏效，其方亦载于《衷中参西录·痢疾门》，今并详录之，以质诸同道诸大雅。

通变白虎加人参汤，治下痢或赤或白，或赤白参半，下重腹疼，周身发热，服凉药而热不休者。

方用生石膏细末二两，生杭芍八钱，生怀山药六钱，野党参五钱，甘草二钱。

上药五味，用水四盅，煎取清汤两盅，分二次温服下。此方即伤寒论白虎加人参汤，以芍药代知母，山药代粳米也，方中之义，用人参以助石膏，能使深露之热邪，徐徐上升外散，消解无余，加以芍药，甘草，以理下焦腹疼，生山药以治久热耗阴，且能和肠胃，固气化，连服数剂，无不热退而痢愈者。方后复载有治愈之案数则，中有纯下白痢者，大热神昏，亦重用生石膏辅以人参治愈，兹不俱录者也。

东人志贺洁，著《赤痢新论》，言热带有阿米巴赤痢，其证稍及于北方，为一种动物之毒菌（察以显微镜，宛然见其活动之状），侵肠黏膜下组织，而崩溃其组织，次乃侵蚀黏膜，而形成囊状之溃疡，其证为慢性之经过，由轻渐重，恒有经年不愈者，其治法用硫黄，甘汞为内服药，规尼涅、沃度仿谟为注肠药。

按赤痢新论之论痢，可为精矣，而仆上所列治愈之医案，若何阁臣，若吴媪，医案中皆用生硫黄，彼时犹未见赤痢新论，而用药竟与赤痢新论符合，病亦遂愈，岂所治者亦系阿米巴赤痢乎（其论中原言温带寒亦间有之）。然其书中载有示治愈之案二则，皆系痢证夹杂外感之热，若投以通变白虎加人参汤，皆可救愈，乃不知出此，卒致偾事，是又其长中之短也。

论治梦遗法及经验方

梦遗之病，最能使人之肾经虚弱。此病若不革除，虽日服补肾药无益也。至若龙骨、牡蛎、萸肉、金樱诸固涩之品，虽服之亦恒有效，而究无确实把握。

此乃脑筋轻动妄行之病。惟西药若臭剥、抱水诸品，虽为麻醉脑筋之药，而少用之实可以安靖脑筋。若再与龙骨、牡蛎诸药同用，则奏效不难矣。

愚素有常用之方，爰录于下，以公诸医界。

煅龙骨一两　煅牡蛎一两　净萸肉二两

共为细末。再加西药臭剥十四瓦，炼蜜为百丸，每临睡时服七丸。服至两月，病可永愈。

论消渴治法及经验方

消渴一证，古有上中下之分，谓皆起点于中，而极于上下。究之无论上消、中消、下消，约皆渴而多饮多尿。其尿多有甜味，是以《圣济总录》论消渴，谓渴而饮水多，小便数，有脂似麸而甜（西人亦名其病为糖尿证），至谓其证起于下焦，是诚有理，因膵病而累及于脾也。盖膵为脾之副脏，在中医书名为散膏，即《难经》所谓脾有散膏半斤也（膵尾衔结于脾门，其全体之动脉又自脾脉分支而成，故与脾脏有密切之关系）。有时膵病发酵，多酿甜味，由水道下陷，其人小便遂含有糖质，迨至膵病，累及于脾，致脾气不能散精达肺（《内经》谓脾气散精上达于肺），则津液短少，不能通调水道（《内经》谓脾通调水道）。则小便无节，是以浊而多饮多溲也。

尝阅申报有胡适之者，患消渴，经西医治不愈，改延中医，方中重用生黄芪，治愈。为其能助脾气上升以散精也，金匮有肾气丸，善治消渴，其方以干地黄为主（即生地黄），取其能助肾中真阴上潮以润肺，又能协同方中萸肉以封固肾关也。拙著《医学衷中参西录》三期有玉液汤，方中重用生怀山药，治消渴颇验。

近阅医报，且有单服山药以治消渴而愈者。因其能补脾固肾，以止小便频数，而所含之蛋白质，又能滋补膵脏也。又俗传治消渴便方，但服生猪胰子可愈。盖猪胰子即猪之膵，是人之膵病而可补以物之膵也，此亦犹鸡内金，诸家本草，谓其能治消渴之理也。愚因集诸药，合为一方用之，极有效验，爰列具方于下。

生箭芪五钱，生怀地黄一两，生怀山药一两，净萸肉五钱，生猪胰子三钱，将前四味煎汤送服，猪胰子一半，至煎渣时再送服猪胰子余一半。

按此方拟成之后，用之屡次皆效。若遇中焦积有实热者，可先服白虎加人参汤数剂，将实热消去强半，继服此汤，亦能奏效。本拟将此方，编入五期《医学衷中参西录》医论中，竟因忙碌遗却，今藉此报登出。凡有拙著《医学衷中参西录》五期者，补录于书中第七卷可也。

吾师寿甫先生，学参天人，医贯中西，实当今医界之革命家也。是以生平治病，方皆自拟，即偶用成方，亦必有所加减。前四期《医学衷中参西录》中，所拟诸方，医界用之以治极危险之证，而能立建奇功，登于各处医学志报相声明者，固屡见也。即仆从前临证，亦恒先用古方，迨屡次用药不效，而改用《医学衷中参西录》中之方，则效验非常。因此知《医学衷中参西录》所载诸方，皆医界中新出之金科玉律也。至五期《医学衷中参西录》中新制诸方，精益求精，尤为后来居上。籍曰不然，第观此五期补遗之方，亦窥见一斑矣。

论淋证治法

淋之证有五：血淋、石淋、膏淋、气淋、劳淋是也。此五淋者，皆其自身气化失和，非有毒气之传染也。乃自花柳风腾，梅毒蔓衍，毒淋之证，到处甚多。而治淋者亦遂但知有毒，淋而不知有五淋，即偶有五淋，亦但以毒淋之方治之，鲜有效者。

夫五淋之中，血淋、石淋最为难治。然石淋千百人不一见，而血淋实为恒有之病，医者不可不留意也。曾治邑韩家桥韩姓少年患血淋，溲时血块堵塞，努力始能溲出，疼楚异常，且所溲者上多浮油胶黏，结于器底，是血淋而兼膏淋也。

从前延医调治经三十五人，服药年余分毫无效。尪羸已甚，后愚诊视其脉弦细，至数略数，周身肌肤甲错，足骨凸处其肉皮皆成旋螺高寸余，触之甚疼。盖卧床不起者，已半载矣。细询病因谓得之忿怒之余坠水中，时当秋夜，觉凉甚遂成斯证。知其忿怒之火，为外寒所束郁于下焦而不散，而从前居室之间，又有失保养处也。

拙著《医学衷中参西录》原有治血淋理血汤方，其方兼治溺血及大便下血之由于热者，系生山药一两，生龙骨、生牡蛎各六钱，白头翁、生杭芍、真阿胶（不炒）各三钱，海螵蛸四钱，茜草二钱，为其脉弦，遂以柏子仁（炒捣不去油）八钱代方中山药，以其善于养肝也。

　　疏方甫定其父出所服之方数十纸，欲以质其同异，仆曰无须细观诸方药，品与吾同者，惟阿胶、白芍耳。阅之果然，其父问何以知之？仆曰吾所用之方，皆若心自经营者，故与他方不同也。又问方中之义何居？答曰，此乃探本穷源之治也。柏实、阿胶，以理肝肾之虚，白头翁、白芍药，以清肝肾之热，茜草、螵蛸，化其凝滞而兼能固其滑脱（《内经》谓二药治伤肝之病时时前后血），龙骨、牡蛎以固其滑脱而兼能化其凝滞（《本经》谓龙骨消瘰癖，牡蛎消鼠瘘），服之必能奏效也。果煎服三剂，血淋遂愈，而膏淋亦稍减。改用生山药一两，生芡实、大生地各六钱，生杭芍、生龙骨、生牡砺各四钱，潞党参三钱（此方载拙著《医学衷中参西录》，名膏淋汤），连服二十余剂，膏淋亦愈，而小便仍然频数作疼。细询其疼之实状，谓少腹常觉疼而且坠，时有欲便之意，故有尿即不能强忍，知其又兼气淋也。又改用生黄芪、知母各五钱，生杭芍三钱，柴胡二钱，生明乳香、生明没药各一钱（此方载拙著《医学衷中参西录》，名气淋汤），十剂痊愈。周身甲错，足上旋螺尽脱。

　　或问柏子仁《本经》谓其能安五脏，未尝专言治肝，子独谓其善养肝者何也？答曰，凡植物皆喜阳光，故树杪皆向东南而柏树则独向西北，西北金水之方也。其实又隆冬不凋，饱经霜露，得金水之气甚多。肝脏属木，中含相火，性暴烈，《内经》名为将军之官，如骄将悍卒，必恩威并用，而后能纯驭之。柏子仁既禀金水之气，水能滋肝，金能镇肝，滋之镇之，肝木自得其养也。曾治一少年其肝脏素有伤损，一日忽肋下作疼，俾用柏子仁两许，煎汤服之，立愈，其善养可知矣。

　　至仆治毒淋初起，恒用鲜小蓟根一两，甘草三钱，煎汤送服去皮鸦胆子三十粒（破者勿用）。其久不愈者，用海金沙三钱，煎汤送服西药山推而三粒，或再调入骨湃波拔尔撒谋四滴，皆能奏效。

治虚劳证宜慎防汗脱说

人身之汗，犹天地之有雨也。天地阴阳和而后雨；人身亦阴阳和而后汗。然雨不可过，过雨则田禾淹没；汗亦不可过，过汗则身体虚弱。是以微汗之解肌者，可以和营卫、去灼热、散外感、通经络、消肿胀、利小便、排泄恶浊外出。汗之为用亦广矣。

若大汗淋漓，又或因之亡阳，因之亡阴，甚或阴阳俱亡，脱其元气，种种危机更伏于汗之中矣。而在阴虚劳热者，为尤甚。虚劳之证，有易出汗者，其人外卫气虚，一经发热，汗即随热外泄。——治之者，宜于滋补药中，加生龙骨、生牡蛎，山萸肉以敛其汗。

有分毫不出汗者，其人肌肤干涩，津液枯短，阴分虚甚，不能应阳分而化汗。其灼热之时，肌肤之干涩益甚。——亦宜少加龙骨、牡蛎、萸肉诸药，防其出汗。何者？盖因其汗蓄久不出，服药之后，阴分滋长，能与阳分治浃，其人恒突然汗出。若其为解肌之微汗，病或因之减轻；若为淋漓之大汗，病必因之加重，甚或至于不治。是以治此等证者，皆宜防其出汗。其服药至脉有起色时，尤宜谨防。可预购净萸肉二两，生龙骨、生牡蛎各一两备用。其人将汗时，必先有烦躁之意，或周身兼觉发热，即速将所备之药煎汤两盅，先温服一盅；服后汗犹不止者，再温服一盅。即出汗亦必不至虚脱也。

至其人或因泄泻日久致虚者，若用药将其大便补住后，其脏腑之气化不复下溜，即有转而上升之机。此时亦宜预防其出汗，而购药以备之，或更于所服药中兼用敛汗之品。

驳方书贵阳抑阴论

尝思：一阴一阳，互为之根，天地之气化也。人禀天地之气化以生，即人身各具一小天地。其气化何独不然。是以人之全身，阴阳互相维系：上焦之阳藏于心血，中焦之阳涵于胃液，下焦之阳存于肾水。凡心血、胃液、肾水，皆阴也。充类言之，凡全身津液脂膏脉腺存在之处，即元阳留蓄之处。阳无阴则飞越，阴无阳则凝滞。阳盛于阴则热，阴盛于阳则冷。由斯知阴阳偏盛则人病，阴阳平均则人安，阴阳相维则人生，阴阳相离则人死。

彼为贵阳抑阴之论者，竟谓"阳一分未尽，则人不死；阴一分未尽，则人不仙"，斯何异梦中说梦也。然此则论未病之时，阴阳关于人身之紧要，原无轩轾也。若论已病，又恒阳常有余，阴常不足（朱丹溪曾有此论）。医者当调其阴阳，使之归于和平，或滋阴以化阳，或泻阳以保阴，其宜如此治者，又恒居十之八九。藉曰不然，试即诸病征之。

病有内伤、外感之殊，而外感实居三分之二。今先以外感言之：伤寒、温病、疫病，皆外感也。而伤寒中于阴经，宜用热药者，百中无二三也；温病则纯乎温热，已无他议；疫病虽间有寒疫，亦百中之一二也。他如或疟，或疹，或痧证，或霍乱，亦皆热者居多。而暑喝之病更无论矣。

试再以内伤言之：内伤之病，虚劳者居其半。而劳字从火，其人大抵皆阴虚阳盛。究之，亦非真阳盛，乃阴独虚致阳偏盛耳。他如或吐衄，或淋痢，或肺病、喉病、眼疾，或黄疸，或水病、肿胀、二便不利，或嗽，或喘，或各种疮毒。以上诸证，已为内伤之大凡，而阳盛阴虚者实为十之八九也。世之业医者，能无于临证之际，以急急保其真阴为先务乎？即其病真属阳虚，当用补阳之药者，亦宜少佐以滋阴之品。盖上焦阴分不虚而后可受参、芪，下焦阴分不虚而后可受桂、附也。

此稿甫成，适有客至，阅一过而**问曰**：医家贵阳抑阴之说诚为差谬，原可直斥其非。至阴一分未尽不仙之说，亦并斥之，而仙家有号紫阳，号纯阳者，又作何解乎？

答曰：所谓仙者，乃凝炼其神明，使之终不磨灭也。《内经》谓"两精相搏谓之神"。道经谓"炼精化气，炼气化神"。所谓精者，果阴也阳也？盖仙家修成内丹，神明洞彻，如日丽中天，光景长新。而自号为紫阳、纯阳者，欲取法乎悬象也。然日为太阳，在地为火。火之燃烧，必赖氧气（火非氧气不着）；火之上炎，具有氢气（炉心有氢气）；氢氧相合，即为水素；火中既含有真水，火原非纯阳也。且日于卦为离，离之象，外阳而内阴，是以日之体外明而内暗，其暗处犹火之有燃烧料也。更征之日月相望：月若正对日之暗处，其光明即立减。由斯知日中含有真阴，日亦非纯阳也。况天干中之甲乙，皆为东方之生气。甲为阳而乙为阴，人之所知也。乃仙家内丹修成之后，不曰太甲金丹，而曰太乙金丹者，因道书不为女子说法，多为男子说法。若为女子说法，自当名为太甲金丹，阴资于阳也；为多为男子说法则必需乎太乙金丹，阳资于阴也。究之，仍不外阴阳互根之理也。——盖自太极朕兆以来，两仪攸分，而少阴、少阳即互函于太阳、太阴之中（太阳中有少阴，太阴中有少阳）。阴阳互根即阴阳互生。生天地此理，生人物此理，医学、仙学亦莫不本乎此理。彼谓阴一分未尽则人不仙者，亦知仙家所谓太乙金丹者作何解乎？愚向曾论学医者当兼用静坐之功，以悟哲学。是以今论医学而兼及仙学，仙学亦哲学也。

论愈痫丸治痫疯

（附：息神丸）

痫疯最为难治之证。因其根蒂最深（论者谓此病得于先天未降生之时），故不易治耳。

愚平素对于此证，有单用磨刀水治愈者；有单用熊胆治愈者；有单用芦荟治愈者；有用磁朱丸加赭石治愈者；有日用西药臭素加里、抱水格鲁拉尔诸药强制其脑筋使不暴发，而徐以健脾利痰、清火镇惊之药治愈者。然如此治法，效者固多，不效者亦恒有之，仍觉对于此证未有把握。

后治奉天小西边门外王氏妇，年近三旬，得痫疯证，医治年余不愈。浸至每日必发，且病势较重。其证甫发时作狂笑，继则肢体抽掣，昏不知人。脉象滑实，关前尤甚。

知其痰火充盛，上并于心，神不守舍，故作狂笑。

痰火上并不已，迫激脑筋，失其所司，故肢体抽掣，失其知觉也。

先投以拙拟荡痰汤（方系生赭石细末二两，大黄一两，朴硝六钱，清半夏、郁金各三钱），间日一剂。

三剂后，病势稍轻，遂改用丸药：硫化铅、生赭石、芒硝各二两，朱砂、青黛、白矾各一两，黄丹五钱，共为细末，复用生怀山药四两为细末，焙熟，调和诸药中，炼蜜为丸，二钱重。当空心时，开水送服一丸，日两次。服至百丸痊愈。

又治奉天女师范刘姓学生，素患痫风。愚曾用羚羊角加清火、理痰、镇肝之药治愈。

隔二年，证又反复，再投以原方不效。亦与以此丸，服尽六十九痊愈。

又治一沈阳县乡间童子，年七八岁，夜间睡时骚扰不安，似有抽掣之状。此亦痫风也。亦治以此丸，服至四十九痊愈。

此丸不但治痫风，又善治神经之病。

奉天陆军军官赵嘏斋，年五十许，数年头迷心乱，精神恍惚，不由自主。屡次医治不愈。

亦治以此丸，惟方中白矾改为硼砂，仍用一两，亦服至百丸瘥愈。

因此丸屡用皆效，遂名此丸为愈痫丸。而以硼砂易白矾者，名为息神丸。

愈痫丸

硫化铅、生赭石、芒硝各二两，朱砂，青黛、白矾各一两，黄丹五钱，共为细末，复用生怀山药四两为细末，焙熟，调和诸药中，炼蜜为丸，二钱重。当空心时，开水送服一丸，日两次。

【附录】制硫化铅法

用真黑铅、硫黄细末各一斤。

先将铅入铁锅中熔化，即将硫黄末四五两撒在铅上，硫黄即发焰。急用铁铲拌炒，所熔之铅即结成砂子。其有未尽结者，又须将硫黄末接续撒其上，勿令火熄。仍不住拌化之，铅尽结成砂子为度。待晾冷，所结砂子色若铅灰。入药钵，细研为粉。去其研之成饼者。所余之粉用芒硝半斤，分三次冲水，将其粉煮过三次，然后入药。

论痫风治法

痫疯之证，古方书谓其病根，伏藏于先天，至后天因有所感触而发，是以其证最为难治。愚临证四十余年，始拟得确有把握之方，今特详录于下，以答邓君。

西人治此证，习用麻醉脑筋之品，日服数次，恒可强制不发，然亦间有发时，且服之累年，不能除根，而此等药常服，又有昏神明减饮食之弊。庚申岁，在奉天立达医院，因诊治此证，研究数方，合用之，连治数人皆愈。一方用生赭石细末六钱，于白术酒曲（用神曲则无效，且宜生用）、半夏、生明没药、龙胆草各三钱，此系汤剂；一方用真黑铅四两，铁锅内熔化，再加硫黄细末二两，撒于锅上，其硫黄皆着，急用铁铲拌炒，锅经硫黄烧炼，皆在色，结成砂子，取出晾冷，碾轧成饼者（系未透之锅），去之，余者再用乳钵研极细，掺朱砂细末，与之等分，再少加蒸熟麦面（仅可为丸为度），和水为丸半分重（干足半分）。一方用西药臭剥、臭素安母纽谟各二钱，抱水过鲁拉两一钱，共研细掺蒸熟麦面四钱，和水为丸桐子大。以上三方，早晚各服西药十四丸，午后服硫锅朱丸十二丸，日服药三次，皆煎汤剂送服，汤药一剂，可煎三次，以送此三次所服丸药。如此日日服药，月余，痫风可以除根。《内经》云，诸风掉眩，皆属于肝，肝经风火挟上冲，遂致脑髓神经，顿失所司，周身抽掣，知觉全无，赭石为铁养化合，中含铁质，既善平肝，而其降逆之力，又能协黑锅朱砂，以隧痰镇惊，此其所以效也。用白术酒曲者，调养脾胃，使之能受金石之药，犹白虎汤中之用粳米、硝石矾石散之送以大麦粥也。用沼药者，藉之以流通经络也，用西药臭剥诸药者因其皆能强制脑筋以治病，俾目前不至反复，而后得以分健胃利痰清火通络之药，以铲除其病根也。

（又方）硫化锅（即用硫炒化之锅）片、朱砂、芒硝各二两，砂生、白矾各六钱，全蜈蚣十条，共为细末，加炒熟山药细末（须用生山药为末，慢火焙熟）四两和药水丸桐子大，早晚空心时各服三钱，浓磨生铁锈水，煎汤送下服之月余亦可除根。在奉天时曾制此一料，治愈三人。又拙著《医学衷中参西录》五期第二卷，论中西之药宜相助为理，篇中亦曾论及此证，兄处会购去此书自披阅之可也。

三家磨刀水可治痫风

壬寅之岁，愚训蒙于邑之北境仁村外祖家，表弟刘瑞卿，有幼女森姐，年六岁，自三岁时，即患痫风。初数月一发，继所发渐密，后竟至一日数发，精神昏昏不醒。时愚治此病犹未有确实把握，为开治痫风药数味，俾用三家磨刀水煎药。盖三家磨刀水可以洗疮，方书原载有斯方，因思三为木数，铁为金属，三家磨刀水应可引药入肝，且可藉金气以制肝木之恣横也。乃磨水者将水磨好入罐中，而煎药者误以为药亦在内，遂但煎其水，历多时始煎成一茶杯，徐徐灌下，移时痫风熄止，精神渐生。翌晨见所取之药，犹在几上。始知昨所饮者但磨刀锈水，遂向愚告明，且问药还服否。此诚意外之事，愚闻之不胜欣喜，遂俾其每日但煎磨刀水饮之，约饮旬日，而痫风永除根矣。

论癫狂失心之原因及治法

人之元神在脑，识神在心。无病之人识神与元神息息相通，是以能独照庶务，鉴别是非，而毫无错谬。乃有时元神、识神相通之路有所隔阂，其人之神明艰险，失其所用。恒至颠倒是非，狂妄背戾，而汩没其原来之知觉。此何故也？盖脑中之元神，体也；心中识神，用也。人欲用其神明，则自脑达心；不用其神明，则仍由心归脑。若其心脑之间有所隔阂，则欲用其神明，而其神明不能由脑达心，是以神明顿失其所司。而究其隔阂者果为何物，则无非痰涎凝滞而已。

盖人之神明属阳而性热。凡其人心中有不释然，或忧思，或忿怒，或用心过度，其神明常存于心中，必致其心中生热，灼耗水饮，而为胶痰，其甚或成顽痰。此痰随心血上行，最易凝滞于心脑相通之路。其凝滞之甚者，元神与识神即被其隔阂而不相通矣。

是以愚治此证，其脉甚洪实者，恒投以大剂承气汤，而重用赭石辅之。大黄可用至一两，生赭石可用至二两，名之为**荡痰汤**。其证极重者，又恒用所煎汤药送服甘遂细末一钱，名之为**荡痰加甘遂汤**。其方皆载于第三期三卷，兹不复详论。

惟近在天津，治河东李公楼刘姓女子，得失心病，然有轻时，每逢大便干燥时则加剧。

遂俾用生赭石细末，每服三钱，日两次。连服月余，大便之干燥除，而病亦遂愈矣。诚以赭石重坠之性，能引其隔阂元神、识神之痰涎下行也。

又愚在籍时，曾治一室女，得失心病甚剧，不知服药，其家人又不欲强灌之。

遂俾用以朴硝当盐，置于其所日用饮食中。月余，其病亦愈。

盖朴硝味咸性寒，原为心经对宫之药，故大能清心经之热，而其开通消化之力，又善清顽痰、胶痰。是以服之亦立见功效也。

因其方简便易用，遂载于三期书中。后医界同仁亦用此方有效，致书相告者数处焉。

由斯观之，若遇癫狂失心之剧者，又不妨两方并作一方用。

特是上所论者，皆癫狂失心之实证也。有其人上盛下虚，其下焦之真阴真阳不相维系，又加肝风内动为引，陡然痰火上奔，致迷乱其本性者，其治法详于三期三卷中，且附载有治愈之案，可参观也。

论治霍乱经验方

急救回阳汤。治霍乱吐泻已极、精神昏昏、气息奄奄、至危之候。

潞党参一两，生山药一两，山萸肉去净核八钱，炙甘草三钱，朱砂研细五分，生赭石研细三钱。先用童便半盅，炖热送下朱砂，继服汤药。

己未秋奉天霍乱盛行，时愚在奉天医院，拟得急救回生丹，用之甚效。适值警务处长莲波王君，任防疫总办，问愚有何良方，救此危险之证。因语以急救回生丹，王君言，若药坊间配制，恐不如法，即烦院中为制三十剂，分于四路防疫所，若果效时，后再多制，愚遂亲自监视制三十剂付之，翌日来信，言药甚有效验。又俾制五十剂，又翌日来信，言此药效验异常。又俾制一百二十剂，愚方喜此药可以广传救人疾苦，孰意翌日，自京都购得周氏回生丹到，此药即停止矣。固思自古治霍乱，无必效之方，此方既如此效验，若不自我传编寰区，恐难告无罪于同胞。遂将霍乱之病由与治法，及用法之意，详书一纸，登诸报章，又将登报之文，寄于直隶，故城县知事友人袁霖普，而袁君果能用方救人若干，推行编于直隶山东诸州县。

直隶故城知事袁霖普来函论急回生之效果："寿甫仁兄雅鉴，前次寄来急救回生丹方，不知何以斟酌尽善，初故城闹疫，按方施药六十剂，皆随手辄效，后故城外镇郑家口闹疫，又施药二百剂，又莫不全活，继遂将其方刷印数百张，直隶百余县山东数十县每县署寄去一张，日下呈明省长，登北洋公报矣。锡类推仁，我兄之功德真无量哉。"

急救回生丹，效则效矣。然但为霍乱救急之方，仍非思患预防之方也。且香窜之品，但为散药，易于走味，不如制作丸药，又不如使所制之丸药，既能防患于预，又能防变于猝，乃为尽善，思维再四，继又变通其方，而制卫生防疫宝丹，爰将其方列下。

卫生防疫宝丹

粉甘草细末十两，细辛细末两半，香白芷细末一两，薄荷冰细末四钱，冰片细末二钱，朱砂细末三钱。

先将前五味和匀，用水为丸如桐子大，晾干不宜日晒，再用朱砂为衣，勿令余剩，装以布袋杂以琉珠，来往撞荡，务令丸滑坚实，如此日久可不走气味。若治霍乱症，宜服八十丸，开水送服。余症宜服四五十丸，服后均宜温覆取微汗。若平素含化以防疫疠，自一丸至四五丸皆可。此药又善治头痛、牙痛含化，心下、胁下及周身关节经络作痛，气郁、痰郁、食郁、痢疾、呃逆、呕哕，醒脑养神，在上能清，在下能温，种种利益，不能悉数。

奉天抚顺县瓢尔屯煤矿经理尚席珍来函，论卫生防疫宝丹之效果："寿甫仁兄伟鉴，向在院中带卫生防疫宝丹二百包，原备矿上工人之用，后值霍乱发生，有工人病者，按原数服药四十丸，病愈强半。又急续服四十丸，遂脱然痊愈，后有病者数人，皆服药八十丸，中有至剧者一人，一次服药一百二十丸，均完全治愈，近处有此症者争来购求此药，亦服之皆愈。一方呼为神丹，二百包倏忽告尽，乞于邮便再为寄数百包来，以救生命是所切盼。"

直隶故城县知事袁霖普来函论卫生防疫宝丹之效果："寿甫仁兄道鉴，前接卫生防疫宝丹之方，弟照方配制，不料时疫盛行，各县染此病者，伤人甚多，弟除传布各县各乡之外，前后已配药六十料，救活人已及千矣。刻又陈情省长、警务处长，登之北洋公报，使各县得知之，人之欲善，谁不如我，倘各县均肯按方舍药，则救人无算矣。弟虽费钱不少，然私心窃慰，愈征我兄为救世之人，非偶然也。翘首北望，不胜欣颂，兼为群黎致谢焉。"

按此二方，后方较前方多温药二味，前方性微凉，后方则凉热平均矣。用者斟酌于病因凉热之间，分途施治可也。后方若临症急用，不暇为丸，可制为散，服一钱，效更速。

【附录】霍乱解毒汤（《周氏集验方》）

治霍乱脉数苔腻，口渴溺短，甚者肢冷，脉伏瘛疭。

川连六分，淡吴萸一分，二味另煎，冲制半夏钱半，生枳实钱半，黄芩钱半，白芍钱半，症重倍连萸，上焦病甚半枳，下焦病甚倍芩芍。

论霍乱治法

（附：急救回生丹、卫生防疫宝丹）

霍乱为最险要紧急之证，且其证分阴阳。阴证宜治以温药，阳证宜治以凉药。设或辨证不清，而凉热误投，必凶危立见。即辨证清矣，而用药凉热不爽，亦未必能救其强半也。

己未孟秋，奉天霍乱盛行，吐泻转筋，甚者脉闭，身冷如冰，而心中发热，嗜饮凉水。

愚断为阳证，而拟得急救回生丹一方，药性虽凉，然善发汗，且善解毒，能使内伏之毒热透表外出，而身之凉者可温，脉之闭者可现。

时奉天警务处长王莲波君，兼为临时防疫总办，询方于愚，因开此方与之。后凡服此方者，大抵皆愈。

继又拟得卫生防疫宝丹方，于前方之中加辛香温通之药两味，俾其药性凉热适均。日服数十粒可暗消病根于无形。若含数粒，可省视病人不受传染。

时有刘耀华者，沧州城里人，充奉天财政厅司书，见丐者病卧街头，吐泻转筋，病势垂危，而耀华适带有卫生防疫宝丹，与以数十粒。复至茶馆，寻开水半盏，俾送下。须臾，吐泻转筋皆愈，而可起坐矣。

继有扶顺县飘尔屯煤矿经理尚习珍，来院购防疫之药，即将卫生防疫宝丹二百包与之。其煤矿工人患霍乱者，或服八十粒，或服一百二十粒，皆完全救愈。一方竟托尚君来购此药，呼为神丹。

由斯知卫生防疫宝丹之于霍乱，既可防之于未然，又可制之于既发。其功效亦不减急救回生丹也。且此二方不独用于奉天一方有效也。

斯岁，直隶、山东亦多此证。直隶故城县尹袁霖普君寄函，问治此证之方，因开急救回生丹方与之。袁君按方施药二百六十剂，即救愈二百六十人。又将其方遍传直隶、山东各县，且又呈明省长，登之北洋公报。袁君可谓好行其德者矣。

次年，直南数十县又有此证，袁君复来问方。审其所述病之情状，似阳中伏阴，又为寄去卫生防疫宝丹方。袁君按方自制药六大剂，救愈千人，仍复传遍各县，呈明省长，登之北洋公报。

且此两次，本籍盐山亦有此证。愚曾寄方于长子荫潮，亦按方施治，皆奏效。

【按】以上诸征验，则急救回生丹与卫生防疫宝丹可为治阳霍乱之定方矣，而实未尝以之治阴霍乱也。即有时霍乱或阳中伏阴，或阴阳交争，亦只治以卫生防疫宝丹，而未尝治以急救回生丹也。近时杭州裘吉生君所梓《三三医书》，其初集第八种为《时行伏阴刍言》，著此书者为田云槎，未详何时何地人。评此书者为当阳李贡三（名振声）。其所谓时行伏阴者，吐泻转筋、肌消目陷、脉沉迟、四肢拘紧、腹疼心不觉热。此与阴证霍乱几无以异。而李君谓卫生防疫宝丹善治此证，若兼有外感者，急救回生丹亦可用。此诚愚制方时所念不及此者也。今录其原文于下，以备参观。

时行伏阴刍言李君贡三评语原文：

辛酉六月三十日，余方就诊戚家，不意长儿大新（现年十二）大泻不止。及余回家，而吐亦作矣。其脉尤紧而迟，四末微麻，头疼，身热，无汗，口渴。

此伏阴而兼外感也。投以急救回生丹。此方系张寿甫先生所创，载在《医学衷中参西录》。本年暑假内余按法制有数剂，用之无不获效。

　　小儿此证虽属伏阴，因有兼证须兼解表，且先生谓此丹服之可温覆得汗，故与之。

　　从此可知：无论伏阴霍乱，其病初起时，可先与此丹，令其得汗，以减其势，而后再分途治之可也（若但系伏阴证，先与以先生所制卫生防疫宝丹更妙）。

　　乃服药后，须史汗出，吐泻之势亦稍缓。继与以漂苍术三钱，枳壳二钱，厚朴钱半，西砂仁、广陈皮、炙甘草、苏叶各一钱，薄荷八分，加生姜、大枣，煎汤服之，未尽剂而愈。

　　【按】其哲嗣兼外感，所以身热口渴；若但为伏阴，初则吐泻，继则身冷、转筋、目眶塌陷，无一不与霍乱相同。惟心中不觉发热，且四肢有拘急之象耳。斯实仿佛阴证霍乱，与《伤寒论》所载之霍乱相似，故其书所载复阳消阴法即系附子理中汤。

　　今李君于其初得，谓可治以急救回生丹，且谓若治以卫生防疫宝丹更妙。盖卫生防疫宝丹，初服下觉凉，继则终归于热。因冰片、薄荷冰皆性热用凉也。况细辛、白芷原属温热之品。是以此丹之妙用：在上能清，在下能温耳。至急救回生丹，无辛、芷之热，朱砂又加重，药性似偏于凉矣。然朱砂原汞硫化合，凉中含有热性。况冰片、薄荷冰亦加多，发汗甚捷。服后无论新受之外感，久伏之邪气，皆可由汗透出。

　　由斯观之，若果系阳证霍乱，即放胆投以急救回生丹，必能回生。若不能断其为阴为阳，即投以卫生防疫宝丹，亦无不效也。——夫方自愚制，经李君发明之，而其用愈广，亦愈妙。李君真愚之益友矣！

　　爰将二方之制法、服法详列于下。

急救回生丹

　　顶好朱砂一钱半，粉甘草细末一钱，冰片三分，薄荷冰二分。

　　共为细末，分三次服。多半点钟服一次，开水送下，温覆得汗即愈。若初服即得汗者，后二次可徐徐服之。吐剧者，宜于甫吐后服之。

卫生防疫宝丹

粉甘草_{细末十两}，细辛_{细末两半}，香白芷_{细末一两}，薄荷冰_{细末四}钱，冰片_{细末三钱}，顶好朱砂_{细末三两}。

将前五味水泛为丸，绿豆大，阴干（不宜晒），朱砂为衣，勿令余剩，务令外皮坚实、光滑，可不走味。霍乱轻者，服一百二十粒，重者服一百六十粒或二百粒。开水送下。服一次未痊愈者，可继续服至数次。二方皆宜服之痊愈然后停服。

【按】卫生防疫宝丹多服亦可发汗。无论霍乱因凉因热，用之皆效。并治一切暴病痧证，头疼，心烦，四肢作疼，泄泻，痢疾，呃逆（治此证尤效）。若无病者，每饭后服二十粒，能使饮食速消，饭量骤加，实为健胃良药。且每日服之，尤能预防一切杂证，不受传染。

霍乱之证，有但用上二方不效者，其吐泻已极、奄奄一息将脱者是也。方书有谓霍乱为脱疫者，实指此候。此时无论病因为凉为热，皆当急用人参八钱以复其阳，生山药一两、生杭芍六钱以滋其阴，山萸肉八钱以敛肝气之脱（此证吐泻之始，肝木助邪侮土，吐泻之极而肝气转先脱，将肝气敛住而元气可固），炙甘草三钱以和中气之漓，赭石细末四钱引人参之力下行即以防其呕吐，朱砂、童便（先用温热童便送服朱砂细末五分，再煎服前药）以交其心肾。此方名急救回阳汤，实阴阳俱补也。

心中觉热者，加天冬六七钱；身凉、脉不见、心中分毫不觉热者，去芍药，加乌附子一钱；若心中犹觉热，虽身凉脉闭，不可投以热药；汗多者，萸肉可用至两余。方中人参若用野台参，即按方中分量；若用东省野山参，分量宜减半，另炖兑服。

【按】此方当用于吐泻既止之后。若其势虽垂危，而吐泻犹未止，仍当审其凉热，用前二方以消内毒，然后以此方继之。其服药距离时间，约在多半点钟。

曾治奉天小南关寇姓媪，霍乱吐泻一日夜。及愚诊视时，吐泻已止，周身皆凉，六脉闭塞，精神昏愦，闭目无声，而呼之仍有知觉，且恒蹙其额。

知霍乱之毒犹扰乱于其心中也。问其吐泻时情状，常觉心中发热，频频嗜饮凉水，知其确系阳证。

先与以急救回生丹三分之一，和温开水灌下。迟半点钟，视其形状较安，仍身凉无脉。

俾煎急救回阳汤一剂，徐徐灌下，且嘱其服药以后，且不时少与以温开水。至翌晨，复为诊视：身热脉出，已能言语，仍自言心中热甚。

遂用玄参二两，潞参一两，煎汤一大碗，俾徐徐温饮下，尽剂而愈。

详观此案，当知用急救回阳汤之方针矣。

上所拟治霍乱三方，急救回生丹宜于霍乱之偏热者；卫生防疫宝丹宜于霍乱之偏凉者；急救回阳汤以救霍乱之将脱者。治霍乱之方，似已略备。然霍乱中间有大凉大热之证，似宜另商治法。今更进而申论之。

《伤寒论》之论霍乱也，主于寒，且主于大寒。若理中加附子，通脉四逆加人参诸方，皆治大寒之药也。然其各节中多言恶寒，四肢拘急，厥冷，或吐利汗出，或寒多不用水，必其病象中现如此形状，且脉象沉细欲无者，方可酌用《伤寒论》中诸方以急回其阳。阳回之后，间有觉烦热者，又宜急服凉润滋阴之药，以善其后。盖阳回其心脏跳动有力，则脉可复，身可热，吐泻亦可止。因其从前吐泻过剧，伤其阴分，是以阳回之后恒有觉烦热者，故又宜服凉润滋阴之药以善其后也。然此等证极少，愚经历霍乱多次，所治若此等证者不过四五焉。至霍乱之大热者，则恒有之。

忆昔壬寅孟秋，邑中霍乱盛行，按凉治者多偾事，按热治者亦愈否参半，惟放胆恣饮新汲井泉水者皆愈。愚则重用羚羊角治愈此证若干。——因岁逢少阳相火司天（司虽管上半年，实能主一岁，况其病根原伏于夏），岁干又是木运，因其肝胆木气过旺伤土，故重用羚羊角平之有效也。

后愚问恣饮井泉水愈者数人，皆言彼时虽吐泻交作，脉微身凉，而心中则热而且渴，须臾难忍，惟恣饮凉水可稍解。饮后须臾复吐出，又须再饮。过半日，凉水饮近一大水桶，热渴渐愈而吐泻亦止矣。

【按】此原当饮以冰水，或食冰块。而乡村无冰，故以井泉水代之。

又，丁卯季夏，天气炎热非常，愚临睡时偶食西瓜数块。睡至黎明，觉心中搅乱恶心，连吐三次，继又作泻。

急服急救回生丹钱许，心中稍安。须臾，病又如旧，且觉心中发热，火气上腾，右腿转筋。而身不凉，脉不闭。

自知纯系热证。《千金方》治霍乱用治中汤（即理中汤），转筋者加石膏，是霍乱之兼热者原可重用石膏也。

遂煎白虎加人参汤一大剂，服后病又稍愈。须臾仍然反复，心中热渴，思食冰。

遂买冰若干，分作小块吞之。阅点半钟，约食冰二斤，热渴吐泻俱止，而病若失矣。

此虽因食凉物激动伏暑之热，然吐泻转筋非霍乱而何也。

上二案皆证之大热者也。若无井泉水与无冰之处，可用鲜梨片或西瓜蘸生石膏细末食之。此愚治寒温之病阳明大热且呕不受药者之方也。究之，其病发动之时，其大凉者仍宜先服卫生防疫宝丹，其大热者仍宜先服急救回生丹，因此二药皆能除毒菌、助心脏，使心脏不至受毒麻痹，病自无危险也。

时申济人（顺义县人）曰："霍乱有阴阳之辨。若于六七月间，或栖当楼窗，或夜卧露地，忽患上吐下泻、两腿筋抽、眼窝青、唇黑、身凉、有汗、脉沉伏者，此阴证也。急以针刺尺泽、少泽、委中（此穴易深寸许）、十宣，若吐泻不止，刺中脘、水分，其病立愈。若身热、无汗、脉沉紧、腹疼甚、呕而不得上出、胀而不得下泻，此阳证也。急用针刺少商、委中、尺泽，腹疼不止，刺气海、章门、足三里。依法灸刺，无不愈者。"

【按】此论辨阴阳之证颇精确。其谓阴证腿筋抽者，非转筋也，即《伤寒论》所谓四肢拘急也。若转筋，则阴阳之证皆有矣。其谓眼窝青、唇黑者，斯实阴证之明征。其谓身凉、脉沉、伏者，阳证亦间有之。然阴证至此时恒恶寒，身欲厚覆；阳证则始终不恶寒，即覆以单被亦不欲。至其谓阴证有汗，阳证无汗，此论最确。又其论阴证，未言腹疼，论阳证则言腹疼甚，盖阳证邪正相争，仍有抗拒之力，其吐不得吐、泻不得泻者必然腹疼，即吐泻频频者亦恒腹疼；至阴证则邪太盛、正太衰，毫无抗拒之力，初得或犹有腹疼者，至吐泻数次后即不腹疼矣。至其以腹疼、吐不能吐，泻不能泻，名为干霍乱者，专属于阳证，尤具有特识。所论针刺十余穴皆为治此证要着。即不谙针灸者亦宜单习此十余穴，以备不时之焉。且临时果能针药并用，证愈必速。总之，证无论凉热，凡验其病原虫若蝌蚪形而曲其尾者，皆霍乱也。

又，天津医友鲍云卿曰："余遇纯阴霍乱，分毫不觉热者，恒用大块生姜切成方片，密排脐上两层，抟艾绒如枣大灸之，其吐泻转筋可立止。"

从前壬寅岁，少阳相火司天，厥阴风木在泉。风火相煽，岁气主热。其岁孟秋，发生霍乱，传染甚广，其病皆肝胆之火炽盛，前已言之。今岁壬申，其天干与壬寅年皆为木运（丁壬化木）；地支寅与申，其司天在泉皆同。是以发生之霍乱亦多肝火盛，因之呕吐恒甚剧。

曾治一妇人得斯病，即饮水一口，下咽亦即吐出。医者皆穷于用药。后愚视之，其六脉若有若无，自言心中热不能支。问想食冰否？答言想甚。

遂俾买冰若干，嘱其尽量吞服小冰块，约食冰斤半，其呕吐止矣。

与以急救回生丹一剂，俾分三次服下，病遂愈。

【按】《内经》司天在泉之说，当时医者多不信。然临证之际固不必拘拘本此，而病证与气运之会合，恒有显然可征者。千古诒留之圣训，岂可尽视为荒渺哉？

今岁霍乱过后，有河南公安局刘镇南君来函，言当霍乱盛行之时，偶披阅《医学衷中参西录》，得卫生防疫宝丹，自出资配药一料，服者皆愈。同仁见药甚效，又共集资配药若干，广为施舍，并登本市民报，且将方送全省赈务会，以分送各县分会，广为施舍。而同时灾黎之赖以全活者不胜计矣。

又山东烟台同善社高砚樵来函，言其处当霍乱猖獗之时，绅商富户共计配卫生防疫宝丹一百六十余料，约计治愈一万多人。且遇吐泻已极将脱者，兼治以急救回阳汤，其阳回后，间有发生火热，急投以白虎加人参汤治愈者。其详函在后第八卷中。可参观。

论鼠疫之原因及治法

（附：坎离互根汤）

自鼠疫之证流毒甚烈，医者对于此证未之前闻。即治疗此证，未有专方。致国家一遇此证之发生，即设局防疫，委之西医。而西医又毫无确实疗法，惟置之隔离所中听其自死，致患此证者百中难愈二三，良可慨也。不知此证发生之初，原是少阴伤寒中之热证类，至极点始酝酿成毒，互相传染。今欲知此证之原因及治法，须先明少阴伤寒之热证。

尝读《伤寒论》少阴篇，所载之证有寒有热。论者多谓：寒水之气直中于少阴，则为寒证；自三阳传来，则为热证。执斯说也，何以阴病两三日即有用黄连阿胶汤及大承气汤者？盖寒气侵人之重者，若当时窜入少阴，为少阴伤寒之寒证。其寒气侵人之轻者，付于三焦脂膜之中，不能使人即病，而阻塞气化之流通，暗生内热，后因肾脏虚损，则伏气所化之热即可乘虚而入肾；或肾中因虚生热，与伏气所化之热相招引，伏气为同气之求，亦易入肾。于斯虚热实热，相助为虐，互伤肾阴，致肾气不能上潮于心，多生烦躁（此少阴病有心中烦躁之理）。再者，心主脉而属火，必得肾水之上济，然后阴阳互根，跳动常旺；今既肾水不上潮，则阴阳之气不相接续，失其互根之妙用，其脉之跳动多无力（此少阴病无论寒热其脉皆微细之理）。人身之精神与人身之气化原相凭依。今因阴阳之气不相接续，则精神失其凭依，遂不能振作而昏昏欲睡（此少阴病但欲寐之理）。且肾阴之气既不能上潮以濡润上焦，则上焦必干而发热，口舌无津，肺脏因干热而咳嗽，咽喉因干热而作痛。此皆少阴之兼证，均见于少阴篇者也。

《内经》谓："冬伤于寒，春必病温"，此言伏气化热为病也。然其病未必入少阴也。《内经》又谓："冬不藏精，春必病温"，此则多系伏气化热乘虚入少阴之病。因此病较伏气入他脏而为病者难于辨认，且不易治疗，故于"冬伤于寒，春必温病"之外，特为明辨而重申之也。盖同是伏气发动，窜入少阴为病，而有未届春令先发于冬令者，则为少阴伤寒，即系少阴伤寒之热证，初得之即宜用凉药者也；其感春阳之萌动而后发，及发于夏、发于秋者，皆可为少阴温病，即温病之中有郁热，其脉象转微细无力者也。其病虽异而治法则同也。

既明乎此，试再进而论鼠疫。鼠疫之证初起，其心莫不烦燥；其脉不但微细，恒至数兼迟（间有初得脉洪数者，乃鼠疫之最轻者）；

其精神颓败异常，闭目昏昏，不但欲睡，且甚厌人呼唤；其口舌不但发干，视其舌上，毫无舌苔，而舌皮干亮如镜；其人不但咳嗽咽痛，其肺燥之极，可至腐烂，呕吐血水（奉天人言，辛亥年此证垂危时呕吐血水）。由斯而论，鼠疫固少阴热证之至重者也。虽其成鼠疫之后，酿为毒菌，互相传染，变证歧出：有为结核者，有为败血性者。而当起点之初，大抵不外上之所述也。然此非愚之凭空拟议也，试举一案以征之。

民国十年，黑龙江哈尔滨一带鼠疫盛行。奉天防范甚严，未能传染入境。唯中国银行与江省银行互相交通，鼠疫之毒菌因之有所传染。其行中经理施兰孙者，浙江人，年三十余，发生肺炎性鼠疫，神识时明时愦，恒作谵语，四肢逆冷，心中发热，思食凉物，小便短赤，大便数日未行，其脉沉细而迟，心虽发热，而周身肌肤之热度无异常人。且闭目昏昏似睡，呼之眼微开。

此诚《伤寒论》少阴篇所谓"但欲寐"之景象也。

其舌上无苔，干亮如镜，喉中亦干甚，且微觉疼，时作干咳，此乃因燥生热，肾气不能上达，阴阳不相接续，故证象、脉象如此，其为鼠疫无疑也。

此证若燥热至于极点，肺叶腐烂，咳吐血水，则不能治矣。犹幸未至其候，急用药调治，尚可挽回。

其治之之法，当以润燥清热为主。又必须助其肾气，使之上达，与上焦之阳分相接续而成坎离相济之实用，则脉变洪大，始为吉兆。爰为疏方于下：

生石膏捣细三两　知母八钱　玄参八钱　生怀山药六钱

野台参五钱　甘草三钱

共煎汤三茶盅，分三次温饮下。

【按】此方即拙著《医学衷中参西录》三期六卷中白虎加人参汤，以山药代粳米而又加玄参也。方中之意：用石膏以清外感之实热；用山药、知母、玄参以下滋肾阴、上润肺燥；用人参者，诚以热邪下陷于少阴，遏抑肾气不能上达，而人参补而兼升之力既能助肾气上达，更能助石膏以逐除下陷之热邪，使之上升外散也。且凡阴虚兼有实热者，恒但用白虎汤不能退热，而治以白虎加人参汤始能退热。是人参与石膏并用，原能立复真阴于邪热炽盛之时也。

将药三次服完，身热，脉起，舌上微润，精神亦明了。惟大便犹未通下，内蕴之热犹未尽清。

俾即原方再服一剂，其大便遂通下，余热亦遂尽消矣。

为此证无结核败血之现象，而有肺燥、舌干、喉疼之征，故可名之为肺炎性鼠疫也。

后又治一人，其病之状况大致皆与前证同，惟其脉之沉细及咽喉之干疼则较前尤甚。

仍投以前方，俾用鲜白茅根煎汤，以之代水煎药。及将药煎成，又调入生鸡子黄同服。

服后效验异常，因名其方为坎离互根汤。

爰将其方详细录出，以备医界之采用。

坎离互根汤

生石膏捣细三两　知母八钱　玄参八钱　野台参五钱

生怀山药五钱　甘草二钱　鸡子黄三枚　鲜茅根切碎四两

先将茅根煎数沸，视茅根皆沉水底，取其汤，以之代水，煎方中前六味。取汤三盅，分三次温服下。每服一次，调入生鸡子黄一枚。

此方比前方多鸡子黄，而又以茅根汤煎药者，因鸡子黄生用善滋肾润肺，而茅根禀少阳最初之气，其性凉而上升，能发起脉象之沉细也。上方乃取《伤寒论》少阴篇黄连阿胶汤与太阳篇白虎加人参汤之义，而合为一方也。黄连阿胶汤原黄连、黄芩、芍药、阿胶、鸡子黄并用，为此时无真阿胶，故以玄参代之；为方中有石膏、知母，可以省去黄连、黄芩诸药。西人谓鸡子黄中含有副肾髓质之分泌素，故能大滋肾中真阴，实为黄连阿胶汤中之主药，而不以名汤者，以其宜生调入而不可煎汤也。是以单用此一味，而黄连阿胶汤之功用仍在。

至于白虎加人参汤中去粳米，而以生山药代之，以山药之性既能和胃（原方用粳米亦取其和胃），又能助玄参、鸡子黄滋肾也。用白虎汤以解伏气之热，而更加人参者，取人参与石膏并用，最善生津止渴，以解寒温之燥热；而其补益之力，又能入于下焦，以助肾气之上达，俾其阴阳之气相接续，其脉之微细者可变为洪大，而邪可外透矣。继又服之，脉之洪大者渐臻于和平，而病即痊愈矣。

咳嗽者，加川贝母三钱。咽喉疼者，加射干三钱。呕吐血水者，加三七细末二钱，犀角、羚羊角细末各一钱，三味和匀，分三次送服。无力者但用三七亦可。其大便不实者，宜斟酌缓服。若大便滑泻者，非下焦有寒，实因小便不利，宜服拙拟滋阴清燥汤（方系怀山药滑石各一两，生杭芍药五钱，甘草三钱）。滑泻止后，再服前方。又宜将方中石膏减作二两，生山药倍作一两，缓缓与服。其脉象间有不微细迟缓，而近于洪数者，此乃鼠疫之最轻者。治以此方，一服当即速愈。总之，此证燥热愈甚，则脉愈迟弱，身转不热，若服药后脉起身热，则病机已向愈矣。愚初治此证时，曾但用白虎加人参汤，以生山药代粳米。治愈后，拟得此方，奏效尤捷。

或疑寒温之证皆不传染，鼠疫既为少阴寒温证之剧者所成，何以独易传染？不知其传染之毒菌，皆生于病终不愈，甚至脏腑溃败，或因阴阳之气久不接续，血脉之流通可至闭塞，因闭塞而成腐败，此皆足以酿毒以相传染也。少阴寒温之未变鼠疫者，其剧不至此，所以不传染也。至此证之因传染而成者，其毒愈酝酿而愈甚，即病不甚剧而亦可传他人。所以此病偶有见端，即宜严为防范也。

【按】此证之传变，又分数种。后观哈尔滨斯年报告之病状，实甚复杂。今录其原文于下，以备参考。

民国十年春，哈尔滨防疫医官赵含章君报告文：斯年鼠疫之病状：染后三日至七日，为潜伏期。先有头痛、眩晕、食欲不振、倦怠、呕吐等前驱证。或有不发前驱证者。继则恶寒、战栗，忽发大热，达三十九至四十度以上，或稽留，或渐次降下。淋巴管发生肿胀。在发热前或发热之一二日内，概发肿块一个，有时一侧同发两个，如左股腺与左腋窝腺而并发是也。该肿块或化脓，或消散，殊不一定。大部沉嗜眠睡（此即少阴证之但欲寐之理），夜间每发谵语。初期多泄泻二三次。尿含蛋白（此伤肾之征）。病后一二日，肝脾常见肥大。轻证三四日体温下降，可愈。重证二日至七日多心脏麻痹（其脉象细微同于少阴病脉可知）。此证可分腺肿性、败血性、肺炎性百斯笃（即鼠疫）三种。腺肿百斯笃最占多数，一处或各处之淋巴管并其周围组织俱发炎证，其鼠蹊腺及大腿上三角部之淋巴腺尤易罹之，腋窝腺及头部腺次之，又间侵后头腺、肘前后腺、耳前后腺、膝腘腺等。其败血性百斯笃，发大如小豆之斑，疼痛颇甚，且即变为脓疱，或更进而变坏疽性溃疡，又有诱起淋巴腺炎者。肺炎性百斯笃之证，剧烈殊甚，一如加答儿性肺炎或格鲁布肺炎，咯出之痰中含有百斯笃菌，乃最猛恶者也。

【按】上段述鼠疫之情状，可为详悉尽致，而竟未言及治法，想西医对于此证并无确实之治法也。且其谓轻证三四日体温下降，可愈；至其重证，体温不下降，岂不可用药使之下降？至言重证垂危，恒至心脏麻痹。推其麻痹之由，即愚所谓肾气不上达于心，其阴阳之气不相接续，心脏遂跳动无力，致脉象沉迟细弱也。此证若当其大热之初，急投以坎离互根汤，既能退热，又能升达肾气，其心脏得肾气之助，不至麻痹，即不难转危为安也。又其谓大部沉嗜眠睡，与愚所经历者之状似昏睡，皆有"少阴病，但欲寐"之现象，亦足征愚谓此证系伏气化热入肾变成者，原非无稽之谈也。特是愚前用之方，因在奉天未见传染之毒，所以治法不备。后阅《山西医志》，载有厦门回春院院长吴君锡璜

"鼠疫消弭及疗法"一篇，其用药注重解毒，实能匡愚所不逮。爰详录之于下，以备治斯证者之采取。

吴锡璜君登志原文：疫菌既染，危险万状。大略分为腺鼠疫、肺鼠疫二种。其为证也，先犯心脏，使心力衰弱，凡脉搏如丝，即为疫毒侵犯心脏惟一之确据。其次体温速升，头痛眩晕，或作呕吐。渐渐意识朦胧，陷于昏睡谵语，状态痴呆，行步蹒跚。眼结膜强度充血，舌带白色，如石灰撒上，或污紫如熟李。颈腺、腋窝、大腿上近阴处起肿胀疼痛。剧烈者三日即死。其神气清者，可多迁延数日。寻常用方，有效有不效。兹将历试有效者，详细录出，以公诸医界。

初起用王孟英治结核方合神犀丹，多服累效。方用金银花二两，蒲公英二两，皂刺钱半，粉甘草一钱。呕者，去甘草，加鲜竹茹一两。若无鲜竹茹，可以净青黛三钱代之。大便秘、热重者，加大黄三钱。水煎和神犀丹服。如仍不止，用藏红花二钱煎汤，送服真熊胆二分，即止。此方用蒲公英、金银花、皂刺合神犀丹，不但解毒，兼能解血热、散血滞，实为治鼠疫结核之圣药。若白泡疔，本方去皂刺，加白菊花一两。兼黑痘，用神犀丹、紫金锭间服。

达樵云："病者发头疼，四肢倦怠，骨节禁锢，或长红点，或发丹疹，或呕，或泻，舌干，喉痛。间有猝然神昏，痰涌窍闭者，此系秽毒内闭，毒气攻心。宜用芳香辟秽、解毒护心之品，辟秽驱毒饮主之。"

西牛黄 (八分研冲)　　人中黄 (三钱)　　九节菖蒲 (五分)

靛叶 (钱半)　　忍冬蕊 (五钱，鲜者蒸露亦可)　　野郁金 (一钱)

水煎服。如见结核，或发斑，或生疔，加藏红花八分，桃仁三钱，熊胆四分 (送服)。大渴引饮，汗多，加犀角、金汁。神昏谵语，宜用至宝丹或安宫牛黄丸，开水和服，先开内窍。此证初起，不可即下。审其口燥，神昏，热炽，有下证者，先辟秽解毒，然后议下，每获效。下法用大黄煮汤，泡紫雪丹五分，良。

忌早用大苦大寒，以致冰闭。若脉道阻滞，形容惨淡，神气模糊，恶核痛甚者，宜用解毒活血汤。

连翘三钱　柴胡二钱　葛根二钱　生地五钱　赤芍三钱　红花五钱　桃仁八钱　川朴一钱后下　当归钱半　甘草二钱　苏木二两

轻证初起，每三点钟服一次。危证初起，两点钟服一次，或合数剂熬膏，连连服之。或热，或渴，或出汗，或吐血，加生石膏一两，芦根汁一杯，和药膏服，并多服羚羊角及犀角所磨之汁。孕妇加桑寄生一两，黄芩一两，略减桃仁、红花。

热甚口燥无津，脉象洪数，唇焦大渴者，用清瘟败毒饮。项肿者，俗名虾蟆瘟，用普济消毒饮（二方俱见《温热经纬》），多服必效。吐红涎者，鲜芦根取汁和服。便秘者，加大黄三钱。

【按】上所论者，开端虽分肺鼠疫、腺鼠疫，至后则浑论鼠疫。实未明言何者为肺鼠疫，何者为腺鼠疫。至西人则谓：肺百斯笃，由鼻腔肺胃肠中而吸收其毒于血中，其证状因种类而殊。多有陡然恶寒，继则发热，一二日间或头痛，或有剧烈之脑证，发狂而死者；有状似昏睡，而起呕吐，腹痛雷鸣，或大便泄泻，或便秘，或便血者。腺百斯笃，首侵股腺、鼠蹊，发肿痛，或先犯腋下腺而后及其他。该肿腺邻近之皮肤潮红灼热，终则呈败血证状而死。无论何地，苟发生此种病，当尽力防其传染。观此论，言肺鼠疫毒侵脏腑，由口鼻传入。而腺鼠疫止言其毒侵入之腺，而未言其侵入之路。以愚断之，亦由口鼻随呼吸之气传入。盖人身之腺，为卫气通行之道路，卫气固与肺气相贯通者也。其人若先有伏气之邪在内，则同气相招，疫毒即深入脏腑。其人若无伏气之邪，疫毒由口鼻传入，即随卫气流转，侵入腺中，发生毒核。其果发生毒核也，固宜用吴君所言消核逐秽解毒诸方。其非结核而毒气内陷也，欲清热兼托毒外出，仍宜用拙拟之坎离互根汤。盖如西人之所谓状似昏睡，赵君之所谓心脏麻痹，吴君之所谓热甚口渴无津者，皆与愚所论少阴证变鼠疫之状况相似也。为其心肾不相济，上焦燥热，肺先受伤，而治斯病者遂名之为肺鼠疫也。若其人肺鼠疫与腺鼠疫并见者，则愚与吴君之方又当并用；或相其所缓急，而或先或后接续用之亦可。

由少阴寒温以变鼠疫，是实愚之创论。而近阅中古方书，似早寓有此说。《千金方》曰："恶核病者，肉中忽有核，累大如李核，小如豆粒，皮肉瘆痛，壮热瘰索，恶寒是也。与诸疮根、瘰疬、结筋相似。其疮根、瘰疬因疮而生，似缓无毒。恶核病猝然而起，有毒。若不治，入腹，烦闷杀人。皆由冬受温风，至春夏有暴寒相搏，气结成此毒也。"观此论所谓恶核，似即系鼠疫之恶核。观其所谓"冬受温风，至春夏又感寒而发"，又似愚所谓伏气化热，下陷少阴，由寒温而变鼠疫也。盖伏气化热之后，恒有因薄受外感而后发者。由斯知：鼠疫之证，自唐时已有。特无鼠疫之名耳。

又，鼠疫之名，非起自西人也。德州李保初《药言随笔》曰："滇黔两粤，向有时疫痒子证。患者十中难愈二三，甚至举家传染。俗名耗子（为鼠能耗物是以俗呼为耗子）病。以其鼠先感受，如见有毙鼠，人触其臭气则病。室中或不见鼠时，证必流行。所感病象，无论男女壮弱，一经发热，即生痒子，或在腋下，或现两胯、两腮，或痛而不见其形。迟则三五日，速则一昼夜即毙。辛丑夏，邑适有患此证者。诊之：其脉轻则细数，重则伏涩。遂悟时证之由，其所以鼠先感受者，非有奇异之毒，实感天地之气偏耳。以鼠穴居之性，昼伏夜动，藉地气以生存。如地气不达，阴气失职，鼠失其养，即不能居，是以他徙。不徙则毙。人居天地气交之中，必二气均调，脏腑始顺，适无病。设或二气有偏，其偏之极，更至于孤独。人处其间，即大为所累。是以天地之气，通则为泰，塞则为否。泰则万物生，否则万物枯，此自然之理也。今即物性以证人病，则知二气何者偏胜，何者偏虚。补偏救弊，必能奏效。"

观《药言随笔》之所云云，知滇黔两粤早有鼠疫之病。亦早知其病起点于鼠，故名为耗子病。其所谓生痒子者，或在腋下，或现两胯、两腮，即结核也。且其谓地气不达，阴气失职，则鼠病；又谓二气偏之极，则人即不堪；又谓天地之气，通则为泰，而万物生；塞则为否，而万物枯。诸多名论，皆可与愚所谓少阴寒温病，因阴阳之气不相接续，致变鼠疫之理相发明也。——盖彼所论者，天地之气化；愚所论者，人身之气化。究之，人身之气化实随天地之气化为转移。当此地气不达，阴气失职之时，人身下焦之气化亦必不能上达。此时有病少阴寒温者，其为鼠疫之起点固易易也。至《药言》谓鼠因穴居，故先受病，是又谓由鼠起点也。总之自鼠起点，或自人起点，原无二理。其起点之后，愈传愈广，亦愈传愈毒，则一也。《药言随笔》一书，诚于医学多所发明，惟其流传不广，医界多未见耳。

又，尝考鼠疫之毒菌，为杆形，两端实而中空。凡铁杆之含有电气者，必一端为阳电，一端为阴电。今观鼠疫毒菌之状，其两端实者，一端为阳，一端为阴可知；其中空者，阴阳之气不相接续可知。病因如此，毒菌之现状亦如此。是气化之实际，亦可以迹象求也。由斯知阴阳之气相合，即为生旺之气；阴阳之气离，即为腐败之气。为其身有腐败之气，故内则气化否塞，致心脏麻痹，肺脏溃烂；外则血脉凝滞，而或为结核，或为败血性也。是以治此证者，仍当以燮和阴阳为保身立命之基。使身中气化生旺，自能逐毒气外出，而又佐以清火、消毒、逐秽之品。鼠疫虽至险，亦可随手奏效也。

愚初作此鼠疫论时，犹未见此《药言随笔》也。故论成之后，犹游移未遽以示人。后见此书，继又见汉皋友人冉雪峰鼠疫问题解决，谓水不济火则为阳燥；火不蒸水则又为阴燥；火衰不交于水固为阴燥；水凝自不与火交亦为阴燥。鼠疫之病，阴凝成燥，燥甚化毒之为病也。又谓他证以脉洪数为热进，微弱为热退；此证则以微弱为热进，洪数为热退，皆与愚所论少阴证可变鼠疫，其病情、脉状莫不吻合。因知拙论原不背谬，乃敢登于志报，以公诸医界。至冉君所著之书，详悉精微，无理不彻，无法不备，洵可为治鼠疫者之金科玉律。而拙论中未采用其方者，正以全书之方皆宜遵用，非仅可采用其一二也。欲研究鼠疫之治法者，取冉君之书与拙论参观可也。

又，香山友人刘蔚楚，治鼠疫结核之剧者，曾重用麝香六分，作十余次用，解毒、活血、清火之药煮汤，连连送下而愈。冉君治鼠疫方中，亦有用所煮汤药送服麝香，以通络透毒者，又可补吴君方中所未备也。

又，滦州友人朱钵文告愚曰："余有善消鼠疫结核之方，用川大黄五钱，甘草五钱，生牡蛎六钱（捣碎），瓜蒌仁四十粒（捣碎），连翘三钱。煎汤服之，其核必消。"

【按】此方大黄五钱，似近猛烈。而与甘草等分并用，其猛烈之性已化为缓和矣。所以能稳善建功也。绍兴名医何廉臣先生，愚之同庚友也，所编《全国名医验案》，最推重广东罗氏芝园，谓其经验弘富，细心揣摹，剖察病情如老吏断狱，罗列治法如名将谈兵，以活血去瘀之方，划清鼠疫主治界限，允推卓识。爰为节述其因、证、方、药，俾后学有所取法。

一探原因：城市污秽必多，郁而成沴，其毒先见。乡村污秽较少，郁而成沴，其毒次及。故热毒重蒸，鼠先受之，人随感之，由毛孔气管入，达于血管，所以血壅不行也。血已不行，渐红渐肿，微痛微热，结核如瘰疬，多见于颈胁腌膀大腿之间，亦见于手足头面腹背。尔时体虽不安，犹可支持，病尚浅也。由浅而深，愈肿愈大，邪气与正气相搏，而热作矣。热作而见为头痛身痹，热甚而见为大汗作渴，则病已重矣。

二辨证候：鼠疫初起，有先恶寒者，有不恶寒者。既热之后，即不恶寒。有先核而后热者，有先热而后核者，有热核同见者，有见核不见热者，有见热不见核者。有汗有不汗者，有渴有不渴者，皆无不头痛、身痛、四肢酸痹。其兼见者：疔疮、斑疹、衄嗽、咯吐，甚则烦躁、懊侬、昏谵、颠狂、痞满、腹痛、便结旁流、舌焦起刺、鼻黑如煤、目瞑耳聋、骨瘘足肿、舌唇裂裂、脉厥体厥。种种恶证，几难悉数，无非热毒迫血成瘀所致。然其间亦有轻重。核小、色白、不发热，为轻证。核小而红，头微痛、身微热、体微酸，为稍重证。单核红肿、大热、大渴、头痛、身痛、四肢酸痹，为重证。或陡见热、渴、痛、痹四证，或初恶寒，旋见四证，未见结核。及舌黑起刺，循衣摸床，手足摆舞，脉厥体厥，与疫证盛时，忽手足抽搐，不省人事，面身红赤，不见结核，感毒最盛，坏人至速，皆至危证。

三论治法方药：古方如普济消毒饮、银翘败毒散，近方如银翘散、代赈普济散等，虽皆能清热解毒，而无活血去瘀之药，用之多不效。惟王清任活血解毒汤，桃仁八钱去皮尖、打，红花五钱，当归钱半，川朴一钱，柴胡一钱，连翘三钱，赤芍三钱，生地五钱，葛根一钱，生甘草一钱。方以桃仁为君，而辅以当归，去瘀而通壅，连、芍为臣，而兼以地黄清热而解毒；朴、甘为佐使，疏气而和药，气行则血通；柴、葛以解肌退热而拒邪，邪除则病愈。惟其对证用药，故能投无不效。盖此证热毒，本也；瘀血，标也，而标实与本同重。故标本未甚者，原方可愈。标本已甚者，传表宜加白虎，传里宜加承气，毒甚宜加羚、犀。如连进后，汗出热清，可减除柴、葛；毒下瘀少，可减轻桃、红；其他当随证加减。轻证照原方一服。稍重证，日夜二服，加金银花、竹叶各二钱；如口渴微汗，加石膏五钱，知母三钱。重证、危证、至危证，于初起恶寒，照原方服，柴胡、葛根各加一钱；若见大热，初加金银花、竹叶各三钱，西藏红花一钱（危证钱半），或加紫草三钱，苏木三钱。疔疮，加紫花地丁三钱，洋菊叶汁一杯，冲。小便不利，加车前子三钱。痰多加川贝母三钱，生莱菔汁两杯，冲。若痰壅神昏，又非前药可治，当加鲜石菖蒲汁一瓢，冲，鲜竹沥两瓢，冲，或礞石滚痰丸三钱，包煎。若见颠狂，双剂合服，加重白虎并竹叶心、羚角、犀角、西藏红花各三钱。血从上逆，见衄、咯等证，加犀角、丹皮各三钱，鲜茅根、鲜芦根各四两。见斑加石膏一两，知母五钱，元参二钱，犀角二钱。见疹加金银花、牛蒡子各三钱，竹叶、大青叶、丹皮各二钱。老弱幼小，急进只用单剂，日夜惟二服。加石膏，大黄减半。所加各药，小儿皆宜减半。五六岁，一剂同煎，分二次服。重危之证，一剂作一服。幼小不能服药，用针刺结核三四刺，以如意油调经验涂核散：山慈菇三钱，真青黛一钱，生黄柏钱半，浙贝钱半，赤小豆二钱。共研细末，日夜频涂，十余次可愈。妇女同治，惟孕妇加黄芩、桑寄生各三钱以安胎。初起即宜急服，热甚尤宜急进，热久胎必坠。若疑桃仁、红花坠胎，可改用紫草、紫背天葵各三钱，惟宜下者除芒硝。以上诸法，俱从屡次试验得来。证以强壮者为多，故于人属强壮，毒盛热旺，家资有余者，每于重危之证，必加羚角、犀角、西藏红花，取其见效较捷耳。无如人情多俭，富者闻而退缩，贫者更可知矣。兹为推广，分别热盛毒盛两途，随证加药，亦足以治病。如初系热盛之证，加石膏、知母、淡竹叶或螺厴菜（或名雷公根）、龙胆草、白茅根之类，便可清热。如兼有毒盛之证，加金银花、牛蒡子、人中黄之类，便可以解毒。若热毒入心包，羚角、犀角、藏红花虽属紧要，然加生竹叶心、生灯心、黄芩、栀子、麦冬心、莲子心、元参心之类，便可除心包之热毒。若热毒入里，加大黄、朴硝、枳壳以泻之，便可去肠胃之热毒。如此，则贫者亦所费无几矣。

平潭友人李健颐，当世名医，深得家学渊源，著有《鼠疫新编》一书，蒙赠一册。论鼠疫之病，谓系有一种黑蚁传染于鼠，再传于人。其中所载之医案治法，莫不精良。而遇此证之热甚者，恒放胆重用生石膏。有一剂而用至八两者，有治愈一证而用至二斤强者。可为有胆有识。爰录其治愈之案一则，以为治斯病者之标准。

平潭观音井蔡瑞春，年五十八岁，初起恶寒，旋即发热。热甚口渴，手足痹疼。胯下赘生一核，热痛非常。胸胀呕血，目赤神昏，脉数苔黄。

因其先触睹死鼠，毛窍大开，毒气传人血管，潜伏体内；复因外感春阳之气而为引线，是以胃热则呕逆，肺伤则喷血。热深，内窜肺络，肺与心近，影响阻碍，心不守舍，故昏迷谵语。

此证涉危笃，急宜清胃、泻肺、攻毒、解热。重剂急进，庶能挽救。

方拟用加减解毒活血汤加石膏、芦根。

荆芥穗三钱　连翘三钱　金银花五钱　浙贝母三钱　生地黄五钱
赤芍药三钱　桃仁五钱　川红花三钱　紫草三钱　生石膏捣细二两
鲜芦根一两　雄黄精一钱　冰片五分

将前十味煎汤两盅，分两次温服。后二味共研细末，分两次用汤药送服。

将药连服二剂，呕平血止，热退胸舒。

将原方减雄黄，加锦纹大黄五钱，以泻胃中余毒。服两剂，诸恙悉解。

怪病奇治两则

案一：余外祖族家表妹刘蕙姑，适同邑王姓，因夫妻反目，怒吞鸦片，经医救愈，继得奇疾，喘息迫促异常，须臾喘息顿停，并呼吸亦随之而停，张口呼气外出，而气不上达，约半分钟许，病人异常躁急，手足忙乱，气息忽通，甫呼吸两三口，喘逆又作，迫促如前。若是循环不已，延医数人，皆不知为何病，用药亦分毫无效。时当中秋节后，愚乡试甫还，急来迎为诊治，时病已三日，寝食俱废，罢备已甚，细诊其脉，左关弦硬，右寸无力，当其呼吸停时，弦硬稍愈，而无力者益甚，精思良久，恍然悟曰：此必怒激肝胆之火，上冲胃气上逆（胃气以息下行为顺），冲脉上阳明胃腑，原有连带关系，因胃气上逆，冲气亦随之上逆，于是冲胃之气相并挟肝胆之火以上迫肺气，致肺气有升无降，此喘息迫促，所由来也。《内经》谓宗气（即胸中大气）积于胸中，以贯心脉，而行呼吸，是肺之所以能呼吸，实赖宗气为之主宰，迨其逆气上干之极，填塞满胸，排挤宗气下陷，则肺脏失其主宰，其阖辟之极必顿停（西人谓呼吸关于延髓，然延髓实在宗气包举斡旋中）。此又呼吸不通之所由来也。迨宗气蓄极而通，仍上达胸中，鼓动肺脏，使能呼吸，逆气遂仍得施其冲激，此又病势之所以循环也。

《神农本草经》载桂枝主上气咳逆喉痹吐吸（吸入即速吐出，为喘之代名词），是桂枝善降逆气可知，其性温而条达，后世诸家本草多谓其能助气化上升，是桂枝降逆气，又善升宗气可知，遂单用桂枝尖三钱，俾煎汤服之，至将药煎好将服，病人谓从前服药，必先吸鸦片少许，不然服后必将药吐出。愚曰：药果对证，下咽即愈，必不吐出，无需鸦片也。果服后须臾，气息调和如常。

夫桂枝能升，业医者无不知之，至桂枝又善降，未细读《本经》者，多有不知，即知之亦不多信，然仲师苓桂术甘汤治短气有微饮，非用桂枝以升宗气乎，桂枝加桂汤治奔豚上奔，非用桂枝以降逆气乎，惟仲师用药皆遵《本经》，故能制方尽善也。

案二：友人毛仙阁第三子荫棠年三十余，素有痰饮于季冬，得伤寒证，服药调治而愈。后因饮食过度而复，三四日间，延为诊治，其脉洪长有力，而舌苔淡白，亦不燥渴，食梨一口，即觉凉甚；食石榴子一粒，心亦觉凉。愚舍证从脉，投以大剂白虎汤，为其素有痰饮，加半夏数钱。其表兄高夷消在座，其人素知医，因问曰：此证心中不渴不热，舌苔淡白，且心中如此畏食寒凉，以余视之，虽清解药亦不宜用，果何所据而投以大剂白虎汤耶？

答曰：此脉之洪长而实，原是白虎汤证，其不觉渴与热，且舌苔淡白者，因其素有痰饮，湿胜故也。其畏食寒凉者，缘外感之热与痰饮互相胶漆，致胃腑转从其化，与凉为敌也。仙阁素晓医理，且平素笃信愚，力主服之。两日夜间，进药四剂，每剂作三次服下，共用生石膏斤许，脉始平和，愚遂旋里，隔两日复来迎愚，言病人反复甚剧，形状异常，有危在顷刻之虞。

因思此证，治愈甚的，何至如此反复？及自见其痰涎壅盛，连连咳吐不竭，精神恍惚，言语错乱，身体颤动，诊其脉甚平和，微嫌右关稍弱，此时殓衣已备、举家环泣，急晓之曰，此是饿出来的病，盖前因饮食过度而复，此又因饮食过度而复也，饱食即可愈矣。其家人果谓有鉴前失，数日惟俾饮粳米稀汤，有饭粒尚且澄出，然病已至此，其犹能进食乎？愚曰：病果由饿而得，与以食必然能食，时已届晚八点钟，至黎明饮食三次，仍樽节与之，晨炊时再诊视之，而病若失矣。

二、外科骨伤病

论肢体痿废之原因及治法
（附：起痿汤、养脑利肢汤）

《内经》谓，五脏有病，皆能使人痿。至后世方书，有谓系中风者，言：风中于左，则左偏枯而痿废；风中于右，则右偏枯而痿废。有谓系气虚者，左手足偏枯痿废，其左边之气必虚；右手足偏枯痿废，其右边之气必虚。有谓系痰瘀者。有谓系血瘀者。有谓系风寒湿相并而为痹，痹之甚者即令人全体痿废。因痰瘀、血瘀及风寒湿痹皆能阻塞经络也。乃自脑髓神经司知觉运动之说倡自西人，遂谓人之肢体痿废皆系脑髓神经有所伤损。而以愚生平所经验者言之，则中西之说皆不可废。今试历举素所经验者于下，以征明之。

忆在籍时，曾见一猪，其两前腿忽不能动，须就其卧处饲之，半月后始渐愈。又旬余，解此猪。见其肺上新愈之疮痕宛然可辨，且有将愈未尽愈者。即物测人，原可比例。此即《内经》所谓"因肺热叶焦发为痿躄"者也。

由斯知"五脏有病皆使人痿"者，诚不误也。

又，在奉天曾治一妇人，年近三旬，因夏令夜寝当窗，为风所袭，遂觉半身麻木，其麻木之边，肌肤消瘦，浸至其一边手足不遂，将成偏枯。其脉左部如常，右部则微弱无力，而麻木之边适在右。

此因风袭经络，致其经络闭塞、不相贯通也。不早祛其风，久将至于痿废。为疏方，用：

生箭芪二两（用黄芪者为其能去大风，《本经》有明文也）　　当归八钱
（用当归取其血活风自去也）

羌活、知母、乳香、没药各四钱　全蝎二钱　全蜈蚣三条

煎服一剂即见轻，又服数剂痊愈。

此中风能成痿废之明征也。

又，在本邑治一媪，年过六旬，其素日气虚，呼吸常觉短气。偶因劳力过度，忽然四肢痿废，卧不能起，呼吸益形短气。其脉两寸甚微弱，两尺重按仍有根柢。

知其胸中大气下陷，不能斡旋全身也。为疏方，用：

生箭芪一两　当归、知母各六钱　升麻、柴胡、桔梗各钱半

乳香、没药各三钱

煎服一剂，呼吸即不短气，手足略能屈伸。又即原方略为加减，连服数剂痊愈。

此气虚成痿废之明征也。

又，在本邑治一媪，年五旬，于仲冬之时忽然昏倒不知人。其胸中似有痰涎，大碍呼吸。诊其脉，微细欲无，且甚迟缓。其家人谓其平素常觉心中发凉，咳吐黏涎。

知其胸中素有寒饮，又感冬日严寒之气，其寒饮愈凝结堵塞也。

急用胡椒三钱捣碎，煎两三沸，取浓汁多半杯灌下，呼吸顿形顺利。

继用干姜六钱，桂枝尖、当归各三钱，连服三剂，可作呻吟，肢体渐能运动，而左手足仍不能动。继治以助气消痰活络之剂，左手足亦渐复旧。

此痰瘀能成痿废之明征也。

又，在本邑治一室女，素本虚弱。医者用补敛之药太过，月事闭塞，两腿痿废，浸至抑搔不知疼痒。其六脉皆有涩象。

知其经络皆为瘀血闭塞也。

为疏方：用拙拟活络效灵丹（方系当归、丹参、乳香、没药各五钱），加怀牛膝五钱，红花钱半，䗪虫五个。煎服数剂，月事通下，两腿已渐能屈伸，有知觉。

又为加生黄芪、知母各三钱。服数剂后，腿能任地。然此等证非仓猝所能痊愈，俾将汤剂作为丸剂，久久服之，自能脱然。

此血瘀能成痿废之明征也。

又，治族兄世珍，冬令两腿作疼，其腿上若胡桃大疙瘩若干。自言其少时恃身体强壮，恒于冬令半冰半水之中捕鱼。一日，正在捕鱼之际，朔风骤至，其寒彻骨，遂急还家歇息。片时，两腿疼痛不能任地，因卧热炕上，覆以厚被。数日后，觉其疼在骨，皮肤转麻木不仁，浸至两腿不能屈伸。后经医调治，兼外用热烧酒糟熨之，其疼与木渐愈，亦能屈伸，惟两腿皆不能伸直。有人教坐椅上，脚踏圆木棍来往，令木棍旋转，久之腿可伸直。如法试演，迨至春气融和，两腿始恢复原状。然至今已三十年，每届严寒之时，腿乃觉疼，必服热药数剂始愈。至腿上之疙瘩，乃当时因冻凝结，至今未消者也。

愚曰："此病犹可除根。然其寒在骨，非草木之品所能奏效，必须服矿质之药。因人之骨中多函矿质也。"俾先用生硫黄细末五分，于食前服之。日两次，品验渐渐加多，以服后觉心中微温为度。果用此方将腿疼之病除根。

此风寒湿痹能成痿废之明征也。

至西人谓此证关乎脑髓神经者，愚亦确有经验。原其神经之所以受伤，大抵因脑部充血所致。盖脑部充血之极，可至脑中血管破裂。至破裂之甚者，管中之血溢出不止，其人即昏厥不复苏醒。若其血管不至破裂，因被充血排挤隔管壁将血渗出；或其血管破裂少许，出血不多而自止。其所出之血若黏滞于左边司运动之神经，其右边手足即痿废；若黏滞其右边司运动之神经，其左边之手足即痿废。因人之神经原左右互相管摄也。此证皆脏腑气血挟热上冲，即《内经》所谓"血之与气并走于上"之大厥也。其人必有剧烈之头疼，其心中必觉发热，其脉象必然洪大或弦长有力，《内经》又谓此证"气反则生，不反则死"。盖气反则气下行，血亦下行，血管之未破裂者，不再虞其破裂，其偶些些破裂者，亦可因气血之下行而自愈。若其气不反，血必随之上升不已，将血管之未破裂者可至破裂，其已破裂者更血流如注矣。

愚因细参《内经》之旨，而悟得医治此证之方，当重用怀牛膝两许，以引脑中之血下行，而佐以清火降胃镇肝之品，俾气与火不复相并上冲。数剂之后，其剧烈之头疼必愈，脉象亦必和平。再治以化瘀之品以化其脑中瘀血，而以宣通气血、畅达经络之药佐之，肢体之痿废者自能徐徐愈也。特是因脑充血而痿废者，本属危险之证，所虑者辨证不清。当其初得之时，若误认为气虚而重用补气之品，若王勋臣之补阳还五汤；或误认为中风，而重用发表之品，若千金之续命汤，皆益助其气血上行，而危不旋踵矣。至用药将其脑充血治愈，而其肢体之痿废或仍不愈，亦可少用参、芪以助其气分，然必须用镇肝、降胃、清热、通络之药辅之，方能有效。因敬拟两方于下，以备医界采用。

起痿汤

治因脑部充血以致肢体痿废，迨脑充血治愈，脉象和平，而肢体仍痿废者。徐服此药，久自能愈。

生箭芪四钱　生赭石轧细六钱　怀牛膝六钱　天花粉六钱

玄参五钱　柏子仁四钱　生杭芍四钱　生明没药三钱

生明乳香三钱　䗪虫四枚大的　制马钱子末二分

共药十一味。将前十味煎汤，送服马钱子末。至煎渣再服时，亦送服马钱子末二分。

养脑利肢汤

治同前证，或服前方若干剂后，肢体已能运动，而仍觉无力者。

野台参四钱　生赭石轧细六钱　怀牛膝六钱　天花粉六钱

玄参五钱　柏子仁四钱　生杭芍四钱　生滴乳香三钱

生明没药三钱　威灵仙一钱　䗪虫四枚大的　制马钱子末二分

共药十一味，将前十味煎汤，送服马钱子末，至煎渣再服时，亦送服马钱子末二分。

上所录二方，为愚新拟之方，而用之颇有效验，恒能随手建功。试举一案以明之。

天津南马路南东兴大街永和蛀木厂经理贺化南，得脑充血证，左手足骤然痿废，其脉左右皆弦硬而长，其脑中疼而且热，心中异常烦躁。

投以建瓴汤（见前），为其脑中疼而且热，更兼烦躁异常，加天花粉八钱。

连服三剂后，觉左半身筋骨作疼。盖其左半身从前麻木无知觉，至此时始有知觉也。其脉之弦硬亦稍愈。

遂即原方略为加减，又服数剂，脉象已近和平，手足稍能运动，从前起卧转身皆需人，此时则无需人矣。

于斯改用起痿汤。服数剂，手足之运动渐有力，而脉象之弦硬又似稍增，且脑中之疼与热从前服药已愈，至此似又微觉疼热。

是不受黄芪之升补也。因即原方将黄芪减去。又服数剂，其左手能持物，左足能任地矣，头中亦分毫不觉疼热。再诊其脉，已和平如常。

遂又加黄芪，将方中花粉改用八钱，又加天冬八钱。连服六剂可扶杖徐步，仍觉乏力。

继又为拟养脑利肢汤。服数剂后，心中又似微热。

因将花粉改用八钱，又加带心寸麦冬七钱。连服十剂痊愈。

【按】此证之原因：不但脑部充血，实又因脑部充血之极而至于溢血。迨至充血溢血治愈，而痿废仍不愈者，因从前溢出之血留滞脑中未化，而周身经络兼有闭塞处也。

是以方中多用通气化血之品。又恐久服此等药或至气血有损，故又少加参、芪助之，且更用玄参、花粉诸药以解参、芪之热，赭石、牛膝诸药以防参、芪之升，可谓熟筹完全矣。

然服后犹有觉热之时，其脉象仍有稍变弦硬之时，于斯或减参、芪，或多加凉药，精心酌斟，息息与病相赴，是以终能治愈也。

至于二方中药品平均之，实偏于凉，而服之犹觉热者，诚以参、芪之性可因补而生热，兼以此证之由来又原因脏腑之热挟气血上冲也。

论治偏枯者不可轻用补阳还五汤

今之治偏枯者多主气虚之说，而习用《医林改错》补阳还五汤。然此方用之有效有不效，更间有服之即偾事者。其故何也？

盖人之肢体运动原脑髓神经为之中枢。而脑髓神经所以能司运动者，实赖脑中血管为之濡润，胸中大气为之斡旋。乃有时脑中血管充血过度，甚或至于破裂，即可累及脑髓神经，而脑髓神经遂失其司运动之常职；又或有胸中大气虚损过甚，更或至于下陷，不能斡旋脑髓神经，而脑髓神经亦恒失其司运动之常职。此二者，一虚一实，同为偏枯之证，而其病因实判若天渊。设或药有误投，必至凶危立见。

是以临此证者，原当细审其脉，且细询其未病之先状况何如。若其脉细弱无力，或时觉呼吸短气。病发之后，并无心热头疼诸证，投以补阳还五汤恒见效，即不效亦必不至有何弊病。若其脉洪大有力，或弦硬有力，更预有头疼眩晕之病。至病发之时，更觉头疼眩晕益甚，或兼觉心中发热者，此必上升之血过多，致脑中血管充血过甚，隔管壁泌出血液；或管壁少有罅漏，流出若干血液。若其所出之血液，黏滞左边司运动之神经，其右半身即偏枯；若黏滞右边司运动之神经，其左半身即偏枯。此时若投以拙拟建瓴汤，一二剂后，头疼、眩晕即愈。继续服之，更加以化瘀活络之品，肢体亦可渐愈。若不知如此治法，惟确信王勋臣补阳还五之说，于方中重用黄芪，其上升之血益多，脑中血管必将至破裂不止也。可不慎哉！如以愚言为不然，而前车之鉴固有医案可征也。

邑中孝廉某君，年过六旬，患偏枯原不甚剧。欲延城中某医治之，不遇。适有在津门行道之老医初归，造门自荐。服其药后，即昏不知人，迟延半日而卒。

后其家人持方质愚，系仿补阳还五汤，重用黄芪八钱。知其必系脑部充血过度以致偏枯也。不然服此等药何以偾事哉？

又尝治直隶商品陈列所长王仰泉，其口眼略有歪斜，左半身微有不利，时作头疼，间或眩晕。其脉象洪实，右部尤甚。

知其系脑部充血。问其心中，时觉发热。治以建瓴汤，连服二十余剂痊愈。

王君愈后甚喜，而转念忽有所悲。因告愚曰："五舍弟从前亦患此证，医者投以参、芪之剂，竟至不起。向以为病本不治，非用药有所错误。今观先生所用之方，乃知前方固大谬也。"

统观两案及王君之言，则治偏枯者不可轻用补阳还五汤，不愈昭然哉！

而当时之遇此证者，又或以为中风而以羌活、防风诸药发之，亦能助其血益上行，其弊与误用参、芪者同也。盖此证虽有因兼受外感而得者，然必其外感之热传入阳明，而后激动病根而猝发。是以虽挟有外感，亦不可投以发表之药也。

论四肢疼痛之病因及凉热各异之治法

从来人之腿疼者未必臂疼，臂疼者未必腿疼。至于腿臂一时并疼，其致疼之因，腿与臂大抵相同矣。而愚临证四十余年，治愈腿臂一时并疼者不胜记。独在奉曾治一媪，其腿臂一时并疼，而致腿疼臂疼之病因则各异。今详录其病案于下，以广医界之见闻。

奉天西塔邮务局局长佟世恒之令堂，年五十七岁，于仲冬渐觉四肢作疼，延医服药三十余剂，浸至卧床不能转侧，昼夜疼痛不休。至正月初旬，求为诊视。其脉左右皆浮而有力，舌上微有白苔。

知其兼有外感之热也。西药阿斯必林善发外感之汗，又善治肢体疼痛，俾用一瓦半，白糖水送下，以发其汗。

翌日视之，自言汗后疼稍愈，能自转侧。而其脉仍然有力。

遂投以连翘、花粉、当归、丹参、白芍、乳香、没药诸药。两臂疼愈强半，而腿疼则加剧。自言两腿得热则疼减，若服热药其疼当愈。

于斯又改用当归、牛膝、续断、狗脊、骨碎补、没药、五加皮诸药，服两剂后腿疼见愈，而臂疼又加剧。

是一人之身，腿畏凉、臂畏热也。夫腿既畏凉，其疼也必应有凝结之凉；臂既畏热，其疼也必应有凝结之热。筹思再三，实难疏方。

细诊其脉，从前之热象已无，其左关不任重按。恍悟其上热下凉者，因肝木稍虚，或肝气兼有郁滞，其肝中所寄之相火不能下达，所以两腿畏凉；其火郁于上焦，因肝虚不能敷布，所以两臂畏热。

向曾治友人刘仲友左臂常常发热，其肝脉虚而且郁，投以补肝兼舒肝之剂而愈（详案在曲直汤下）。——以彼例此，知旋转上热下凉之机关，在调补其肝木而已。

遂又为疏方：用净萸肉一两，当归、白芍各五钱，乳香、没药、续断各四钱，连翘、甘草各三钱，每日煎服一剂。又俾于每日用阿斯必林一瓦分三次服下。数日痊愈。

方中重用萸肉者，因萸肉得木气最全，酸敛之中大具条畅之性，是以善补肝又善舒肝。《本经》谓其逐寒湿痹。四肢之作疼，亦必有痹而不通之处也。况又有当归、白芍、乳香、没药以为之佐使，故能奏效甚捷也。

中西结合治疼风证

（附：阿斯必林山药茅根汤）

详观六十二号《绍兴医报》所登病案：曾患两膝肿疼，愈而复发，膝踝趾骨皆焮热肿痛，连臀部亦肿，又兼目痛。

此诚因心肝皆有郁热，而关节经络之间又有风湿热相并，阻塞血脉之流通，故作肿疼也。

后见有胡君天中、张君汝伟皆有答复，所论病因及治法又皆尽善尽美，似无庸再力拟议。然愚从前治此等证，亦纯用中药，后阅东人医报见治急性偻麻质斯（即热性历节风），喜用西药阿斯必林，载有历治诸案可考验。后乃屡试其药，更以中药驾驭之，尤效验异常。

在奉曾治一幼童得此证，已危于极点，奄奄一息，数日未断，异至院中亦治愈。由斯知西药之性近和平，试之果有效验。且洞悉其原质者，固不妨与中药并用也。爰拟方于下，以备采择。

阿斯必林一瓦半，生怀山药一两，鲜茅根去净皮切碎二两。

将山药、茅根煎汤三茶杯，一日之间分三次温服，每次送服阿斯必林半瓦。若服一次周身得汗后，二次阿斯必林可少用。至翌日三次皆宜少用。以一日间三次所服之阿斯必林有一次微似有汗即可，不可每次皆有汗也。如此服之，大约两旬即可愈矣。

按：阿斯必林之原质存于杨柳皮中，西人又制以硫酸，其性凉而能散，最善治人之肢体关节因风热肿疼。又加生山药以滋阴，防其多汗伤液；加鲜茅根以退热，即以引湿热自小便出也（后按方服愈，登《绍兴医报》致谢）。

"坎离砂"治肢体受寒疼痛

（附：坎离砂及制法）

药房中所鬻坎离砂，沃之以醋，自能发热。以熨受寒腿疼及臂疼，颇有效验，而医者犹多不知其所以然之故。究其实际，不外物质化合之理也。

【按】此砂纯系用铁屑制成，其制法将铁屑煅红，即以醋喷灭之，晾干收贮。用时复以醋拌湿，即能生热。

盖火非氧气不着，当铁屑煅红之时，铁屑中原具有氧气，经醋喷灭，其氧气即永留铁中；况氧气为酸素，醋味至酸，其含氧气颇多，以之喷灭煅红之铁，醋中之氧气亦尽归铁中。

用时再沃之以醋，其从前所蕴之氧气，遂感通发动而生热。以熨因寒痹疼之处，不惟可以驱逐凝寒，更可流通血脉。以人之血脉得氧气则赤，而血脉之瘀者可化也。

右臂疼痛治法

据来案云云，臂疼当系因热。而愚再三思之，其原因断乎非热。或经络间因瘀生热，故乍服辛凉之品似觉轻也。

盖此证纯为经络之病，治之者宜以经络为重，而兼顾其脏腑。盖欲药力由脏腑而达经络也。

西人治急性关节疼痛，恒用阿斯必林。《医学衷中参西录》第四卷末附有数案可参观。然用其药宜用中药健运脾胃、通行经络之品辅之。

又细阅素服之方皆佳，所以不见效者，大抵因少开痹通窍之药耳。今拟一方于下：

于白术（此药药房中多用麸炒，殊非所宜，当购生者自炒熟，其大小片分两次炒之轧细）取净末一两

乳香、没药（二药需购生者，轧成粗渣，隔纸在锅内烘融化，取出晾干轧细）各取净末四钱

朱血竭（此药未研时外皮作黑色，若研之色若朱砂者方真）研细三钱

当归身（纸裹置炉旁候干轧细）净末七钱　细辛、香白芷各钱半

冰片（用樟脑升成者不必用梅片）、薄荷冰细末各三分

诸药和匀，贮瓶密封。每服一钱半，络石藤（俗名爬山虎，能蔓延砖壁之上，其须自黏于壁上不落者方真）煎汤送服，日两次。

方中之义：以白术健脾开痹为主（《本经》谓白术逐风寒湿痹）；佐以白芷祛风，细辛祛寒，当归、乳香、没药、血竭以通气活血，冰片、薄荷冰以透窍即以通络。

且脾主四肢，因其气化先行于右（右关候脾脉是明征），故右臂尤为脾之所主。丁氏化学本草谓没药善养脾胃，其温通之性不但能治气血痹疼，更可佐白术以健补脾胃，故于此证尤宜也。

至阿斯必林，初次宜服半瓦，以得微汗为度。以后每日服两次，撙节服之，不必令其出汗，宜与自治末药相间服之，或先或后皆可（后接来函按法治愈）。

论腰疼治法及经验方

方书谓"腰者，肾之府，腰疼则肾将惫矣"。夫谓腰疼则肾将惫，诚为确论。至谓腰为肾之府，则尚欠研究。何者？凡人之腰疼，皆脊梁处作疼，此实督脉主之。督脉者，即脊梁中之脊髓

袋，下连命门穴处，为人之副肾脏（是以不可名为肾之府）。肾虚者，其督脉必虚，是以腰疼。

治斯证者，当用补肾之剂，而引以入督之品。曾拟益督丸一方，徐徐服之，果系肾虚腰疼，服至月余自愈。

【附录】益督丸

杜仲四两，酒浸，炮黄　　菟丝子三两，酒浸，蒸熟　　续断二两酒浸，蒸熟　鹿角胶二两

将前三味为细末，水化鹿角胶为丸，黄豆粒大。每服三钱，日两次。服药后，嚼服熟胡桃肉一枚。

诸家本草皆谓杜仲宜炒断丝用。究之，将杜仲炒成炭而丝仍不断，如此制法殊非所宜。是以此方中惟用生杜仲炮黄为度。胡桃仁原补肾良药，因其含油质过多，不宜为丸，故于服药之后单服之。

若证兼气虚者，可用黄芪、人参煎汤送服此丸。若证兼血虚者，可用熟地、当归煎汤送服此丸。

有因瘀血腰疼者，其人或过于任重，或自高坠下，或失足闪跌，其脊梁之中存有瘀血作痛。宜治以活络效灵丹（方系当归、丹参、乳香、没药各五钱）。加䗪虫三钱，煎汤服。或用葱白作引更佳。

天津保安队长李雨霖君，依兰镇守使李君之弟，腰疼数年不愈。适镇守使署中书记贾蔚青来津求为治病，因介绍为之诊治。其疼剧时心中恒觉满闷，轻时则似疼非疼，绵绵不已。亦恒数日不疼。其脉左部沉弦，右部沉牢。自言得此病已三年，服药数百剂，其疼卒未轻减。

观从前所服诸方，虽不一致，大抵不外补肝肾强筋骨诸药，间有杂以祛风药者。

因思：《内经》谓，通则不痛，而此则痛则不通也。且即其脉象之沉弦、沉牢，心中恒觉满闷，其关节经络必有瘀而不通之处可知也。

爰为拟利关节通络之剂，而兼用补正之品以辅助之：

生怀山药一两　大甘枸杞八钱　当归四钱　丹参四钱

生明没药四钱　生五灵脂四钱　穿山甲炒捣二钱　桃仁二钱

红花钱半　䗪虫五枚　广三七捣细两钱

药共十一味。先将前十味煎汤一大盅，送服三七细末一半。至煎渣再服时，仍送服其余一半。

此药服至三剂，腰已不疼，心中亦不发闷，脉较前缓和，不专在沉分。

遂即原方去山甲，加胡桃肉四钱。连服十剂，自觉身体轻爽。再诊其脉，六部调匀，腰疼遂从此除根矣。

就此证观之，凡其人身形不羸弱而腰疼者，大抵系关节经络不通；其人显然羸弱而腰疼者，或肝肾有所亏损而然也。

在妇女又恒有行经时腰疼者。

曾治一人，年过三旬，居恒呼吸恒觉短气，饮食似畏寒凉。当行经时觉腰际下坠作疼。其脉象无力，至数稍迟。

知其胸中大气虚而欲陷，是以呼吸气短。至行经时因气血下注，大气亦随之下陷，是以腰际觉下坠作疼也。

为疏方：用生箭芪一两，桂枝尖、当归、生明没药各三钱。连服七八剂，其病遂愈。

又治一妇人，行经腰疼且兼腹疼，其脉有涩象。

知其血分瘀也，治以当归、生鸡内金各三钱，生明没药、生五灵脂、生箭芪、天花粉各四钱，连服数剂痊愈。

论足趾出血治法

族婶母，年过三旬，右足大趾甲角近隐白穴处，忽流出紫黑之血。强缠以带，血止不流即胀疼不堪。

求治于外科，言此名血箭，最为难治。服其药数剂分毫无效。时愚甫弱冠，诊其脉洪滑有力。

知血分蕴有实热。询之，果觉灼热。

用生地一两，天花粉、生杭芍各六钱，黄芩、龙胆草、甘草各二钱。连服数剂痊愈。

论骨雷治法

骨雷之证，他书未见。独明季钱塘钱君颖国宾著《经历奇证》载：镇江钱青藜，中年无病，一日足跟后作响，数日渐响至头，竟如雷声。医者不识何病。适余南归，阻泊京口，会青藜于凉亭，偶言此证。

余以骨雷告之。候其脉，独肾脉芤大，举之始见，按之似无。

此肾败也。自下响而上者，足少阴肾经之脉起于足小趾，下斜走足心，出然谷之下，循内踝上行。且肾主骨，虚则髓空，髓空则鸣。所以骨响自脚跟上达至头，此雷从地起响应天上也。

以六味丸和紫河车膏、虎骨膏、猪髓、枸杞、杜仲方示之。

次年冬，复之京口。问之，已痊愈矣。

接骨方及续断筋验方

接骨之方甚多，然求其效而且速者，独有一方可以公诸医界。

接骨方

方用甜瓜子、生菜子各一两，小榆树的鲜嫩白皮一两，再加真脂麻油一两，同捣如泥，敷患处，以布缠之。不过半点钟，觉骨接上即去药，不然恐骨之接处起节。

自得此方后，门人李子博曾用以治马甚效。想用以治人亦无不效也。且试验可在数刻之间。设有不效，再用他方亦未晚也。

人之筋骨相着，然骨以刚而易折，筋以韧而难断。是以方书中治接骨之方甚伙，而接筋之方甚鲜也。诸家本草多言旋覆花能续断筋。《群芳谱》谓菖根能续断筋。菖根愚未试过。至旋覆花，邑中有以之治牛马断筋者，甚效。其方初则秘而不传。当耕地之时，牛马多有因惊骇奔逸被犁头铲断腿上筋者，敷以所制之药，过两旬必愈。后愚为其家治病，始详言其方。且言此方受之异人，本以治人，而以治物类亦无不效。因将其方详录于下。

结筋方

方用旋覆花细末五六钱，加白蔗糖两许，和水半茶杯同熬成膏。候冷加麝香少许（无麝香亦可），摊布上，缠伤处。

至旬日，将药揭下，筋之两端皆长一小疙瘩。再换药一贴，其两小疙瘩即连为一，而断者续矣。若其筋断在关节之处，又必须设法闭住，勿令其关节屈伸，筋方能续。

【按】《外台》有急续断筋方，取旋覆花根洗净捣敷创上，日一二易，瘥止。是取其鲜根捣烂用之也。因药房无旋覆花根，是以后世用者权用其花，想性亦相近，故能奏效。然旋覆花各处皆有，多生泽边。科高二尺许，叶如棉柳（编筐之柳），多斜纹；六月开黄花，作圆形，瓣细如丝，大如小铜钱，故亦名金钱菊。

谈七伤

一、太饱伤脾。因脾能运化饮食，饮食太饱，脾之运化力不足以胜之，是以受伤。其作噫者，因脾不运化，气郁中焦，其气郁极欲通，故噫以通之。其欲卧者，因脾主四肢，脾伤四肢酸懒，是以欲卧。其色黄者，因脾属土，土色黄，凡人之五脏，何脏有病，即现何脏所属之本色。此四诊之中，所以望居首也。

二、大怒气逆伤肝。因肝属木，木之条上达，木之根下达，肝气能上达，故能助心气之宣通（肝系下连气海，上连心，能接引气海中元气，上达于心）。肝气能下达，故能助肾气之疏泄（肾立闭藏，有肝气以疏泄之，二便始能通顺）。大怒其气，有升无降，甚而至于横行，其中所藏之相火，亦遂因之暴动（相火生于命门，寄于肝胆，游行于三焦），耗其血液，所以肝伤，而血即少，肝开窍于目，目得血而能视，肝伤血少，所以其目暗也。

三、形寒饮冷伤肺。因肺为娇脏，冷热皆足以伤之也。盖肺主皮毛，形寒则皮毛闭塞，肺气不能宣通，遂郁而生热，此肺之因热而伤也。饮冷则胃有寒饮留滞，变为饮邪上溢于肺，而为悬饮，此肺之因冷而伤也。肺主气，开窍于鼻，有病则咳，肺伤所以气少咳嗽鼻鸣也。

四、忧愁思虑伤心。因人之神明藏于脑，故脑为精明之腑（《内经·脉要精微论》），而发出在心，故心为君主之官（《内经·灵兰秘典》）。神明属阳，阳者主热，忧愁思虑者，神明常常由心发露，心血必因热而耗，是以伤心也。心伤则上之不能充量输血于脑，下之不能充量输血于肝，将脑中之神，失其凭藉，故苦惊喜忘，肝中之魂，失其护卫，故夜不能寐，且肝中血少，必生燥热，故又多怒也。

五、强力入房，久坐湿地伤肾。因肾有两枚，皆属于水，中藏相火，为真阴中之真阳，共为坎卦，以统摄下焦真阴真阳之气。强力入房则伤阴，久坐湿地则伤阳，肾之真阴真阳俱伤，所以伤肾。肾伤则呼吸之时，不能纳气归根，所以短气。腰者肾之府，肾伤所以腰痛，骨者肾之所主，肾伤所以脚骨作疼，至于厥逆下冷，亦肾中水火之气，不能敷布之故也。

六、风雨寒暑伤形。因风雨寒暑，原天地之气化，虽非若疠疫不正之气，而当其来时，或过于猛烈，则与人身之气化有不宜，是以上栋下宇，以待风雨；夏葛冬裘，以节寒暑，卫生之道，自古然也。乃有时为时势所迫，或自不经意，被风雨寒暑之气，侵其身体，气弱不能扞御，则形伤矣。形伤则发落，肌肤枯槁，此犹木伤其本，而害及枝叶也。

七、太恐惧不节伤志。因志者为心之所之，而必以中正之官辅之，此志始百折而不回，中正之官者，胆也。若过恐惧，则胆失其司，即不能辅心以成志，所以伤志，志伤则心有所图，而畏首畏尾，所以恍惚不乐也。

论治疯犬伤方

（附：片灰枸杞根汤、变通下瘀血汤、治疯犬咬伤秘法）

疯犬伤证甚为危险。古方用斑蝥虽能治愈，然百日之内忌见水，忌闻锣声，忌食诸豆，忌行茼麻之地及手摩茼麻，又须切忌房事百日。犯以上所忌，其证仍反复。如此保养，甚不易也。

歙县友人胡大宗，深悯患此证者不易挽救，曾登《绍兴医报》征求良方。继有江东束子嘉氏登报相告，谓曾用《金匮》下瘀血汤治愈二人。又继有江西黄国材氏登报相告，谓系异人传授一方：用大蜈蚣一条，大黄一两，甘草一两，煎汤服甚验。如服后病者稍安静，未几又发，再依此方续服，病必愈，乃可止。后附有治验之案二则，皆疯已发动服此药治愈者。

【按】此方诚为至善良方。天宗谓：俗传冬令蛇藏土洞，口衔或泥或草。迨至春日出蛰，口吐所衔之物，犬嗅之即成疯犬。此理可信。盖犬性善嗅，有殊异之气味，辄喜嗅之，是以独中其毒。而疯后咬人，是蛇之毒递传于人也。方中用蜈蚣一条，则蛇毒可解矣。

又，此证束氏谓曾用《金匮》下瘀血汤治愈两人。由斯知此证必有瘀血，下之则可愈。方中用大黄一两，其瘀血当可尽下；又加甘草一两，既善解毒，又能缓大黄之峻攻，此所以为良方也。然此方善矣，而未知愈后亦多禁忌否。若仍然有禁忌，是善犹未尽善也。

而愚在奉天时，得其地相传之方。凡用其方者，服后即脱然无累，百无禁忌。真良方也！其方用片灰（即枪药之轧成片者，系硫黄、火硝、木炭制成）三钱，鲜枸杞根三两，煎汤送下。必自小便下恶浊之物若干而愈。愈后惟禁房事旬日。然药不可早服，必被伤后或五六日，或七八日，觉内风萌动，骚扰不安，然后服之方效。此乃屡试屡效之方，万无闪失也。枸杞根即药中之地骨皮。然地骨但用根上之皮，兹则连皮中之木用之。

又，吴县友人陆晋笙，于丁卯中秋相遇于津门，论及此证。晋笙言：凡疯狗脊骨中皆有毒虫，若将其脊骨中脂膜刮下，炮作炭服之，可自二便中下恶浊之物即愈。有族孙患此证，治以此方，果愈。然所虑者，吃人之疯犬，未必能获之也。

又，无锡友人周小农，曾登《山西医学杂志》，论治疯犬咬伤之方。谓岁己丑，象邑多疯犬，遭其害者治多无效。适有耕牛亦遭此患而毙，剖其腹，有血块大如斗，黧紫，搅之蠕蠕然动，一方惊传异事。有张君者，晓医理，闻之悟曰："仲景云'瘀热在里其人发狂'。又云'其人如狂者，血证谛也。下血，狂乃愈'。今犯此证者，大抵如狂如癫，得非瘀血为之乎？不然，牛腹中何以有此怪物那？吾今得其要矣"。于斯用仲景下瘀血汤治之，不论证之轻重，毒之发与未发，莫不应手而愈。转以告人，百不失一。其所用之方，将古时分量折为今时分量，而略有变通。方用大黄三钱，桃仁七粒，地鳖虫去足炒七个，共为细末，加蜂蜜三钱，用酒一茶碗，煎至七分，连渣服之。如不能饮酒者，水酒各半煎服亦可。服后，二便当下恶浊之物。日进一剂，迨二便如常，又宜再服两剂，总要大小便无纤毫恶浊为度。服此药者，但忌房事数日，其余则一概不忌。若治小儿，药剂减半。妊妇亦可放胆服之，切莫忌较。

【按】服此方果如上所云，诚为佳方。而张君竟于牛腹中血块悟出，其功德固无量也，惜传此事者，但详其姓，未详其名耳。

东人有预防狂犬伤病注射药。装以玻璃小管，重一瓦，名狂犬注射液。遇有狂犬伤者，于伤处皮下注射一管，可无他患。须忌房事旬余，他无所忌，亦佳方也。

【附录】香荪附记，同邑友人张俊轩据周莜峰君云，其戚某，得一治疯犬咬伤秘法。其方系用白雄鸡一只，取其嘴及腿之下截连爪，及其胆、肫皮、翅尖翎、尾上翎，加银朱三钱，鳔须三寸，用绵纸三四张裹之，缟麻扎紧，用香油四两浸透，以火燃之。余油亦浇其上，烧为炭，研末，黄酒送服。通身得汗即愈。愈后除忌房事旬日外，余无所忌。屡试屡验，真仙方也。

解触电气

将平地掘二尺深，长宽可卧一人，用水泼湿。将人置其中，手足皆绑上铁条（凡铁器之长者皆可用）。铁条之两端，一靠手足之心，一埋地中。所受之电气即可由四根铁条引入地中。其人虽至无气，但视其全体无破处，即可救活。或身有破处，而头面无伤，亦可救活。

此系奉天相传之方，似甚有理。愚曾将此方登于《绍兴医报》一百十二期至一百十九期。

有古歙某村报告（原署名处即此六字）言，年前在歙，邻村湖田有一卖鱼干者，将午触电，死于路。其弟为之即时扛回，置家门外泥土上。因窭贫不能殓，多方告贷。夜半，殓具始备，行将殓矣，其人忽醒，共相惊异。

后知：所触电气久之为泥引出，是以复活。

今参阅张君解触电之方，信为确有效验。总之，若有触电而死者，不可即时入殓。须照张君所登之方救之。最好去衣，令仰卧泥窟中，兼用绑铁条之法，当可能救活也。

阅此报告之文，因忆愚在籍时，有邻村星马村于姓壮年，赴城赶集，三人同行。途中逢雨，于姓行在前。后行者见前有电光下彻，且有声如小爆竹（雷声远听则大近听则小），于姓忽仆于地，视之无气。其二人，一为看守，一往家送信。及家中来人，于姓已复活。此亦因久卧湿泥中而电气尽解也。后愚与晤面，询之。言仆时初不自觉，及醒后则周身骨筋作疼，数日方愈。

由斯观之。触电气者但久卧湿泥中，即可救愈。若更用手足绑铁条之法，救愈当更速也。虽云头面破者难救，然亦当以此法救之，不可轻弃人命也。

外伤甚重救急方

（附：普济五行妙化丹）

神授**普济五行妙化丹**治外伤甚重，其人呼吸已停。或因惊吓而猝然闷觉，甚至气息已断。急用此丹一厘，点大眼角，男左女右。再有三分，以开水吞服。其不知服者，开水冲药灌之，须臾即可苏醒。并治一切暴病、霍乱、痧证、小儿痉痫、火眼、牙疳、红白痢疾等证皆效。爰录其方于下。

火硝八两、皂矾二两、明雄黄一两 辰砂三钱 真梅片二钱

共为极细末，瓶贮勿令泄气。

此方为天门县友人崔兰亭所传。崔君为湖北潜江红十字分会张港义务医院院长，恒以此方救人。爰录其来函于下。

戊辰冬，本镇有吴姓幼童，年六岁，由牛马厂经过。一牛以角抵入幼童口中，破至耳边，血流不止，幼童已死。此童无祖无父，其祖母及其母闻之，皆吓死。

急迎为挽救，即取食盐炒热熨丹田，用妙化丹点大眼角，幼童即活。

再用妙化丹点其祖母及其母大眼角，须臾亦活。

再用灰锰氧将幼童内外洗净，外以胶布贴之，加绑扎，内食牛乳。三日后视之，已生肌矣。

又每日用灰锰氧冲水洗之，两旬痊愈。愈后并无疤痕。

又，民国六年四月中旬，潜邑张港一妇人，二十余岁，因割麦争界，言语不周，被人举足一踢，仆地而死。经数医生，有用吹鼻者，有用鹅翎换气者，有用乌梅擦牙者，百方千方，种种无效。

惹事者全家监押于法厅。其家所请律师谢龙文君求为往视。其身冷如冰，牙关紧闭，一日有余矣，而其胸犹微温。

急用妙化丹点其大眼角，用食盐二斤炒热，作两包，熨其丹田，轮流更换，得暖气以助生气。二炷香之久，牙关已开。

遂用红糖冲开水服之即活。

用妙化丹点大眼角，男左女右，因大眼角名睛明穴，此处窍通则百窍皆通。起死回生之术，实自熟读《内经》中来也。

又，乙丑季夏上旬，曾治刘衣福，年过四旬，因分家起争，被其弟用刀伤脐下，其肠流出盈盆。忽然上气喘急，大汗如雨。经数医诊治，皆无把握，因迎生速往诊视。观其形状危险，有将脱之势。

遂急用生黄芪、净萸肉、生山药各一两，固其气以防其脱。煎汤服后，喘定汗止。

检视其肠已破，流有粪出。遂先用灰锰氧冲水，将粪血洗净。所破之肠，又急用桑根白皮作线为之缝好，再略上磺碘，将其肠慢慢纳进。再用洋白线将肚皮缝好，又用纱布浸灰锰氧水中，候温，复其上；用白士林少调磺碘作药棉，覆其上。用绷带扎住，一日一换。

内服用《医学衷中参西录》内托生肌散，变为汤剂，一日煎渣再服。三星期痊愈。

按：此证未尝用妙化丹。因其伤重而且险，竟能救愈，洵堪为治此重伤者之表准，故连类及之。且所用内托生肌散，为愚治疮毒破后生肌之方。凡疮破后溃烂，不速生肌者，用之最效。

其方系生黄芪四两，天花粉三两，粉甘草二两，丹参、乳香、没药各两半，共为细末，每服三钱，开水送下，日服三次。若欲将散剂变为汤剂，宜先将天花粉改为四两，一剂分作八剂，一日之间煎渣再服。其生肌之力较服散药尤效。

又愚答友人陆晋笙书中（在后），有脐下生疮破后出尿之方。较此方少丹参，用之亦甚效验，能治愈至险之疮证。可参观。

三、妇科病

论女子癥瘕治法

（附：化瘀通经散）

女子癥瘕，多因产后恶露未净，凝结于冲任之中；而流走之新血又日凝滞其上以附益之，遂渐积而为癥瘕矣。癥者有实可征，在一处不移；瘕者犹可移动，按之或有或无，若有所假托。由斯而论，癥固甚于瘕矣。

此证若在数月以里，其身体犹强壮，所结之癥瘕犹未甚坚，可用《金匮》下瘀血汤下之。然必如《金匮》所载服法，先制为丸，再煎为汤，连渣服之，方效。

若其病已逾年，或至数年，癥瘕积将满腹，硬如铁石，月信闭塞，饮食减少，浸成劳瘵。病势至此，再投以下瘀血汤，必不能任受。即能任受，亦不能将瘀血通下。惟治以拙拟理冲汤，补破之药并用，其身形弱者服之，更可转弱为强。即十余年久积之癥瘕，硬如铁石，久久服之，亦可徐徐尽消。本方后附载有治愈之案若干，可参观也。

近在津门，用其方因证加减，治愈癥瘕数人。爰录一案于下，以为治斯病之粗规。

天津特别一区三义庄张氏妇，年近四旬。自言："五年之前，因产后恶露未净，积为硬块，其大如橘，积久渐大。初在脐下，今则过脐已三四寸矣。其后积而渐大者，按之犹软，其初积之块，则硬如铁石。且觉其处甚凉。初犹不疼，自今年来渐觉疼痛。从前服药若干，分毫无效。转致饮食减少，身体软弱，不知还可治否？"言之似甚惧者。

愚曰："此勿忧，保必愈。"因问其月信犹通否。言从前犹按月通行，今虽些许通行，已不按月，且其来浸少。今已两月未见矣。诊其脉，涩而无力，两尺尤弱。

爰为疏方：生黄芪四钱，党参、白术、当归、生山药、三棱、莪术、生鸡内金各三钱，桃仁、红花、生水蛭各二钱，䗪虫五个，小茴香钱半。煎汤一大盅温服。

将药连服四剂，腹已不疼，病处已不觉凉，饮食加多，脉亦略有起色。

遂即原方去小茴香，又服五剂，病虽未消而周遭已渐软。惟上焦觉微热。

因于方中加玄参三钱，楂鸡八枚。又连服十余剂，其癥瘕全消。

然癥瘕不必尽属瘀血也。大抵瘀血结为癥瘕者，其人必碍生育，月信恒闭。若其人不碍生育，月信亦屡见者，其癥瘕多系冷积。其身形壮实者，可用炒熟牵牛头次所轧之末三钱下之。所下之积恒为半透明白色，状若绿豆粉所熬之糊。若其身形稍弱者，亦可用黄芪、人参诸补气之药煎汤，送服牵牛末。若畏服此峻攻之药者，亦可徐服丸药化之。方用胡椒、白矾各二两，再用炒熟麦面和之为丸，桐子大。每服钱半，日两次。服至月余，其癥瘕自消。

若其处觉凉者，多服温暖宣通之药，其积亦可下。

曾治沧州贾官屯张氏妇，上焦满闷，烦躁，不能饮食。下焦板硬，月信逾两月未见。脉象左右皆弦细。

仲师谓"双弦者寒，偏弦者饮"，脉象如此，其为上有寒饮，下有寒积无疑。

其烦躁乃假象，寒饮逼心肺之阳上浮也。

为疏方：用干姜五钱，于白术四钱，乌附子三钱，云苓片、炙甘草各二钱，陈皮、厚朴各钱半。为其烦躁，加生白芍三钱以为反佐。

一剂，满闷烦躁皆见愈。又服一剂，能进饮食，且觉腹中凉甚。

遂去芍药，将附子改用五钱。后又将干姜减半，附子加至八钱。服逾十剂，大便日行数次，多系白色冷积。汤药仍日进一剂。如此五日，冷积泻尽，大便自止。再诊其脉，见有滑象，尺部按之如珠。

知系受孕，俾停药勿服。至期生子无恙。

夫附子原有损胎之说。此证服附子若此之多，而胎竟安然，诚所谓"有故无殒，亦无殒"者也。

又，无论血瘀冷积，日服真鹿角胶四五钱（分两次炖化服之），日久亦可徐消。盖鹿角胶原能入冲任以通血脉，又能入督脉以助元阳。是以无论瘀血冷积，皆能徐为消化也。

近又拟一消癥瘕兼通经闭方。用炒白术、天冬、生鸡内金等分，为细末。以治癥瘕坚结及月事不通。每服三钱，开水送下，日再服。若用山楂片三钱煎汤，冲化红蔗糖三钱，以之送药更佳。因用之屡有效验，爰名为**化瘀通经散**。

此方中伍以白术者，恐脾胃虚弱，不任鸡内金之开通也。更辅以天冬者，恐阴虚有热，不受白术之温燥也。然鸡内金必须生用方有效验，若炒熟用之则无效矣。因其含有稀盐酸，是以善于化物；炒之，则其稀盐酸即飞去，所以无效也。

鸡内金原饶有化瘀之力，能化瘀当即善消癥瘕。然向未尝单用之以奏效也。因所拟理冲汤中原有生鸡内金三钱。方后注云：若虚弱者，宜去三棱、莪术，将鸡内金改用四钱。此书初梓于奉天。奉天税捐局长齐自芸先生，博学通医，用此方按注中如此加减，治愈癥瘕垂危之证，因商之省长海泉刘公，延愚至奉，为建立达医院。由此知：鸡内金之消癥瘕，诚不让三棱，莪术矣。夫能消癥瘕，即能通月信，此原一定之理。然未经临证实验，不敢但凭理想确定也。

后来津治河东车站旁杨氏女，因患瘰疬，过服寒凉开散之药，伤其脾胃，以致食后胀满，不能消化。

重用温补脾胃之剂，加生鸡内金二钱，以运化药力，后服数剂，来更方。言病甚见愈，惟初服此药之夜，经即通下，隔前经期未旬日耳。

因其病已见愈，闻此言未尝注意，更方中仍有生鸡内金二钱。又服数剂，来求更方。言病已见愈，惟一月之内，行经三次。后二次在服药之后，所来甚少。仍乞再为调治。

愚恍悟：此诚因用鸡内金之故。由此可确知鸡内金通经之力。

因忆在奉时，曾治大东关宋氏女，胃有瘀积作疼。

方中重用生鸡内金。服数剂后，二便下血而愈。

此固见鸡内金消瘀之力，实并见鸡内金通经之力也。

总前后数案参观，鸡内金消瘀通经之力，洵兼擅其长矣。

论带证治法

（附：清带丸方）

女子带证，来自冲任或胞室，而名为带者，责在带脉不能约束也。方书辨其带下之色，分为五带，而究之赤白二带可分括之。赤者多热，白者多凉。而辨其凉热，又不可尽在赤白也。宜细询其自觉或凉或热，参以脉之或迟或数，有力无力，则凉热可辨矣。

治法宜用收涩之品，而以化瘀通滞之药佐之。曾拟有**清带汤**（方系生山药一两，生龙骨、生牡蛎各六钱，海螵蛸去甲四钱，茜草二钱）。证偏热者，加生杭芍、生地黄；热甚者，加苦参、黄柏，或兼用防腐之药，若金银花、旱三七、鸦胆子仁皆可酌用。证偏凉者，加白术、鹿角胶；凉甚者，加干姜、桂、附、小茴香。

又拟有**清带丸**方，用龙骨、牡蛎皆煅透，等分为细末，和以西药骨湃波拔尔撒谟（亦名哥拜巴脂）为丸，黄豆粒大。每服十丸，日两次。

沧州西关陈氏妇，过门久不育，白带证甚剧。

为制此丸，服之即愈。未逾年，即生子矣。

论血崩治法
（附：傅青主治血崩方、友人治血崩秘方）

女子血崩，因肾脏气化不固，而冲任滑脱也。

曾拟有**固冲汤**（方系白术一两，生箭芪、净萸肉、龙茜草、棕边炭各二两，煎汤送服五倍子细末一钱）。脉象热者加大生地一两；凉者加乌附子二钱；大怒之后，因肝气冲激血崩者，加柴胡二钱。若服两剂不愈，去棕边炭，加真阿胶五钱，另炖同服。服药觉热者宜酌加生地。

有用此方嫌螵蛸、茜草有消瘀之力，而减去之者，服药数剂无效，求愚为之诊治。

俾服原方，一剂而愈。

医者与病家，皆甚诧异。愚曰："海螵蛸即乌贼骨。茜草即芦茹（《诗经》作茹芦）。《内经》四乌贼骨一芦茹丸，以雀卵鲍鱼汤送下，原治伤肝之病，时时前后血。固冲汤中用此，实遵《内经》之旨也。"

【按】此方肝气冲者，宜加柴胡；即非肝气冲者，亦可加柴胡。

小儿荫潮在京，曾治广西黄姓妇人，患血崩甚剧。

投以固冲汤未效。

遂加柴胡二钱，助黄芪以升提气化，服之即愈。

因斯知：病非由于肝气冲者，亦宜加柴胡于方中也。

《傅青主女科》有治老妇血崩方：生黄芪、当归身（酒洗）各一两，桑叶十四片，三七细末三钱（药汤送服），煎服。二剂血止，四剂不再发。

【按】此方治少年妇女此病亦效。然多宜酌加生地黄，若有热者，必加至两余方能奏效。

又诸城友人王肖舫传一**治血崩秘方**，用青莱菔生捣取汁，加白糖数匙，微火炖温。陆续饮至三大盅，必愈。

【按】此方肖舫曾治有极重验案，登于《绍兴医报》。

又，西药中有麦角，原霉麦上所生之小角，其性最善收摄血管，能治一切失血之证，而对于下血者用之尤效。角之最大者，长近寸许。以一枚和乳糖（无乳糖可代以白蔗糖）研细，可作两次服。愚常用之与止血之药并服，恒有捷效。西人又制有麦角流膏，盛以玻璃小管，每管一瓦，用以注射臂上静脉管。一切下血之证，用之皆效。惟血立止后，宜急服三七细末数次，每次二钱，方无他虞。不然，恒有因血止脉痹，而变为虚劳证者。此又不可不知也。

论治女子血崩有两种特效药

一种为宿根之草。一根恒生数茎，高不盈尺，叶似地肤微宽，厚则加倍，其色绿而微带苍色。孟夏开小白花，结实如杜梨，色如其叶，老而微黄。多生于宅畔路旁板硬之地，俗呼为牤牛蛋，又名臭科子，然实未有臭味。

初不知其可入药也。戊辰孟夏，愚有事回籍。有县治南关王氏妇，患血崩，服药不效。

有人教用此草连根实切碎，煮汤饮之。其病顿愈。

后愚回津言及此方。门生李毅伯谓："此方余素知之，若加黑豆一小握，用水、酒各半煎汤，则更效矣。"

一种为当年种生之草。棵高尺余，叶圆而有尖，色深绿。季夏开小白花，五出黄蕊，结实大如五味，状若小茄，嫩则绿，熟则红，老则紫黑，中含甜浆可食，俗名野茄子，有山之处呼为山茄子。奉省医者多采此草阴干备用。若遇血崩时，将其梗、叶、实共切碎、煎汤服之立愈。在津曾与友人张相臣言及此草，相臣谓：此即《本草纲目》之龙葵。一名天茄子，一名老鸦睛草者是也。而愚查《纲目》龙葵，言治吐血不止，未尝言治血崩。然治吐血之药，恒兼能治下血。若三七、茜草诸药是明征也。以遍地皆有之草，而能治如此重病，洵堪珍哉。

资生通脉汤治室女月闭血枯治法

室女月闭血枯，服药愈者甚少，非其病难治，实因治之不得其法也。《内经》谓二阳之病发心脾，有不得隐曲，在女子为不月。夫二阳者阳明胃腑也，胃腑有病，不能消化饮食，推其病之所发，在于心脾，又推其心脾病之所发，在于有不得隐曲（凡拂逆之境，不能自如者，皆为不得隐曲）。盖心主神，脾主思，人有不得隐曲，其神思郁结，胃腑必减少酸汁（酸汁如稀盐酸，胃所赖以化食者，欢喜则酸汁生者多，忧思则酸汁生者少），不能消化饮食，以生血脉，所以在女子为不月也。夫女子不月，既由于胃腑有病不能消化饮食，治之者自当调其脾胃，使之多进饮食以为生血之根本。愚曾制有资生通脉汤，用其方因证加减，治愈室女不月之病甚多，爰录其方于下，并其加减之法，备医界之采用。

白术三钱炒，生怀山药一两，生鸡内金黄色的二钱，龙眼肉五钱，甘枸杞果五钱，玄参三钱，净萸肉三钱，生杭芍三钱，甘草二钱，桃仁二钱，红花钱半。凡方中生用者炒之煅之则无力，此方用白术以健脾之阳，使之瞤动有力（饮食之消，亦仗胃有瞤动）。山药、龙眼肉以滋胃之阴，俾其酸汁多生，鸡内金原含有酸汁，且能运化诸补药之力，使之补而不滞，血虚者必多灼热，故用玄参、芍药以退热，又血虚者其肝肾必虚，故用萸肉、枸杞，以补其肝肾，甘草为补脾胃之正药，与方中萸肉并用，更有酸甘化阴之妙，桃仁、红花为破血之要品，方中少用之，非取其破血，欲藉之以活血脉通经络也。

资生通脉汤因证加减法：灼热不退者，加生地黄六钱，或至一两；咳嗽者，加川贝三钱，远志二钱；泄者去玄参，加熟地黄一两，云苓片二钱；或更酌将白术加重，服后泄泻仍不止者，可于服药之外，用生怀山药细末煮粥，掺入捻碎熟鸡子黄数枚，用作点心，日服两次，泻止后停服。大便干燥者，加当归、阿胶各三钱；小便不利者加生车前子三钱（袋装）；肝气郁者，加生麦芽三钱，川芎、莪术各一钱；汗多者，将方中萸肉改用六钱，再加生龙骨、牡蛎各六钱。

沧洲城东曹庄子曹姓女，年十六岁，天癸犹未至，饮食减少，身体羸瘦，渐觉灼热，其脉五至，细而无力，治以资生通脉汤，服至五剂，灼热已退，饮食加多，遂将方中玄参、芍药各减一钱，又加当归、怀牛膝各三钱，服至十剂，身体较前胖壮，脉象亦有大起色，又于方中加樗鸡十枚（俗名红娘子）服至七八剂，经血遂至，遂减去樗鸡，再服数剂，以善其后。

奉天大南联马氏女，自十四岁，月事已通，至十五岁秋际，因食瓜果过多，泄泻旬余方愈，从此月事遂闭。延医诊治，至十六岁秋季夏，病浸增剧，其父原籍辽阳，时充奉天兵工厂科长，见愚所著《医学衷中参西录》，因求为诊治。其身形瘦弱异常，气息微喘，干嗽无痰，过午潮热，夜间尤甚，饮食减少，大便泄泻，其脉数近六至，微弱无力。俾先用生怀山药细末八钱，水调煮一沸作粥，又将熟鸡子黄四枚，捻碎掺粥中，再煮两三沸，空心时服。服后须臾，又服西药百布圣二瓦（一瓦合中量二分六厘四毫）以助其消化，每日如此两次，用作点心，服至四日，其泻已止。又服数日，诸病亦稍见轻，遂投以资生通脉汤，去玄参，加生地黄五钱，川贝三钱，连服十余剂，灼热减十分之八，饮食加多，喘嗽亦渐愈，遂将生地黄，换作熟地，又加牛膝五钱，服至十剂，自觉身体爽健，诸病皆无，惟月事犹未见，又于方中加䗪虫（即土鳖虫，背多横纹者方真，背光滑者非是）五枚，樗鸡十枚，服至四剂，月事已通，遂去䗪虫、樗鸡。俾再服数剂，以善其后。

甘肃马姓，寓天津英租界居安里，有女十一岁，自十六岁秋际，因患眼右目生内障，服药不愈，忧思过度，以致月闭。自腊月服药，直至次年孟秋月底不愈，其兄向为陆军团长，时赋闲家居，喜涉阅医书，见愚新出版五期《医学衷中参西录》，极为佩服，遂来社问询，求为诊治，其人体质瘦弱，五心烦热，过午两观色红，灼热益甚，心中满闷，饮食少许，即停滞不下，夜不能寐，脉搏五至，弦细无力，为其饮食停滞，夜不能寐，投以资生通脉汤，加生赭石、熟枣仁各三钱，服至四剂，饮食加多，夜已能寐，灼热稍退。又为加生地黄五钱，丹皮三钱，服约十剂，灼热大减，遂去丹皮、枣仁，将龙眼肉改用八钱，又加怀牛膝五钱，连服十余剂，身体浸壮健，因其月经犹未通下。又加䗪虫五枚，樗鸡十枚，服至五剂，月经已通，然下者不多，遂去䗪虫、樗鸡、生地黄，加当归五钱，俾服数剂，以善其后。

论妇人不妊治法

妇人不妊之原因甚多。

至其人经脉调和，素无他病，而竟多年不妊者，大抵由于血海中元阳不足，失其温度。其人或畏坐凉处，或畏食凉物，或天气未寒而背先恶冷，或脉迟因而尺部不起，皆其外征也。叶天士治此等证，恒重用紫石英，此诚由熟读《本经》得来。尝考《本经》谓：紫石英甘温无毒，主心腹呃逆，邪气，补不足。女子风寒在子宫，绝孕十年无子。盖因紫石英性温质重，且又色紫似血。故能直入冲任以温暖血分，俾妇人易于受妊，以治血海虚寒不妊者，诚为对证良药也。特是此药近世用者极少，是以药房恒不备此药，即备之亦恒陈蠹数十年。且因其非常用习见之品，即偶用之亦莫辨其真伪。

是以愚治此证，恒本《本经》之义而变通之：以硫黄代石英，其功效更捷。盖硫黄、石英皆为矿质，其沉重下达之力同，而较其热力，则硫黄实优于石英。且为人所习见，未有真假。惟拣其纯黄无杂色者，即无杂质，亦即分毫无毒。凡妇人因血海虚寒不妊者，食前每服二三分，品验渐渐加多。以服后移时觉微温，为每次所服之定量。计平素用硫黄之经过：有一次服之五六分而始觉温者，有一次服至钱余而始觉温者。迨服至元阳充足，身体强壮，自然受妊。且生子又必长命。此愚屡经试验，而确知其然者也。然硫黄须用生者，制之则无效。可参服生硫黄法。

又，冲任中有瘀血，亦可以妨碍受妊。当用《金匮》下瘀血汤下之。或单用水蛭为细末，少少服之，瘀血亦可徐消。然水蛭必须生用，若炙用之无效。

曾治一妇人不妊，其人强壮无病，惟脐下有积一块。疑是瘀血。俾买水蛭一两，自用麻油炙透，为末，每服五分，日两次，服尽无效。

后改用生者一两，轧细，仍如从前服法，未尽剂而积尽消，逾年即生男矣。

若其人身形稍弱者，可用党参数钱煎汤，送服水蛭末。若服党参发热者，可与天冬同煎汤送服。盖《本经》水蛭，原主妇人无子（注疏家谓瘀血去则易妊）。且其性化瘀血而不伤新血，诚为理血妙药。若有疑其性猛烈者，参观三期第八卷理冲汤后跋语，自能涣然冰释，而无释虑矣。

论寿胎丸治妇人流产

流产为妇人恒有之病，而方书所载保胎之方，未有用之必效者。诚以保胎所用之药，当注重于胎，以变化胎之性情气质，使之善吸其母之气化以自养，自无流产之虞。若但补助妊妇，使其气血壮旺固摄，以为母强自能荫子，此又非熟筹完全也。是以愚临证考验以来，见有屡次流产者，其人恒身体强壮，分毫无病；而身体软弱者，恐生育多则身体愈弱，欲其流产而偏不流产，于以知或流产，或不流产，不尽关于妊妇身体之强弱，实兼视所受之胎善吸取其母之气化否也。

由斯而论，愚于千百味药中，得一最善治流产之药，其为菟丝子乎！何以言之？凡植物之生，皆恃有根。独菟丝子初生亦有根，及其蔓缠禾稼之上，被风摇动，其根即断。而其根断之后，益蕃延盛茂于禾稼之上，致禾稼为之黄落。此诚善取所托者之气化以自养者也。藉此物之性质，以变化胎之性质，能使所结之胎善于吸取母气。此所以为治流产之最良药也。

愚拟有**寿胎丸**，重用菟丝子为主药，而以续断、寄生、阿胶诸药辅之（伍以诸药皆有精义，详于本方下）。凡受妊之妇，于两月之后徐服一料，必无流产之弊。此乃于最易流产者屡次用之皆效，故敢确信其然也。

至陈修园谓"宜用大补大温之剂，使子宫常得暖气，则胎自日长而有成"，彼盖因其夫人服白术、黄芩连坠胎五次，后服四物汤加鹿角胶、补骨脂、续断而胎安，遂疑凉药能坠胎，笃信热药能安胎。不知黄芩之所以能坠胎者，非以其凉也。《本经》谓黄芩下血闭。岂有善下血闭之药而能保胎者乎？盖汉唐以前，名医用药皆谨遵《本经》，所以可为经方，用其方者鲜有流弊。迨至宋元以还，诸家恒师心自智，其用药或至显背《本经》。是以医如丹溪，犹粗忽如此，竟用黄芩为保胎之药，俾用其方者不惟无益，而反有所损。此所以为近代之名医也。所可异者，修园固笃信《本经》者也，何于用白术、黄芩之坠胎，不知黄芩之能开血闭，而但谓其性凉不利于胎乎？究之胎得其养，全在温度适宜。过凉之药，固不可以保胎；即药过于热，亦非所以保胎也。惟修园生平用药喜热恶凉，是以立论稍有所偏耳。

论难产治法

向治难产，曾拟有**大顺汤**（方系党参、当归各一两，生赭石细末一两）。用之多次，皆能随手奏效。

因病家不知制方之义，恒有欲用之而畏赭石过多者。夫赭石之原质，为铁氧化合，其性原甚和平。矧又重用人参、当归以驾驭之，虽用至二两，亦何危险之有哉？

丙寅在津，有胡氏妇，临产二日未下。自备有利产药，服之无效。

治以此方，加苏子、怀牛膝各四钱，服后半点钟即产下。

又，丁卯在津，治河东车站旁陈氏妇，临产三日未下。

亦治以此方，加苏子四钱，怀牛膝六钱，亦服药后半点钟即产矣。

　　且此方不独愚用之有效，他医土用之亦皆有效。天门友人崔兰亭来函谓：庚午仲冬，曾治潜邑张截港刘德猷之媳，临盆四日不产，甚至胎气上冲，神昏不语，呕吐不止。诸药皆不能受，危险万分。殓服均备，以为无法可治，待时而已。

　　乃因有人介绍，来院求方，遂为开大顺汤原方，加冬葵子二钱，炒爆作引。

　　服后而呕吐止，气息顺，精神已明了。迟半日，胎犹未下，俾按原方再服一剂，胎虽下而已死，产母则安然无恙。

　　又，其年腊月上旬，同业罗俊华之夫人，临盆三日不下，医药不效。全家惊惶，迎为诊治。

　　亦投以大顺汤。服后未半点钟，其胎即下，母子安然。

　　由斯知《医学衷中参西录》真可为救命之书也。

升肝舒郁汤治女子阴挺

　　阴挺之证，大抵因肝气郁而下陷。盖肝主筋，肝脉络阴器，肝又为肾行气。阴挺自阴中挺出，状类筋之所结，其病因肝气郁而下陷无疑也。

　　愚向遇此证，用方书中成方不效。因拟得**升肝舒郁汤方**（方系生箭芪五钱，知母四钱，当归、乳香、没药各三钱，川芎、柴胡各钱半），服数剂即全消。以后屡次用之皆效。医界中有采用此方者，亦莫不效。

　　邑中友人邵俊卿，寄居津门，原非业医，而好观方书，于拙著《医学衷中参西录》尤喜阅之，其友家眷属有患此证者，屡延医治不效，因求治于俊卿。

　　俊卿治以此方，亦数剂即愈。后与愚觌面述之，以为奇异。

　　盖此方虽皆为寻常药饵，而制方之意实甚周匝。

　　方中黄芪与川芎、柴胡并用，补肝即以舒肝，而肝气之陷者可升；当归与乳香、没药并用，养肝即以调肝，而肝气之郁者可化。又恐黄芪性热，与肝中所寄之相火不宜，故又加知母之凉润滋阴者，与黄芪相济以解其热也。

　　此方不惟治阴挺有特效，凡肝气郁而兼虚者，用之皆可奏效也。

论室女干病治法

　　《内经》谓"女子二七天癸至"，所谓二七者，十四岁也。然必足年足月十四岁，是则室女月信之通，当在年十五矣。若是，年至十五月信不通，即当预为之防。

　　宜用整条生怀山药，轧细过罗，每用一两或八钱，煮作茶汤，调以蔗糖令适口，以之送服生鸡内金细末五分许，当点心用之，日两次。久则月信自然通下。此因山药善养血，鸡内金善通血也。若至因月信不通，饮食减少，渐觉灼热者，亦可治以此方。鸡内金末宜多用至一钱，服茶汤后再嚼服天冬二三钱。

　　至于病又加重，身体虚弱劳嗽，宜用拙拟**资生通脉汤**。方系生山药一两，龙眼肉六钱，净萸肉、甘枸杞各四钱，炒白术、玄参、生杭芍各三钱，生鸡内金、桃仁、甘草各二钱，红花钱半。灼热甚者，加生地一两。嗽不止者，加川贝三钱，生罂粟壳二钱。此方之后，载有数案。且用此方各有加减，若服资生通脉汤，病虽见愈月信仍不至者，可参观所附案中加减诸方。

　　上所论诸方之外，愚有新拟之方：凡服资生通脉汤病见愈而月信不见者，可用生怀山药四两，煮浓汁，送服生鸡内金细末三钱。所余山药之渣，仍可水煮数次，当茶饮之。久之，月信必至。盖鸡内金生用，为通月信最要之药。而多用又恐稍损气分，故又多用山药至四两，以培气分也。

铁汁与四物汤补血之比较

铁汁所以能补血者，因人血中有铁锈。铁汁入腹，与腹中氧气化合，即成铁锈，以补血中铁质之缺乏。然人血中之铁质仅居千分之一，即常饮铁汁，不过将血中之铁质补足。若再于其原有之定分补之加多，脏腑间转生重坠之病。此愚得诸目睹实验者也。

至于血球，为血中之重要分子，明水为血中之最大分子，皆非铁汁所能补益。而四物汤实能补益之，且地黄中原含有铁质，故晒之其色纯黑。由斯知：四物汤不但能补血中血球、明水，并能补血中铁质也。铁汁补补之功用，安能及四物汤哉！

四物汤能补血中血球及明水之理

当归色红似血，其汁稠黏有似血液，且微有血腥之气。《本经》谓煮汁饮之尤良，是为取与血相类之汁液，以补血分之不足也。

芎䓖能引腹中氢气上达，与吸入之氧气化合而生水，水气涵濡，则血脉自得其养。且其气香能升清，味辛能降浊。故上至头目，下至血海，调畅血气，俾无凝滞。虽非生血之主药，亦生血之辅佐品也。

地黄性凉多液，色黑又含有铁质，既能大滋真阴，尤善引浮越之相火下行（相火类电气故铁能引之下行），以清上焦燥热。则心君常得阴精之奉（《内经》谓阴精所奉其人寿），生血之功必益溥也。

芍药华于春夏之交，其味酸而兼苦。其酸也，能敛肝火；其苦也，能泻心热。实能调养木火之脏，使不至相助炽盛。且其汁浆稠黏，亦系滋阴之品，滋阴即能养血也。

要之，归、芎温而地、芍凉，凉温相调，性始和平。地、芍专养血分，归、芎兼理气分，气血双理，而人始无病。《内经》谓："中焦受气、取汁，变化而赤，是为血。"故凡物之汁浆浓厚、性味和平者，皆可由胃达于小肠乳糜管中，而多化乳糜汁。此汁上升于心，即可变化而为血球、明水矣。况四物汤诸药，更善于养血、调血者乎！

四、儿科病

论小儿久咳治法

近族曾孙女莹姐自幼失乳，身形羸弱，自六七岁时恒发咳嗽，后至十一二岁，嗽浸增剧，概服治嗽药不效。愚俾用生怀山药细末熬粥，调以白糖，令适口，送服生鸡内金细末二三分，或西药百布圣二丸，当点心服之。年余未间断，劳嗽虽见愈，而终不能除根。诊其脉，肺胃似皆有热，遂俾用北沙参轧为细末，每服二钱，日两次。服至旬余，咳嗽痊愈。然恐其（北）沙参久服，或失于凉。改用（空）沙参三两，甘草二两，共轧细，亦每服二钱，以善其后。按沙参出于吉林者良，其色白质坚，称为北沙参。究之沙参为肺家药，其质宜空，吾邑海滨产有空沙参，实较北沙参尤良。惜岁出无多，不能远及耳。

论小儿痉病治法

小儿为少阳之体，于时为春，春气固上升者也；于五行为木，木性喜上达者也。是以或灼热作有惊骇，其身中之元阳，恒挟气血上冲以扰其脑部，致其脑筋妄行，失其所司，而痉证作矣。痉者，其颈项硬直也。而或角弓反张，或肢体抽掣，亦皆概其中矣。

此证治标之药中，莫如蜈蚣（宜用全的），以其节节有脑也，西药中，莫如臭素加里（一名臭剥及抱水格鲁拉儿、一名路绿养冰），以其能麻醉脑筋也。用治标之药以救其急，即审其病因，兼用治本之药以清其源。则标本并治，后自不反复也。

　　癸亥季春，愚在奉天立达医院。旬日之间，遇幼童温而兼痉者四人。

　　愚皆以白虎汤治其温，以蜈蚣治其痉。其痉之剧者，全蜈蚣用至三条，加白虎汤中同煎服之，分数次饮下，皆随手奏效（其详案皆在药物讲义蜈蚣解后案中，又皆少伍以他药。然其紧要处，全在白虎汤蜈蚣并用）。

　　又，乙丑季夏，愚在籍，有南门里张姓幼子患暑温兼痉。其痉发时，气息皆闭，日数次。灼热又甚剧，精神异常昏愦。延医数人，诿为不治。

　　小儿荫潮投以大剂白虎汤，加全蜈蚣三条，俾分三次饮下，亦一剂而愈。

　　又，丙寅季春，愚因应友人延请，自沧来津。有河东俞姓童子病温兼出疹，周身壮热，渴嗜饮水。疹出三日。似属非属。观其神情，恍惚不安。脉象有力，摇摇而动，似将发痉。

　　为开白虎汤加羚羊角钱半（另煎兑服，此预防其发痉，所以未用蜈蚣）。药未及煎，已抽搐大作。急煎药服下，顿愈。

　　至痉之因惊骇得者，当以清心、镇肝、安魂，定魄之药与蜈蚣并用，若朱砂、铁锈水、生龙骨、生牡蛎诸药是也。有热者，加羚羊角、青黛。有痰者，加节菖蒲、胆南星。有风者，加全蝎、僵蚕。气闭塞及牙关紧者，先以药吹鼻得嚏，后灌以汤药。

　　至于西药臭素加里及抱水格鲁拉儿，其麻醉脑筋之力，原善镇惊使暂不发，可容徐用中药，以除病之根蒂。

　　壬戌季秋，有奉天北陵旁艾姓孺子患痉证，一日数发。其发时痉挛甚剧，知觉全无，来院求为诊治。脉象数而有力，左部尤甚，右部兼有浮滑之象。

　　知其肝有积热，胃有痰饮，又兼受外感之热以激动之，则痰火相并上冲，扰其脑部而发痉也。

与以臭素加里三瓦，作三次服，为一日之量。

又为疏方：用生石膏二两，生杭芍八钱，连翘三钱，薄荷叶钱半。煎汤两盅，分三次饮下。每服臭素加里一次，即继服汤药一次。

一日夜间，病未反复。翌晨再诊，脉已和平。又与以西药一瓦，将汤药煎渣再服，病遂痊愈。盖臭素加里及抱水格鲁拉儿，皆盐基之药，平和无毒，故可与中药并用也。

小儿暑天水泻及由泻变痢、
由疟转痢"之治法

小儿少阳之体，不堪暑热，恒喜食凉饮冷以解暑。饮食失宜，遂多泄泻，泻多亡阴，益至燥渴多饮。而阴分虚损者，其小溲恒不利，所饮之水亦遂尽归大肠，因之泄泻愈甚。此小儿暑天水泻所以难治也。

而所拟之方，若能与证吻合，则治之亦非难事。方用生怀山药一两，滑石八钱，生杭芍六钱，甘草三钱，煎汤一大盅，分三次温饮下。一剂病减，再剂痊愈矣。

方中之意：山药滋真阴，兼固其气；滑石泻暑热，兼利其水；甘草能和胃，兼能缓大便；芍药能调肝，又善利小便。肝胃调和，其泄泻尤易愈也。此方即拙著《衷中参西录·温病门》**滋阴清燥汤**。

原治寒温之证，深入阳明之府，上焦燥热，下焦滑泻。而小儿暑天水泻，其上焦亦必燥热，是以宜之。至于由泻变痢，由疟转痢者，治以此方，亦能随手奏效。何者？暑天热痢，最宜用**天水散**，方中滑石、甘草同用，固河间之天水散也；又可治以芍药甘草汤，方中白芍、甘草同用，即仲景之芍药甘草汤也。且由泻变痢，由疟转痢者，其真阴必然亏损，气化必不固摄，而又重用生山药为之滋阴固气化。是以无论由泄变痢、由疟转痢者皆宜。

若服此药间有不效者，可加白头翁三钱。因白头翁原为治热痢之要药也。

论脾风（即小儿慢惊风）治法

脾风之证，亦小儿发痉之证，即方书所谓慢惊风也，因慢惊二字欠解，近世方书有称慢脾风者，有但称脾风者。二名较之，似但称脾风较妥，因其证之起点由于脾胃虚寒也。

盖小儿虽为少阳之体，而少阳实为稚阳，有若草木之萌芽，娇嫩畏寒。是以小儿或饮食起居多失于凉，或因有病过服凉药，或久疟久痢，即不服凉药亦可因虚生凉，浸成脾风之证。

其始也，因脾胃阳虚，寒饮凝滞于贲门之间，阻塞饮食不能下行，即下行亦不能消化，是以上吐而下泻。久之，则真阴虚损，可作灼热。其寒饮充盛，迫其身中之阳气外浮，亦可作灼热。浸至肝虚风动，累及脑气筋，遂至发痉，手足抽掣。此证庄在田《福幼编》论之最详，其所拟之逐寒荡惊汤及加味理中地黄汤二方亦最善。愚用其方救人多矣。而因证制宜又恒有所变通，方能随手奏效。试略录数则如下。

其第一方之**逐寒荡惊汤**，原为不受饮食者冲开胸膈之寒痰而设。是以将药捣碎，煎数沸，其药力即煎出。此防其久煎无力，不能冲开寒饮也。

愚治一六岁幼童患脾风，饮食下咽，移时即吐出。

授以逐寒荡惊汤不效。

因思此方当以胡椒为主药，在药房中为罕用之品，或陈而减力。

俾于食料铺中另买此味，且加倍用二钱，与诸药同煎服。

一剂即将寒痰冲开，可以受食。

继服加味理中地黄汤。数剂痊愈。

又治一五岁幼童。先治以逐寒荡惊汤，可进饮食矣，而滑泻殊甚。

继投以加味理中地黄汤。一日连进两剂，泄泻不止，连所服之药亦皆泻出。

遂改用红高丽参大者一支，轧为细末；又用生怀山药细末六钱煮作粥，送服参末一钱强。

如此服至三次，其泻遂止。

翌日仍用此方，恐作胀满，又于所服粥中调入西药百布圣六分。

如此服至三日，病痊愈。

又治一未周岁小孩，食乳即吐，屡次服药亦吐出。额门下陷，睡时露睛。

将成脾风。俾其于每吃乳时，用生硫黄细末一捻，置儿口中，乳汁送下，其吐渐稀，旬日痊愈。

庄在田之《福幼编》，业医者大约皆熟阅其书。而参以愚所经历者数则，以治幼科脾风之证，大抵皆能治愈也。

治幼年温热证宜预防其出痧疹

幼年温热诸证，多与痧疹并至。然温热之病，初得即知。至痧疹初得，其毒恒内伏而外无现象，或迟至多日始出；又或不能自出，必俟服托表之药而后能出。若思患预防，宜于治温热之时，少用清表痧疹之药。不然恐其毒盘结于内不能发出，其温热之病亦不能愈也。愚临证数十年，治愈温热痧疹者不胜计，莫不于治温热药中，时时少加以清表痧疹之品，以防痧疹之毒内蕴而不能透出。故恒有温热之病，经他医治疗，旬日不愈，势极危险。后经愚为诊治，遂发出痧疹而愈者。今略登数案于下，以为征实。

奉天小南关马氏幼女，年六七岁，得温病。屡经医治，旬余，病势益进。亦遂委之于命，不复治疗。

适其族家有幼子得险证，经愚治愈，因转念其女病犹可治，殷勤相求。其脉象数而有力，肌肤热而干涩，卧床上辗转不安，其心中似甚烦躁。

以为病久阴亏，不堪外感之灼热；或其痧疹之毒伏藏于内，久未透出，是以其病之现状如是也。问其大便，数日一行。

遂为疏方：生石膏细末二两，潞党参四钱，玄参、天冬、知母、生怀山药各五钱，连翘、甘草各二钱，蝉蜕一钱，煎汤两盅，分数次温饮下。

连服二剂，大热已退，大便通下，其精神仍似骚扰不安。再诊其脉，较前无力而浮。

拟其病已还表，其余热当可汗解。用西药阿斯必林二分强，和白蔗糖水冲服下。

周身微汗，透出白痧若干而愈。乃知其从前辗转、骚扰不安者，因其白痧未发出也。为每剂中皆有透表之品，故其病易还表，而其痧疹之毒复亦易随发汗之药透出也。

又，奉天大南关烧锅胡同刘世忱之幼女，年五岁，周身发热，上焦燥渴，下焦滑泻。迁延日久，精神昏愦，危至极点。脉象数而无力，重诊即无。

为疏方：用生怀山药一两，滑石八钱，连翘、生杭药、甘草各三钱，蝉蜕、羚羊角（此一味另煎当水饮之，煎至数次尚有力）各一钱半，煎汤一盅半，分三次温服下。

周身发出白痧。上焦烦渴，下焦滑泻皆愈。

【按】此方即滋阴宣解汤加羚羊角也。凡幼年得温热病即滑泻者，尤须防其痧疹之毒内伏不能外出（滑泻则身弱，恒无力托痧疹之毒外出）。此方既能清热止泻，又能表毒外出，所以一药而愈也。

奉天粮秣厂科员王啸岑之子，年二十八岁，周身发热，出白痧甚密。经医调治失宜，迁延至旬日，病益加剧。

医者又欲用大青龙汤减去石膏，啸岑疑其性热不敢用。延愚为之诊治。

其周身发热，却非大热，脉数五至，似有力而非洪实。舌苔干黑，言语不真。其心中似怔忡，又似烦躁，自觉难受莫支。其家人谓其未病之时，实劳心过度，后遂得此病。

参之脉象病情，知其真阴内亏，外感之实热又相铄耗，故其舌于如斯，心中之怔忡烦躁又如斯也。问其大便，数日未行，似欲便而不能下通。

遂疏方：用生石膏细末三两，潞党参五钱，生山药五钱，知母、天花粉各八钱，连翘、甘草各二钱，生地黄一两半，蝉蜕一钱。俾煎汤三盅，分三次温饮下。

又嘱其服药之后，再用猪胆汁少调以醋，用灌肠器注射之，以通其大便。

病家果皆如所嘱。翌日视之，大便已通下，其灼热、怔忡、烦躁皆愈强半。舌苔未退，而干黑稍瘥。

又将原方减石膏之半，生地黄改用一两。连服三剂，忽又遍身出疹，大便又通下，其灼热、怔忡、烦躁始痊愈。

恐其疹出回急，复为开清毒托表之药，俾服数剂以善其后。

【按】此证既出痧矣。原不料其后复出疹，而每剂药中皆有透表之品者，实恐其蕴有痧毒未尽发出也。而疹毒之终能发出，实即得力于此。然非临时细细体察，拟方时处处周密，又何能得此意外之功效哉？

【按】此证非幼科，因亦温而兼疹，故连类及之。且俾人知温而兼疹之证，非独幼科有之，即壮年亦间有之也。

五、皮肤病

论治疗宜重用大黄

（附：大黄扫毒汤、治疗方）

疮疡以疗毒为最紧要，因其毒发于脏腑，非仅在于经络。其脉多见沉紧，紧者，毒也。紧在沉部，其毒在内可知也。至其重者，发于鸠尾穴处，名为半日疗。言半日之间，即有关于人性命也，若系此种疗毒，当于未发现之前，其人或心中怔忡，或鸠尾处隐隐作疼，或其处若发炎热，似有漫肿形迹。其脉象见沉紧者，即宜预防鸠尾穴处生疗，而投以大剂解毒清血之品。其大便实者，用大黄杂于解毒药中下之，其疗即可暗消于无形。此等疗毒，若待其发出始为疗治，恒有不及治者矣。

至若他处生疗，原不必如此预防，而用他药治之不效者，亦宜重用大黄降下其毒。

忆愚少时，见同里患疗者二人，一起于脑后，二日死；一起于手三里穴，三日死。彼时愚已为人疏方治病，而声名未孚于乡里。病家以为年少无阅历，不相延也。

后愚堂侄女于口角生疗，疼痛异常，心中忙乱。

投以清热解毒药不效。脉象沉紧，大便三日未行。

恍悟寒温之证，若脉象沉洪者，可用药下之，以其热在里也。今脉象沉紧，夫紧为有毒（非若伤寒之紧脉为寒也）。紧而且沉，其毒在里可知。律以寒温脉之沉洪者可下其热，则疗毒脉之沉紧者当亦可下其毒也，况其大便三日未行乎。

遂为疏方：大黄、天花粉各一两，皂刺四钱，穿山甲、乳香、没药（皆不去油）各三钱，薄荷叶一钱，全蜈蚣三大条。煎服一剂，大便通下，疼减心安。

遂去大黄，又服一剂痊愈。

【按】用大黄通其大便，不必其大便多日未行，凡脉象沉紧，其大便不滑泻者皆可用。若身体弱者，大黄可以斟酌少用。

愚用此方救人多矣，因用之屡建奇效，遂名之为**大黄扫毒汤**。

友人朱钵文传一**治疗方**：

大黄、甘草各一两　生牡蛎六钱　瓜蒌仁四十粒捣碎

疗在上者，川芎三钱作引；在两臂者，桂枝尖三钱作引；在下者，怀牛膝三钱作引。煎服立愈。身壮实者，大黄可斟酌多用。此亦重用大黄，是以奏效甚捷也。

又答陈董尘疑《内经》十二经有名无质篇中有刺疗法，宜参观。

论治癞

癞之为证，方书罕载。愚初亦以为犹若疥癣，不必注意也。自戊午来奉天，诊病于立达医院，遇癞证之剧者若干。有患证数年，费药资甚巨，不能治愈者，经愚手，皆服药数剂痊愈。

后有锦州县署传达处戎宝亭患此证，在其本地服药无效，来奉求为诊治，服药六剂即愈。

隔三年，其证陡然反复。先起自面上，状若顽癣，搔破则流黄水。其未破之处，皮肤片片脱落，奇痒难熬，歌哭万状。在其本处服药十余日，分毫无效，复来奉求为诊治。

其脉象洪实。自言心中烦躁异常，夜间尤甚。肤愈痒而心愈躁，彻夜不眠，若再不愈，实难支持。

遂为疏方：用蛇蜕四条，蝉蜕、僵蚕、全蝎、甘草各二钱，

黄连、防风各三钱，天花粉六钱，大枫子十二粒，连皮捣碎。为其脉洪心躁，又为加生石膏细末两半。煎汤两茶盅，分两次温饮下。连服三剂，面上流黄水处皆结痂。其有旧结之痂皆脱落，瘰痒烦躁皆愈强半，脉之洪实亦减半。

遂去石膏，加龙胆草三钱。服一剂，从前周身之似有似无者，其癫亦皆发出作瘰痒。

仍按原方连服数剂，痊愈。愈后病人心甚感激。

夫先贤伯牛之疾，自古先儒传说谓是癫病，素尝疑之。今乃知癫之为病，诚与性命有关也，至方中之药，诸药皆可因证加减，或用或不用。而蛇蜕则在所必需。以其既善解毒（以毒攻毒），又善去风，且有以皮达皮之妙也。若畏大枫子有毒，不欲服者，减去此味亦可。

六、五官疾病

论目疾由于脑充血者治法

（附：磨翳药水）

愚识瞽者数人。问其瞽目之由，皆言病目时兼头疼不已。医者不能治愈头疼，所以目终不愈，以至于瞽。因悟目系连脑，其头疼不已者，脑有充血之病也。古方书无治脑充血之方。是以医者遇脑充血头疼，皆不能治。因头疼而病及于目，是病本在脑，病标在目。病本未清，无论有何等治目妙药，亦等于扬汤止沸耳。

愚在奉时，有高等检察厅书记官徐华亭，年逾四旬，其左目红胀肿疼，入西人所设施医院中治数日，疼胀益甚。其疼连脑，彻夜不眠。翌晨视之，目上已生肉螺，严遮目睛。其脉沉部有力，而浮部似欠舒畅，自言胸中满闷且甚热。

投以调胃承气汤加生石膏两半，柴胡二钱，下燥粪若干，闷热顿除。而目之胀疼如故。再诊其脉，变为洪长，仍然有力。

恍悟其目之胀疼连其脑中亦觉胀疼者，必系脑部充血，因脑而病及于目也。

急投以拙拟建瓴汤。服一剂，目脑之疼胀顿愈强半，又服二剂，痊愈。

至其目中所生肉螺，非但服药所能愈。点以拙拟磨翳药水，月余其肉螺消无芥蒂。

【附录】磨翳药水。

生炉甘石一两，轧细过罗　硼砂八钱　胆矾二钱　薄荷叶三钱

蝉蜕带全足去翅土三钱

先将薄荷叶、蝉蜕煎水一茶盅，和甘石、硼砂、胆矾同入药钵。研至数万遍，所研之药皆可随水飞出，连水贮瓶中。用时连水带药点眼上，日六七次。

论目疾由于伏气化热者治法

目疾有实热之证，其热屡服凉药不解，凡目疾亦因之久不愈者。大抵皆因伏气化热之后，而移热于目也。

丙寅季春，愚自沧来津，馆于珍簠胡道尹家。有门役之弟李汝峰，为纺纱厂学徒，病目久不愈。眼睑红肿，胬肉遮睛，觉目睛胀疼甚剧。又兼耳聋鼻塞，见闻俱废，跬步须人扶持。其脉洪长甚实，左右皆然。其心中甚觉发热，舌有白苔，中心已黄。其从前大便原燥，因屡服西药大便日行一次。

知系冬有伏寒，感春阳而化热。其热上攻，目与耳鼻皆当其冲也。

拟用大剂白虎汤以清阳明之热；更加白芍、龙胆草兼清少阳之热。

病人谓厂中原有西医，不令服外人药。今因屡服其药不愈，偷来求治于先生。或服丸散犹可，断乎不能在厂中煎服汤药。愚曰："此易耳。我有自制治眼妙药。送汝一包，服之，眼可立愈。"

遂将预轧生石膏细末两半与之，嘱其分作六次服，日服三次，开水送下，服后又宜多喝开水，令微见汗方好。

持药去后，隔三日复来，眼疾已愈十之八九，耳聋鼻塞皆愈，心中已不觉热，脉已和平。

复与以生石膏细末一两，俾仍作六次服。将药服尽痊愈。

至与以生石膏细末而不明言者，恐其知之即不敢服也。

后屡遇因伏气化热病目者，治以此方皆效。

论白翳治法

拙著《医学衷中参西录》第八卷，有眼科一门，治内外目翳，各有专方之用必效。若系外翳，如镜面蒙，可治以其中磨翳药水。若系内翳，如镜里面水银有物遮着，宜用其中附案之方，确审其翳之内外，而按方治之，无不愈者。此书各处皆有，可照治之。惟磨翳药水，须自经手配制，若委之药房，恐方中生炉甘难于研细，而易以煅者，即用之无效矣。

论小儿耳聋口哑治法

（附：磁铁相感法）

小儿之耳聋口哑，乃连带相关之证也。盖小儿必习闻大人之言，而后能言。故小儿当未能言时或甫能言时，骤然耳聋不闻，必至哑不能言。

是以治此证者，当专治其耳聋。然耳聋之证有可治者，有不可治者。其不可治者，耳膜破也。其可治者，耳中核络有窒塞也。

用灵磁石一块口中含之，将细铁条插耳内，磁铁之气相感。如此十二日，耳之窒塞当通。若仍不通，宜口含铁块，耳际塞磁石。如此十二日，耳中之窒塞当通矣。

论鼻渊治法及经验方

《内经》谓"胆移热于脑，则辛额、鼻渊"。额者，鼻通脑之径路也。辛额，则额中觉刺激也。鼻渊者，鼻流浊涕如渊之不竭也。盖病名鼻渊，而其病灶实在于额。因额中黏膜生炎，有似腐烂，而病及于脑也。其病标在上，其病本则在于下。故《内经》谓系胆之移热。

而愚临证品验以来，知其热不但来自胆经，恒有来自他经者。而其热之甚者，又恒来自阳明胃腑。胆经之热，大抵由内伤积热而成。胃腑之热，大抵由伏气化热而成。

临证者若见其脉象弦而有力，宜用药清其肝胆之热，若胆草、白芍诸药。而少加连翘、薄荷、菊花诸药辅之，以宣散其热，且以防其有外感拘束也。

若见其脉象洪而有力，宜用药清其胃腑之热，若生石膏、知母诸药，亦宜少加连翘、薄荷、菊花诸药辅之。

且浊涕常流，则含有毒性。若金银花、甘草、花粉诸药，皆可酌加也。

若病久阴虚，脉有数象者，一切滋阴退热之药皆可酌用也。

后世方书治此证者，恒用苍耳、辛夷辛温之品，此显与经旨相背也。夫经既明言为胆之移热，则不宜治以温药可知。且明言辛额鼻渊，不宜更用辛温之药助其额益辛，更可知矣。即使证之初得者，或因外感拘束，宜先投以表散之药，然只宜辛凉而不可用辛温也。

是以愚遇此证之脉象稍浮者，恒先用西药阿斯必林瓦许汗之，取其既能解表又能退热也。拙著四期《衷中参西录·石膏解》中，载有重用生石膏治愈此证之案数则，可以参观。

又，此证便方：用丝瓜蔓煎汤饮之，亦有小效。若用其汤当水，煎治鼻渊诸药，其奏效当尤捷也。

论鼻渊治污及与脑漏之异同

罗发，年四十，寓上海宝山路马玉山糖食制造厂。司事罗君，十年前患花柳，治痊而体渐弱。比年鼻流浊涕，如潮渊泉然，遇寒则清，遇燥则浓，臭秽异常，左鼻尤甚，痛牵左脑，中西更医，近数月不嗜食，晕甚则眩仆，两人扶掖而来，述此病状，望其色青黄寡血，唇干舌腻苔黄，闷咳微渴，左鼻塞痛，夜有盗汗，脉右寸关浮滑，余皆数弱。余曰：肝脾肾久虚，新受风邪，痰多气阻，宜先治标焉。拟苏梗、前胡、法夏各钱半，白芷、白菊花、辛夷花各一钱，冬桑叶、丝瓜藤、刺蒺藜各三钱，天麻六分，甘草四分，煎服。参以白薇、杷叶各二钱，广皮、砂仁各五分。风去痰清，渴止盗汗减，此时应治其本矣。

考陈实功谓脑漏，又名鼻渊，总由风寒凝入脑户，鼻流浊涕，黄水点滴不干，久则晕眩不已。实症宜清通，虚症宜补中滋肾，此言鼻渊之关于脑者也。王士雄谓风火外侵，胆热上移，胃浊上熏，皆成鼻渊。若脑漏乃本原不固，所流腥水，黏而不稠，烦劳即发，治宜攝补，与鼻渊同流异派，须分别言之。西说则谓鼻内腔甚大，上下通连，鼻渊者乃腔膜发火，或外来刺激，膜腐则毒水流下，与脑无关，脑果漏则病殊危险云。此西说与前贤之各异者也。

罗君鼻腔内痛，明明牵及左脑，眩仆脉虚，腰足酸软，苟不用欲荣其上，必灌其根之法。先调脾胃，兼补肝肾，岂非背症论治，违脉用药乎。余亦惟据脉症以答罗君殷殷求治之心，不暇他计矣。拟大补元煎，高丽参、油归身各一钱，怀山药、杜仲各二钱，去山茱萸、杞子、熟地、炙草，加龙骨、牡蛎各二钱，春砂仁、独活各六分，虚燥则参白薇、白芍、白菊花各钱半，黑陈阿胶各一钱，五味子三分，不燥则参北箭芪、锁阳各四钱，桑寄生、炒枣仁各三钱，菟丝子、山茱萸、枸杞子、怀牛膝、络石藤、磁石各二钱，补骨脂一钱。内寒则参附子一钱，玉桂心三分，时或加细辛三分以通脑，又丝瓜近根藤，连根煅研细末，作鼻烟少少搐之，至月余而浊涕无，晕定思食，惟腿足酸软，精神虚惫，乃取裁于健步虎潜丸改作汤剂，再月余向安。复嘱以清水加酒，炖服羊脑三数次，复培养如无比山药丸，减去五味子，作一两二钱（《兰台轨范》谓此方最能补脑）。

或问于孙公一奎曰：《汪石山医案》谓数见此症皆不治，而今人尚有治愈者，何耶？孙公曰：石山高明，岂有不识治法，特为症之太深者言耳。易曰：大哉乾元，万物资始，至哉坤元，万物资生，坤元者，胃气也。《内经》曰：营者水谷之精气，卫者水谷之悍气，皆藉胃气以为养人之所以运动升降，不息不死者，赖此营于中，卫于外，而胃气为之枢。经又详言饮食入胃，五味入口，胃气上升，变化气血以养五脏之神，然后精明，察色听声，辨味剖臭，而九窍有所用。倘肾虚而不能纳气归元，火升迫肺，津液不得降下，并于空窍，转浊为涕，而为逆流。肝肾愈虚，则有升无降。故曰：出入废则神机化灭，升降息则气立孤危，宜戒恼怒，远酒色，假以良医，治之于早云。余亦历闻是症难治，而罗君倬佺，病不复作，爰撮略前贤诸说，见是症与脑有关系也。

自述治愈牙疼之经过

愚素无牙疼病。丙寅腊底，自津回籍，早六点钟之车站候乘，至晚五点始得登车，因此感冒风寒，觉外表略有拘束。抵家后又眠于热炕上，遂陡觉心中发热，继而左边牙疼。

因思解其外表，内热当消，牙疼或可自愈。服西药阿斯必林一瓦半（此药原以一瓦为常量）。得微汗，心中热稍退，牙疼亦觉轻。迟两日，心中热又增，牙疼因又剧。

方书谓上牙龈属足阳明，下牙龈属于手阳明，愚素为人治牙疼有内热者，恒重用生石膏，少佐以宣散之药，清其阳明，其牙疼即愈。于斯，用生石膏细末四两，薄荷叶钱半，煮汤分两次饮下，日服一剂。两剂后，内热已清，疼遂轻减。翌日，因有重证应诊远出。时遍地雪深三尺，严寒异常，因重受外感，外表之拘束甚于初次，牙疼因又增剧，而心中却不觉热。

遂单用麻黄六钱（愚身体素强壮，是以屡次用药皆倍常量，非可概以之治他人也），于临睡时煎汤服之，未得汗。继又煎渣再服，仍未得汗。睡至夜半始得汗，微觉肌肤松畅。而牙疼如故。剧时觉有气循左侧上潮，疼彻辅颊，且觉发热；有时其气旁行，更疼如锥刺。

恍悟：此证确系气血挟热上冲，滞于左腮。若再上升至脑部，即为脑充血矣。

遂用怀牛膝、生赭石细末各一两煎汤服之，其疼顿愈，分毫不复觉疼。且从前头面畏风，从此亦不复畏风矣。

盖愚向拟建瓴汤方，用治脑充血证甚效。方中原重用牛膝、赭石。今单用此二药以治牙疼，更捷如影响。此诚能为治牙疼者别开一门径矣。是以详志之。

论喉证治法

愚弱冠时已为人疏方治病。然因年少，人多不相信。值里中有病喉者，延医治疗，烦愚作陪。

病者喉肿甚，呼吸颇难，医者犹重用发表之剂。而所用发表之药又非辛凉解肌。

愚甚不以为然，出言驳之。医者谓系缠喉风证，非发透其汗不能消肿。病家信其说，误服其药，竟至不救。

后至津门应试，值《白喉忌表抉微》书新出，阅之。见其立论以润燥滋阴清热为主，惟少加薄荷、连翘以散郁热，正与从前医者所用之药相反。因喜而试用其方，屡奏功效。

后值邑中患喉证者颇多。用《白喉忌表抉微》治法，有效有不效。观喉中，不必发白，恒红肿异常。有言此系烂喉痧者，又或言系截喉痈者，大抵系一时之疠气流行向互相传染也。其病初得脉多浮而微数，或浮而有力，久则兼有洪象。此喉证兼瘟病也。

此时愚年近三旬，临证恒自有见解。遇脉之初得浮数有力者，重用玄参、花粉以清其热，牛蒡、连翘以利其喉，再加薄荷叶二钱以透其表，类能奏效；其为日即深，脉象洪而有力者，又恒用白虎汤加银花、连翘、乳香、没药治愈；为其有截喉痈之名，间有加炙山甲，以消其痈肿者；其肿处甚剧，呼吸有窒碍者，恒先用铍针刺出恶血。俾肿消，然后服药。针药并施，其奏功亦愈速。

然彼时虽治愈多人，而烂喉痧、截喉痈之名究未见诸书也。后读《内经》至《灵枢·痈疽篇》，谓"痈发嗌中，名曰猛疽。猛疽不治，化为脓。脓不泻，塞咽，半日死"。经既明言痈发嗌中，此后世截喉痈之名所由来也。至谓不泻其脓则危在目前，是针刺泻脓原为正治之法。即不待其化脓，针刺以出其恶血亦可为正治之法矣。

又阅《金匮》："阳毒之为病，面赤斑斑如锦纹，咽喉痛，唾脓血，五日可治，七日不可治。"王孟英解曰："阳毒即后世之烂喉痧耳。"截喉痈即烂喉痧之重者也。盖白喉与烂喉痧证均有外感。特白喉证内伤重而外感甚轻，其外来之邪惟袭入三焦。三焦色白，是以喉现白色。故方中宣散之品但少用薄荷、连翘已能逐邪外出。至烂喉痧，原即《金匮》之阳毒，其中挟有瘟毒之气。初得之时，原宜重用宣散之品。然宜散以辛凉，而断不可散以温热，且又宜重用凉药以佐之。

此为喉证之大略也。而愚临证数十年，知喉证中原有诸多变证。今详录二则以备参观。

愚在籍时，有姻家刘姓童子，年逾十龄，咽喉肿疼，心中满闷堵塞，剧时呼吸顿停，两目上翻，身躯后挺。然其所以呼吸顿停者，非咽喉堵塞，实觉胸膈堵塞也。诊其脉，微细而迟。其胸膈常觉发凉，有时其凉上冲即不能息，而现目翻身挺之象。

即脉审证，知系寒痰结胸无疑。其咽喉肿疼者，寒痰充溢于上焦，迫其心肺之阳上浮也。为拟方：

生赭石细末一两　干姜、乌附子各三钱　厚朴、陈皮各钱半

煎服一剂，胸次顿觉开通，咽喉肿疼亦愈强半。又服两剂痊愈。

又，在奉天时，治高等师范学生孙抟九，年二十，贵州人，得喉证。屡经医治，不外《白喉忌表抉微》诸方加减，病日增中，医者诿谓不治。

后愚为诊视，其脉细弱而数，黏涎甚多，须臾满口，即得吐出。

知系脾肾两虚。肾虚则气化不摄，阴火上逆，痰水上泛。而脾土虚损又不能制之（若脾土不虚，不但能制痰水上泛，并能制阴火上逆），故其咽喉肿疼，黏涎若斯之多也。

投以六味地黄汤加于术，又少加苏子，连服十剂痊愈。

详论咽喉证治法

（附：加减八味地黄汤、敛阴泻肝汤、消肿利咽汤）

医界春秋社征咽喉科专稿，因撰此论以应之。

咽喉之证，有内伤、外感，或凉或热，或虚或实，或有传染或无传染之殊。今试逐条详论之于下。

伤寒病恒兼有咽喉之证。《阳明》第二十节云："**阳明病但头眩，不恶寒，故能食而咳。其人必咽痛。若不咳者，咽亦不痛。**"

【按】此节但言咽痛，未言治法。乃细审其文义，是由太阳初传阳明，胃腑之热犹未时（是以能食）。其热兼弥漫于胸中（胸中属太阳当为阳明病连太阳），上熏肺脏，所以作咳。更因咳而其热上窜，所以咽痛。拟治以白虎汤，去甘草，加连翘、川贝母。

伤寒《少阴篇》第三节："**病人脉阴阳俱紧，反汗出者，亡阳也。此属少阴，法当咽痛。**"此节亦未列治法。

【按】少阴脉微细，此则阴阳俱紧，原为少阴之变脉。紧脉原不能出汗。因其不当出汗者而反自汗，所以知其亡阳。其咽痛者，无根之阳上窜也。拟用大剂八味地黄汤，以芍药易丹皮，再加苏子、牛膝，收敛元阳，归根以止汗，而咽痛自愈也。

加减八味地黄汤

大怀熟地一两　净萸肉一两　生怀山药八钱　生杭芍三钱

大云苓片二钱　泽泻钱半　乌附子二钱　肉桂去粗皮后入二钱

怀牛膝三钱　苏子炒研二钱

煎汤盅半，分两次温服。

《少阴篇》第三十节云："少阴病，下利，咽痛，胸满，心烦者，猪肤汤主之。"

【按】此证乃少阴之热弥漫于三焦也。是以在上与中，则为咽痛烦满，因肾中真阴不能上升与阳分相济，所以多生燥热也；在下则为下利，因脏病移热于腑，其膀胱瘀滞，致水归大肠而下利也。至治以猪肤汤者，以猪为水畜，其肤可熬胶，汁液尤胜。原能助肾阴上升与心阳调剂，以化燥热。而又伍以白蜜之凉润，小粉之冲和，熬之如粥，服后能留恋于肠胃，不致随下利泻出，自能徐徐敷布其气化，以清三焦弥漫之热也。

《少阴篇》第三十一节云："少阴病二三日，咽痛者，可与甘草汤。不差者，与桔梗汤。"此亦少阴病之热者也。用甘草汤，取其能润肺利咽，而其甘缓之性又能缓心火之上炎，则上焦之燥热可消也。用桔梗汤者，取其能升提肾中之真阴，俾阴阳之气互相接续，则上焦之阳自不浮越以铄肺熏咽，且其上达之力又善散咽喉之郁热也。

【按】后世治咽喉证者皆忌用桔梗。然果审其脉为少阴病之微细脉，用之固不妨也。况古所用之桔梗皆是苦桔梗。其性能升而兼能降，实具有开通之力也。

《少阴篇》第三十二节云："少阴病，咽中伤，生疮，不能言语，声不出者，苦酒汤主之。"

按：少阴之脉，原络肺，上循喉咙，是以《少阴篇》多兼有咽喉之病。至治以苦酒汤，唐氏谓苦酒与半夏同用，可使咽中之疮速破，苦酒即今之醋。醋调生半夏末外敷原可消疮，不必皆攻之使破也。至张氏注谓"鸡卵壳坚白似金，故能入肺"，亦颇近理。惟陈古愚谓"所用生半夏破如枣核大十四枚，则鸡子壳中不能容"。尝阅古本，谓将半夏一枚破为十四枚则又未免太少，且如枣核大四字亦无交代。以愚意测之，枣核当为枣仁之误，若谓如枣仁大十四枚，则鸡卵壳中容之有余矣。又，古人用半夏，汤洗七次即用，故半夏下注有"洗"字。若今之制半夏用于此方，必然无效。如畏其有毒不敢用，可将生半夏破作数瓣，以水煮之，或换水煮两三次，尝之不甚辛辣，然后入药亦可。

《厥阴篇》第九节云："伤寒先厥后发热，下利必自止。而反汗出，咽中痛，其喉为痹。"

【按】此节之咽痛，以多汗亡阴也。与《少阴篇》之汗出亡阳者原互相对照。盖其人之肝脏蕴有实热，因汗出过多，耗其阴液，其热遂上窜，郁于咽中而作痛。故曰其咽为痹。痹者，热与气血凝滞不散也。仲师当日未言治法，而愚思此证当用酸敛之药以止其汗，凉润之药以复其液，宣通之药以利其咽，汇集为方，庶可奏功。爰将所拟之方详录于下：

敛阴泻肝汤

生杭芍两半　天花粉一两　射干四钱　浙贝母四钱捣碎

酸石榴一个连皮捣烂

同煎汤一盅半，分两次温服下。

上所录伤寒兼咽喉病者六节，伤寒中之咽喉证大略已备。而愚临证多年，知伤寒兼病咽喉又有出于六节之外者。试举治验之案一则明之。

愚在奉时，治一农业学校朱姓学生，患伤寒三四日，蜷卧昏昏似睡，间作谵语，呼之眼微开，舌上似无苔，而舌皮甚干，且有黑斑，咽喉疼痛，小便赤而热，大便数日未行，脉微细兼沉，心中时觉发热，而肌肤之热度如常。

此乃少阴伤寒之热证。因先有伏气化热，乘肾脏虚损而窜入少阴，遏抑肾气不能上达，是以上焦燥热而舌斑咽痛也；其舌上有黑斑者，亦为肾虚之现象。至其病即属热而脉微细者，诚以脉发于心，肾气因病不能上达与心相济，其心之跳动即无力。此所以少阴伤寒无论或凉或热，其脉皆微细也。遂为疏方：

生石膏细末二两　　生怀山药一两　　大潞参六钱　　知母六钱

甘草二钱

先用鲜茅根二两煮水，以之煎药，取清汤三盅。每温服一盅，调入生鸡子黄一枚。

服药一次后，六脉即起；服至二次，脉转洪大；服至三次，脉象又渐和平，精神亦复，舌干咽痛亦见愈。翌日，即原方略为加减，再服一剂，诸病痊愈。

【按】上所用之方，即本期六卷《鼠疫门》中坎离互根汤。方之细解详于本方后，兹不赘。

至于温病，或温而兼疹，其兼咽喉证者尤多，方书名其证为烂喉痧。其证多系有传染之毒菌。治之者，宜注意清其温热，解其疹毒，其咽喉之证亦易愈。试举治验之案以明之。

戊辰在津，有第一中学教员宋志良君素喜阅拙著。孟夏时，其长子慕濂患温疹兼喉证。医者皆忌重用凉药。服其药数剂，病转增剧。继延愚为诊视。

其脉洪长有力，纯乎阳明胃腑蕴有实热。其疹似屆未屆。视其咽喉两旁红，微有烂处，心中自觉热甚，小便短赤，大便三日未行。

为开大剂白虎汤，加连翘四钱，薄荷叶钱半以托疹外出。方中石膏重用生者四两，恐药房中以煅者充之，嘱取药者视其将大块生石膏捣细，且带一小块来视其果系生石膏否。

迨药取至，其小块果为生白膏，而细面灰白，乃系煅者。究问其故，是预制为末，非当面捣细者。愚因渭志良曰："石膏煅用，性同鸩毒。若用至一两，即足误人性命。可向杂货铺中买生者，自制细用之。"于是依愚言办理。

将药煎汤三盅，分三次温饮下，病大见愈。而脉仍有力，咽喉食物犹疼。

继又用原方，先取鲜白茅根二两煮水以煎药，仍分三次服下，尽剂而愈，大便亦通下。

后其次子亦患温疹喉证，较其兄尤剧。仍治以前方，初次即用茅根汤煎药，药方中生石膏初用三两，渐加至五两始愈。

继其幼女年七岁，亦患温疹喉证，较其两兄尤重。其疹周身成一个，肉皮皆红（俗谓此等疹皆不能治愈）。亦治以前方。为其年幼，方中生石膏初用二两，后加至六两，其热稍退而喉痛不减，其大便六日未行。

遂单用净芒硝俾淬水服下，大便即通，其热大减，喉痛亦愈强半。再诊其脉，虽仍有力，实有浮而还表之象。

遂用西药阿斯必林一瓦，因病机之外越而助其出汗。果服后周身得汗，霍然痊愈。

志良因告愚曰："余从前有子女四人，皆因此证而殇。今此子女三人，服先生药完全得愈，始知医术之精，洵有夺命之权也。"

【按】温疹之证，西人名为猩红热。有毒菌传染，原不易治。而兼咽喉证者，治之尤难。仲景所谓"阳毒之为病，面赤斑斑如锦纹，咽喉痛，唾脓血"者，当即此证。近世方书中名为烂喉痧，谓可治以《伤寒论》麻杏甘石汤。然麻杏甘石汤中石膏之分量，原为麻黄之二倍。若借用其方，则石膏之分量当十倍于麻黄（石膏一两麻黄一钱）。其热甚者，石膏之分量又当二十倍于麻黄（石膏二两麻黄一钱）。然后用之无弊。本期第五卷中曾详论之。

近闻友人杨达夫言：有名医精于伤寒，偶患喉证，自治以麻杏甘石汤，竟至不起。——想其所用之分量皆按原方而未尝为之通变也。使其早见拙论，又何至有此失乎？

又，治沧州友人董寿山，年过三旬，初则感冒发颐，继则渐肿而下延至胸膺，服药无效。时当中秋节后，淋雨不止，因病势危急，冒雨驱车迎愚。既至见其颔下连项，壅肿异常。抚之，硬而且热，色甚红，纯是一团火毒之气，下肿已至心口。其牙关不开，咽喉肿疼，自牙缝进水半日，必以手掩口，十分用力始能下咽。且痰涎填满胸中，上至咽喉，并无容水之处。进水少许，必换出痰涎一口。且觉有气自下上冲，常作呃逆。其脉洪滑而长，重按有力，一分钟约近九十至，大便数日未行。

愚曰："此俗所称虾蟆瘟也。其毒热炽盛，盘踞阳明之腑，若火之燎原。必重用生石膏清之，乃可缓其毒热之势。"从前医者在座，谓曾用生石膏一两，毫无功效。愚曰："石膏乃微寒之药，《本经》原有明文。仅用两许，何能清此炽盛之热毒。"遂为疏方，用：

生石膏四两　清半夏四钱　金线重楼三钱　连翘二钱　射干二钱

煎服后，觉药停胸间不下，其热与肿似有益增之势。

知其证兼结胸，火热无下行之路，故益上冲也。

幸药房即在本村，复急取生石膏四两，赭石三两，又煎汤服下。仍觉停于胸间。

又急取赭石三两，蒌仁二两，芒硝八钱，又煎汤饮下。胸中仍不开通。此时咽喉益肿，再饮水亦不能下咽。病家惶恐无措。

愚晓之曰："余所以连次亟亟用药者，正为此病肿势浸长，恐稍缓则药不能进。今其胸中既贮如许多药，断无不下行之理。药下行则结开便通，毒火随之下降，而上焦之肿热必消矣。"

时当晚十点钟。至夜半，觉药力下行。黎明，下燥粪若干，上焦肿热觉轻，水浆可进，晨饭时牙关亦微开，服茶汤一碗。

午后肿热又渐增。抚其胸，热又烙手，脉仍洪实。

意其燥粪必未尽下，遂投以大黄四钱，芒硝五钱。又下燥粪，兼有溏粪，病遂大愈。而肿处之硬者仍不甚消，胸间抚之犹热，脉象亦仍有余热。

又用生石膏四两，金银花、连翘各五钱，煎汤一大碗，分数次温饮下，日服一剂，三日痊愈。

寿山从此愤志学医，今已成名医矣。

【按】此病实温疫（疫有寒温两种，而寒者甚少），确有传染至猛至烈之毒菌，是以难治。

【又按】此证当二次用药时，若加硝、黄于药中，早通其大便，或不至以后如此危险。而当时阅历未深，犹不能息息与病机相赴也。

又有白喉证，其发白或至腐烂，西人名为实夫的历，实为传染病之一端。其证大抵先有蕴热，则易受传染。为其证内伤为重，宜用凉润滋阴清火之品，而忌用表散之剂。然用辛凉之药以散其火郁，若薄荷、连翘诸药固所不忌也。《白喉忌表抉微》中之养阴清肺汤、神仙活命汤二方，原为治白喉良方。而神仙活命汤中宜加连翘三钱，热甚者可将方中生石膏加倍，或加两倍；若大便不通者，大黄、芒硝皆可酌加。

白喉之病，又恒有与烂喉痧相并者。

辛未仲春，天津法租界瑞云里沈姓学生，年十六岁，得温疹兼喉痧证。其得病之由，因其身体甚胖，在体育场中游戏努力过度，周身出汗，为风所袭。初微觉恶寒头疼，翌日表里俱壮热，咽喉闷疼。延医服药，病未见轻。喉中疼闷似加剧，周身又复出疹，遂延愚为诊治。其肌肉甚热，出疹甚密，连无疹之处其肌肉亦发红色，诚西人所谓猩红热也。其心中亦自觉热甚，其喉中扁桃处皆有红肿，其左边有如榆荚一块发白。自谓：不惟饮食疼难下咽，即呼吸亦甚觉有碍。其脉左右皆洪滑有力，一分钟九十八至。

愚为刺其少商出血，复为针其合谷。又为拟一清咽、表疹、泻火之方俾服之。

生石膏捣细二两　玄参六钱　天花粉六钱　射干三钱

牛蒡子捣细三钱　浙贝母捣碎三钱　青连翘三钱

鲜茅根三钱无鲜茅根可代以鲜芦根　甘草钱半　粳米三钱

共煎汤两大盅，分两次温服下。

翌日，复为诊视：其表里之热皆稍退，脉象之洪滑亦稍减，疹出又稍加多，前三日未大便，至此则通下一次。再视其喉，其红肿似加增，其白处则大如钱矣。病人自谓："此时饮水必须努力始能下咽，呼吸之滞碍似又加剧。"

愚曰："此为极危险之候，非刺患处出血不可。"遂用圭式小刀尖于喉左右红肿之处各刺一长口，放出紫血若干，呼吸骤觉顺利。

继再投以清热、消肿、托表疹毒之剂。病遂痊愈。

又《灵枢·痈疽》篇谓："痈发嗌中，名曰猛疽，猛疽不治，化为脓，脓不泻，塞咽，半日死。"

【按】此证即后世所谓截喉痈。初起时，咽喉之间红肿甚剧，宜用消疮之药散之，兼用扁针刺之使多出血。若待其脓成而后泻之，恐不容待其成脓即有危险也。

消肿利咽汤

天花粉一两　连翘四钱　金银花四钱　丹参三钱

射干三钱　玄参三钱　乳香二钱　没药二钱

炙山甲钱半　薄荷叶钱半

脉象洪实者加生石膏一两，小便不利者加滑石六钱，大便不通者加大黄三钱。

咽喉之证，热者居多，然亦间有寒者。

愚在籍时有姻家刘姓童子，年逾十龄，咽喉肿疼，胸中满闷堵塞。剧时呼吸停顿，两目上翻，身躯后挺。

然细审其所以呼吸停顿者，非因咽喉堵塞，实因胸膈堵塞也。

诊其脉，微细而迟。其心中常觉发凉，有时其凉上冲，而不能息，而现目翻身挺之象。

即脉审证，知系寒痰结胸无疑。其咽喉肿疼者，寒痰充溢于上焦，迫其心肺之阳上浮也。为拟方：

生赭石细末一两　　干姜、乌附子各三钱　　厚朴、陈皮各钱半

煎服一剂，胸次顿觉开通，咽喉肿疼亦愈强半。又服两剂，痊愈。

又，咽喉两旁微高处，西人谓之扁桃腺。若红肿，西人谓之扁桃腺炎。若其处屡次红肿，渐起疙瘩，服清火药则微消，或略有感冒，或稍有内热复起者，此是扁桃腺炎已有根蒂，非但服药所能愈，必用手术割去之，再投以清火消肿之药，始能除根。若不割去，在幼童可累其身体之发达。

又，《金匮》谓：妇人咽中如有炙脔（吐之不出，吞之不下，俗谓之梅核气病）。此亦咽喉证之一也。

【按】此证注疏家谓系痰气阻塞咽喉之中。然此证实兼有冲气之冲也。原方半夏厚朴汤主之，是以半夏降冲，厚朴开气，茯苓利痰，生姜、苏叶以宣通其气化。愚用此方时，恒加赭石数钱，兼针其合谷，奏效更速（此证不但妇人，男子亦间有之）。

【附录】

前哲治喉奇案一则。忆愚少时，出诊邻县庆云，见案头多书籍，中有记事闲书，载有名医某（书与医皆忘其名）外出，偶歇巨第门旁，其门中人出入甚忙迫。询之，言其家只有少年公子一人，患喉证奄奄一息，危在目前。急为备其身后事，故忙迫也。医者谓：此证我善治，虽至危亦能挽救，可为传达。其人闻言而入。

须臾，宅主出，肃客入。

视病人，见其脖项肿甚剧，闭目昏昏似睡，呼之不应，牙关紧闭，水浆亦不入。询其家人，知不食将周旬矣。

医者遂俾其家人急煮稠粥一盆，晾半温，待其病人愈后服之。又令备细木棍数条及斧锯之嘱。其家人皆窃笑，以为斯人其疯癫乎！医者略不瞻顾，惟用锯与斧将木棍截短，一端削作鸭嘴形，且催将所煮之粥盛来视凉热可食否。遂自尝之曰："犹热，可少待。"

乃徐用所制鸭嘴之最细薄者撬病人齿。齿少启，将鸭嘴填入。须臾，又填以略粗略厚之鸭嘴，即将初次所填者抽出。如此填抽至五次，其口可进食矣。而骤以制鸭嘴所锯之木屑投病人喉中。其家人见之大惊，欲加恶声。病人遂大咳连连，须臾吐脓血碗余，遂能言。呼饥，进以所备粥，凉热适口，连进数碗。

举家欢喜感谢。因问："病至如此，先生何以知犹可救？"答曰："病者六脉有根而洪紧，洪者为热，紧者为毒。且其脖项肿热，因喉生痈毒，为日已多，又确知其痈已溃脓。然咽喉肿满，药不能入，以针透脓，不知自吐，亦所出有限，不能救眼前之急。故深思而得此法。尝见咳之剧者，能将肺咳破吐血。况喉中已熟之疮痈乎？此所谓：医者，意也。惟仁人君子始可以学医，为其能费尽苦心以救人也。"病家乃大叹服。

【按】此案用法甚奇，又若甚险。若预先言明，病家未必敢用。然诊断确实，用之自险而能稳也。

论白喉治法

——阅刘华封氏《烂喉痧证治辨异》书后

丙寅中秋后，接到华封刘君自济南寄赠所著《烂喉痧证治辨异》一书。细阅一过，其辨证之精，用药之妙，立论之通，于喉证一门实能令人起观止之叹。咽喉为人身紧要之处，而论喉证之书向无善本。

自耐修子托之鸾语，著《白喉忌表抉微》，盛行于一时，初则用其方，效者甚多；继而用其方者，有效有不效。更有用之不惟不效而病转增剧者。于斯，议论纷起，有谓"白喉不忌表散，但宜表以辛凉，而不可表以温热"者，又有"谓白喉原宜表散，虽麻黄亦可用，但不可与升提之药并用"者。

【按】其人或有严寒外束不得汗，咽喉疼而不肿者，原可用麻黄汤解其表，然麻黄可用，桂枝不可用。若用麻黄汤时，宜去桂枝，加知母、连翘。至升提之药，惟忌用升麻。若桔梗亦升提之药，而《伤寒论》有桔梗汤治少阴病咽痛，因其能开提肺气、散其咽喉郁热也。若与凉药并用，又能引凉药之力至咽喉散热，惟咽喉痛而且肿者，似不宜用。又有于《白喉忌表抉微》一书痛加诋毁，谓其毫无足取者。

而刘君则谓白喉证原分两种：耐修子所谓白喉忌表者，内伤之白喉也。其病因确系煤毒洋烟及过服煎炒辛热之物，或贪色过度，以致阴液亏损虚火上炎所致，用药养阴清肺原为正治。其由外感传染者，为烂喉痧，喉中亦有白腐。乃系天行时气入于阳明，上蒸于肺，致咽喉溃烂，或兼有疹子，正是温热欲出不得所致，正宜疏通发表使毒热外出。二证之辨，白喉则咽中干；喉痧则咽中多痰涎；白喉止五心烦热，喉痧则浑身大热云云。

诚能将此二证，一内因、一外因，辨别极精。及至后所载治喉痧诸方，详分病之轻重浅深，向措施咸宜，洵为喉科之金科玉律也。

惟其言"今日之好人参难得，若用白虎加人参汤及小柴胡汤，方中人参可以沙参代之"，似非确论。盖小柴胡汤中之人参或可代以沙参。若当下后小柴胡汤证仍在者，用小柴胡汤时，亦不可以沙参代人参。至白虎加人参汤，若其热实脉虚者，以沙参代人参其热必不退。此愚由经验而知，非想当然尔之谈也。且古方中人参即系今之党参，原非难得之物。若恐人工种植者不堪用，凡党参之通体横纹者（若胡莱菔之纹）皆野生之参也。

至其后论喉证原有因下焦虚寒迫其真阳上浮致成喉证者，宜治以引火归原之法，洵为见道之言。

第四章

中西汇通论人身玄机

学医工夫，须先明人身之生理。全身之肢体、脏腑、经络皆生理攸关也。

是卷兼采中西生理之学，更参以哲学家谈生理处，复以己意融会贯通之。

生理既明，而养生之理寓其中矣；养生之理既明，而治病之理寓其中矣。

论中医之理多包括西医之理、沟通中西原非难事

鄙人才质庸碌，而性好深思。自幼承家学渊源，医学与读书并重。是以自成童时即留心医学，弱冠后即为人诊病疏方。

年过三旬始见西人医书，颇喜其讲解新异，多出中医之外。后又十余年，于医学研究功深，乃知西医新异之理原多在中医包括之中。

特古籍语意浑含，有赖后人阐发耳。今不揣固陋，远采古籍所载，近参时贤之说，胪列数则于下以证明之。

西人谓人身有血脉管、微丝血管、回血管。血脉自左上心房转落左下心房，入于血脉管。由血脉管入微丝血管，以散布于周身。内而脏腑，外而肌肉，迨脏腑肌肉濡润之余，又转入回血管。由回血管收回右上心房，转落右下心房，更由右下心房以上注于肺。此时因血中混有碳气其色紫黑。迨注肺之后，隔肺膜呼出碳气，吸进氧气，其色乃赤，复还左上心房。如此循环不已。此说可谓奇辟生新矣。

然此理固寓于扁鹊《难经》中也。其第一节云："十二经中皆有动脉，独取寸口以决五脏六腑死生吉凶之法，何谓也？然

（答词）寸口者，脉之大会，手太阴之动脉也，人一呼脉行三寸，一吸脉行三寸，呼吸定息脉行六寸。人一昼夜凡一万三千五百息，脉行五十度，周于身，漏水下百刻。荣卫行阳二十五度，行阴二十五度，故五十度复会于手太阴寸口者，五脏六腑之所终始，故取法于寸口也。"

按：人之脏腑皆有血脉管与回血管。其回血管之血，由心至肺将碳气呼出，是诸脏腑之回血管至此而终也。迨吸进氧气，其血乃赤，归于心而散布于诸脏腑，是诸脏腑之血脉管自此而始也。故曰五脏六腑所终始也。为肺能终始诸脏腑，是以诸脏腑之病，可于肺之寸口动脉候之。而寸口之动脉遂可分其部位而应诸脏腑矣。

西人谓左右心房各有二，是心之体原四孔也。而《难经》谓心有七孔三毛。夫七孔之数既与心房之数不伴，三毛之说又毫无形迹可征。此非中西之说显然不同乎？不知《难经》此节之文，多被注疏家误解。尝考古训，凡细微难察之物，恒比之于毛。《诗经》所谓"德辅如毛"，孟子论目之明而极之于能察秋毫之末，皆其明征也。盖人之心房虽只有四，而加心下血脉管及回血管与心相连之处，则为六孔矣。至心上血脉管、回血管与心相连之处，似又加两孔而同在一系之中，故古人仍以为一孔，是共七孔也。此言心之孔虽有七，所易见者只有四孔，其余三孔则如毛之微细而不易视察。所谓如毛之微细而不易视察者，实指血脉管与回血管连心之处而言也。

中说谓人之神明在心，故安神之药注重于心。西说谓人之神明在脑，故安神之药注重于脑，及观《内经》，知中西之说皆函盖其中也。《内经·脉要精微论》曰："头者精明之府。"为其中有神明，故能精明；为神明藏于其中，故名曰府。此西法"神明在脑"之说也，《内经·灵兰秘典》曰："心者君主之宫，神明出焉。"所谓出者，言人之神明由此而发露也，此中法神明在心之说也。盖神明之体藏于脑，神明之用发于心也。如必执定西说，谓心脏惟司血脉之循环，于人之神明毫无关涉者，可仍即西人之说以证明之。

西人生理学家勿阿尼氏研究灵魂之结果，谓灵魂者栖于人类各细胞中，其色浓紫，质不透明，比肉体重约千分之一，具运动之器关，能上达于地二百里以上之处，不待食物而生存，且具良心修养其正义亲切同情等之高等道德云云。其所谓各细胞中，其色浓紫，质不透明者，明明非灰白色之脑质髓与神经细胞可知矣；明明指循环系中之有色血液细胞更可知矣。

又，丁仲佑氏之译述西说也，谓细胞之功用能将血液内之营养料及空气分给全身；细胞又能服从性灵，而性灵亦能处处保护之。其所谓性灵，非即人之神明乎？心即为血液循环器之主，即可为细胞之主；而在保护细胞之性灵，自当以心为中枢。即西人之说而深为研究，与《内经》所谓"心者君主之官，神明出焉"者，何以异乎？（此节采时贤蒋璧山氏说）

中说谓肝左脾右，西说谓肝右脾左，此又中西显然不同处也。不知肝右脾左之说早见于淮南子，扁鹊《难经》亦谓肝在右（《难经》曰"肝之为脏，其治在左，其脏在右胁右肾之前，并胃，著脊之第九椎。"《金鉴》刺灸心法篇引《难经》有此二十五字，今本删去）。夫肝在右，脾自当在左矣，而医学家仍据肝左脾右以治病者，诚以肝虽居右，而其气化实先行于左，故肝之脉诊于左关。脾虽居左，而其气化实先行于右，故脾之脉诊于右关。按此诊脉治病则效，不按此诊脉治病则不效。若不信肝之气化先行于左，脾之气化先行于右之说者，更可以西人生理学家之言征之。

按： 西人生理学家言，脾固居胃之左方下侧。

然其与胃通也，乃从脂膜相连处右行，输送胃液腺于胃腑；其与膵通也，乃从脾尾端右行，输送制造血液之原料于膵脏；其与肝通也，乃从脾静脉右行，开口于肝门静脉，输送红色血球中之红色铁质于肝脏，为造成胆汁之料；其上与肺通也，乃右行假道于胃膜以入于十二指肠；其与周身通也。

乃从脾动脉右行，开口于大动脉干，输送白血球于毛细管以达于身体内外诸部，无所不到，是脾之本体虽居于左，而其功用无不在于右。是则谓脾居于右，谁曰不宜。

如肝固居于腹腔之右侧上部，而其吸收脾与胃中之血液以营提净毒质之作用者，乃由肝门静脉之大血管向左下方吸收而来也；且其既已提净之血液，乃由肝静脉之血管从肝脏之后缘而出，开口于大静脉，向左上方入大静脉干以达右心室，是肝脏血液循环之机能皆在于左。是则谓肝居于左，谁曰不宜（此节采时贤蒋壁山氏说）。

《内经》谓："肾者作强之官，伎巧出焉。"所谓作强伎巧者，指其能生育而言也。西人则谓肾脏专司漉水，与生殖器毫无关涉。此又中西医学显然不同处也，然谓内肾与外肾不相关涉者，乃西人从前未定之论，非其近时实验之言也。夫中医之论肾，原取广义，非但指左右两枚也。今西人于生理学研究功深，能悟副髓质之分泌素（即自命门分泌而出与督脉相通者），有迫血上行之作用，名之曰副肾碱，是悟肾中真火之用也。又悟副肾皮质之分泌素（即自胞室中分泌而与任脉相通者），有引血下行之作用，名之曰确灵，是悟肾中真水之用也，既悟得肾中真火真水之作用，即当知肾之所以作强，所以伎巧，无非赖此水火之气以酝酿之、激发之、斡旋之。有如火车诸机轮之转动，莫不以水火之气为原动力也。

西人谓中医不知有水道。不知西医之所谓水道，即中医之所谓三焦。其根蒂连于脊骨自下上数七节之处（其处即命门）。在下焦为包肾络肠之脂膜，在中焦为包脾连胃之脂膜，在上焦为心下之脂膜，统名为三焦，能引水液下注于膀胱。《内经》所谓"三焦者，决渎之官，水道出焉"者是也。夫《内经》即显然谓三焦为水道，何谓不知水道也？盖其名虽异，核其实则同也。

西人谓中医不知有膵，不知古人不名膵而名为散膏。《难经》谓："脾重二斤三两，扁广为三寸，长五寸，有散膏半斤。"散膏即膵也，为膵之质为胰子，形如膏，而时时散其膏之液于十二指肠之中，以消胃输于肠未化之余食，故曰散膏，为脾之副脏。至脾之正脏，《内经》谓其"为营之所居"，即西人脾能制白血球之说也。由斯知：凡古书言脾统血者，指脾之正脏而言也。凡言脾化食者，指脾之副脏散膏而言也。凡言脾色黄，脾味甘者，亦指散膏而言也。散膏与脾为一脏，即膵与脾为一脏也。且以西说考之，膵尾衔接于脾门，其全体之动脉又自脾脉分支而来。即按西说脾与膵亦可合为一脏也（此节采时贤高思潜氏说）。

又，西人有精虫之说，似属创论。然其说不自西人始也。《小乘治禅病秘要经》曰"筋色虫，此虫形体似筋，连持子藏，能动诸脉，吸精出入，男虫青白，女虫红赤"。又《小乘正法念处经》曰"十种虫行于髓中，有形于经中"云云。此是精虫之说始于印度，久入中国。章氏丛书杂录引而注解之，谓即胚珠。其说亦可为中说矣（此节采时贤杨如侯氏《灵素生理新论》）。且人为倮虫（人为倮虫之长），古书所载。以人资生之始为精虫，不亦理明词达乎！是西人精虫之说原非创论，无庸惊其新奇也。

试再以病论之：

如内伤黄疸证（黄疸有内伤、外感之区别），中法谓系脾有湿热。西法谓系胆石堵塞胆汁入小肠之路；或胆管肿胀窒塞胆汁入小肠之路；又有谓小肠有钩虫者。

而投以《金匮》硝石矾石散，莫不立愈。盖矾石能治脾中湿热，硝石能消胆中结石，二药并用又能除虫及胆管肿胀。是以无论脾有湿热，胆有结石，肠有钩虫或胆管因热肿胀，投以此方皆愈，仲景当制此方时原对于此四种病因立方，非仅对于脾中湿热立方也。

且矾石为皂矾（尔雅名矾石为羽涅，又名为涅石，故知为皂矾），为其系铁与硫氧化合而成，且又色青，故能人肝胆以敛胆汁之妄行，兼有以金制木之义。若但为治脾家湿热，何为不用白矾？后世不明古人制方之义，而但以治脾中湿热释之，是知其一而遗其三也。至明季喻嘉言出，深悟仲景之治黄疸，不但治脾，实兼治胆。遂于治钱小鲁之案中显然揭出，谓其嗜酒成病，胆之热汁满而溢于外，以渐渗于经络，则身目俱黄云云，其原案载所著《寓意草》中。彼时犹未见西人之说，而实与西人论黄疸之病因责重于胆者相符合也。

又如中风证，其人忽然眩仆，更或昏不知人，其剧者即不能苏复；其轻者虽能苏复，恒至瘫痪偏枯。西人谓此非中风，乃脑充血也。

此又中西显然不同处也。不知此证名为中风乃后世医者附会之说，非古圣相传之心法也。《内经》谓："血之与气并走于上则为大厥，气反则生，气不反则死。"夫所谓厥者，即昏厥眩仆之谓也。大厥之证，既由于气血相并上走，其上走之极，必至脑充血可知。此非中西之理相同乎？

至谓气反则生，气不反则死者，盖气反则血随气下行，所以可生；若其气上走不反，血必愈随之上行，其脑中血管可至破裂，出血不止，犹可望其生乎？细绎《内经》之文，原与西人脑充血之议论句句符合，此不可谓不同也。

又，《史记·扁鹊传》所载虢太子尸厥，亦脑充血证。至扁鹊治之，亦知为脑充血证。观其未见太子知其必耳鸣鼻张，盖知其脑部充血之极，其排挤之力可使耳中作鸣。鼻形翕张也。及其见太子也，则谓"上有绝阳之络，下有破阴之纽"。此盖言人身之阴阳原相维系，偶因阴纽破坏，不能维系其阴中之真阳；其阴中之真阳脱而上奔，更挟气血以上冲脑部，其充塞之极几至脑中之络破裂断绝。故曰上有绝阳之络也。此虽未明言脑充血，实不啻明言脑充血也。

特是《内经》论大厥，但言病因，未言治法。扁鹊治虢太子尸厥，其本传所载者，系先用针砭救醒，后服汤药，其所服者亦未详何方。至西人对于此证虽有治法，亦难期必效。

愚曾拟有建瓴汤方，重用赭石、牛膝以引血下行，而辅以清火、镇肝、降胃、敛冲之品，用之救人多矣。其脑中血管破裂不至甚剧者，皆可挽回也。

试更以药论之：

如石膏善退外感实热，为药中最紧要之品；而丁仲佑氏译西人之说竟谓石膏不堪列于药品，此又中西之说显然不同处也。然谓石膏不堪列入药品者，乃西人之旧说，至西人新出之说，实与其旧说迥异，而转与中说相同。何则？硫氧氢钙，石膏之原质也。西人工作之时，恒以硫氧钙为工作之料。迨工作之余，所剩之硫氧钙即结成若干石膏，较天生之硫氧氢钙石膏犹缺一原质未备。此等石膏原与煅石膏无异（石膏经煅则硫氧氢多飞去，其钙经煅又甚黏涩，可代卤水点豆腐，断不可服）。西人所谓石膏不堪入药者，指此等石膏而言也。迨其后用天生石膏，知其凉而能散，大有功效。遂将石膏列于石灰基中（石灰即钙），并将素所不信之中药两味亦列其中。是故碳氧石灰，牡砺也；磷氧石灰，鹿茸角也；硫氧氢石灰，石膏也。西人皆精验其原质，而列为石灰基中要药。西人可为善补过矣。而笃信西法者，犹确守西人未定之初说，与中说相龃龉，何梦梦也！

又如黄连、龙胆，中说以为退热剧药，用之过量能损胃减食；至西人则皆以为健胃药，似又中西不同处也。然究其所以不同者，因西人以肉食为本，胃多积热，易至生炎（西人以红热肿痛为炎）。二药善治其肠胃生炎，故善助其肠胃化食；至吾人以谷食为本，胃气原自冲和，若过服凉药致肠胃中热力不足，即难熟腐水谷。此中西论黄连、龙胆之所以不同也。然阅诸家本草，黄连能厚肠胃，其能助肠胃化食之理即在其中；龙胆能益肝胆，其能增补胆汁以为化食之资藉，又显然也。

由斯知：中西之论药性，凡其不同之处，深究之又皆可以相通也。夫医学以活人为宗旨，原不宜有中西之界限存于胸中。在中医不妨取西医之所长（如试验器械化学），以补中医之所短；在西医尤当精研气化（如脏腑各有性情及手足六经分治六主气等），视中医深奥之理原为形上之道，而非空谈无实际也。

人身神明诠

自神明在脑之说倡于西人，近今讲科学者鲜不谓其说至精至奥，为开天辟地之名论，而吾上古圣神犹未尝见及。此诚所谓以管窥天，以蠡测海者也。讵知神明在脑之说，吾中华医学早先西人数千百年而发明之。且其所发明者较西人尤为精奥。而于神明之体用，又能详细鉴别，各得其实际也。

医学之书以《内经》为最古。《素问·脉要精微论》曰："头者精明之府。"夫精明即神明也。头即脑之外廓，脑即头之中心点也。国家之货财藏于府，兹则名之为府者，确定其为神明所藏也。

又，《素问·灵兰秘典》曰："心者，君主之官，神明出焉。"细绎经文，盖言神明虽藏于脑，而用时实发露于心，故不曰藏，而曰出。出者，即由此发露之谓也。于以知《脉要精微论》所言者，神明之体；《灵兰秘典》所言者，神明之用也。

斯义也可兼征之于《丹经》。夫《丹经》祖述黄帝，原与《内经》相表里。历代著作虽不一致，而莫不以脑中为元神，心中为识神。元神者无思无虑，自然虚灵也；识神者有思有虑，灵而不虚也。此中妙谛，慧心人可静参也。

又可征之于字体。夫神明之用在思。思，古文作恖，囟者，脑也。心者，心也。盖言心与脑神明贯通而后可以成思也。此与脑为元神，心为识神之义相符合，即与《内经》神明藏于脑而发于心之义相符合也。

且更可征之于实验：神明为人身纯阳之物。阳者，性热。脑藏神明，故脑不畏寒；心为神明发露之处。过用其心者，神明常常由心发露，故心恒发热。此则人人皆能自觉，为未经发明，是以觉而不察耳。

由此可悟养生之道矣。凡人之享大年者，下元必常温暖，气血必常充足，人之神明固可由脑至心，更可以诚意导之而行于全身，是以内炼家有凝神人气穴之语。诚以孟子谓志能帅气，即神能帅气；神明照临之处，即真气凝聚之处。神气充足，丹田温暖，寿命之根自然壮固。神明之功用何其弘哉！

元气诠

人之始生也，絪蕴化醇，胚胎初结。中间一点动气，似有脂膜绕护，乃先天资始之气，即气海（胸中为气海藏后天之气，此气海在其下，外当气海穴，藏先天之气）中之元气也。

此元气得母荫育，渐渐充盛，以生督任二脉；又渐渐充盛，其气冲开督脉，由后上升；复通于任脉，由前下降（内炼者所以务通督任以返先天），以生全身。迨至官骸脏腑皆备，肺能呼吸，遂接后天之根（后天之根在呼吸），而脱离母腹矣。

特是同一元气也，其在先天之功用，与后天之功用迥殊。何者？

元气在先天，来源有自。故输其有余，与督任之脉常通，以融贯全身，为十月养胎之用。其功用在于能施。

元气在后天，来源既息。故保其所得，与督任之脉不通而坐镇中宫（以全身论气海当为中宫），握百年寿命之根。其功用在于能敛。

夫地之中心有磁气，所以敛吸全球之气化，磁气即地之元气也。人身一小天地。由斯知：人之元气，即天地间之磁气类也。其所以能镇摄全身之气化者，诚以全身之血脉皆含有铁锈，磁铁相恋，气化自固。此造化生成之妙也。

然其气纯属先天，至精至微，不涉后天迹象；其气不但无形且并无质（空气扇之成风，电气阻以玻璃，是皆有质之验。惟磁气无质，触处透达，元气似磁气，故以无质）。故一切补助气分之药，皆不能有益于元气。若遇元气之衰惫欲涣散者，宜保护以收涩之品，以助其吸摄之力。是以拙著中所载病案，凡于元气之将脱者，必重用净萸肉四两，或兼用他药以辅之。即危至极亦能挽回，胜于但知用参、芪、术者远矣。

或问： 参、芪、术皆为补气之品，子独谓其不能补助元气，是服之于元气毫无益乎？

答曰： 参、芪、术诸药，皆补助后天气化之品。故救元气之将脱，但服补气药不足恃（喻嘉言谓：若气上脱者，但知重用人参，转令气高不返），惟以收敛之药为主，若萸肉、龙骨、牡蛎之类，而以补气之药辅之。其上脱者，宜辅以人参、赭石（人参得赭石能引气下行）；若阴虚不能系阳，更宜加熟地黄、生山药以滋阴。其下脱者，宜辅以人参、黄芪；若下焦泄泻不止，更宜加白术以止泻，此乃临时救急之法。

至于欲补助元气于平时，当于静坐之时，还虚凝神，常于精明之府（《内经》谓头者精明之府），保此无念之正觉。如天道下济，光明仍然，无心成化。久之，元气自有充盛之候。此乃内炼家初步工夫。此时静坐之风盛行，不妨藉之以辅药饵之不逮也。

或问： 人未生为先天，已生为后天，据子之说，将母孩提之元气与成人之元气，其大小之量无以异乎？

答曰： 非也。所谓以未生为先天，已生为后天者，此大略言之也。若细分之，犹有先天之先天，先天之后天，后天之后天，后天之先天。

所谓先天之先天者，未生以前是也。所谓先天之后天者，自初生以至成立是也。盖未生之前得母荫育，其元气固有日长之机；自初生以至成立，其全身日日充长，其元气亦即随之日日充长。其充长之时间虽在后天，而其自然充长之机能仍得之先天。故可以先天统之而为先天之后天。

所谓后天之后天者，人自成立以后，全身充长之机能既停，而白昼之动作云为，复劳心劳力以耗其元气，此诚后天之后天矣。所谓后天之先天者，其将睡未睡及将醒未醒，若有知若无知之时是也。盖斯时也，万虑皆空，神气归根，心肾相依，直与道家凝神入气穴景况无异，故于昼间元气之消耗者亦能些些补助。为此时有自后天返先天之机，故可名之为后天之先天也。

不但此也。人之呼吸循环，自然之天机也；为其为自然之天机，故亦有先天存乎其中，而能于元气稍有补益。

藉曰不然，可征之儒者之读书与教员之宣讲。夫儒者当幼学之时，镇日读书不辍。及长而谋举业，又必选诗文数百篇，日夜高声朗诵，未闻有伤气者；至为教员，其每日登堂宣讲之时间，远少于读书之时间也；其宣讲之声，远小于读书之声也。乃至因宣讲而伤气者，竟往往有之。此固极精细之问题也。盖读书必有声调，当其呼气外出之时，必心力下降以镇其气，而后其声悠长；又必须丹田上升以助其气，而后其声高远。

此际之一升一降，而心肾交矣。内炼家会合婴儿姹女之功，即交心肾之功，亦即补助元气之功也。是读书者之于元气，旋伤而旋能补之，此所以不伤气也。至宣讲，则但用胸中之气。其心气不降，肾气不升，有伤损而无补助，此所以多伤气也。

由此推之：寻常呼吸，凡当呼气外出之时，其心肾亦必微有升降（每呼气外出之时，心必下降，肾必上升，是以内炼家有呼气为补之说，细心体会皆能自觉），虽升降之力甚微，心肾亦必相交而有益于元气。盖元气虽坐镇中宫统摄气化，而其统摄之力时时必需，即时时暗耗；端赖自然之呼吸，心降肾升，以息息补助。此造化之妙，纯为天机之自然，故亦可谓后天之先天。

道书谓"呼吸分明了却仙"，诚为见道之言也。果参透呼吸升降之奥旨，顺呼吸之自然，而少加以人力主持，俾心降肾升之力息息互相凝结，有不延年益寿者乎？拙著《医学衷中参西录》第二卷敦复汤后，载有论吸升呼降之理，以辅药饵所不逮，用之治人多矣，其理原可与此互相发明。无非本呼吸之自然以推衍之也。

尝观抱朴子有炼气之法，先自鼻间吸气满腹；停片时，又自鼻间吸气少许；遂即自鼻间徐徐呼出所吸之气。气出时愈慢愈好。若以纸条粘鼻尖下，当鼻孔出气之时，其纸不动方佳。愚向不知此法之用意，今乃知此即交心肾之功，亦即呼气为补之功。欲明此理者，可按此法行之，以默参心肾升降之机，自知愚言为不谬也。

或问：当今为科学时代，即谈医理，必须有切实征验。子谓元气有类磁气，或仍属想象之词乎？

答曰：若以愚言为想象之词，试观《本草纲目》所载人魄之注解自明。盖人魄即人元气入地之所结。观其所结之质，黑而且坚如石炭（《纲目》谓如麸炭，《洗冤录》谓如石炭，麸炭即石炭之薄片）。即其质有类磁石是其明征。磁石即磁气与地气化合而凝结者也；且人魄之为物，虽隔楼板数层必结于地下。又非磁气不能透达也。

大气诠

前所论元气，先天之气也。乃有其气本于先天，而实成于后天，其于全身至切之关系，有与元气同其紧要者，胸中大气是也。

夫元气藏于脐下，为先天生命之根柢，道家所谓祖气也；大气积于胸中，为后天全身之桢干，《内经》所谓宗气也。祖为一身之远命脉，宗为一身之近命脉。命脉虽有远近，其关于人身之紧要同也。

而汉唐以下诸书，但知注重元气，不知注重大气。即偶言及，亦略而不详。于大气在人身之真作用，及大气下陷病之至危险，未尝竭力阐发。是盖未深研究《内经》之文，不知大气关于人身之紧要也。

今试取《内经》之文绎之。《灵枢·五味篇》曰："谷始入于胃，其精微者先出于胃之两焦，以溉五脏，别出两行营卫之道。其大气之抟而不行者，积于胸中，命曰气海。出于肺，循喉咽。

故呼则出，吸则入。天地之精气，其大数常出三入一。故谷不入半日则气衰，一日则气少矣。"

愚按： 肺悬胸中，下无透窍。胸中大气包举肺外，上原不通于喉，亦并不通于咽。而曰"出于肺，循喉咽，呼则出，吸则入"者，盖谓大气能鼓动肺脏，使之呼吸，而肺中之气遂因之出入也。

所谓天地之精气，常出三入一者，盖谓吸入之气虽与胸中不相通，实能隔肺膜透过四分之一以养胸中大气。其余三分仍然吐出，即换出脏腑中浑浊之气（即西人所谓吸进氧气，呼出碳气之理）。此气化之妙用也。

至谓半日不食则气衰，一日不食则气少者，申明胸中大气虽可藉天地之精气以养之，然出三入一所得者甚少，故又兼资谷气以补助之也。然此篇专为五味养人而发，故第言饮食能养胸中大气。而实未发明大气之根源。

愚尝思之，人未生时，皆由脐呼吸，其呼吸之原动力在元气，应无需乎大气，其胸中亦未有大气也。迨胎气日盛，脐下元气渐充，上达胸中而生大气。大气渐满，能鼓舞肺脏使之呼吸，即脱离母腹由肺呼吸而通天地之气矣。

至大气即宗气者，亦尝考《内经》而得之。《素问·平人气象论》曰："胃之大络名虚里，贯鬲络肺，出于左乳下，其动应衣，脉宗气也。"按虚里之络，即胃输水谷之气于胸中以养大气之道路。而其贯鬲络肺之余，又出于左乳下为动脉，是此动脉当为大气之余波。而曰宗气者，由是知宗气即是大气。为其为后天生命之宗主，故又尊之曰宗气。其络所以名虚里者，因其贯鬲络肺，游行于胸中空虚之处也。

又，《灵枢·邪客篇》曰："五谷入于胃，其糟粕、津液、宗气，分为三隧，故宗气积于胸中，出于喉咙，以贯心脉而行呼吸焉。"观此节经文，谓宗气亦积胸中。则宗气即为大气，不待诠解。且与《五味篇》同为伯高之言，非言出两人，或有异同。且细审以贯心脉而行呼吸之语，是大气不但为后天诸气之纲领，并为全身血脉之纲领矣。

统观以上三节经文，可知大气关于人者之紧要矣。至发明其紧要之至，读之令人怵目惊心者，尤不在此数节也。《灵枢·五色篇》，雷公问曰："人无病卒死，何以知之?"黄帝曰："大气入于脏腑者，不病而卒死。"夫人之膈上，心肺皆脏，无所谓腑也。经既统言脏腑，指膈下脏腑可知。以膈上之大气，入于膈下脏腑，则膈上无大气以鼓动肺脏之阖辟，其呼吸必然顿停，是以无病而猝死也。此乃胸中大气下陷之证也。

夫大气下陷之证如此之重，其气果全数下陷者，诚难挽回。若其下陷或仅一半，其剧者或至强半，皆可挽回其下陷之气以复其本位。而伊古以来，竟无挽回大气下陷之方。诚以读《内经》者，于此节经文皆忽不加察。至王氏注《内经》，又但注《素问》而不注《灵枢》。及后世之注《内经》者，又妄谓此节所谓大气乃外感大邪之气。夫其人果外感邪气，与无病之文不符；即所感之外邪甚重，亦必瞑眩数刻，又与猝死之文不符。从古至今，无切实阐发此节经文者，盖因未明大气下陷之证，是以无治大气下陷之方也。

愚深悯大气下陷之证医多误治，因制升陷汤一方。方系生箭芪六钱，知母三钱，桔梗、柴胡各一钱五分，升麻一钱。气分虚极下陷者，酌加人参数钱；或再加净萸肉数钱，以敛收气分之耗散，使已升者不至复陷更佳；若大气下陷过甚，至少腹下坠，或更作疼者，宜将升麻倍用二钱。

方中之义：以黄芪为主者，因黄芪既善补气，又善升气；且其质轻松，中含氧气，与胸中大气有同气相求之妙用。惟其性稍热，故以知母之凉润济之。柴胡为少阳之药，能引大气之陷者自左上升。升麻为阳明之药，能引大气之陷者，自右上升。桔梗为药中舟楫，能载诸药之力上达胸中，故用之为向导也。

至气分虚极者酌加人参，所以培气之本也，或更加萸肉，所以防气之涣也。至若少腹下坠，或更作疼，其人之大气直陷至九渊，必需升麻之大力者以升提之。故又将升麻加倍也。方中之用意如此，至随证活泼加减，尤在临证者之善变通也。

升陷汤后，又有回阳升陷汤、理郁升陷汤二方，皆由升陷汤加减而成。此三升陷汤后，附载治愈之案二十余则，其病之现状，有呼吸短气者，有心中怔忡者，有淋漓大汗者，有神昏健忘者，有声颤身动者，有寒热往来者，有胸中满闷者（此因呼吸不利而自觉满闷，若作满闷治之立危），有努力呼吸似喘者（此种现状尤多，乃肺之呼吸将停，其人努力呼吸以自救，若作喘证以立危），有咽干作渴者，有常常呵欠者，有肢体痿废者，有食后易饥者，有二便不禁者，有癃闭身肿者，有张口呼气外出而气不上达，肛门突出者，在女子有下血不止者，更有经水逆行者（证因气逆者多，若因气陷致经水逆行者曾见有两人，皆投以升陷汤治愈）。种种病状，实难悉数。其案亦不胜录。今惟即在奉治愈大气下陷之案，略登数则于下，以备考征。

西丰县张继昌，年十八九，患病数年不愈，来院诊治。其证夜不能寐，饮食减少，四肢无力，常觉短气。其脉关前微弱不起。

知系胸中大气下陷，故现种种诸证。投以升陷汤。为其不寐，加熟枣仁、龙眼肉各四钱，数剂痊愈。

开原史姓女子，在奉天女子师范读书。陡然腹中作疼，呻吟不止。其脉沉而微弱。

疑系气血凝滞。少投以理气之品，其疼益剧，且觉下坠，呼吸短气。

恍悟：其腹中疼痛原系大气下陷。误理其气则下陷益甚，故疼加剧也。

急投以升陷汤，一剂即愈。

奉天大东关于氏女，出嫁而孀，依居娘门。其人善英语。英商在奉者，延以教其眷属，因病还家中，夜忽不能言，并不能息。其同院住者王子冈系愚门生，急来院叩门，求为援救。

因素为诊脉调药，知其大气虚损。此次之证，确知其为大气下陷。

遂为疏方：用生箭芪一两，当归四钱，升麻二钱。煎服须臾，即能言语。

翌晨，至院中。诊其脉，沉迟微弱，其呼吸仍觉短气。

遂将原方减升麻一钱，又加生山药、知母各三钱，柴胡、桔梗各一钱，连服数剂痊愈。

按：此证脉迟而仍用知母者，因大气下陷之脉大抵皆迟，非因寒凉而迟也。用知母以济黄芪之热，则药性和平，始能久服无弊。

奉天小北关袁姓少妇，小便处常若火炙。有时觉腹中之气下坠，则炙热益甚。诊其脉，关前微弱，关后重按又似有力。其呼吸恒觉短气，心中时或发热。

知其素有外感伏邪，久而化热；又因胸中大气下陷，伏邪亦随之下陷也。

治以升陷汤，加生石膏八钱，后渐加至二两。服药旬日痊愈。

或疑：大气下陷者，气不上达也；喘者，气不下降也。何以历述大气下陷之病状，竟有努力呼吸有似乎喘者？

答曰：此理不易骤解，仍宜以治愈之案征之。

一少年因力田劳苦过度，致胸中大气下陷，四肢懒动，饮食减少。自言胸中满闷。

其实非满闷，乃短气也。粗人不善述病情，往往如此。

医者不能自审病因，投以开胸理气之剂，服之增重。

又改用半补半破之剂，服两剂后，病又增重。

又延他医，投以桔梗、当归、木香各数钱，病大见愈。盖全赖桔梗升提气分之力也。

医者不知病愈之由，再服时竟将桔梗易为苏梗，升降易性，病骤反复。

自此不敢服药。迟延二十余日，病势垂危，喘不能卧，昼夜倚壁而坐。假寐片时，气息即停，心下突然胀起。急呼醒之，连连喘息数口，气息始稍续。倦极偶卧片时，觉腹中重千斤，不能转侧，且不敢仰卧。其脉乍有乍无，寸关尺或一部独见，或两部同见，又皆一再动而止。此病之危，已至极点。

因确知其为大气下陷，遂放胆投以生箭芪一两，柴胡、升麻、净萸肉各二钱。

煎服片时，腹中大响一阵，有似昏愦。苏息片时，恍然醒悟。自此呼吸复常，可以安卧，转侧轻松。

其六脉皆见，仍有雀啄之象。自言百病皆除，惟觉胸中烦热。

遂将方中升麻，柴胡皆改用钱半，又加知母、玄参各六钱。

服后脉遂复常，惟左关三五不调。

知其气分之根柢犹未实也。遂用野台参一两，玄参、天冬、带心麦冬各三钱，两剂痊愈。

盖人之胸中大气，实司肺脏之呼吸。此证因大气下陷过甚，呼吸之机关将停，遂勉强鼓舞肺气，努力呼吸以自救。其迫促之形有似乎喘，而实与气逆之喘有天渊之分。

观此证假寐片时，肺脏不能努力呼吸，气息即无，其病情可想也。设以治气逆作喘者治此证之喘，以治此证之喘者治气逆作喘，皆凶危立见。

然欲辨此二证，原有确实征验：凡喘证，无论内伤外感，其剧者必然肩息（《内经》谓喘而肩上抬者为肩息）；大气下陷者，虽至呼吸有声，必不肩息。盖肩息者，因喘者之吸气难；不肩息者，因大气下陷者之呼气难也。欲辨此证，可作呼气难与吸气难之状，以默自体验，临证自无差谬。

又，喘者之脉多数，或有浮滑之象，或尺弱寸强；大气下陷之脉，皆与此成反比例，尤其明征。

升陷汤一方，不但愚用之有效也，凡医界同仁用此方以治大气下陷者，莫不随手奏效，安东医士李亦泉，连用此方治愈大气下陷者数证，曾寄函相告。即非医界中人用此方以治大气下陷者，亦能奏效。

湖南教员席文介，因宣讲伤气，甚至话到舌边不能说出，看书两行即头昏目眩。自阅《医学衷中参西录》，服升陷汤十余剂而愈，曾登于杭州《三三医报》致谢。

凡我医界同仁，尚其于大气下陷证加之意乎！

西人谓延髓能司肺脏之呼吸。细考所谓延髓者，在人之脑后连项，实督脉将入脑之处。因此处督脉稍粗大，其中所容髓质饱满，长约三寸，故名为延髓。脑神经实多由此分支。其所谓延髓能司肺脏之呼吸者，即其脑髓神经能司全身运动之说也。然《内经》谓"上气不足，脑为之不满，耳为之苦鸣，头为之倾，目为之眩。"所谓上气者，即胸中大气上行，贯注于脑者也。由斯知延髓之功用，原在大气斡旋之中。设若胸中无大气，则延髓司呼吸之功能亦必立止。即使果如西人之说：肺脏呼吸，延髓司之。而胸中大气实又为其司呼吸之原动力也。

论人身君火相火有先后天之分

道家以丹田之火为君火，命门之火为相火；医家以心中之火为君火，亦以命门之火为相火。二说各执一是，其将何以适从乎？

不知君相二火，原有先天后天之分。所谓先天者，未生以前也。所谓后天者，既生以后也。因先天以脐呼吸，全身之生机皆在于下，故先天之君相二火在下。后天由肺呼吸，全身之功用多在于上，故后天之君相二火在上。

盖当未生之前，阳施阴受，胚胎之结，先成一点水珠（是以天一生水）；继则其中渐有动气，此乃脐下气海（后天之气海在膈上，先天之气海在脐下）。而丹田之元阳即发生于其中（元阳是火，是以地二生火）。迨至元阳充足，先由此生督任二脉。命门者，即督脉入脊之门也。是以其中所生之火与丹田之元阳一气贯通，而为之辅佐。

此道家以丹田之元阳为君火，以命门所生之火为相火论先天也。至于后天以心火为君火，自当以胆中寄生之火为相火。

是以《内经》论六气，止有少阳相火，而未尝言命门相火。少阳虽有手足之别，而实以足少阳胆经为主。胆与心虽一在膈上，一在膈下，而上下一系相连，其气化即可相助为理。此《内经》以心中之火为君火，以胆中寄生之火为相火之理论后天也。

夫水火之功用，最要在熟腐水谷，消化饮食。方书但谓命门之火能化食，而不知脐下气海，居于大小肠环绕之中，其热力实与大小肠息息相通。故丹田之元阳尤能化食。然此元阳之火与命门之火所化者，肠中之食也。至胃中之食，则又赖上焦之心火，中焦之胆火化之。盖心为太阳之火，如日丽中天，照临下土，而胃中之水谷遂可藉其热力以熟腐。至于胆，居中焦，上则近胃，下则近肠，其汁甚苦，纯为火味。其气入胃既能助其宣通下行（胃气以息息下行为顺，木能疏土，故善宣通之），其汁入肠更能助其化生精液（即西人所谓乳糜）。

是以愚治胃中热力不足，其饮食消化不良，多生寒痰者，则用药补助其上焦之阳。方用《金匮》苓桂术甘汤，加干姜、厚朴，甚者加黄芪。台湾医士严坤荣代友函问二十六年寒痰结胸，喘嗽甚剧。为寄此方治愈，曾登杭州《三三医报》第一期致谢。

盖桂枝、干姜并用，善补少阴君火；而桂枝、黄芪并用，又善补少阳相火（即胆中寄生之相火）也。

其肠中热力不足，传送失职，致生泄泻者，则用药补助其下焦之阳。方用《金匮》肾气丸，加补骨脂、小茴香。

盖方中桂、附之热力原直趋下焦，而小茴香善温奇经脉络。奇经原与气海相绕护也。补骨脂之热力原能补下焦真阳，而又能补益骨中之脂。俾骨髓充足，督脉强盛，命门之火自旺也。

脑气筋辨

（脑气筋亦名脑髓神经）

西人谓人之知觉运动，其枢机皆关于脑气筋。此尤拘于迹象之谈，而非探本穷源之论也。夫脑气筋者，脑髓之所滋生也。《内经》名脑为髓海。所谓海者，乃聚髓之处，非生髓之处。究其本源，实由于肾中真阳、真阴之气酝酿化合以成，至精至贵之液体缘督脉上升而贯注于脑者也。盖肾属水，水于五德为智，故善知觉；肾主骨，骨为全身祯干，故善运动。此乃脑气筋先天之本源也。

至于后天之运用，则又全赖胸中大气（即宗气）。《内经》谓："上气不足，脑为之不满，耳为之苦鸣，头为之倾，目为之眩。夫上气，乃胸中大气由任脉而上注于脑之气也。设或大气有时辍其贯注，必即觉脑空、耳鸣、头倾、目眩。此时脑气筋固无恙也，而不能效其灵者何也？盖胸中大气，原能保合脑中之神明，斡旋全身之气化。是以胸中大气充足上升，而后脑气筋始能有所凭藉。此非愚之出于想象而凭空拟议也，曾有实验二则，详录于下以备考征。

友人赵厚庵，邑诸生，其丁外艰时，哀毁过甚，忽觉呼吸之气，自胸中近喉之处，如绳中断。其断之上半，觉出自口鼻，仍悬于囟门之上。其下半，则觉渐缩而下，缩至心口，胸中转觉廓然。过心以下，即昏然罔觉矣。时已仆于地，气息全无。旁人代为扶持，俾盘膝坐，片时觉缩至下焦之气，又徐徐上升；升至心口，恍然觉悟；再升至胸，觉囟门所悬之气，仍由口鼻入喉，与上升之气相续；其断与续皆自觉有声，仿佛小爆竹，自此遂呼吸复常。

后向愚述其事，且问其所以然之故。因晓之曰："此乃胸中大气下陷，而复自还也。

夫大气者，积于胸中，资始于先天元气，而成于后天水谷之气，以代先天元气用事。能保合神明，斡旋全身，肺脏阖辟呼吸之中枢尤其所司。

子因哀毁过甚，饮食不进，大气失其所养而下陷，呼吸之中枢顿停，所以呼吸之气中断，于是神明失其保合而昏，肢体失其斡旋而仆矣。

所幸先天元气未亏，即大气之根柢犹在，所以下陷之后仍能徐徐上升自还原处。升至于心而恍然醒悟者，心中之神明得大气之保合也；升至胸中觉与外气相续者，肺脏之呼吸得大气能自如也。"

时愚行箧中带有《医学衷中参西录》未梓稿，因出示之，俾观升陷汤后诠解及所载医案，厚庵恍然悟会曰："十余年疑团存于胸中，一朝被君为消去矣。"

又，沧州中学校学生董炳文，吴桥人，气分素虚。教员教以深呼吸之法，谓能补助气分。其法将身躯后挺，努力将胸中之气下压，以求胸中宽阔，呼吸舒长。一日因用力逼压其气过甚，忽然仆地，毫无知觉。移时似觉呼吸不舒，尤不自知其仆也。又须臾呼吸方顺，乃自知身仆地上。

此因胸中大气下陷，而呼吸、知觉、运动一时并已，则大气之关于脑气筋者，为何如哉？由斯观之，脑气筋先天之本源在于肾，脑气筋后天之赖以保合斡旋者在胸中大气，其理固昭然也。

西人于脑气筋虚者，但知用药补脑，而卒无一效。此诚昧乎《内经》脑为髓海及上气不足则脑为不满之理。西人生理之学虽精，较之《内经》，不又迥不如哉！吾人临证遇有脑气筋虚而欲培养补助之者，尚能究其本源与其功用之所以然乎？

心与脑之知觉运动

自神明在脑之说，倡于西人，近今讲科学者，鲜不谓其说至精至奥，为开天辟地之名论。而吾上古圣神，犹未尝见及，此诚所谓以管窥天，以蠡测海者也。讵知神明在脑之说，吾中华医学，早先西人数千百年而发明之。且其所发明者，较西人尤为精奥，而于神明之体用，又详细鉴别，各得其实际也。医学之书，以《内经》为最古。《素问·脉要精微论》曰：头者精明之府，夫精明即神明也。头即脑之外廓，脑即头之中心点也。国家之货财藏于府，兹则名之为府者，确定其为神明所藏也。又《素问·灵兰秘典》曰：心者君主之官，神明出焉。细绎经文，盖言神明虽藏于脑，而用时实发露于心，故不曰藏而曰出，出者即由此发露之谓也。于以知《脉要精微论》所言者神明之体，《灵兰秘典》所言者神明之用也。斯义也，可兼征之于《丹经》。夫《丹经》祖述黄帝，原与《内经》相表里，历代著作，虽不一致，而莫不以脑中为元神，心中为识神。元神者，无思无虑，自然虚灵也；识神者，有思有虑，灵而不虚也。此中妙谛，慧心人可静参也。又可征之于字体。夫神明之用在思，思古文作恖。囟者脑也，心者心也。盖言心与脑神明贯通，而后可以成思也，此与脑为元神，心为识神之义，相符合，即与《内经》神明藏于脑，而发于心之义，相符合也。且更可征之于实验，神明为人身纯阳之物，阳者性热，脑藏神明，故脑不畏寒。心为神明发露之处，赤用其心者，神明常常由心发露，故心恒发热，此则人人皆能自觉，为未经发明，是以觉而不察耳。由此可悟养生之道矣。凡人之享大年者，下元必常温暖，气血必常充足，人之神明，因可由脑至心，更可以诚意导之，而行于全身，是以内炼家有凝神入气穴之语，诚以孟子谓志能帅气，即神能帅气。神明照临之处，即真气凝聚之处，神气充足，丹田温暖，寿命之根，自然壮固，神明之功用，何其弘哉。

三焦考

三焦为手少阳之府。既名为府，则实有其物可知。乃自汉唐以还，若《伤寒》、《金匮》、《千金》、《外台》诸书，皆未明言三焦之形状，遂使后世数千年暗中摸索，莫衷一是。至唐容川独有会心，谓三焦即网油，其根蒂连于命门，诚为确当之论。而医家仍有疑议者，因唐氏虽能确指出三焦，而未尝博采旁引，征明油网确系三焦也。愚不揣固陋，为特引数则以证明之。

《内经·论勇篇》谓："勇士者，三焦理横；怯士者，三焦理纵。"夫三焦之理，既明明可辨其横纵，则其理之大且显可知。而一身之内，理之大且显者，莫网油若也。此三焦即网油之明征也。

又《内经·胀论篇》谓："三焦胀者，气满皮肤中，轻轻然而不坚。"夫所谓皮肤中者，腠理之膜也。人身之膜，原内外纵横，互相通贯。网油为膜之最大者。故网油有胀病，可外达于腠理。此亦三焦即网油之明征也。

又，《内经·本藏篇》谓："密理厚皮者，三焦膀胱厚；粗理薄皮者，三焦膀胱薄；疏腠理者，三焦膀胱缓；皮急而无毛者，三焦膀胱急；毫毛美而粗者，三焦膀胱直；稀毛者，三焦膀胱结。"夫三焦既可辨其厚、薄、缓、急、直、结，则实有其物可知。且其厚、薄、缓、急、直、结皆与膀胱并论，则三焦亦如膀胱之以膜为质，且与膀胱相连可知。而以膜为质与膀胱相连者，即网油也。此又三焦即网油之明征也。

又，《内经》以三焦为手少阳之府，与心包为手厥阴之脏者相配偶。凡相偶之脏腑，其经络必然相连。而心胞亦系脂膜，与网油原相连络，此亦三焦即网油之明征也。

又，扁鹊谓，肾间动气为三焦之原。夫肾间动气之处即相火也。为网油即是三焦，其根蒂与命门相连，故命门中之动气，可为三焦之原也。

又，王叔和《脉经》，相火、三焦、心胞之脉皆诊于右尺，后世论脉者非之。及观唐氏三焦即网油，其根蒂连于命门之说，乃知三焦与心胞皆与相火同生于命门，故可同诊于右尺。叔和晋人，去古未远，其著《脉经》，定有师传，必非凭空拟议。先贤后贤，合符同揆。《脉经》得唐氏之说而《脉经》可信，即唐氏之说征以《脉经》之部位而亦可确信也。

又，王勋臣谓："尝验剖解物类者，若在甫饮水之后，其网油中必多水铃铛；若非甫饮水之后，其网油中即少水铃铛。"是知网油为行水之道路，西人亦谓水道即是网油。征之《内经》"三焦者，决渎之宫，水道出焉"之文，不益明三焦即是网油乎？

又，徐灵胎谓："《内经》育三焦者不一，皆历言其纹理厚薄与其出入贯布，况既谓之腑，则明是藏蓄泌泻之具。但其周布上下，包括脏腑，非若五腑之形，各自成体也。"观徐氏之论三焦，虽未明言三焦即是网油，而究其周布上下，包括脏腑，非若五腑之形，各自成体数语，尽形容出网油之状。特当时无网油之名词，故未明言出网油即三焦耳。徐氏于医学考核最精，其所言者，固非无根据而虚为拟议也。

又，陈无择谓："三焦是脐下脂膜。"是明指网油为三焦矣。特其所言脐下脂膜惟系下焦耳，然观书之法，不可以辞害意。由此推之，则包脾络胃之脂膜即中焦，心下膈膜及连络心肺之脂膜即上焦矣。

统观以上八则，三焦之为网油，不诚信而有征乎？

少阳为游部论

人身之三阳经，外太阳，里阳明，介于太阳阳明之间者为少阳，人之所共知也。及观《内经·热论篇》论外感之来，"一日巨阳受之（巨阳即太阳），二日阳明受之，三日少阳受之"，其传经之次第，又自太阳而阳明，自阳明而少阳者何也？

盖人身十二经，手足各六，其他手足同名之经，原各有界限。独少阳《内经》谓之游部。所谓游部者，其手足二经，一脉贯通，自手至足，自足至手，气化流行而毫无滞碍也。诚以少阳主膜，人身之膜发源于命门，下为包肾络肠之膜；上为包脾连胃之膜；又上为膈膜及连络心肺之膜。此为上中下三焦。

由膈膜而下连两胁为护板油之膜，又由膈膜而外出为人身肥肉瘦肉中间之膜，又外为皮内腠理之膜。胁下板隔之膜，为足少阳经，以胆为腑者也（是以胆皮亦膜体）。肥肉瘦肉间之膜与皮内腠理之膜，为手少阳经，以三焦为腑者也。由是知位次介于太阳、阳明之间者，指手少阳而言；传经在太阳、阳明之后者，指足少阳而言。为其为游部，故手、足少阳可并为一经，而其部不在一处也。

斯议也可征之《伤寒论》。其百四十九节云："伤寒五六日，呕而发热者，柴胡证。而以他药下之，柴胡证仍在者，复与小柴胡汤，必蒸蒸而振，却发热汗出而解。"夫小柴胡汤之功用，原藉少阳之枢转，将胁下板油中伏藏之邪，俾其上升透膈发出。故小柴胡汤系和解之剂，原非汗解之剂。而此节经文谓由汗解者，诚以误下后，胁下所聚外感之邪兼散漫于三焦。因三焦为手少阳之府，此时仍投以小柴胡汤以和之，则邪之散漫于三焦者，遂可由手少阳外达于经络以及皮肤作汗而解；而其留于胁下者，亦与

之同气相求，借径于手少阳而汗解。故于"汗出"上特加一
"却"字，言非发其汗而却由汗解也。其汗时必发热蒸蒸而振者，
有战而后汗之意。盖足少阳之病由汗解原非正路。乃至服小柴胡
汤后，其胁下之邪欲上升透隔，因下后气虚不能助之透过，而其
邪之散漫于手少阳者且又以同类相招，遂于蓄极之时而开旁通之
路。此际几有正气不能胜邪气之势，故有蒸热振动之景象。此小
柴胡汤中必有藉于人参之补益正气，以助其战胜之力。细审此节
文义，手、足少阳原当并为一经，以遂其游部之作用无疑也。

又可征之疟疾。夫疟疾虽不在一经，而究以足少阳为疟疾伏
藏之处。故久病疟者，其胁下恒结为疟母（西人谓系脾脏胀硬，然实有
若肝积、肥气之类，不必皆为脾之胀硬也）。其证发动之时，外与太阳并
则恶寒，此太阳当指太阳之经言（为其周身寒战，其背之恶寒尤甚，显系
太阳经病也）；内与阳明并则发热，此阳明当指阳明之府言（为其表里
壮热，渴嗜凉水，显系阳明府病也）。夫与阳明胃腑相近处者，原为足少
阳经之板油。为其相近，是以相并。至与太阳经相近能相并者，
惟手少阳腠理之膜。是知疟邪之发动，必自足少阳经达于手少阳
经，而后能与太阳之经相并。其继也，又必自手少阳经返于足少
阳经，而后能与阳明之府相并。疟邪寒热之往来，原贯串有手、
足少阳二经，无所界限。则手、足少阳二经，诚可统同论之，而
无事过为区别也。且其所以为游部者，不但因二经相贯通也，人
身之脏腑凡有不相贯通之处，此二经皆联络之而使之贯通，少阳
为游部之功用何其弘哉！

左传"肓之上、膏之下"解及
"病在膏肓"之治法

《素问·刺禁篇》曰："膈肓之上中有父母"（父母指胸中之大气
言），是肓即膈也。又，《灵枢·九针十二原》论曰："膏之原出

于鸠尾"，夫鸠尾之内即肓膜，乃三焦之上焦，为手少阳之府，与手厥阴心包脏腑相连，互为配偶。心包者即心肺相连之系，上有脂膜下垂，脂即膏也，为此系连于膈，自下而上，故曰"膏之原出于鸠尾"。言鸠尾而不言膈者，因鸠尾在外易见也。

《传》既云居肓之上，膏之下，是其病定在胸中无疑。特是胸中之地，大气之所贮藏也。虽不禁针，然止可针二三分，不敢作透针以泻大气。故曰：攻之不可。其外又皆硬骨卫护，不能用砭。故曰：达之不及。又，其处为空旷之府，上不通咽喉，下有膈膜承之，与膈下脏腑亦不相通。故曰：药不至焉。所以不可为也。

不知胸中之疾，当以调补胸中大气为主。后数百年张仲景出，其治胸痹也，有"大气一转，其气乃散"之语，其识见诚出秦缓之上。盖人之胸中无论何病，能调补其胸中大气，使之充畅无病，诸病自化。秦缓当日不知出此，竟诿为不治。迨其后，晋景公因胸中之病伤其大气，至觉腹胀则大气陷至腹矣。因腹胀而入厕，大气陷至魄门矣。此所以入厕不返也。

欲明此段理解，参看《医学衷中参西录》第四卷（处方编中）升陷汤后诠解及附载诸案自明。

答人问膜原

人腹内之膜，以三焦为最大。其膜根于命门，在下焦为包肾络肠之膜，在中焦为包脾连胃之膜，在上焦为膈膜及连络心肺之膜。此腹中之膜也。

至身上之膜，肥肉瘦肉间之膜，为半表半里之膜；与皮肤相连之膜，为在表腠理之膜。此二处之膜皆以三焦为府，即以三焦之膜为源，古"原"字即"源"字也。

由是论之，三焦之膜统可名之为膜原。而《内经》之所谓膜原，实指上焦膈膜而言。何以知之？凡外感之来，大抵先侵上焦，故《内经》谓其"横连膜原"；中、下两焦之膜，其纹理大致皆纵。惟膈膜则旁连四围故其纹理独横。而外感之伏于其处者，亦遂与之横连也。

答人问泌尿道路

人之饮入胃，上下四旁敷布以灌溉濡润诸脏腑。而其灌溉濡润之余，除化气、化汗之外，皆下归于膀胱而为小便。是以胃者小便之源，膀胱小便之委。犹黄河之播为九河，其下又同为逆河也。今特即管见所及，缕析条分，以列于下。

《内经》谓："饮入于胃，游溢精气，上输于脾；脾气散精，上归于肺。通调水道，下输膀胱。"盖胃中之食，必得水气濡润始能酿为精液。经不曰精液而曰精气者，言精液之中含有气化也。此精液既成之后，可于脾胃相连之处（《内经》谓脾胃相连以膜），输入脾中，藉脾气之散，以上达于肺；复由肺下降，以灌溉诸脏腑。而当其下降之时，即分泌水饮之含有废质者，循三焦之脂膜以下归膀胱。

又，《内经》谓："食气入胃，散精于肝，淫气于筋。"所谓精者，亦水饮与食气酝酿而成。盖胃有肝膈大筋与之相连，而饮食所化之精液，遂得缘筋上之脂膜，以输于肝，分润诸筋（肝主筋故能自肝分润之）。而其含废质之水饮，遂循肝系下注，缘下焦脂膜归于膀胱。

二节经文虽有饮入于胃、食入于胃之不同，究之皆饮与食化合之精液，由肝脾以散布于周身也。

又，《内经》谓："食气入胃，浊气归心，淫精于脉。"盖浊气者，即水气含有食物之精液者也。所谓淫精于脉者，以心主脉也。此即西人所谓微丝血管能吸胃中水饮之理。盖水饮被微丝血管吸去，随血脉之循环以注于心，助心酿成血中明水，以养赤白血轮。而所余之水亦多含有废质，由回血管下行至肾，由肾漉过，归于膀胱。

又，《内经》谓："胃之大络，名虚里，贯鬲络肺。"按虚里之络为胃腑通于胸肺之道路。其贯鬲也，胃中谷气可缘之上升以养胸中大气；其络肺也，胃中水气可缘之上升以润肺化气。此由中焦如沤，以成上焦如雾也。迨至雾气润泽，复化为水而下注，循三焦以归于膀胱，则又下焦如渎矣。此与脾气散精节，所谓通调水道下归膀胱者，其分泌之道路同也。

又，饮食入胃以后，经胃中酸汁（似稀盐酸）酝酿，化为稀糜，输于小肠，其中原多含水气。迨至此水助小肠酿成乳糜汁后，已归无用，即从乳糜管中透出，循下焦脂膜以归于膀胱。上共六则，泌尿之道路大约不外此矣。

或问：王勋臣言胃腑幽门之左寸许，有一门名津门，津门上有一管名津管，其处胃体甚厚，四围靠挤缩小，所以水能出而食不能出。观子所著《医学衷中参西录》中，亦间取王氏之说。今论泌尿道路而独未言及津门，岂王氏之说难确信欤？

答曰：津门之说，《内经》未言，西人剖解家亦未尝言。愚曾用猪胃扎其下口，满注以酒，复扎其上口，煮烂熟作药用，未见其酒外出，其无显然出水之门可知。夫物之胃无显然出水门户，自能消水，而人之胃必显然有出水门户，始能消水，是人胃体质之粗疏，转不若物胃之精妙矣。又，西人剖解之初，偶见胃有穿孔者，当时以为致死之由，后乃知为胃中酸汁所化。因酸汁之性，能化死肉，不能化活肉。故人生前之胃不畏酸汁，而死后之胃畏酸汁也。由是而论，王氏所言之津门，焉知非为酸汁所化之孔乎？

或问：西人合信氏谓：饮入于胃，被胃中微丝血管吸去，引入回血管，过肝入心，以布于周身，自肺达出为汽，自肤渗出为汗，余入膀胱为溺。今子则谓水饮过肝后无事入心，而即可由肝下达膀胱，果何所据而云然乎？

答曰：《内经》谓：肝热病者，小便先黄。又谓肝壅，两胠

（胁也）满，卧则惊悸，不得小便。且芍药为理肝之主药，而最善利小便。又肝木气燥，小便之气亦燥。是皆其明征也。况肝脉原下络阴器，连于下焦。由是观之，是水饮由胃入肝，原可直达于膀胱也。且西人谓回血管之尾与肾中溺管相接，回血管之水即用此透过肾脏，达于膀胱。夫回血管中水饮，若过肝之后皆上行入心，而实无自心复下行之回血管（凡回血管皆自他经收回心部），水饮又何能由之达于肾乎？是知水饮由回血管入肾者，必其过肝之后，未尽随上行之回血管归心，而即随自肝下行之回血管归肾也。盖西人此段议论原属约略未详之词，愚特于其未详者代为阐发耳。

答方寄斋问黄庭经"后有幽阙、前有命门"

《内经》、《灵枢》两言命门。一在《根结》篇，一在《卫气》篇，皆明言命门者目也。至下焦之命门，《内经》实未言及。惟《素问·刺禁篇》有七节之旁中有"小心"之语，似实指命门之处。其中有少火为心火之相（故曰相火），代心行化，以散布于周身，是以谓之"小心"。其所生之火，居两肾之间，有一阳陷于二阴之象，结为坎卦，以总司下焦水火之气。是命门者，诚如君之所言；两肾中间一窍，其中有动气者是也。《难经》谓：右肾为命门者非是。

至黄庭经所谓后有幽阙者，实亦指贴脊之动气处而言。所谓前有命门者，指脐下气海而言。其中藏有元气，为人生命之本源，故丹家重之曰命门，尊元气为祖气，藉之以修内丹。其处原与贴脊动气处前后相映，复一脉贯通，故黄庭经对待言之。

尝考针灸图，任脉有气海、石门两穴，皆内当气海之处，而石门又名命门。是命门即气海之明征也。

答刘希文问"外肾与睾丸与
何脏有密切之关系"

人体之实验，西人最精。然西人谓内肾但能漉水，不能化精，与外肾之作强毫无关涉。此呓语也。盖西人但知重实验，而不知重理想；但知考形迹，而不知究气化。故西人论内肾、外肾及睾丸之缔造，历历如在目前，而所详者惟血脉管也、回血管也、精管也、溺管也。除诸管之外而别无发明也。彼盖见外肾精管与内肾绝不相通，故直断其不相涉也。

夫人之胚胎初结，天一生水，肾脏先成，左右两枚皆属于水。而包肾之脂膜连于脊骨十四节处（自下数七节处）是为命门，中生相火，位居两肾之间。两肾属阴，通任脉而主水；相火属阳，通督脉而主火（督脉即从命门入脊）。合为坎卦，以总司下焦水火之气。而下焦之精、血、溺诸管，得此水火之气主宰之，而后能各尽其用，犹如火车一切诸机轮之运转，皆水火之气所鼓动也。西人能创造火车，籍水火之气以成其利用，而不知人身之利用亦在水火。因人身水火之气原非剖验所能见，而又不能默契精微，参以理想，故但循其迹象而竟谓内肾与外肾不相涉也。且西人谓精系血之所化。然非血自能化精，必藉肾与命门水火之气以酝酿之也。

按：西人谓精为血之所化，语甚肤浅。夫生精之处，在大肠之前，膀胱之后，有脂膜两片相并，男为精室，女为血室。其脂膜与脐下气海相连，前任后督相通。任脉输血藏于其中以滋润下焦诸经络。气海中所藏之气，先天之元阳，即先天之君火也。有时其气发动，命门相火亦随之而动，则外肾勃兴。此时脑中元神自有知觉，若因此知觉欲念一生，元神即督脉下降至精室与元气会合而化精。此精室之血所以能化精之实际也。为精为元神元气之所化合，故在人身最为宝贵。以此生育子女，传我血脉，即以传我性灵。试当房事将泻身时，脑中必有异常之感觉。此上下相关之实验也。

至睾丸，西人谓：系藏精之所，又谓精虫不运动于睾丸所分泌之精液中，必与其他生殖器腺所分泌之精液相混而后运动。由是而论，是睾丸所藏之精液，非即成为媾精之精也。盖睾丸之脉，前入腹、通于气海，后入脊、达于脑部（观《洗冤录》谓因伤睾丸致命者，其脑顶必红透血色是其明征）。实脑部与气海之气化搏结之处，以助肾脏之作强。其中所藏之液，实为留恋气化之用（凡真气所藏之处，必有精液濡以留恋之）。是以睾音高，即皋字之变体，训同膏字，谓其中有膏油也。若所藏者纯系媾精之精，则古人不当名为睾丸，宜名为精丸矣。况精室为化精之所，原可直达于外肾。精管何必若是之纡回曲折而取径于睾丸乎？至唐容川谓系射精之机，亦助肾作强之一端也。

答人问胞室、子宫、气海、儿枕

胞室即子宫也。在膀胱之后，大肠之前，有脂膜两片相合。其中即为胞室，其系连于命门。命门者在脊椎自下数第七节（在七节之旁左右各有一孔），胞系连于其处。即由命门上通于督脉。督脉者，即脊髓袋也（凡物有脊梁者皆有此袋）。此胞室之脂膜在腹中，又上连任脉。任脉者何？即心、肺、肝相连之总系也。

此胞室男女皆有，男子督脉之髓注于此而化精；女子任脉之血注于此而化月信，究之，男女生育之真种子，皆赖督、任之气化同到胞中。惟男以督为主，女以任为主耳。特是命门处之脂膜，不但与胞室相连也，包肾之脂膜亦与之相连，脐下气海之脂膜亦与之相连。

气海之形状，如倒提鸡冠花，故俗名之为鸡冠油。此乃人生起点之处。当男女媾精之始，在女子胞中先结成一点水珠，此珠久久渐有动气，即气海也。

由气海而生督、任二脉，一行于前，一行于后，以生全身。至胞室之脂膜，原督、任二脉相合而成，故与督、任及气海皆相贯通，遂为男以化精、女以系胞之要脏矣（《金匮》所言脏燥之脏即指此）。

或有疑《内经》之所谓气海者在膻中。膻中者，膈上也，何以气海又在脐下？不知气海有先天、后天之分：膈上之气海，后天之气海也，中所藏者大气，《内经》又名之曰宗气；脐下之气海，先天之气海也，中所藏者之气，《丹经》又名之曰祖气，为由先天而生后天，所以一为祖，一为宗也。且先天之呼吸在脐，是以气海居下；后天之呼吸在肺，是以气海居上也。

至儿枕作疼之说，原属荒谬之谈，不过产后瘀血作疼。是以后世本草谓山楂善治儿枕作疼，以其善化瘀血也。若果有儿枕，何以儿枕时不疼，而不枕时转疼乎？明乎此理，则其说不攻自破矣。

答陈董尘疑《内经》十二经有名无质

天下之妙理寓于迹象之中，实超于迹象之外。彼拘于迹象以索解者，纵于理能窥其妙，实未能穷其极妙也。如九十六号（绍兴星期报）陈董尘君，因研究剖解之学者于十二经之起止莫能寻其迹象，遂言《内经》所言十二经无可考据。

非无据也，因其理甚玄妙，超于迹象之外，非常识所能索解也。夫《内经》之《灵枢》原名《针经》，故欲究十二经之奥妙，非精针灸者不能得其实际。愚于针灸非敢言精，而尝与友人卢显章（辽阳人，最精针灸，得之祖传）谈及此事。显章谓斯可即余针愈疔毒之案以征明之。

庚申八月间，族妹左手少阳经关冲穴生疔，至二日疼甚。

为刺耳门二穴立愈。

关冲为手少阳经之所起，耳门为手少阳经之所止也。

又，辛酉七月中，族中男孙七岁，在右足太阴经隐白穴生疗，三日肿至膝下，疼甚剧。

取右三阴交及公孙二穴刺之，立愈。

隐白穴为足太阴经之所起，公孙、三阴交为足太阴经之所历也。设若刺其处仍不愈者，刺太阴经止处之大包穴，亦无不愈矣。

又于辛酉八月间，本村田姓妇，在手阳明二间穴生疗，肿过手腕。

为刺曲池、迎香二穴，当时疼立止，不日即消。

二间虽非阳明经起之处，距经起处之商阳穴不过二寸，曲池则经历之处，迎香则经止之处也。

又于九月中，第四中学学生吴贵春，在手太阴经太渊穴生疗，红肿之线已至侠气户，木不知疼，恶心呕吐。诊其脉象洪紧，右寸尤甚。

知系太阴之毒火所发，为刺本经尺泽、中府及肺俞。

患处觉疼，恶心呕吐立止，红线亦立回，半日痊愈。

太渊距本经起处之少商穴不过三寸强，中府则本经之所起也，尺泽则本经之所历也，肺俞则本经之所注也。

由是观之，疗生于经之起处，刺经之止处；生于经之止处，刺经之起处，皆可随手奏效。则经之起处与止处非有一气贯通之妙，何以神效如是哉？夫电线传电，西人所创造也，其法可为妙矣，然犹有迹象可寻，犹不若无线电之妙之尤妙，十二经之起止贯通其犹无线电乎！夫西人能穷究天地之气化而为无线电，而不能穷究人身之气化而作针灸，诚以天地之气化明而显，人身之气化隐而微也。

由是而论，吾中华医学贻自开天辟地之圣神，其精到之处原迥出西人之上，而欲以西人形迹之学以求吾中医至奥之理，庸可得乎？世之轻弃国粹而笃信西法者，尚其深思愚言哉！

报驳"左肝右脾"解者书

阅庚申冬《绍兴医药学报》，有褚君渊明驳拙拟左肝右脾之解，谓引证之四条皆不足凭。第一条驳日绕地而行之说，谓非日绕地乃地绕日也，是笃信西人之说也。若以西人之说为真可信，鄙人将有所疑问。若果能切实明晰答此疑问，以后三条鄙人必详细答复。若不能答此疑问，是鄙人之引证皆对，所驳者为妄驳，其余诸条亦元暇再答复矣。

西人谓：地球运动有二种，一以南北极为轴，每昼夜旋转一次，谓之自转；一以太阳为中心，而自循轨道进行，一年绕日一周，谓之公转。

西人又谓：日轮之大，其直径八十六万英里（一英里约为华里之三倍），大于地球一百三十五万五千倍有奇，距地约九千二百八十九万七千英里。夫北极为不动之恒星，中西所共认也。南行二百里测北极即低一度，北行二百里测北极即高一度，人之所共知也。

乃西人又谓：日亦恒星不动，地绕之而行。将平绕之乎？则或在日南或在日北，其南北相距之点当为一万八千六百六十五万四千英里（数为日距地之二倍加日径）。将斜绕之乎？则或斜而上或斜而下，其上下斜绕之点亦应如前数。

天地面相距二百里视北极即差一度，而地球自行一万八千六百六十五万四千英里，人在地之一处望北极者，其终岁高低之度竟无少差，此何故也？

人之视物远则小，近则大，即仰观星宿亦然，人之所共知也。地若果绕日而行，将绕至日南，与北极之距离即近一万八千六百六十五万四千英里（数为日距地之二倍加日径），绕至日北，与北极之距离即近一万八千六百六十五万四千英里（或平绕或斜绕约皆相仿）。地与北极距离之差，其或远或近若斯之多。何以人立地之一处，终岁视北极，其悬象之大小无少改易乎？

再者，地果绕日而行，则当其绕日而南之时，人在地上望北极，必为日轮所隔；即斜绕之，或偏上偏下，北极不至正为日轮所隔，而北极之光亦必为日光所夺。何以人居赤道北者（赤道南有不见北极之处），终岁之夜无不见北极乎？

鄙人之友苏明阳君，《天地新学社》主人也。曾于民国五年在北京开研究天地新学说之会。外国天文家到者甚多。苏君历举西人天文家之种种谬说，还以质问西人。西人无一能答者。后又将其质问诸条以分寄各国天文家，亦未有能答者。——由此知西国天文家亦明知从前之谈天文者多悖谬，特不肯明揭其前人之短耳。而吾中华之笃信西人者，则犹昏昏在梦中也。

且拙拟左肝右脾之解，原节录拙著《医学衷中参西录》之文。其前原有为友人刘仲友治愈之医案在，按左肝右脾之理疏方，即随手奏效。此皆确有实验，非徒托诸空言也。

附：

安东友人刘仲友，年五十许。其左臂常觉发热，且有酸软之意。

医者屡次投以凉剂，发热如故，转觉脾胃消化力减少。

后愚诊之，右脉和平如常，左脉微弱，较差于右脉一倍。询其心中不觉凉热。

知其肝木之气虚弱，不能条畅敷荣，其中所寄之相火，郁于左臂之经络而作热也。

遂治以曲直汤，加生黄芪八钱，佐萸肉以壮旺肝气（黄芪补肝气之理详"醒脾升陷汤"下）；赤芍药三钱，佐当归、丹参诸药以流通经络。

服两剂，左脉即见起，又服十剂痊愈。

深研肝左脾右之理

尝思人禀天地之气化以生。人身之气化，即天地之气化。若于人身之气化不明，不妨即天地之气化征之。诚以人身之气化微而隐，天地之气化大而显也（不知者转因此相讥，实不能曲谅矣）。

天地之气化，伏羲曾画卦以发明之，即先天图之乾南、坤北、离东、坎西者是也。至文王衍易变为后天，则八卦各易其方矣。而后世惟堪舆家辨两仪四象分界中诸杂气，犹用先天卦位，其余则一。且占卜术数之学，皆用后天卦位。因伏羲所定之卦位为体，文王所定之卦位为用。用体则无效，用用则有效。用也者，是气化发露贯注之处也。天地之气化有然，人身之气化亦何莫不然！

即如肝右脾左之说，《淮南子》早言之；扁鹊《难经》亦谓肝在右（《难经云》，肝之为脏，其治在左，其藏在右胁右肾之前，并胃著脊之第九椎。《金鉴》刺灸篇曾引此数语，今本《难经》不知何人删去），肝在右则脾在左矣。而后之医家仍从《内经》肝左脾右之说者，亦体与用之区别也，肝之体居于右，而其气化之用实先行于左，故肝脉见于左关。脾之体居于左，而其气化之用实先行于右，故脾脉见于右关。从其体临证疏方则无效，从其用临证疏方则有效。是以从用不从体也。

藉曰不然，愚又有确实征验：如肝开窍于目，人左目之明胜右目（《内经》谓之人之右耳不如左明。试验之，目之明诚如《内经》所云。至耳乃连带之词，如三过其门不入，实禹之事，孟子则并言禹稷者是也。且木工视线必用左目是其明征），此肝之气化先行于左之明征也。脾主四肢，人右手足之力胜于左手足，此脾之气化先行于右之明征也。

试再以临证验之：

邻村友人王桐轩之女郎，因怒气伤肝经，医者多用理肝之品，致肝经虚弱，坐时左半身常觉下坠，卧时不能左侧。诊其脉，左关微弱异常。

遂重用生箭芪十八钱以升补肝气，又佐以当归、萸肉各数钱。

一剂知，数剂痊愈。

又，邻村友人毛仙阁之子，素患肝脏虚弱，恒服补肝之品。一日左胁下疼痛异常，左关弦硬。

因其肝脏素弱，不敢投以破气疏肝之品。遂单用柏子仁一两，煎汤饮之，立愈。

盖柏之树杪皆向西北，其实又冬日采取，饮经霜露，得金水之气最多。肝木之横恣用金以镇之，水以滋之，其脉之弦硬悉化，所以其疼立止也。

又，奉天东关学校瞿校长之叔父，右手足皆不利，似麻似疼，饭时不能持箸，行时需杖，饮食减少，脉象右关濡弱。

知其脾胃虚弱不能健运肢体也。

投以四君子汤加生黄芪、当归、乳香、没药，连服数剂痊愈。

即此数案观之，而肝主左，脾主右，不尤显然可见乎？夫天下事理之赜，非一一亲身经过，且时时留心，必不能确切言之。若凭空拟议，动斥他人之非，且以轻薄出之，直讥其大言不惭。无论所讥者之失于妄诞也，即使其人果有其弊，又何不学古人之忠告善道，而必出语自伤其忠厚乎？

况裘君费尽心血创此医报，原为医界同仁研究医学之资藉，而竟杂以灌夫骂座之语，阅报者亦将讶其不伦矣。

再者，医学以活人为主，所著之书果能活人，即为最善之本，愚著《医学衷中参西录》五十余万言，自拟一百六十余方，医界同仁见此书者，有用一方而治愈疫病千人者（故城县尹霖普）；

有用一方而治愈霍乱数百人者（抚顺煤矿总理尚习珍）；至登各处医学志报，用书中之方治愈各种验证以相告者，尤不胜纪。近阅三三医书时行伏阴刍言，亦用书中之方救愈多人。至山西平陆县尹彭子益君推为医书中第一可法之书，高丽庆南统营郡安凤轩推为汉医学中第一可靠之书，各医学志报所载者彰彰可考。此岂医界同仁之阿好乎，抑实为此心此理之同耶？若谓变本加厉，益致医学沉晦，可为独拂公论，而为此毫无忌惮之谈也。

愚又思之，人果有志振兴医学，欲于狂澜难挽之时，独作中流砥柱，当自著一书，发前人所未发，言今人所不能言。其书一出，俾医界人人信仰，视为标准，原不必排挤他人以自鸣其识见之高也。是以愚生平著作论说不下百万言，不敢是己之是，亦不敢非人之非，惟偶有会心，即笔之于书。其言之皆是也，人自信之；其言之皆非也，人自不信之。不然，则我方雄辩高谈，以指人之疵谬；乃我之辩论未传，而所指为疵谬者，转能广行于世，人人信用。返躬自思，能无汗颜乎！

续申左肝右脾之研究

拙著《医学衷中参西录》载有安东刘仲友臂热一案，因其左臂热而酸软，重用补肝之药治愈。恐人疑与西人左脾右肝之说不能沟通，遂解以"肝虽居右，其气化实先行于左，脾虽居左，其气化实先行于右"四语，此乃临证得诸实验，且欲沟通中西，非为古籍护短也。

而笃信西医之刘君，竟屡次驳辩，谓肝脾中原无空气，而何以有气化之行。不知气化二字，为中文常用之名词。其在天地，为阴阳化合之所生；其在人身，为气血化合之所生。至为精微，有如帝载之无声无臭。刘君竟以空气当之，是刘君并不懂中文也。

至谓肝之气化不能透膈以达于左，脾之气化不能透膈以达于右，尤为立言欠解。夫膈者，所以别上下，非以分左右也。如刘君所谓，岂膈下无左右，必膈上乃有左右乎？况膈膜之上，原有微丝血管与全体之血管相通，膈下气化原可由微丝血管达于膈上也。

再者，气化之透达，又不必显然有隧道也。试以物理明之。如浮针于缸中，隔缸用磁石引之，针即随磁石而动。此无他，磁石之气化隔缸可透达也。又如屋中有暖气管，外裹以铁，其热力之气化自能外透，行于满屋。若如刘君所谓，则屋中有十人，必于暖气管中分出十个支管，以著于十人之身，而后其热力之气化始能遍及十人。刘君之用心不太拙乎？抑明知其非是而欲强词夺理乎？

藉曰不然，试更以针灸明之。夫中法针灸，西人所共认也，而各经诸穴，原无显然脉络相通贯。然疗疮生于经之起处，针经之止处可愈；疗疮生经之止处，针经之起处可愈。此无他，有脉络可循，而气化能贯通者，譬之有线电也；无脉络可循，而气化亦可贯通者，譬之无线电也。西人能察天地之气化而为无线电，而不能察人身之气化而作针灸，诚以大地之气化显而明，人身之气化隐而微也。

且左右互易为用，不独肝脾为然也。西人所最重者，脑髓神经也。然司身左边运动之神经，在脑之右；司身边运动之神经，在脑之左。此说原出自西人，刘君自然深信，若为中人之说，刘君当亦严加驳议矣。

由此推之，中法之治头疼者，可用生莱菔汁于鼻孔，然疼在左则注右鼻孔，疼在右则注左鼻孔；治倒睫毛者可用马钱子末塞其鼻孔，然左睫毛倒则塞右鼻孔，右睫毛倒塞左鼻孔。其理固与脑髓神经之互司左右运动者无异也。由此知气化之在人身，处处皆有左右互通之道路。此所以融汇全身之气化，使之易于流通。正所以范围全身之气化，使之互相绾结也。此诚造化生成之妙也。

夫愚之著书以"衷中参西"为名，原欲采西人之所长以补吾人之所短，岂复有中西之见横亘胸中？是以于西人之说可采者采之，其说之可沟通者尤喜沟通之。如此以精研医学，医学庶有振兴之一日。

若必如刘君之说，其中西医学相异之点断不可以沟通，将肝居右，其气化不能行于左；脾居左，其气化不能行于右。则左关之脉当为脾，右关之脉当为肝。如此诊脉断病，果有效乎？医界同仁果能共认乎？刘君试再思之，勿以愚为好辩也。

又近阅《三三医报》，见有潮州许小士氏"点草"考古一则。言潮俗如患眼暴痛生瞖星者，即觅采点草之叶，将一叶揉软，再以铜钱一枚置寸口脉上。后以揉软之叶置钱孔中，外以布缚之。约一炷香久，解开视其钱孔处，即发现一水泡，目中瞖星遂消。屡试屡效。然左眼有病须置右手寸口，右眼有病须置左手寸口。又须即其眼暴痛时，速如此治之，迟则无效。

点草之形状，其叶作掌形，有三深裂。春暮开小黄花，五出。所结之果如欲绽青桑椹。其茎叶概生茸毛（查新植物学，谓凡茎叶密生茸毛者有毒）。叶味辛辣，多生田泽间，实与《本草纲目》毒草类中毛茛草形状性味皆相似，然毛茛叶与姜捣涂腹上能除冷气；揉碎缚臂上，男左女右，勿令近肉，能截疟；捣敷疮（勿入疮），能消痈肿。而实未言其能除目瞖也。

观此用点草治目，亦左右互相为用。益知人身之气化皆左右互相为用也。由斯知，肝居右，而其气化先行于左；脾居左，其气化先行于右。此人身气化自然之理，愚岂无所征验而妄谈也哉！

论医士当用静坐之功以悟哲学

今时学校中学生多有用静坐之功者。诚以静坐之功，原为哲学之起点。不但可以卫生，实能沦我性灵，益我神智也。医者，生命所托。必其人具有非常聪明，而后能洞人身之精微，察天地之气化，辨药物之繁赜。临证疏方，适合病机，救人生命。若是则研究医学者顾可不留心哲学，藉以沦我性灵、益我神智乎哉？愚生平访道，幸遇良师益友指示法门。而生平得力之处，不敢自秘。特将哲学静坐之真功夫详细言之，以公诸医界同仁。

夫静坐之功，当凝神入气穴，人之所共知也。然所谓神者，实有元神、识神之别。元神者藏于脑，无思无虑，自然虚灵也。识神者发于心，有思有虑，灵而不虚也。静坐者，当其凝神入气穴时，宜用脑中之元神，不宜用心中之识神。盖用识神，则工夫落于后天，不能返虚入浑，实有着迹象之弊。释家景禅师云："学道之人不识真，只为从前认识神。"又南泉禅师云："心不是佛，智不是道。"此皆言不可用心中识神也。

用元神则工夫纯属先天，有光明下济、无心成化之妙。元神者，脑中无念之正觉也。《阴符经》云："机在目。"盖目连于脑。目与脑中之正觉融和，即为先天之性光。用此性光下照气穴，是以先天之元神助先天之元气，则元气自能生长。是以佛经有"北斗里看明星"之语。又，《心经》曰："观自在菩萨。"菩萨二字，佛经恒借以喻气海元阳之气。故柳华阳注云："观乃我正觉中之灵光耳。菩萨即是慧命如来，大发慈悲，教大众时时刻刻观照此菩萨。菩萨得受此灵光之慧力，久则自然如梦觉，融融然如熏蒸，活活然如盆珠。"观柳华阳注心经之文，益知静坐时用元神之妙。

迨至静坐功深，元阳充足，征兆呈露，气机外动，此时又宜用采阳生工夫。然阳之生也，多在睡眠之际。偶然知觉，宜急披衣起坐，先急呼气数口，继徐呼气数口，又继则徐而且长（欲呼气长必先吸气足），细细呼气数口。且当呼气外出之时，宜将心中识神注意下降，与肾气相团结；呼气外出之时肾气随呼气上升，自与下降之心神相遇。此道家所谓吸升呼降之功，亦即异风倒吹之功，以收回元阳。

盖静坐之时，用脑中元神，所谓文火也。采阳生之时，用心中识神，所谓武火也。由斯而论：静坐之时用文火，当名为凝神照气穴；至采阳生时用武火，方可谓凝神入气穴。盖照惟照之以神光，不着迹象，故为脑中元神；入则念念注于其处，已着迹象，故为心中识神。如此区别言之，将顾名思义，阅者自易领悟也。

至于用识神以采阳生而不嫌其暂时着迹象者，诚以内炼之功以先天为主，以后天为辅。识神虽属后天，实能辅先天元神所不逮，故可用之以收一时之功也（张紫阳悟真篇所谓文武火左右分者，乃双修者之文武火，用法与此论中所言之文武火迥异）。

从此文火、武火互用不熄，气海之元阳充实旁溢，督脉必有骤开之一日。此时周身如醉，神情如痴，统体舒畅，愉快莫可言喻，道家所谓药产者是也。从此工夫纯粹，药产屡见，又可由督脉以通任脉。盖通督脉可愈身后之病；通任脉可愈身前之病，督任皆通，元气流行，法轮常转，精神健旺，至此可以长生矣。

特是督脉之通，火候到时，可纯任天机之自然；至由督脉以通任脉，火候到时，又宜稍助以人力。至于火候如何为到，人力如何运用，此中原有师傅口诀，至为郑重，不可轻泄；而愚幸得真传，不肯自秘，拙著《医学衷中参西录》第八卷之末论治梦遗运气法，于意通督任法后，更论及实通督任之功，言之甚详。阅者细观，自能领会，兹不复赘。

静坐工夫至此，骨格变化，聪明顿开，哲学会悟，若或启诱。如欲藉医学救世以求功德圆满，自能妙悟非凡。临证审机，触处洞然。用药调方，随手奏效。既能寿身，又能寿世。凡我医界同仁，何弗于静坐之功加之意乎！

论卫生静坐法

今之讲卫生者，多尚静坐之功。夫静坐之功，即释道趺坐之功，诚为卫生之要着。然此中妙谛，原非仓猝所能领料也。有谓静坐时宜变其呼吸者，夫呼吸宜纯任自然，岂可常矫强之乎。有谓静坐时宜守玄关者，本《内经》玄关为日之语，而凝神于两目之间，夫人之生机其根蒂原在下焦，岂可求之两目中间乎。有静坐之时，本丹经凝神入气穴之语，其精神下注丹田者，若是以言静坐，可谓得静坐之真法门矣。然所谓神下注者，实有元神识神之殊，元神者藏于脑内，《内经》谓头者精明之府，正谓其为元神所藏也。

无思无虑，自然虚灵也。识神者发于心，《内经》谓心者君主之官，神明出焉，正谓其为识神所发也。

有思有虑，灵而不虚也，静坐者当用返虚之功，故宜用自然虚灵之元神，而不宜用灵而不虚之识神，此乃静坐者之不二法门也。

特是初用此功时，辨别于元精识神之际，甚是不易，而丹家曾引孟子勿忘勿助之言，以为秘诀，盖孟子所谓勿忘勿助者，养浩然之正气也。丹家所谓勿忘勿助者，养先天之元气也。法当于静坐之时，闭目存神，目光下注丹田，仍在有意无意之间（若有意即心中之识神矣），脑中无念之正觉（即元神），自然随目光下照丹田，即先天之性光，下照丹田也。夫丹田之气，原为先天之气，非药饵所能补助，惟常照之以先天之性光，则元气自然充足。然此功夫不宜间断，即非闭目静坐之时，脑中自然之知觉，亦宜息息与丹田相关照。所谓勿忘也，既时时相关照矣，而仍在若有意若无意之间。所谓无助也，盖丹家最重火候，忘之则一曝十寒，火候冷淡，助之则着于迹象（即是心中识神），火候燥热，惟勿忘勿助，功夫绵绵，火候适宜，始能久而无弊，迨至日积月累，元气充盛。恒于睡眠之际，气动阳生，通于督脉，外象勃然应之，当此时须知用采阳生功夫。

夫采阳生功夫，即心肾相交之功夫也。凡人当呼气外出之时，心气下降，肾气上升，心肾之气，即一相交（呼气时心口下塌，即心下降少，腹上提，即肾上升，心肾之气，遂于此时一交，此中消息，可于呼气时细心体验得之）。此自然之天机也。
欲藉之以采阳生，须稍助以人力，法当气至阳生，外象勃兴之
时，宜急被衣起坐，闭目内视，精神随目光下注丹田，长呼气五
口，每一口时间约为寻常呼气之三倍，略停一停，又复细细徐呼
气三口，每一口时间约为寻常呼气之五倍（然必先吸气满，而后
呼气能长也）。如此则心肾之交，分外融洽，且当呼气徐徐外出
之时，必自觉心气息息下注丹田，则外现之元阳，自然收回。如
此功夫，永不间断，不过百日，自能转弱为强，百病皆除。此乃
修炼家入门功夫，为仙佛之初基，藉以为卫生静坐之功，自与泛
言静坐者不同也。迨其工夫积累既深，督脉豁然贯通，又当引之
以通任脉，即药产后小周天工夫也。其中秘诀，丹经不肯明言，
拙著《医学衷中参西录》第八卷，治梦遗运气法后，曾详言之，
兹不赘。

答医界同人问双修之道

　　一阴一阳，互为之根，天地之所以长存也。而欲长存于天地
之间者，自当以天地为法，于是双修之道出焉。是以"佛经"有
色即是空，空即是色之语（色字非泛言）。《道经》有：知其雄，
守其雌之语（双修当以女为男，以男为女），皆双修之道，所由
起点也。迨至后世释家六祖坛经，谓淫性即是佛性。
　　道家"紫阳悟真篇"谓未炼还丹莫入山，山中内外尽非铅。
此般至宝家家有，只是愚人识不全。则显然揭出矣。至仆所谓双
修者，又与他书所言双修之道不同。何者？他书虽言双修，或言
同心侣伴须三人，或言必须白虎首经，而仍非双修成之正道，吾
儒或有不取焉。仆之所谓双修，纯本一阴一阳互根之理，即此夫
妇居室之常，不失其道，自能同登仙缘，又何取乎侣伴三人，又
何需乎曰虎首经也。然此道非少年所能辨，盖因此道纯用先天之
气，少年后仍然不衰，而后天血气之性，至此已平，始可以言双

修。此欲双修者，不可不先讲清修也。夫清修之功，何由昉，亦
昉于静坐而已。夫静坐之功，当凝神入气穴，人之所共知也。然
当用脑中之元神，不宜用心中之识神。

元神者，无思无虑，自然虚灵也。识神者，有思有虑，灵而
不虚也。用识神则又着相之弊，用元神则有天道下济光明，无心
成化之妙。迨至静坐功深，元阳充足，征兆呈露，气机外动，此
时又宜用采阳生功夫。然阳之生也，多在睡眠之际，偶然知觉，
宜急披衣起坐，先急呼气数口，继徐呼气数口，又继则徐而且
长，呼气数口，且当其呼气外出之时，心中识神，宜注意下降，
与肾气相团结。呼气外出之时，肾气在呼气上升，自与下降之心
神相遇，此道家所谓吸升呼降之功，亦即所谓巽风倒吹之功，以
收回元阳。善静坐之时，用脑中元神者，文火也；采阳生之时，
用心中识神者，武火也（至双修之文武火，则左右分矣。"悟真
篇"明载之）。文火武火，互用不熄。气海之元阳充实旁溢，督
脉必有骤开之一日，此是周身如醉，神情如痴，统体舒畅、愉
快，莫可名言，道家书所谓药产者是也。由此工夫纯粹，药产屡
见，又可由督脉以通任脉，盖通督脉可愈后身之病，通任脉可愈
前身之病，督任皆通，法轮常转，精神日健，百病消除，至此可
以长生矣。特是督脉之通，火候到时，可纯任天机之自然。至由
督脉以通任脉，火候到时，又须稍助以人力。至于火候如何为
到，人力如何运用，此中原有师传口诀，至为郑重，不可轻泄。
仆幸得真传，不肯自私。

拙著《医学衷中参西录》第八卷之末，论治梦遗运气法，曾
详言其理。有志清修者，细观其处，自能会悟，兹不复赘也。工
夫至此，骨骼变化，神明顿开。若欲进求双修，以成还丹大道，
自能悟其门径，再遇名师益友，略为指点，即得其玄妙无难也。
若更欲藉医术救世，以求功德圆满，尤能于医学别有会心，此哲
学之理，大有益于医学也。仆生平有志哲学而未逮，原不敢自命
为哲学中人，而偶有会心，恒可通之于医，彼注重西法者，犹议

仆不，而不欲采取乎。

医学宜参看《丹经》论

《内经》与《丹经》皆始于黄帝。然《内经》为世俗共用之书，故其书显传于后世。《丹经》为修士独善之书，故其书秘传有专家，所谓教外别传也。其后分门别派，或书籍留贻，或口诀授受，著述虽纷不一致，而当其内视功深之候，约皆能洞见脏腑，朗若掣电；深究性命，妙能悟真。故其论说皆能与《内经》相发明。习医者不必习其功，而实宜参观其书也。愚今者特将《丹经》所言之理能与医学相发明者，颇列数条于下，以证实之。

中医谓人之神明在心。故凡神明受病，皆注重治心。西人谓人之神明在脑，故凡神明受病，皆注重治脑。及观《丹经》，则以脑中所藏者为元神，心中所发者为识神。此其义实可沟通中西，而与《内经·脉要精微论》谓"头者精明之府"及灵兰秘典谓"心者，君主之官，神明出焉"之文相符合也。盖人之神明有体用：神明之体藏于脑，神明之用出于心也。

又，中说溺道隔膀胱渗入。西说谓膀胱原有入水之口，在出水之口下，因有脂膜绕护，故不易见。而丹家口授，则谓人之元气藏于丹田，外有胰子包裹，即气海也。气海之状，下有三足，居膀胱之上，三足之中间有红点大如黄豆。而膀胱之上亦有此点。二点相对，溺道必然通利；若有参差，小便即不利。曾即物类验之，初剖解之时，此点犹仿佛可见，作淡红色，移时即不见矣。盖元气之功用，由上点透发以运行下焦之水饮，即由下焦渗入膀胱。虽膀胱之全体皆可渗入，而此点又为渗入之正路也。至西人所谓入水之口者，原在若有若无之间，不过为渗入之别派耳。尝见推拿家治小便不利，谓系膀胱稍偏（当即《金匮》所谓胞系了戾）。用手法推而正之，小便即利。实暗合丹家所论之理也。若笃信西说，不信水饮渗入之理，可以实验征之：试取鲜猪脬满贮以半温之水，绳扎其口，置新剖解之猪肉上，其水仍可徐徐渗出。能渗出即可征其能渗入也。

又，西人谓：人尿中多含碳气，不可作药用。而中法则谓之还原汤，男用女者，女用男者，获益良多。且《伤寒论》方中亦用之。其故何也？及详考丹家之说，知男子尿中含有硝质，女子尿中含有硫质，皆可设法取出。硝者，至阴之精所化，而出于男子尿中，是阳中有阴也；硫者，至阳之精所化，而出于女子尿中，是阴中有阳也。抱朴子谓：男女之相成，犹天地之相生。即《易》所谓：一阴一阳，互为之根也。人果洞明其理而善修其道，则男女尿中硝质、硫质皆无。盖因其互相摄取，即能互相补益。虽高年夫妇行之亦可同登仙录（此段莫误认为房术采补）。由斯观之，小便可作药用，其理固昭然也。

又，中法于肾脏重之曰先天，其说亦实本于《丹经》，丹家谓肾有两枚，皆属于水，而肾系连于脊椎自下数七节之上，名命门穴，是生相火，一火介于二水之间，一阳陷于二阴之间，即象应坎卦，与心脏之体为离卦者互相感应。丹家即取此坎离之精，以炼成还丹，为肾中具有水火之气，实为先天之真阴真阳。而下焦之化精化气，以及外肾之作强，二便之排泄，莫不赖此水火之气以酝酿之，鼓舞之。犹如火车之诸机轮，其原动力皆在于水火也，而西人但以迹象求之，谓内肾惟司溺水，与外肾毫无关系。使明丹经之理，必不但执形迹，与中法驳辩也。

又，医家最重督任二脉。然督任二脉，针灸书但载其可针之经络，至其在人身果系何物，方书固未尝言及。及观《丹经》，乃知督脉贴于脊梁，下连脐下气海，上至脑际，俗名为脊髓袋者是也。任脉即喉管分支，下为心系，又下而透膈为肝系，又下而连冲及脐下气海，即肺、心、肝一系相连之总提出。

知此二脉，乃知衄血之证，血循督脉上行，透脑而下出于鼻；咳血之证亦不但出于肺，凡心、肝、冲之血皆可循任脉上行也。凡心、肝、冲之血皆可循任脉上行，是治吐血者当兼顾其心、肝、冲也。

论哲学与医学之关系

　　近阅医学志报，多有谓哲学可累医学之进步者。其人盖不知哲学作何用，并不知医学所由"昉"诗云："既明且哲，以保其身。"此身不陷于罪戾为保身，此身不困于疾病亦为保身。观诗之所云云，是其人必先有明哲之天资，及明哲之学问，而后能保其身也。而此明哲保身之天资学问，在修士原为养生之道。此修士之养生，所以名为哲学也。

　　特是仁人君子之存心，能养其生，又欲人人皆能自养其生。然人不皆明哲保身，其养生之道有亏，自不能不生疾病。于斯推广哲学之理，以创立医药，为不能自养其生者之赞助，而哲学之包括始能恢弘无外。

　　是以自古医界著述诸家，若晋之葛稚川、南北朝之陶华阳、唐之孙思邈诸人所著之书皆可宝贵，实皆为哲学家也。至明之李濒湖著《本草纲目》，于奇经八脉独取张紫阳之说，紫阳亦哲学家也。

　　如以上所引征者仍不足凭，更可进征诸《内经》。《内经》为黄帝讲明医学之书，而其首篇《上古天真论》曰："上古有真人者，提挈天地，把握阴阳，呼吸精气，独立守神，肌肉若一，故能寿敝天地。"此言真人秉天地之菁英，而能保护不失，有若提挈把握；且能呼吸精气，以补助之；独立守神，以凝固之。故能变化气质，使肌肉若一，寿数无穷。此上古真人，诚为一大哲学家，不啻黄帝自现身说法也。

　　夫《内经》既为黄帝讲明医学之书，而必以哲学开其端者。诚以哲学者，保身之学也，人必先能自保其身，而后能代人保其身。保己之身用哲学，所以哲理即己身之气化也；保人之身用医学，亦因先洞悉己身之气化，自能代人人燮理其身中之气化也。

由斯知：哲学实为医学之本源，医学即为哲学之究竟。此所以《内经》为讲明医学之书，而开端必先言哲学也。

哲学又何至累医学哉？然此非徒托空言也，更可进而征诸事实，且可征诸一己之事实。

愚资禀素强壮，心火颇旺，而相火似有不足。是以饮食不畏寒凉，恒畏坐凉处。年少时不以为意也，迨年过四旬，相火之不足益甚，偶坐凉处即泄泻。因此，身体渐觉衰弱。

然素以振兴医学为心，而著述未就，恐虚度此一生。遂于每饭之前服生硫黄少许以补相火。颇有效验。然旬余不服，则畏凉如故。

后见道家书，有默运心火下行，可温补下焦之语。

效而行之，气机初似不顺。乃于呼吸之际，精心体验，知每当呼气外出之时，则肾必上升，心必下降。于斯随其下降之机，而稍为注意，俾其心肾互相交感。

行之数日，即觉丹田生暖，无庸再服硫黄矣。

后读《内经·四气调神篇》，至"使志若伏若匿，若有私意，若已有得"数语，益恍然悟会。乃知所谓"若伏若匿"者，即引心火下行也；所谓"若有私意者"，是既引心火下行，复俾心肾之气互相交感，而有欣欣之意也。道家会合婴儿姹女之法，即从此语悟出。所谓"若已有得"者，丹田真阳积久，元气壮旺活泼，守脐不去，此实为己之所得，而永久不散失者也。

因悟得《内经》此节真旨，遂专心遵行。今年已七十有三矣，膂力精神毫不衰老，即严冬之时食凉物、坐凉处，亦毫无顾忌。

是哲学诚可济医药之穷也。哲学又何至累医学哉？

不但此也，医者诚能深于哲学。其诊病之际，直如饮上池之水，能洞鉴病源，毫无差谬。是以拙著《医学衷中参西录》中，曾载有详论静坐之法（在前），欲医者由静坐之功以悟哲学也，若有以愚言为不可确信者，愚更引一事以为比例。

催眠术之术为中西所共认，而浸将加入科学者也。其行术时，必将其人之后天知识闭住，但用其先天之灵明。而后询之，能知所未知，见所未见。至深于哲学者，后天之思虑净尽，先天之灵明日开，所以凡事亦皆能未见而知。用他人先天之灵明者谓之术，用一己先天之灵明者谓之道。用道不远胜于用术乎？善哉！

山西中医改进研究会长阎百川先生之言曰："中医原出道家，初皆注重于修养。功候既深，能明了自身之脏腑，便能得生人气血循环。"此诚开天辟地之名论也。是以拙著医书中多论及哲学，非以鸣高也，实欲医者兼研究哲学，自能于医学登峰造极也。

矧当时西人虽重科学，而其一二明哲之士，亦间悟欲求科学之登峰造极，亦必须辅以哲学。是以先总理有言谓："诸君都知道世界上学问最好是德国，但是德国现在研究学问的人，还要研究中国的哲学，去补救他们科学之偏。"先总理之言如此，岂犹不足凭信乎！——由斯观之，吾中华哲学之文明，数世之后，将遍行于群国。则全球受哲学之陶融，世界已登于大同矣。

受业孙蕊榜谨识：著医书者多矣。而可为医学正宗，试之皆效者，殊少也。吾师生平著作，风行全国，遵用皆效，久为医界所共知，无事更为表扬也。至养生一道，凡吾师所发明者，亦皆自身体验而有得也。吾师自弱冠时，本立志举业，偶于丁酉元旦未明，梦卧室门额悬"名元关意"四大字，醒后恍悟曰：古谓医者，意也。名元即关乎意，天殆欲吾为医界领袖，昌明医学，以救世乎？从此专心医学，著作成册及各省登医报之文，约近百万言。今已七旬有三矣，而著作之精神，更与年俱进，分毫无衰老之意。此非养生有得，安能如此乎？

‖ 附　录 ‖
治病用药答疑录

答受业高崇勋质疑

（一）**问**：讲义对于脉法浮、沉；迟、数；缓、紧；代、促、结真象，发挥尽致，其余各脉，尚未阐发，如芤、滑、涩、革、牢等脉形状，均难揣摹，请示其端？

答曰：芤觉脉中无物充实其中也。盖脉管中有气有血，至血去而气独留，是以脉虽不至微细，而充实则有欠也。

滑为气血有余之象。指下觉气血充足而兼流走也，其跳动似数而非数也。

涩为气血不足之象。指下觉气血而近模糊也，其跳动似迟而非迟也。

革者浮弦兼大硬也。

牢者沉弦有力，而无过度流走之势也。

滑主热，滑而有力者，或至血热妄行。

涩而无力者，主有瘀血，或血脉不通。

革主病有变革，且主阴阳将离。

牢为腹内有坚结之病，牢守其处而不动。

（二）**问**：《伤寒论》讲义，何不依照原论，逐节发挥？

答曰：《伤寒论》一书，若如数皆为解释，须得四年工夫。此限于时间，有不得不然者。但即余所发明者熟习而汇通之，医治伤寒，自无难也。

（三）两寸微弱，关尺弦硬。认为其人平素气虚，骤为肝胆之火激动，挟血上冲，将成脑充血证。

宜于建瓴汤中加野台参三钱以补其气，再加天花粉四钱以解参之热，生赭石又宜改用一两，黄芪仍以不用为是。

盖参、赭并用，其补益之力，可下行达于涌泉。补其下即所以益其上也。

（四）升陷汤证，有兼肝胆之火上冲，并冲气亦上冲者，加龙骨、牡蛎、芡实，甚为适宜。因三药皆敛药，而非降药。是以升陷汤后之注语，原有加萸肉之说。萸肉亦与芡实诸药同性也。

（五）湿气之为病，当用薏米。炒至焦黄色，轧成细末过罗，随意服之。所炒之薏米，不可过多，取其焦香之气，五日一炒可也。此是谷食，不论多食久食，皆无弊也。

（六）人患伤寒，其府无内伤，即不现其经之病。如少阳传太阴，太阴传少阴，病恒有先见少阳，后无腹胀病，忽见少阴病者。是因脾土强壮而不现其经之病也。

（七）无论何经，皆可直中。然直中之理，固因其经府空虚，此中亦有岁运相关。如去岁壬申少阳相火司天，厥阴风木在泉。故凡病者多连少阳，寒热往来或作呕吐。

（八）外感自后受者，易入太阳；自前受者，易入阳明；自侧受者，易入少阳。

（九）脉搏以一息四至为准。但人之呼吸长短非一定，闰以太息则五至。太息者其呼吸之气较长也，是以五至。以余生平体验，大抵一息四至半为准。

（十）瘀血新得者，可治其血。虽瘀久而身形壮者犹可治。惟其人瘀血既久，身形又弱，若用药降下其瘀断不可。盖常见病瘀血之人，其病革时，瘀血自下。然至此时，神丹亦难挽回矣。

非在于用桃仁也，桃仁为破血中和平之药，拙著中曾引徐氏之说，可参观也。

是以用桃核承气汤时，恐其人素有瘀血，诊脉时未能诊出，不妨预告病家：若下紫黑之血，是从前之瘀，为不治之证；即不下之，亦为不治之证。以自留站脚之地也。

（十一）**问**：《医学衷中参西录》五期大青龙汤论中，可以薄荷代麻黄；讲义大青龙汤则以薄荷代桂枝，未知孰是？

答曰：讲义与参西录各自为书。其有矛盾之处，当以讲义为是，以其书后出也。

大青龙汤无论温病、伤寒，皆宜以薄荷代桂枝；而麻黄勿庸代，然宜少用，当为石膏十分之二。以治温病，麻黄尤宜少用。盖有薄荷叶代之，发表原可少用也。

至桂枝原与烦躁不相宜，是以原方分量止为麻黄之半。

观此，则仲景制方之时，原有嫌桂枝性热之意。特当时无薄荷，又无相当之药以代之耳。

答受业林世铭质疑

（一）心下之水气，有何形象？
答曰：凡言水气，皆指稀痰。

（二）古之一升，合今量一两。

（三）麻沸汤，即煮水虽开，而不至翻花者。

（四）桃仁之皮尖原无毒，非杏仁可比。经方云云，乃古人误处。

（五）阳明、少阴二经之证，皆与津液有关系。

（六）内烦、虚烦之别，如吐后不至于虚，谓之内烦；下后则气虚，谓之虚烦。

（七）芒硝、大黄皆为攻下品。妊妇独禁芒硝，而不禁大黄者，因芒硝有下死胎之力，故当忌；至大黄则力较和平耳。

（八）太阳伤寒入府，外不解者，宜麻黄汤加滑石。

（九）人之素有痰饮者，感受风寒，其见症必有胸中胀满作痛。盖因风寒外来，胸中大气与痰饮冲激也。

（十）三种承气汤，主病上、中、下，意谓胃承气汤治上、小承气汤治中、大承气汤治下。然否？
答曰：此说是。

（十一）桔梗一药，有苦甜二种。入药以苦者为佳。惜今苦者少耳。

（十二）肝热，所以能致里急后重之痢者，因肾为二便之关，肝行肾之气。肝热下迫，故里急后重而作痢。

（十三）少阳行身之侧，是否指板油而言？
答曰：然。少阳之府是胆，少阳经是板油，原居身之侧也。

（十四）少阳之邪，透膈上出之途径，是随少阳之气，透膈膜上之微丝血管而上出。

（十五）疟母，结于胁下膜油中。久发疟，则胁下实，即脾胀也。

（十六）胞室之形象，两膜相合为扁形，中为夹室。其功用则男以化精，女以系胎。

（十七）副肾髓质，即肾脉中所含之骨髓，俗名脊髓袋。

（十八）气血因寒而瘀者，其变化，瘀久变热，可化脓血。

答葛介人相质一则

（论隐曲）

尝考《内经》文同而义异者，实确有其处。

如《热论》篇有"大气皆去"之语，所谓大邪之气也。至《五味》篇又有"大气之搏而不行者，积于胸中"之语。

若先生所言《内经》之文同者，其义必同。将《五味》篇之所谓大气，亦与《热论》篇之所谓大气同一解乎？岂五味可以养人，而五味所化之气，乃大邪之气乎？

由此推之："隐曲"二字，虽《内经》数见，多作房事解，安知此处不可作心思不遂解乎？且所谓心思不遂者，非必皆如阁下所言"相思病"也。凡拂情不能自由之事，皆在其中。

且《内经》谓此证传为风消，传为息贲，即在不治之例，而愚苦心思索，拟得资生汤一方，救人多矣。医界同人用此方救人而寄函相告者亦多矣。

夫医者以活人为主。苟其方能活人，即与经旨少有差池，犹当曲谅，况与经旨未必有差池乎？且愚因才识庸碌，生平不敢讲薄前人，故方后自注有云"吾不敢谓从前解者皆谬，然由拙解以释经文，自觉经文别有意味，且有实用也"云云。

此欿然不满之心，不敢自居于必是也，先生阅拙著至此数语，亦可宽愚妄论之罪矣。

答汪景文质疑

详观病案，知系"心肾不交"病。

人禀太和之气以生，上阳下阴，互相维系。

阳之性亲上，而有下焦之阴吸之，则不至上脱；阴之性亲下，而有上焦之阳吸之，则不至下脱。

此临证者所以上病取诸下，下病取诸上也。

某少年涉足花丛，既伤于色，致肾阴亏损，不能上吸心阳，上焦阳分先有浮越之势。加以拂郁以激动肝火，纵酒以昏迷脑筋，多言不寐，以耗散气血，是以忽然昏厥。此扁鹊所谓"上有绝阳之络，下有破阴之纽"也。

此证若非大便溏泻或犹可治。当峻补真阴以助之上升，收敛元阳以引之下降，镇敛肝气肝火，以熄内风，自然阴阳维系，火降痰消，而精神复初矣。

乃此证溏泻数旬，且又阳缩，少阴之根基已陷，用药纵对证，又何益哉？

再者，此又似夹杂外感，自太阳陷入少阴，故形似有火而脉沉也。内伤已在不治，况又加之以外感乎？

胃之大络名"虚里"，贯膈络肺，出于左乳下。夫"虚里"之络，即胃输水谷之气于胸中，以积成大气之道路。所以名"虚里"者，因其贯膈络肺，游行于胸中空虚之处也。

答柴德新疑问

万物未有之先，皆赖天地之气化以生之。人禀天地之气化以生，人身亦小天地也。是以人之身内可寄生蛔虫，身外可寄生虮虱。

友人田聘卿，曾治一人，腹中生虫。用药下之，长尺余，形若蛇，系其尾倒悬之，滴血数日，系一带根长发。古人谓："带根之发，误食之可化为蛇"，信不误也。——由此推之，蛇之精遗于谷菜之上，人食之可成蛟龙病，又何异乎？且蛟龙病，史书亦恒载之，不但如田君所引征也。

《后汉书》载"华元化见一人病噎食，不得下，令取饼店家蒜虀（捣烂之蒜汁），大可二升，饮之，立吐一蛇。病者悬蛇于车，造陀家，壁上悬蛇数十，乃知其奇。"

又《唐书·方伎传》"有宦者奉使岭南，还，奏事。适有太医过其前曰，此人腹中有蛟龙。上问之，对曰，曾在岭南骑马行烈日中，渴甚，饮涧水数口，自此常常腹痛。上命太医治之，投以雄黄末，吐出一物，长数寸，有鳞甲，疼遂愈。"

按：此条记不甚清，因客中无书可查，遂约略录之。

又按：医者一见其人，即知其为蛟龙病者，必因其头面有光也。夏子益《奇疾方》云："人头面上有光，他人手近之如火炽者，此中蛊也。用蒜汁半两和酒服之，当吐出如蛇状。"

答刘希文问七伤

一、大饱伤脾

因脾主运化饮食，饮食太饱，脾之运化力不足以胜之，是以受伤。

其作噫者，因脾不运化，气郁中焦，其气郁极欲通，故噫以通之。

其欲卧者，因脾主四肢，脾伤四肢酸懒，是以欲卧。

其色黄者，因脾属土，土色黄。——凡人之五脏，何脏有病，即现何脏所属之本色。此四诊之中，所以望居首也。

二、大怒气逆伤肝

因肝属木，木之条上达，木之根下达。

为肝气能上达，故能助心气之宣通（肝系下连气海，上连心，故能接引气海中元气上达于心）；为肝气能下达，故能助肾气之疏泄（肾主闭藏，有肝气以疏泄之，二便始能通顺）。

大怒，其气有升无降，甚而至于横行，其中所藏之相火，亦遂因之暴动，（相火生于命门，寄于肝胆，游行于三焦），耗其血液，所以伤肝而血即少。

肝开窍于目，目得血而能视。肝伤血少，所以其目暗也。

三、形寒饮冷伤肺

因肺为娇脏，冷热皆足以伤之也。

盖肺主皮毛，形寒则皮毛闭塞，肺气不能宣通，遂郁而生热，此肺之因热而伤也。

饮冷则胃有寒饮留滞，变为饮邪，上逆于肺而为悬饮，此肺之因冷而伤也。

肺主气，开窍于鼻，有病则咳。肺伤所以气少、咳嗽、鼻鸣也。

四、忧愁思虑伤心

因人之神明藏于脑，故脑为精明之府（《内经·脉要精微论》）；而发出在心，故心为君主之官（《内经·灵兰秘典》）。

神明属阳，阳者主热。忧愁思虑者，神明常常由心发露，心血必因热而耗，是以伤心也。心伤，上之不能充量输血于脑，下之不能充量输血于肝。脑中之神失其凭借，故苦惊喜忘；肝中之魂，失其护卫，故夜不能寐。且肝中血少，必生燥热，故又多怒也。

五、强力入房、坐卧湿地伤肾

因肾有两枚，皆属于水。中藏相火，为真阴中之真阳，共为坎卦，以统摄下焦真阴、真阳之气。

强力入房则伤阴，久坐湿地则伤阳，肾之真阴、真阳俱伤，所以伤肾。

肾伤则呼吸之时，不能纳气归根，所以短气。

腰者肾之府，肾伤所以腰疼。

骨者肾所主，肾伤所以脚骨作疼。

至于厥逆下冷，亦肾中水火之气，不能敷布之故也。

六、风雨寒暑伤形

因风雨寒暑原天地之气化，虽非若疠疫不正之气，而当其来时或过于猛烈，即与人身之气化有不宜。

是以上栋下宇，以御风雨；夏葛冬裘，以节寒暑，卫生之道，自古然也。乃有时为时势所迫，或自不经意，被风雨寒暑之气侵，其身体气弱，不能捍御，则伤形矣。

形伤则发落，肌肤枯槁，此犹木伤其本，而害及枝叶也。

七、大恐惧不节伤志

因志者为心之所主，必以中正之官辅之，此志始百折不回。

中正之官者，胆也，若过恐惧，则胆失其司，即不能辅心以成志，所以伤志。

志伤，则心有所图而畏首畏尾，所以恍惚不乐也。

答胡剑华疑问二则

五运六气之说，似乎无凭。然亦非尽无凭。

以六气配一岁：初之气风木，二之气君火，三之气相火，四之气湿土，五之气燥金，六之气寒水，每气各生六十日强。

而人生之病，即多随各气之主令而现症，此静而有常之主气也。

又有每年转换之气。如：子午年，初之气寒水；丑未年，初之气风木；寅申年，初之气君火；卯酉年，初之气湿土；辰戌年，初之气相火；己亥年，初之气燥金。此动而不常之客气也。

主气有权，客气无权。故人之生病，恒随主气为转移，不随客气为转移。

愚以为：主气者，乃天地自然之气，圣人因而表彰之。至客气，或为后人附会之说耳。

五运之说，因甲己化土，故为土运；乙庚化金，故为金运；丙辛化水，故为水运；丁壬化木，故为木运，戊癸化火，故为火运。然必二干相合，始能相化。若但以岁干逢甲，即为土运，逢乙即为金运，此理原来牵强。

然甲干主岁，其岁支或又属土；乙干主岁，其岁支或又属金之类。天干地支，合为一气。以之断病，恒有验时。——即如陈修园集中所载，戊午年两遇奇恒痢证。夫该证为非常之火毒，业医者恒终身不一见，而修园于戊午年两遇之者，诚以戊为火运，而岁支午又属火。火气太甚，故迭见此证。并云二证之危，皆至七日。因七者，火之成数也。由是观之，五运之说，非尽无凭也。

《内经》诊脉之法，原是三部九候。三部者，分上、中、下；九候者，每部之中又分三部以候脉也。

是故上三部在头，以候头面、耳目、口齿之疾；中三部在手，以候手经诸脏腑之疾；下三部在足，以候足经诸脏腑之疾。

盖动脉虽皆出于心，而其分支别派，实贯串于各脏腑。其由某脏腑贯而来者，即可以候某脏腑。此《内经》所以有三部九候也。

至秦越人《难经》，但取手太阴之动脉处寸口，以为诊病之准则。此仅为中三部中之一部，是取肺能终始诸脉之义（即西人由肺吐出碳气，换氧气之理），其法原不完备，故仲景《平脉》篇论脉，多手足并举。其《伤寒论》序中，又讥"按手不及足"者。

由是而论，若遵《内经》及仲景之诊脉，固确有可凭也。

答徐韵英疑问

内经《灵枢·五味》篇曰："谷始入于胃，其精微者，先出于胃之两焦，以溉五脏。"所谓精微者，津液血液也（血虽成于小肠中乳糜汁，而其本原实由于胃，故《内经》有"中焦受气，取汁，变化而赤是为血"之语）。盖此精微，胃中无时不生出，即无时不灌溉五脏，而毫无停滞也。

至其人有病，将胃中所化之精微凝滞而为痰，有如经络瘀血，疮疡溃脓一般，岂可惜之以为胃中之滋养乎？至礞石滚痰丸之力虽猛，然病急治标。诚有顽痰充塞过甚，又当为探本穷源之治，使脏腑调和而痰自不生。此贵临证制宜，随时化裁。

若浑而言之曰痰，而以为何方可用，何方不可用，原非精当之论也。

癥瘕二字，虽并举而虚实有分。

癥者，有实可征：无论痰积、食积、血积，皆确有其物，其中原无气也。

瘕者，有象可假，无论痰积、食积、血积，皆忽聚忽散，其中原杂以气也。

即但以癥论，其当初病因，亦多由于气分不顺而病及于血。由是而论"气裹血"之语，虽出之俗医，未尝见于古籍，似亦未可厚非也。

答王肖舫质疑

犀黄，诚如兄言为西黄之误。

盖牛黄之好看，出于高丽。因高丽之牛大，故所出之黄亦最美（从前高丽清心丸甚佳，以其有牛黄也），特别之曰：东牛黄，而其价亦较昂。

青海、西藏之地，亦多出牛黄，其成色亚于东牛黄。故又别之曰：西牛黄。而其地原有犀，遂又误西为犀也。

紫石英，弟恒用之，治女子不育甚效。其未经煅者，其色紫而透彻，大小皆作五棱者佳。

盖白石英属阴，紫石英属阳，阴者宜六棱；阳者宜五棱。

至钟乳石、蛇含石，皆未用过，不敢置论。

答沈仲圭问学医当读何书为要

鄙人于医学，原系门外汉，而再三殷殷下问，不得不略陈管见以质高明。

尝思人以类聚，物以种分。西人之说，由渐进化，故凡有创造，皆谓后来居上。至中华黄族，乃神明之胄。故远溯古昔，吾开天辟地之远祖，实皆经天纬地之圣神也。所以其所创造留贻，以佑启我后人者，无论后世如何变通尽妙，如何鼓舞尽神，皆不能出其范围，而至于医学为尤甚。

是以有志医学者，当以农轩之书为根本焉。《神农本经》三百六十五味，每味皆有主治之要点。其所主治者，乃其本品独具之良能，恒有不可由气味推测者。后世本草对于此等处，恒疑而删去。及取其药实试之，其效验恒与经文若合符节。是《本经》胜于后世本草远矣。

至后世注《本经》者，若张隐庵、叶天士、陈修园，皆有新颖可取之处，然皆不如徐灵胎所注《本经百种录》之灵妙也。虽所注者仅百种，而寻常日用之药亦大约皆备。

他如《本草纲目》，本草原始诸书，亦可参观以广见闻。惟《本草雷氏炮制》，不宜涉猎。因此书原系刘宋时雷敩所著，非上古雷公之书，无论何药皆炮制，失其本性，大为医学之累也。

至《内经》，从前注者只注《素问》，至清初张隐庵始将《素问》、《灵枢》皆详细诠解，较前人为优，然亦多有谬处。又宜兼看徐灵胎、陈修园节选《内经》之注（此书皆在其本集中）。至经文幽深难解之处，经诸家注疏而仍难解者，亦可以不求深解，盖益我神智、瀹我性灵之处，恒在一目了然之处也。

至《脉诀》，《内经》开其始，扁鹊（《难经》）、仲景（《伤寒》《金匮》）衍其绪，叔和竟其委。然王氏书穿凿，不可尽信，须兼看李士材、李濒湖、徐灵胎、陈修园诸家脉诀，方能得其要领。而数家之中，尤以徐氏《脉诀启悟》、《洄溪脉学》为最。

至诸方书，《伤寒论》、《金匮》尚矣，然亦有不可尽信处（拙著书中，曾确为指明，兹不赘）。盖年远代湮，中有差讹也。

他如《千金》、《外台》皆可取，而《千金》之制方，有甚奇特处，可法也。

汉、唐而后，诸家著作，无甚可取。

迨至张、刘、李、朱四家出，所谓宋、元、明四大家也。而细阅其书，仍未能尽惬人意，如子和重用汗、吐、下三法，可谓有胆有识，而于扶正以胜邪之理，犹欠发挥；东垣善理脾胃，然知脾多阳虚，而不知胃多阴虚，且止知升脾，而不知降胃；丹溪注重滋阴，喜用熟地、龟板、知、柏诸药，果系阳火偏胜，铄其真阴，致不足者用之，恒多效验。若非阳有余而阴实不足，其方断不可用。当调其脾胃，俾多进饮食，自能生津养血，而真阴自足也。至河间主火立论，亦或间有偏敓，而以辛凉治外感，实为后世治温者开不二法门，可崇拜也。

至明季南昌喻氏出，本源《内经》，率由仲景，生平著作，大致纯粹，而其《寓意草》二卷，及《尚论篇》中真武、大小青龙诸汤后之论，尤愚所生平快读者也。

此外徐氏《洄溪医案》亦甚佳，愚遵用其法，恒多获效。

至若陈修园、黄坤载二家，用药恒偏于热。然其义论精到处，亦多可采取。而黄氏肝脾宜升、胆胃宜降之论（在其本草半夏、干姜之下），尤为的确。

后此则唐氏容川又为表表杰出，其发明三焦之体质，及其功用，诚突过唐、宋也。

上所论者，管见如此，未知尊意以为何如？未知质诸众大雅以为何如？

特是事贵师古，尤贵与古为新，方能使医学日有进步。愚愿有志学医者，既于古人著作精心研究，更当举古人著作而扩充之，引申触长之。使古人可作，应叹谓后生可畏，然后可为医学嫡派之真种子，而远绍农轩之传也。

此敬复。

答周小农问鱼肚

前蒙问奉天之鱼肚，出于何鱼，即作鱼肚之法。

今特即所知者略为陈之。

按：鱼肚色黄，故名黄鱼肚，非出自鳇鱼也。肴品中之鱼骨，出自鳇鱼，而不出鱼肚。

出鱼肚之鱼，奉天谓之鲈。以其巨口细鳞状如松花江之鲈也。

至敝邑海中亦出鱼肚。其鱼如鲫，大十余斤，俗呼为大鱼，鱼肚乃其胞也。

其性温而滋阴，为补肾良药。

余用《内经》四乌贼骨一茹芦丸，恒用鱼肚加于其中，以代送丸药之鲍鱼汤。

入药时，可用蛤粉炒至发起，即易轧细。

若作食品，宜用香油炸至发起，再置凉水中，浸至柔软用之。

复汪景文书

凡癥瘕结于少腹，多妨生育。

令正癥瘕结于少腹，如此之大，而仍能生育，恐非血瘀之癥瘕，或是肠蕈证。西人割出人腹中之肠蕈，有重至十余斤者。

此证若系瘀血结为癥瘕，多服理冲汤，无不愈者。若系肠蕈证，非药饵所能消也。

答金履升问治吐血后咳嗽法

详观百五十三号病案，知系因吐血过多，下焦真阴亏损，以致肾气不敛，冲气上冲。

五更乃三阳升发之时，冲气上冲者必益甚。所以脑筋跳动，喘嗽加剧也。

欲治此证，当滋阴纳气，敛冲镇肝，方能有效。爰拟方于下以备酌用。

生山药一两　大熟地一两　净萸肉六钱　怀牛膝六钱
柏子仁六钱　生龙骨四钱　生牡蛎四钱　生赭石四钱
生内金二钱　玄参二钱　炙草二钱
日服一剂，煎渣重服。

答吴自雄问病

所问妇人血淋之证，因日久损其脾胃，饮食不化，大便滑泄。且血淋又兼砂淋，洵为难治之证。

今拟一方，用生山药一斤轧细末，每用八钱，加生车前子二钱，同煮作粥，送服三七细末、生内金细末各五分。每日两次，当点心用之，日久可愈。

方中之意，用山药、车前煮粥以治泄泻。而车前又善治淋疼，又送服三七以治血淋，内金以消砂淋。且鸡内金又善消食，与山药并用，又为健补脾胃之妙品也。

惟内金生用则力大，而稍有破气之副作用。若气分过虚时，宜先用生者轧细，焙熟用之。

若服药数日而血淋不见轻者，可用毕澄茄细末一分，加西药哥拜拔油一分同服。

又，此证大便不止，血淋亦无从愈。若服山药、车前粥而泻不止，可将熟鸡子黄二三枚捻碎，调在粥中，再煮一两开服之。

答高甘棠问病三则

一、答：系淋毒未净，故小便浑浊，阴茎之端微肿，似梅毒亦未净尽。

方用鲜小蓟根约二两，洗净切碎，丈菊子一两，煮数沸，取汤一大盅，候半温时，掺入西药骨拜波拔尔撒谟一分五厘，调和同服。日两次，半月后当痊愈。

二、答：孕至十三月不育，且腹不甚大，亦不甚动，当是鬼胎。

可用带皮尖生桃仁四钱，捣碎，煎汤服之。若服一次不效，再服可用生桃仁六钱，连服数剂，腹当消。

盖桃仁皮尖无毒，原宜带皮尖生用，皮色红能入血分，尖乃生发之机，善通气化。杏仁之毒在皮，故必去皮乃可用（中杏仁毒者，用杏树根皮，煎汤饮之即解，神效）。

用此方时，须仔细检点，慎勿误用生杏仁。

三、答：咳嗽四年，肺有伤损，原不易治。

方用西药佗氏散一钱，阿斯必林二钱和匀，分为十六包。再用生山药轧末过罗，每用一两煮作粥，当点心服时，送服前二味药末一包。日服二次，久当愈。

答王肖舫问小儿走马牙疳

王洪绪《外科症治全生集》有赤霜散，治走马牙疳甚效。

然此药有毒性，敷患处后，有唾须吐出。

小儿不知吐，宜以少许点患处，恐多则随津咽下。

再每日用黄连清胃九一付，分三次服下。

答徐庄君问其夫人荡漾病治法

详观所述病案，谓脉象滑动，且得之服六味地黄丸之余。

其为热痰郁于中焦，以致胃气上逆，冲气上冲，浸成上盛下虚之证无疑。

为其上盛下虚，所以时时有荡漾之病也。

法当利痰清火，降胃敛冲。

处一小剂，久久服之，气化归根，荡漾自愈。

拟方如下：

清半夏三钱　柏子仁三钱　生赭石轧末三钱　生杭芍三钱
生芡实一两　生姜三片
磨生铁锈浓水煎药。

方中之意，用半夏、赭石以利痰坠痰，即以降胃安冲。用芡实以固下焦气化，使药之降者、坠者，有所底止；且以收敛冲气，而不使再上冲也。用芍药以清肝火，利小便，即以开痰之去路。用柏子仁以养肝血，滋肾水，即以调半夏之辛燥。用生姜以透窍络，通神明，即以为治痰药之佐使。至用铁锈水煎药者，诚以诸风掉眩晕，皆属于肝，荡漾即眩晕也。此中必有肝风萌动，以助胃气、冲气之上升不已。律以金能制木之理，可借铁锈之金气以镇肝木；更推以铁能重坠，引肝中所寄龙雷之火下降也。况铁锈为铁与氧气化合而成，最善补养人之血分，强健人之精神，即久久服之，于脏腑亦无不宜也。

答诸暨孟兴朕疑问二则

禽亦有肺。其肺内与脊肉相连。贴脊之内，中有青色之管二支，即其肺也。

至鱼类，其胎生者，若鲸鱼，懒妇鱼之类，皆显然有肺。故恒喙出水面，呼吸喷浪以舒其气。其卵生者，肺与禽同。

草木之生，分甲生乙生。甲生者，拆甲而出，其类属阳。乙生者，形屈似乙而出，其类属阴。诸豆皆乙生也（出时屈其顶先出土外）。为其禀阴柔之气化，力欠宣通，故诸豆多食皆能作胀。豆腐出于豆，是以其性与豆同也。

答月影女士问疼经治法

详观病案，知系血海虚寒，其中气化不宣通也。

夫血海者，冲脉也。居脐之两旁，微向下，男女皆有。

在女子则上承诸经之血，下应一月之信。

有任脉以为之担任，带脉以为之约束。阳维、阴维、阳跷、阴跷为之拥护，督脉为之督摄。

《内经》所谓"女子二七，太冲脉盛，月事以时下"者，此也。

有时其中气化虚损或兼寒凉，其宣通之力微，遂至凝滞而作疼也。而诸脉之担任、拥护，督摄者，亦遂连带而作疼也。

斯当温补其气化而宣通之，其疼自止。

爰拟方于下：

全当归—两 生乳香—两 生没药—两 小茴香炒熟—两

鱼鳔胶猪脂炸脆—两 川芎五钱

甘松五钱此药原香郁，若陈腐者不用亦可

共为细末。每服二钱五分，用真鹿角胶钱半，煎汤送下，日服两次。

答刘希文问湿温治法之理由

行医之道，贵识病之本源，而为提纲挈领之治法。

故其疏方也，不过紧要之药数味，以直捣病之要冲而扫除之，则一切诸连带之病，不治自愈。

乃今者医学不讲，而恒著书立说以自矜奇异。一证之中，立方众多；一方之中，用药庞杂。必就其诸端论说，而皆深究其所以然之故。若遇说有不通之处，而曲为将顺，是浑俗同流也；显为指摘，是傲气凌人也，不如付之不论之为愈也。

今详观所论湿温病状，纯系湿热郁中，致经络闭塞。

故其外虽觉寒凉，而内则小便短涩赤黄也。

为小便难，水气必多归大肠，所以兼泄泻也。

其肢体酸痛者，湿而兼风也。

胸膈痞满者，湿气挟饮也。

欲治此证，甚属易易：用滑石两许煎汤，送服阿斯必林一片半，汗出即愈。

盖二药一发汗，一利水，可令内蕴之湿，由汗与小便而解。

且二药之性皆凉，其热亦可随之而解。

阿斯必林又善愈关节疼痛也。

余用此方，连治数人，皆一汗而愈。

若热剧者，滑石或多用，或加生石膏数钱与滑石同煎，亦莫不随手奏效也。

盖拙著中自拟之方凡百余，约皆历试有效而后笔之于书，非敢凭虚拟议以误人也。

答王兰远问时方生化汤

当归之味，甘胜于辛。性温虽能助热，而濡润多液，又实能滋阴退热，原不可但以助热论。故《本经》谓可治温疟，且谓煮汁饮之尤良。诚以煮汁则其液浓厚，濡润之功益胜也。其性虽流通活血，而用之得当亦能止血。

友人王鄂庭曾小便溺血，用黄酒煮当归一两饮之而愈。

后其证反复，再服原方不效，问治于仆，俾用鸦胆子去皮五十粒，白糖水送服而愈。

继其证又反复，用鸦胆子又不效，仍用酒煎当归法治愈。

又傅青主治老妇血崩，用黄芪、当归各一两，桑叶十四片，煎汤送服三七细末三钱，甚效。

又单用醋炒当归一两煎服，治血崩亦恒有效。

是当归可用以活血，亦可用以止血，故其药原名"文无"。为其能使气血各有所归，而又名当归也。产后血脉淆乱，且兼有瘀血，故可谓产后良药。

至川芎，其香窜之性，虽甚于当归，然善升清阳之气。凡清阳下陷作寒热者，用川芎治之甚效，而产后又恒有此证。

同邑赵姓之妇，因临盆用力过甚，产后得寒热证。其家人为购生化汤二剂。服之，病顿愈。

盖其临盆努力之时，致上焦清阳下陷，故产后遂发寒热。至服生化汤而愈者，全赖川芎升举清阳之力也。

旬余寒热又作，其叔父景山知医，往省视之，谓系产后瘀血为恶又兼受寒，于活血化瘀药中，重加干姜，数剂后，寒热益甚，连连饮水，不能解渴。当时仲夏，身热如炙，又复严裹厚被，略以展动即觉冷气侵肤。

后仆诊视：左脉沉细欲无，右脉沉紧皆有数象。

知其上焦清阳之气下陷，又为热药所伤也。从前服生化汤，借川芎升举之力而暂愈。然川芎能升举清阳，实不能补助清阳之气使之充盛，是以愈而又反复也。

为疏方：黄芪、玄参各六钱、知母八钱（时已弥月，故可重用凉药），柴胡、桔梗各钱半，升麻一钱，一剂而寒热已。又少为加减，服数剂痊愈。

由是观之，川芎亦产后之要药也。吴鞠通、王士雄之言皆不可奉为定论。惟发热汗多者，不宜用耳。

至包氏所定生化汤，大致亦顺适。惟限于四点钟内服完三剂，未免服药过多。每次冲入绍酒一两，其性过热，又能醉人，必多有不能任受者。

仆于妇人产后用生化汤原方，加生怀山药数钱。其大便难者，加阿胶数钱。俾日服一剂，连服三日停止，亦必不至有产后病也。

答陈士成问异证治法

今阅病案，确为痫风无疑。

然自古治此证无必效之方。

愚遇此等证，有用熊胆治愈者，有用羚羊角治愈者，有用磨刀水治愈者，有用加味磁朱丸治愈者。而效于甲者，未必效于乙；效于乙者，未必效于丙。

至西人治此证，除麻醉脑筋暂收目前之功效外，亦无他方。

惟中西药并用，大约服之月余，可以除根。详录其方于下：

生赭石末三钱　　于术三钱　　酒曲三钱用神曲则无效，且宜生用
半夏三钱　　龙胆草三钱　　生没药三钱
（以上系汤剂）

白矾焙枯一两　黄丹炒紫色一钱　朱砂二钱

共研细，掺熟麦面一两，猪心血和为丸，桐子大。

西药臭剥二钱　臭素安母纽谟二钱　抱水过鲁拉尔一钱

共研细，掺熟麦面四两，水和为丸，桐子大。

上药三种，早晚各服西药三十丸，午时服朱砂黄丹白矾丸四十丸。每日服药三次，皆煎汤药汁送服。每汤药一剂可煎三次，以递送三次所服丸药。如此服药月余，病可除根。

盖西药为麻醉脑筋之品，能强制脑筋使不发痛，治标之药也；中药为健脾、利痰、泻火、镇惊、养神之品，治本之药也。标本并治，所以能随手奏效。

此证若但用西药治标，固难拔除病根。久服且有减食量、昏神智之弊。今拟此方，中西并用，相助为理，不但病可除根，而于食量神智亦毫无所损也。

答庞履廷问大便脱肛治法

脱肛之证，用曼陀罗煎浓汤洗之甚效。

仆常用鲜曼陀罗四五斤，煎取浓汁两三大碗。再以其汁煎黄肉二三两，取浓汁一大碗。再用党参二两，轧细末调汁中，晒干。每用四五钱，水煎融化洗之，数次可痊愈。

答章景和君代友问病案治法

详观病案，知系胃阴亏损，胃气上逆。

当投以滋胃液，降胃气之品。然病久气虚，又当以补气之药佐之。

爰拟方于下，放胆服之，必能止呕吐、通大便。迨至饮食不吐，大便照常，然后再拟他方。

方用生赭石二两，生山药一两，潞党参五钱，天冬八钱，共煎汤两茶杯，分三次温服下。渣煎一杯半，再分两次温服下。一剂煎两次，共分五次服，日尽一剂。三剂后吐必止，便必顺。

用此方者，赭石千万不可减轻。

若此药服之觉凉者，可加生姜四五片或初服时加生姜四五片亦可。

答章韶君问腹内动气证治法

观此证，陡有气自脐上冲至胸腔，集于左乳下跳动不休。

夫有气陡起于脐上冲者，此奇经八脉中冲脉发出之气也。

冲脉之原，上隶于胃。而胃之大络虚里，贯膈、络肺、出于左乳下为动脉。

然无病者其动也微，故不觉其动也。乃因此冲气上冲犯胃，且循虚里之大络贯膈、络肺，复出于左乳下，与动脉相并，以致动脉因之大动，人即自觉其动而不安矣。

当用降冲，敛冲、镇冲、补冲之药以治病源，则左乳下之动脉，自不觉其动矣。

爰拟两方于下：

生山药八钱　生牡蛎八钱　生赭石末四钱　生芡实四钱
清半夏中有矾须用温水淘净晒干足四钱　柏子仁炒捣不去油四钱
寸麦冬三钱
上药七味，磨取铁锈浓水煎药。

又方
用净黑铅半斤，用铁勺屡次熔化之。
取其屡次熔化所余之铅灰若干，研细过罗。再将熔化所余之铅秤之，若余有四两，复用铁勺熔化之。化后，用硫黄细末两半，撒入勺中，急以铁铲炒拌之。铅经硫黄灼炼，皆成红色，因炒拌结成砂子。晾冷、轧细、过罗，中有轧之成饼者，系未化透之铅，务皆去净。二药各用一两，和以炒熟麦面为丸（不宜多掺，以仅可作成丸为度），如铜子大。每服六七丸或至十余丸（以服后觉药力下行，不至下坠为度），用生山药末五六钱，煮作稀粥送下，一日再服。以上二方单用、同用皆可。

答任伯和问治蛇咬法

《验方新编》治蛇咬法，用吸烟筒中油子，凉水冲出冷饮之。

按：此方甚验。设犹不效，可用其相畏之物治之。蛇之所畏者，蜈蚣、雄黄也。拟方：

用全蜈蚣三条　雄黄二钱

共为末分三包。每用一包，甘草、蚤休各二钱，煎汤送下，日服二次，旬日当愈。若用西药过满俺酸加里 0.01 克、馏水 100.0 分作六次服，每日服三次，最能解蛇咬之毒。或用此水洗涤患处，亦大能解毒。若内服、外洗二方并用，则更佳。

答任伯和问治顽癣法及足底痒治法

大枫子去皮，将仁捣如泥，加白砒细末少许（少少的），和猪脂调膏敷之，此剧方也。

又，用鲜曼陀罗熬膏（梗叶花实皆可用），加鸦胆子细末（去皮研细），调和作膏药贴之，此为和平方。

足底痒可用蛇蜕三条，甘草二钱，煎水饮之。再将渣重煎熏洗，半月可愈。

答任伯和问喉证治法

初秋时，用大西瓜一个（重约七八斤），开一口，装入硼砂、火硝细末各一斤。仍将开下之皮堵上，将西瓜装于新出窑之瓦罐中（瓦罐须未经水湿者）。将罐口严封，悬于不动烟火不通空气之静室中。过旬日，视罐外透出白霜，扫下。每霜一两，调入薄荷冰二分，瓶贮，勿令泄气。遇红肿喉证，点之即消。

答黄雨岩问创伤及跌打损伤
外敷内服止疼化瘀方

外敷用生赤石脂细末、旱三七细末等分，和匀敷之，立能止血、止疼。

内服用旱三七细末二钱，臭剥细末二分，同服下，立能化瘀止疼。

答胡剑华问拔漏管方

按：象牙可托疮管外出，而仆实未尝试用。

向在籍时，常由庄北中留舍村经过，见路旁沟边有宿根之草，每岁出生以护田畔。高五六尺，其叶如榆，结实如苍耳作扁形。

本地之人云，其子能为末敷疮，时仆未尝置意。后在奉天，乃知名为胡苍子（即胡苍耳）。为细末纳各种疮管中，其管即化，亦不疼楚，且速于生肌，亦良药也。

仆多年未在家，想中留舍村此物尚有，又想各山野或亦有此物，特人不识耳。

答萧介青书

示函，词意甚谦，弟不敢任受。

忆当日田君之病，实系瘀血积成膨胀，较水膨尤为难治。且病久身弱，又不敢用剧烈之药开破。

而勉用赭石、当归、丹参三药为方（当日似用赭石末、全当归各一两、丹参六钱），证竟服之病愈。

后又变通此方，去丹参加生山楂、生山药各一两，治邻村少年瘀血证，亦服后降下瘀血若干。——用山药者，以其脉甚虚也。

至治痢，拙著中共有七方，于治痢之法可谓粗备，且与前人之法迥不同处，以治末期极险之证。再参以方后所附诸案，一切加减通变，用法治痢，自无束手之处。

近又新验出品治痢之方二则：

一治痢疾初得方，即拙著处方编中硝菔通结汤，服其药剂三分之一，或弱半即愈。无论痢之赤白皆可用，若凉者（痢之热者十有八九，间有凉者），可用此汤药，送服生硫黄末二三分许，或将药煎成，酌兑以生姜汁亦可。

一治受暑热痢疾方，即拙拟之卫生防疫宝丹，去细辛加椒红一两，薄荷冰改用五钱。若为丸，可每服二十粒，日服三四次；若作散剂，每次服三分，日服四次。此方又善治噤口痢，酌用之可也。